手把手教你学 B 超诊断

（第三版）

主　编　栗建辉　郝冬梅　孙　静
副主编　钟娅丽　唐晓辉　侯　敏　郄秀丽
　　　　田　燕
编　者（以姓氏笔画为序）
　　　　王　燕　牛宗保　田　燕　刘丽霞
　　　　孙　静　李　鹏　李大海　邸桂新
　　　　张金会　郄秀丽　赵　真　赵庆春
　　　　赵金惠　郝冬梅　钟娅丽　侯　敏
　　　　栗　芳　栗建辉　栗雯霏　唐晓辉
　　　　曹丽叶　崔亚男　崔嘉萍

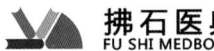

内容简介

本书首先体现了"手把手"的理念。根据超声诊断学的特点，除介绍疾病的相关解剖、临床基础、超声图像及鉴别诊断外，还专门添加了一项超声检查技术手法，对初学者及经验不足的超声工作者帮助很大。本书另一个亮点是增加了临床误诊案例精选，分析误诊原因，理清诊断思路，对初学者少走弯路、迅速成长，颇有裨益。

图书在版编目（CIP）数据

手把手教你学B超诊断/栗建辉，郝冬梅，孙静主编．—3版．—沈阳：辽宁科学技术出版社，2016.12

ISBN 978-7-5381-9996-3

Ⅰ.①手… Ⅱ.①栗… ②郝… ③孙… Ⅲ.①超声波诊断 Ⅳ.①R445.1

中国版本图书馆CIP数据核字（2016）第269692号

版权所有　侵权必究

出版发行：辽宁科学技术出版社
　　　　　北京拂石医典图书有限公司
　　　　　地　址：北京海淀区车公庄西路华通大厦B座15层
联系电话：010-57262361/024-23284376
E - mail：fushimedbook@163.com
印　刷　者：汇昌印刷（天津）有限公司
经　销　者：各地新华书店

幅面尺寸：185mm×240mm
字　　数：612千字　　　　　　　　印　　张：30.5
出版时间：2017年3月第1版　　　　印刷时间：2021年10月第5次印刷

责任编辑：李俊卿　　　　　　　　责任校对：梁晓洁
封面设计：永诚天地　　　　　　　封面制作：永诚天地
版式设计：天地鹏博　　　　　　　责任印制：丁　艾

如有质量问题，请速与印务部联系　联系电话：010-57262361

定　　价：75.00元

代序 第三版
RORWORED

本书首度出版是 2006 年在军事医学出版社出版，记得本书主编栗建辉医师当时还是博士在读，不过已经是国内一家知名大学附属医院超声科的副主任了。在一次科室交班会上看到了栗建辉医生带实习生和进修生的教案，其教学方法和思路有其独特一面，于是就有了将其出版的想法。不出所料，本书 2007 年出版就受到了超声进修医师的欢迎，重印 3 次。

后来因为工作变动，本书第二版改由第四军医大学出版社出版。经过修订后，同样受到读者欢迎。本书第三版改由辽宁科学技术出版社出版。再次改版后，本书又增添了哪些元素呢？

首先，体现手把手的理念。根据超声诊断学的特点，除介绍疾病的相关解剖概要、病理基础及临床表现、声图像表现及鉴别诊断外，还专门添加了一项超声检查技术手法，对初学者及经验不足的超声工作者帮助很大。本书主编及副主编都是工作了 10 多年甚至 20 多年的中高年资医师，对疾病诊断有着非常丰富的经验，尤其是针对不同患者的特点（身高、胖瘦、体型等）有独到的操作手法，能够快速、准确地扫查出最佳切面，从而准确地诊断疾病。

其次，借鉴经验，更要吸取教训。本书另一个亮点是增加了临床误诊案例精选，分析误诊的原因，理清诊断的思路。对初学者少走弯路、迅速进步，颇有裨益。

颐 恒
2016 年仲夏于北京

目 录
CONTENTS

第一章　如何学好超声诊断

第二章　超声基本原理

第一节	波、声波及超声波	2
第二节	声能、声强、声压和分贝	4
第三节	超声波的传播特性	4
第四节	人体不同组织回声强度与分级	7
第五节	聚焦与显像	8
第六节	超声波的生物效应及安全剂量	10
第七节	超声诊断原理及种类	10
第八节	超声诊断仪介绍	14
第九节	超声波伪像	16
第十节	超声图像的获得方法及观察内容	19
第十一节	人体组织器官的超声显像表现及术语	20

第三章　涎腺疾病

第一节	解剖概要	22
第二节	检查方法	23
第三节	涎腺正常声像图	23
第四节	涎腺炎症	24

第五节	涎腺良性肥大 …………………………………… 26
第六节	涎腺囊肿 …………………………………………… 27
第七节	涎腺良性肿瘤 ……………………………………… 28
第八节	涎腺恶性肿瘤 ……………………………………… 30
第九节	涎腺疾病超声报告范例 …………………………… 31
第十节	易误诊的病例 ……………………………………… 33

第四章 甲状腺疾病的超声诊断

第一节	概述 ………………………………………………… 34
第二节	甲状腺肿 …………………………………………… 35
第三节	甲状腺炎 …………………………………………… 38
第四节	甲状腺肿瘤 ………………………………………… 39
第五节	甲状腺疾病超声报告范例 ………………………… 43
第六节	易误诊的病例 ……………………………………… 45

第五章 乳腺疾病

第一节	概述 ………………………………………………… 46
第二节	乳腺脓肿 …………………………………………… 47
第三节	乳腺增生症 ………………………………………… 48
第四节	乳腺良性肿瘤 ……………………………………… 50
第五节	乳腺癌 ……………………………………………… 53
第六节	乳腺疾病超声报告范例 …………………………… 56
第七节	易误诊的病例 ……………………………………… 58

第六章 正常超声心动图

第一节	心脏的解剖和生理 ………………………………… 60
第二节	超声心动图概述 …………………………………… 64

第三节	经胸超声心动图（TEE）	65
第四节	血流动力学评价	72
第五节	左室功能测定	74
第六节	右室功能测定	80
第七节	正常超声心动图报告范例	81

第七章 瓣膜病

第一节	二尖瓣疾病	83
第二节	主动脉瓣疾病	96
第三节	三尖瓣疾病	101
第四节	肺动脉瓣疾病	103
第五节	感染性心内膜炎	103
第六节	人工瓣膜	105
第七节	瓣膜病超声报告范例	107
第八节	易误诊的病例	108

第八章 心肌病

第一节	扩张型心肌病	110
第二节	肥厚型心肌病	112
第三节	限制型心肌病	114
第四节	缺血性心肌病	115
第五节	心肌病的超声报告范例	116
第六节	易误诊的病例	117

第九章 心脏病

第一节	高血压性心脏病	119
第二节	冠状动脉硬化性心脏病	121

| 第三节 | 肺源性心脏病 | 126 |
| 第四节 | 先天性心脏病 | 128 |

第十章 心包疾病、心脏肿瘤及血栓

第一节	心包积液	154
第二节	缩窄性心包炎	155
第三节	心脏肿瘤	157
第四节	心脏血栓	158
第五节	心包疾病、心脏肿瘤及血栓疾病超声报告范例	160

第十一章 心脏声学造影

第一节	声学造影的原理	162
第二节	超声造影剂成分	162
第三节	超声造影途径	163
第四节	超声造影剂注入体内方法	163
第五节	增强超声造影效果的技术	163
第六节	心血管系统超声造影的临床用途	164

第十二章 肝脏疾病

第一节	解剖概要	165
第二节	超声检查方法	167
第三节	正常肝脏声像图	168
第四节	肝脏常用标准切面	169
第五节	肝脏囊性病变	172
第六节	肝脏恶性肿瘤	176
第七节	肝血管瘤	182
第八节	肝实质弥漫性病变	185

第九节	肝脏损伤	189
第十节	肝脏疾病超声检查时操作手法	190
第十一节	易误诊病例分析	191
第十二节	肝脏疾病超声报告范例	192

第十三章 胆道疾病

第一节	解剖概要	196
第二节	检查方法	197
第三节	胆道系统正常声像图	198
第四节	胆道系统结石	199
第五节	胆囊炎	203
第六节	胆囊息肉样病变	204
第七节	胆囊癌	206
第八节	胆道蛔虫症	208
第九节	先天性胆系疾病	210
第十节	胆管癌	212
第十一节	胆道疾病超声检查操作技巧	213
第十二节	临床易误诊的病例	213
第十三节	胆道疾病超声报告范例	214

第十四章 胰腺疾病

第一节	解剖概要	217
第二节	检查方法	217
第三节	正常声像图	218
第四节	胰腺炎	218
第五节	胰腺囊性疾病	220
第六节	胰腺癌	221
第七节	胰腺超声扫查操作技巧	223

| 第八节 | 胰腺疾病超声报告范例 | 223 |
| 第九节 | 临床误诊病例 | 225 |

第十五章 脾脏疾病

第一节	解剖概要	227
第二节	超声检查方法	228
第三节	正常声像图	228
第四节	脾肿大	229
第五节	脾破裂	230
第六节	脾梗死	231
第七节	脾肿瘤	232
第八节	脾脏超声检查操作手法	233
第九节	脾脏疾病超声报告范例	233

第十六章 胃肠道疾病

第一节	解剖概要	235
第二节	胃肠道正常声像图	237
第三节	胃肿瘤	240
第四节	肠道肿瘤	244
第五节	非肿瘤性疾病	246
第六节	胃肠道疾病操作手法	252
第七节	临床误诊案例	252
第八节	胃肠道疾病超声报告范例	253

第十七章 肾上腺疾病

| 第一节 | 解剖概要 | 255 |
| 第二节 | 检查方法 | 255 |

第三节	正常声像图	256
第四节	肾上腺皮质腺瘤和腺癌	257
第五节	嗜铬细胞瘤	258
第六节	肾上腺皮质增生	259
第七节	肾上腺囊肿	261
第八节	肾上腺疾病超声检查注意事项及操作手法	262
第九节	肾上腺疾病超声报告范例	262
第十节	临床误诊案例	263

第十八章 肾脏疾病

第一节	解剖概要	265
第二节	检查方法	266
第三节	正常肾脏声像图	266
第四节	肾脏弥漫性病变	268
第五节	肾囊肿	269
第六节	多囊肾	270
第七节	髓质海绵肾	271
第八节	肾肿瘤	272
第九节	肾结石	276
第十节	肾结核	277
第十一节	脓肾	278
第十二节	肾积水	279
第十三节	肾脏先天性病变	280
第十四节	肾外伤	283
第十五节	移植肾	283
第十六节	肾血管性病变	284
第十七节	肾脏超声检查操作手法	286
第十八节	肾脏疾病超声报告范例	286
第十九节	临床误诊病例	288

第十九章　输尿管疾病

第一节	概述	290
第二节	输尿管结石	291
第三节	输尿管肿瘤	292
第四节	先天性输尿管疾病	294
第五节	输尿管疾病超声检查操作手法	297
第六节	输尿管疾病超声报告范例	297
第七节	临床误诊病例	298

第二十章　膀胱疾病

第一节	解剖概要	300
第二节	检查方法	301
第三节	正常声像图	301
第四节	膀胱肿瘤	301
第五节	膀胱结石	303
第六节	膀胱异物	304
第七节	膀胱结核	304
第八节	腺性膀胱炎	305
第九节	神经源性膀胱	306
第十节	膀胱憩室	307
第十一节	膀胱疾病超声报告范例	308
第十二节	临床误诊病例	309

第二十一章　前列腺疾病

第一节	应用解剖与生理	311
第二节	检查方法	314
第三节	正常声像图	314
第四节	前列腺增生	315

第五节	前列腺癌	316
第六节	前列腺炎	318
第七节	前列腺结核	319
第八节	前列腺结石	320
第九节	前列腺囊肿	320
第十节	精囊炎	321
第十一节	前列腺、精囊腺疾病超声报告范例	322
第十二节	临床误诊病例	323

第二十二章 阴囊疾病

第一节	解剖概要	324
第二节	检查方法	325
第三节	正常阴囊及其内容物的超声表现	325
第四节	炎性病变	326
第五节	阴囊肿瘤	328
第六节	精索静脉曲张	331
第七节	睾丸及睾丸附件扭转	332
第八节	阴囊及其内容物外伤	334
第九节	睾丸及附睾先天异常	335
第十节	阴囊及其内容物的其他疾病	336
第十一节	阴囊疾病超声检查手法	340
第十二节	阴囊疾病的鉴别诊断	341
第十三节	易误诊的病例	342
第十四节	阴囊疾病超声报告范例	343

第二十三章 妇科疾病

第一节	女性内生殖器官解剖概要	345
第二节	检查方法	347
第三节	盆腔正常声像图	347

第四节	生殖器官发育异常	349
第五节	子宫肌层病变	353
第六节	子宫内膜疾病	356
第七节	卵巢病变	358
第八节	盆腔炎性肿块	365
第九节	宫内节育器	366
第十节	剖宫产术后子宫及腹壁病变	368
第十一节	妇科超声检查操作手法	369
第十二节	易误诊的病例	369
第十三节	妇科超声报告范例	371

第二十四章 产前超声

第一节	正常妊娠声像图	375
第二节	超声推断孕龄的方法	382
第三节	流产	389
第四节	异位妊娠	391
第五节	滋养细胞疾病	394
第六节	胎儿附属物异常	396
第七节	先天性胎儿异常	400
第八节	常见胎儿心脏结构异常	408
第九节	三维超声成像技术与方法	412
第十节	产科超声检查操作手法	414
第十一节	易误诊的病例介绍	415
第十二节	产科超声报告范例	416

第二十五章 血管疾病

| 第一节 | 解剖概要 | 421 |
| 第二节 | 检查方法 | 425 |

第三节	颈部血管疾病	426
第四节	四肢血管疾病	431
第五节	腹部血管疾病	438
第六节	其他血管疾病	443
第七节	血管疾病检查技巧	449
第八节	周围血管疾病超声报告范例	450
第九节	易误诊的病例	451

第二十六章 介入性超声

第一节	超声引导穿刺的技术原则	453
第二节	超声引导穿刺细胞学检查和活组织检查	457
第三节	腹部脓肿的穿刺抽吸和置管引流	461
第四节	经皮经肝穿刺胆囊造影及置管引流	463
第五节	肝癌的介入性治疗	466
第六节	肝肾囊肿的超声引导穿刺介入治疗	469
第七节	术中超声	470
第八节	腔内超声	471
第九节	血管内超声	471
第十节	介入超声报告范例	472

第一章　如何学好超声诊断

超声检查技术以其无创、经济、准确等特点迅速在临床各科得到广泛应用。超声诊断学是医学影像学的一个分支，它是应用超声物理原理，通过探头发射超声，辐照到人体内部，遇到各个组织器官的界面，然后反射回来，由探头接收，在仪器内部通过信号放大、处理，投射到荧光屏上，以曲线、图像或频谱的形式反映体内解剖结构、病变形态、功能状态及血流循环等情况的一种器械检查。

超声诊断由两个步骤完成，即检查操作和图像诊断。检查操作手法很重要，由于患者的年龄、体重、身高、胖瘦的不同，探头放在身体表面的位置、角度、按压的力度等均不同，因此超声检查较其他影像学(放射、CT、MRI)检查技术要求更高，需多实践、多体验、多揣摩，才能比较快速地掌握这门检查技术。超声图像诊断基于解剖学基础，实际上超声图像就是利用超声解剖刀，将身体各个组织器官切成各个切面，展示在荧光屏上加以辨认。所以掌握好解剖学剖面和病理学知识是学好超声诊断学的基础。又由于超声图像具有一种疾病具有多种图像(一病多图)、一种图像可出现在多种疾病中(一图多病)的特点，故紧密结合临床，经常随访病例对超声诊断技术的掌握非常重要。

第二章 超声基本原理

超声图像是通过超声波穿过人体组织器官时产生的反射和散射作为成像基础的,了解有关物理学基本原理和特点,对于理解超声图像及检查操作时应注意的事项很有帮助。

第一节 波、声波及超声波

一、波

波在日常生活中是一种常见的现象,如声波、光波和水波,其中水波最能说明这些波的共同特性。图2-1-1显示了水通过一个固定于湖底的浮标的情况,借此我们可以得出三个概念——频率、速度和波长。

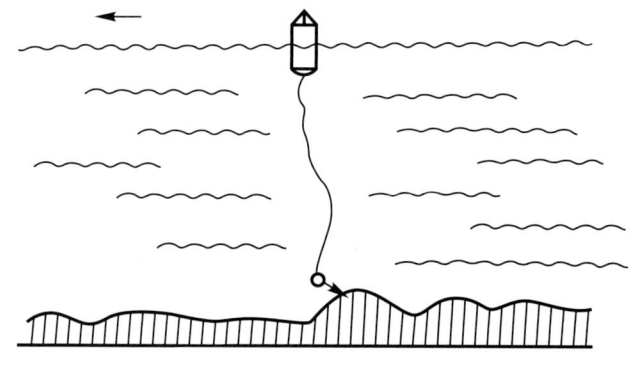

图2-1-1 水波通过一个固定浮标

波的频率是由通过浮标的波峰次数决定的,即每秒通过多少个波峰。波的速度是指波峰相对于空间参照物(浮标)所移动的速度。波长是在任意时间内波峰之间的距离。据此可以总结为:频率表示声源在单位时间内完成的全振动的次数;声速指声波在介质中传播的速度;波长表示一个完整波的长度。

所有波的基本特征是速度决定频率和波长,关系式如下:

$$f\lambda = v$$

式中,v代表速度,它等于频率(f)和波长(λ)的乘积。此式适用于任何波,包括水波、超声波、无线电波,甚至X线。此公式还表明波长缩短时频率加快。频率和波长很重要,因为波长可确定分辨力,而频率可确定被显像的组织深度。声波是一种机械波,当通过一个介质时此物质的分子密度会发生改变,起初,分子被压缩至高密度状态(在一个半波长上),然后扩张至稀疏状态(在另半个波长上),如图2-1-2所示。在液体和软组织中,这种密度变化伴有静水压的变化,所以超声波是一种压力波。

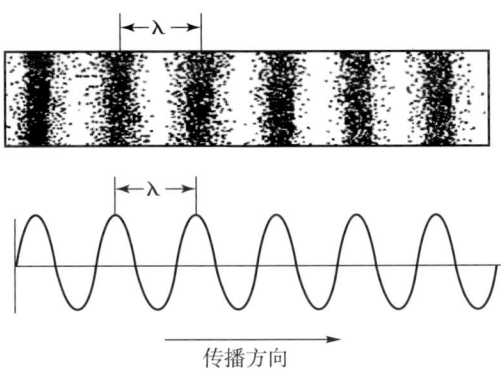

图2-1-2 波长及疏密变化

二、声与超声波

人耳对声波频率的反应范围为20~20 000 Hz,超过20 000 Hz为超声频率范围,见图2-1-3。

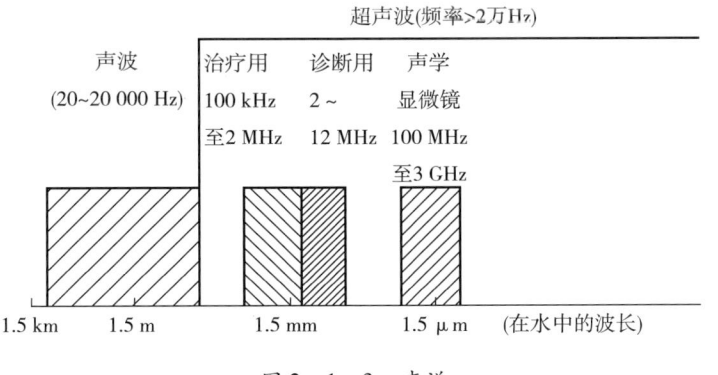

图2-1-3 声谱

第二节　声能、声强、声压和分贝

我们可以用不同的术语来描述超声能。当超声波传播至介质某处时,此处静止的质点开始振动,从而具有动能,同时,质点又离开其平衡位置,故还具有势能。动能与势能之和构成振动质点的总能量。与超声显像关系最密切的是声压和声强。声压与超声波在组织中的介质振荡幅度成正比,也与施加在探头上的电压成正比。通过组织单位面积的声能叫能量密度(声强),与任一点的压力平方成正比,单位是 W/cm^2、mW/cm^2、$\mu W/cm^2$。我们通常用声能、声强或声压来表示这些量,其相关的测量单位是分贝(dB),定义为:

$$dB = 10 \cdot \log(声强/参考声强)$$
$$dB = 20 \cdot \log(声压/参考声压)$$

声强、声压和分贝的关系见表 2-2-1。

表 2-2-1　声强、声压和分贝的关系

相对声强	dB	相对声压(V)
1 W/cm^2	0	1
0.1 W/cm^2	-10	0.32
0.01 W/cm^2	-20	0.1
1 mW/cm^2	-30	0.032
0.1 mW/cm^2	-40	0.01
0.01 mW/cm^2	-50	0.0032

第三节　超声波的传播特性

一、声特性阻抗

声波在介质中传播时所受到的阻力称声特性阻抗(Za),它与介质密度和声速有关:

$$Za = \rho \cdot \upsilon$$

式中,ρ 为介质密度,υ 为超声传播速度。

二、声特性阻抗差和声学界面

两种介质声特性阻抗不同时所产生的差别称声特性阻抗差,当这种差值大于 0.1% 时,入射的超声波可在这两种介质交界面上产生反射和折射,其交界面称声学界面。

三、透射

超声波穿过数层声特性阻抗不同的介质向深层传播叫透射(图2-3-1)。例如当有三层介质时,中间的极薄,超声波通过时损失很少,几乎能全部透射而没有反射。

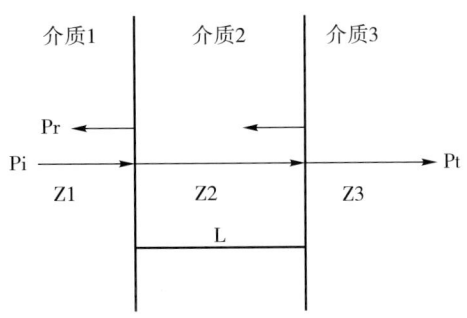

图2-3-1 超声波的透射

Pi. 入射声压;Pr. 反射声压;Pt. 透射声压;L. 介质厚度;Z_1、Z_2、Z_3分别为三种介质的声特性阻抗

四、反射

超声波传播至两种声特性阻抗不同的介质分界面时,如果界面线度远大于波长,就产生反射和散射(图2-3-2)。入射声能一部分反射回来,另一部分透射至深层介质中,界面两侧声特性阻抗差越大,反射也越强。界面的声反射遵从反射定律,即入射角(α)等于反射角(β)。反射的强弱以反射系数R表示:

$$R = \frac{被反射的声能}{入射的声能} = \left[\frac{Z_1 - Z_2}{Z_1 + Z_2}\right]^2$$

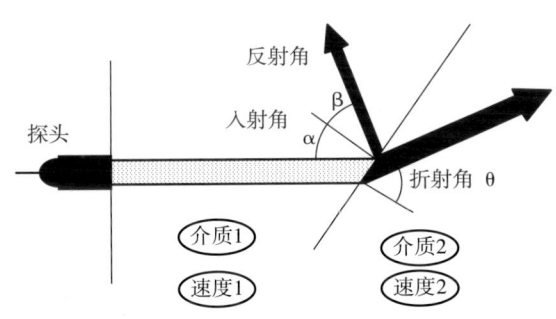

图2-3-2 超声波的反射和折射

五、折射

折射波是透过一层介质进入第二层介质的透射波,但传播方向发生改变(图2-3-2)。超声波在大界面上的折射遵从折射定律,即入射角的正弦与折射角的正弦之比等于界面两侧介质的声速之比:

$$\frac{\sin\alpha}{\sin\beta} = \frac{C1}{C2}$$

六、散射

超声在传播时遇到界面远小于波长的微小粒子,超声与微粒相互作用后,大部分超声能继续向前传播,小部分激发微粒振动,形成新的点状声源以球面波向各个方向发散传播,称为散射。此时的声场实际上是探头发射的超声波和微粒散射波的综合(图2-3-3)。

超声回波主要来自反射和散射。反射是一种发生在两种不同组织间光滑界面的镜像反射,如主动脉和管壁内的血液之间的介面,反射信号比较强,且只有当超声束垂直于介面时才发生。这些反射组成了超声显像中信号较亮的部分。另一种回波是在组织内产生的散射,如心肌本身,其内部的微细结构形成了散射源,它们产生了均匀一致的灰色回声。血细胞也是散射源,但是散射水平非常低,以至于无法探到这些回声,因而心房、心室、血管内似乎是无回声的。但是血细胞的散射可由多普勒超声探得,因而可用于血流测定。

七、绕射

绕射是由于超声波通过界面与波长相近的介质时发生的一种现象,又称衍射。绕射波与入射波叠加,导致入射波的波前畸变,或传播方向偏离,声波绕过障碍物后仍按直线方向传播(2-3-4)。

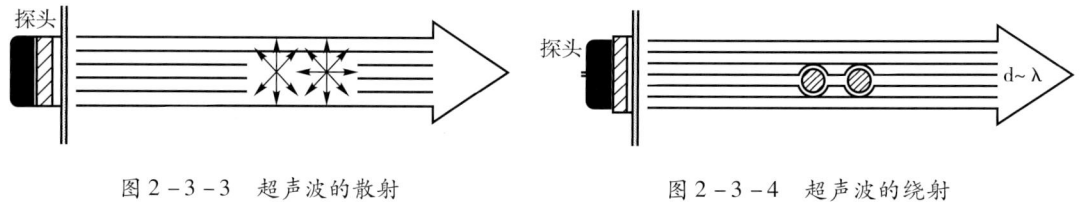

图2-3-3 超声波的散射　　　　图2-3-4 超声波的绕射

八、吸收与衰减

超声波在穿过组织时其声强随传播距离增加而减弱,同时由于介质的黏滞性增加了振动分子之间的摩擦,使声能转换成热能,这种声能的损耗称吸收。衰减是由声能吸收和反射引起的。声能衰减使信号变弱,超声波穿透力下降,组织中含蛋白成分越多,衰减越厉害。超声波频率越高,波长越短,衰减越明显,但分辨率越好;超声波频率越低,波长越长,衰减越少,但分辨率差。通常5～7 MHz的频率用于扫查表浅器官(甲状腺、眼睛、腮腺、皮下组织、肌肉等)或婴幼儿器官;成年人心脏与腹部因位置较深多用2.5～3.5 MHz的超声频率来探查。

第四节 人体不同组织回声强度与分级

声像图由人体器官组织构成的许多界面反射和小界面的散射回声组成。这些大小界面的回声反射强度差别可高达 120dB。灰阶超声技术通过对数压缩方法，使人体不同组织和体液的界面反射回声强度通过荧光屏以肉眼能够分辨的明暗灰度层次加以显示。

一、回声强度分级

国内尚未统一标准，根据实际应用情况可大致分为 4 级。
1 级：高水平回声，也可称为强回声。
2 级：中等水平回声，也称为等回声。
3 级：低水平回声，也可称为弱回声。
4 级：无回声。
回声强度与所代表的人体组织或介质见表 2-4-1。

表 2-4-1 回声强度的分级

分级与描述	人体组织/介质举例
高水平回声/强回声（强回声伴声影）	结石，钙化，肺组织，胃肠气体等
中等水平回声/等回声	肝，脾，甲状腺，乳腺，睾丸等
低水平回声/弱回声	皮下脂肪，肌肉，肾皮质等
无回声	正常的血液，胆汁，尿液，脑脊液等

二、人体组织、体液回声强度的一般规律

1. 均质性液体如胆汁、尿液为无回声。
2. 非均质液体如尿液混有血液沉淀，液体内回声增加。
3. 血液常是无回声的，但新鲜出血可为强回声。
4. 脂肪在皮下为低回声，但在肝脏内、肾窦内多为强回声。
5. 炎症水肿可使回声减低，结石、钙化回声最强，纤维化次之，瘢痕组织回声减低。

第五节　聚焦与显像

一、分辨率

分辨率是指超声能区分空间相邻两个界面之间最短距离的能力。分辨率高的超声仪图像清晰。

超声分辨率可分三种。

1. 纵向（深度）分辨率　纵向分辨率是指超声能区分在声束传播方向（声轴）的两个相邻界面的最小距离，它与脉冲长度有关。理论上纵向分辨率为 1/2 波长（图 2-5-1），但实际分辨率受多种因素影响而为 2~3 个波长。5 MHz 探头的纵向分辨率在 0.3~0.45 mm。

2. 横向（侧向）分辨率　横向（侧向）分辨率是指超声能区分垂直于声轴、位于探头长轴方向上两个相邻界面的最小距离。它与声束的宽度有关。图 2-5-2 表示声束宽度与横向分辨率的关系。声束越细，横向分辨率越高，图像越细腻。在声束聚焦区内，3.0~3.5 MHz 探头的横向分辨率在 1.5~2.0 mm。

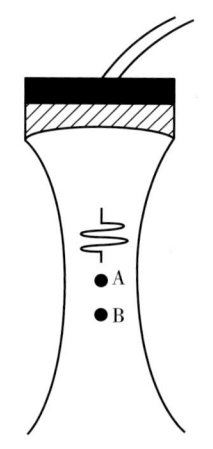

图 2-5-1　脉冲长度与纵向分辨率之间的关系

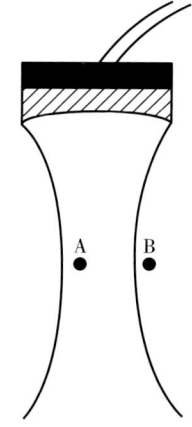

图 2-5-2　超声束宽度与横向分辨率的关系

3. 厚度分辨率　厚度分辨率是指超声能区分垂直于声轴、位于探头短轴方向上的两个相邻界面的最小距离。超声探头有一定的厚度，厚度分辨率就是探头厚度方向上声束的宽度，厚度分辨率越高，组织断层越薄，形成的二维图像就越真实。

二、超声束的聚焦

超声显像中在某一深度超声束的宽窄是确定侧向分辨率的直接指标,它是靠聚焦来实现的。聚焦可分为固定聚焦和可变电子聚焦。图 2-5-3 显示为未聚焦的超声束。声波的传播物理特性导致了两个区域——近场和远场。非聚焦探头只在一个很短的距离(近场)内有好的分辨率。

图 2-5-4 显示一个聚焦探头,近场延长,声束变细,分辨率提高。

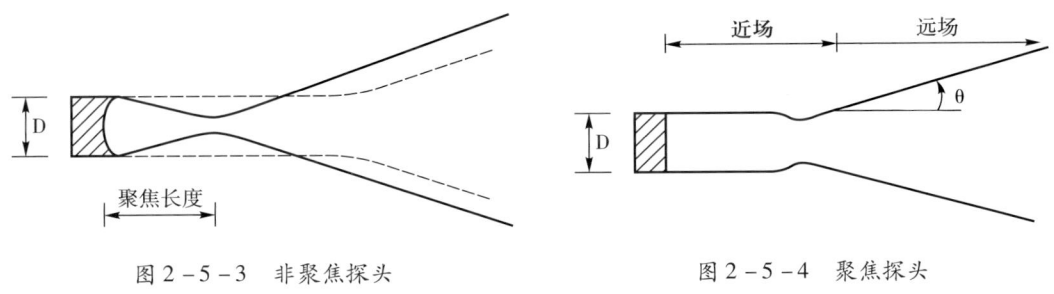

图 2-5-3 非聚焦探头　　　　　图 2-5-4 聚焦探头

聚焦方式可分为机械(固定)聚焦和电子(动态)聚焦。

1. 机械聚焦　利用与光学聚焦的相似原理,在探头的匹配层上连接一个超声透镜,可使探头短轴方向声束聚焦变细(图 2-5-5),提高探头厚度分辨率。

2. 电子聚焦　可变电子聚焦可以通过电子学方法来改变聚焦点,从而避免横向分辨率和聚焦深度的矛盾(图 2-5-6)。近几年随着科学技术的迅猛发展,许多先进的聚焦技术均应用于探头制作上,如惠普公司的频率融合控制技术,东芝公司的动态声速控制。

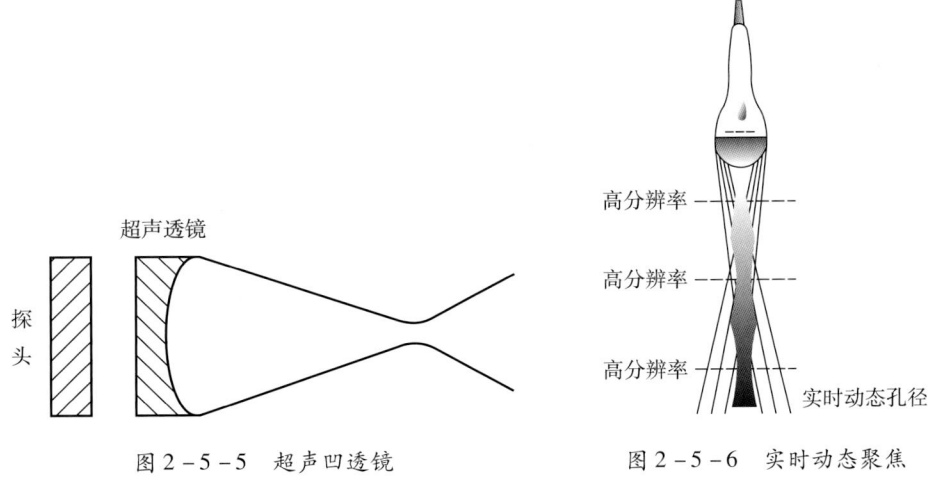

图 2-5-5 超声凹透镜　　　　　图 2-5-6 实时动态聚焦

第六节　超声波的生物效应及安全剂量

超声波是一种非电离传播,对患者的危害很小,但当超声能量达到一定强度时可由于其空化、切力和加热作用使机体受到伤害。通常诊断用超声能量很低,在较短的检查时间内不会造成人体组织器官的损害。

对于超声波的安全剂量许多国家的学者做了动物及人体试验。有的人用常规的诊断用超声剂量照射青蛙和鱼的受精卵,在发育的前 11 天内照射 24 小时,结果未发现异常。国内曾有人用声强为 20 mW/cm^2 的超声对 10 000 名妊娠妇女做常规检查,未见一例胎儿发生异常。因此,超声的安全性是由超声能量的强度及检查时间来决定的。国际上及我国(1978年)均规定超声对人体的安全阈值为 100 mW/cm^2,小于此阈值对人体无明显损害。

第七节　超声诊断原理及种类

一、压电效应

早在 1880 年居里兄弟发现了正压电效应,即把机械能转换成电能。以后在 1917 年朗芝万又发现了逆压电效应,即把电能转换成机械能,使压电晶片振动,产生声波。超声仪发射超声波是利用了逆压电效应,接受超声波是利用了正压电效应。具有压电效应的材料称压电材料,天然的有石英晶体,但因价格昂贵、不易加工,使用很少,常在高灵敏度的多普勒超声仪中使用。人工的有压电陶瓷材料,如锆钛酸铅、钛酸铅、钛酸钡等,其特点是成本低,加工方便,故应用最广泛。当交变电场作用于压电材料的两端时,材料上就会出现与电场频率相同的机械震动,使晶片产生形变,从而发出超声波。超声仪探头(换能器)的前方置有压电晶片,起到了电—声及声—电转换的作用(图 2 -7 -1)。

二、诊断原理

超声波发出后在人体组织器官内传播,遇到各组织界面时发生反射、散射、透射、绕射等物理现象,反射、散射回来的超声波遇到探头后发生正压电效应,使探头的压电晶片振动,从而转变成电能,电信号进入仪器的高频放大器,经放大后进入视频信号放大器,再到显示器,形成图像显示出来(图 2 -7 -2)。

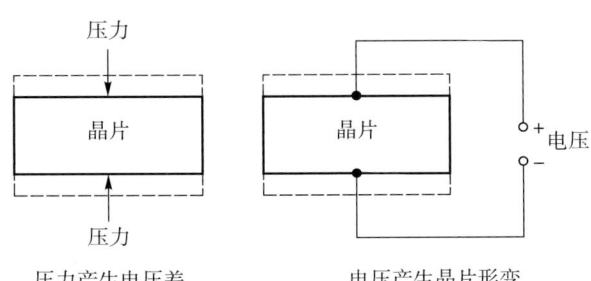

图 2-7-1 压电效应(左图为正压电效应,右图为逆压电效应)

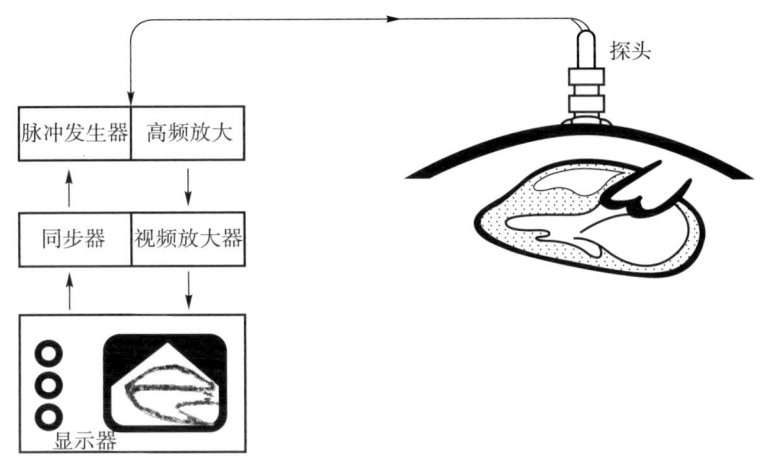

图 2-7-2 超声诊断原理

三、超声诊断的种类

1. **超声示波法** 即 A 型超声,此法是将回声以波的形式显示出来,为一维超声,现已淘汰(图 2-7-3)。

2. **切面超声显像法** 即 B 型超声,又称灰阶超声、声像图,因显示出的图像为切面,属二维图像,也称为二维超声(图 2-7-4)。此法是将回声信号以不同亮度的光点构成一幅图像,为灰度调制型。早期的为静态扫查,扫描速度慢,分辨率低;现今的二维超声扫描速度非常快,每秒超过 24 帧,称实时超声(real time ultrasound),可生动地描绘出脏器的活动状态(如心搏)。

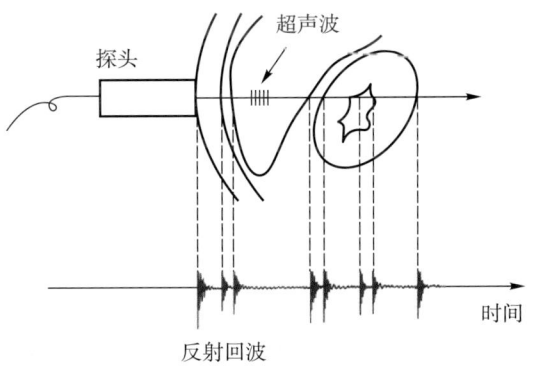

图 2-7-3 超声示波法

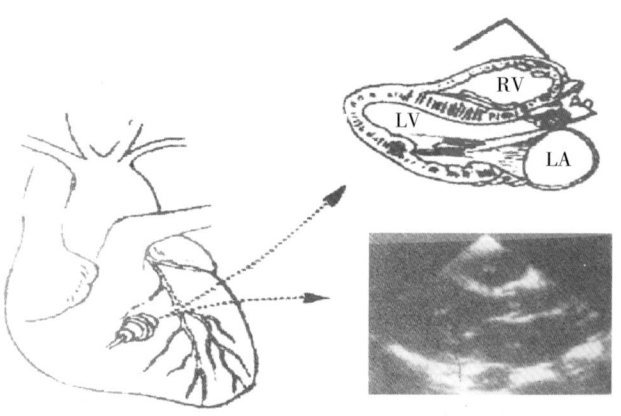

图 2-7-4 切面显像法(声像图)

3. 超声光点扫描法 此法使回声光点从左到右自动移行扫描,亦称 M 型法。纵坐标代表深度,横坐标代表光点扫描时间,常用此法检查心脏(图 2-7-5)。

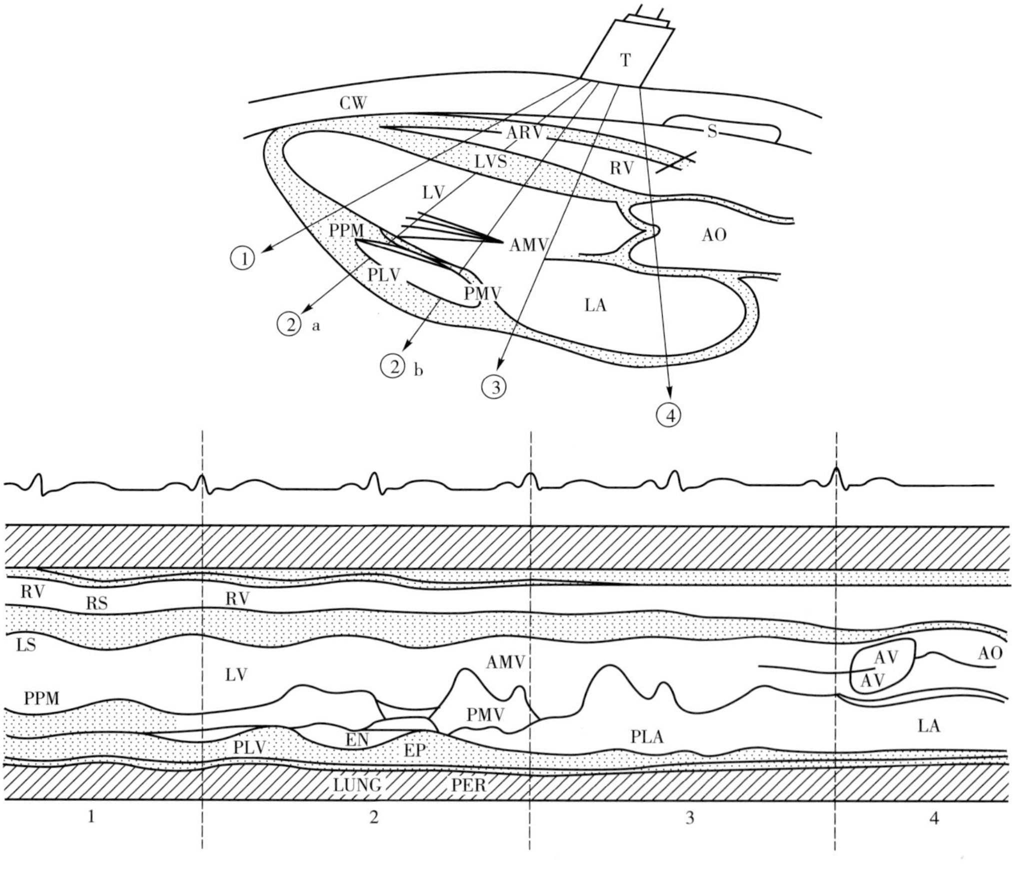

图 2-7-5 M 型超声扫描法(左室长轴)

4．超声频移法　即多普勒诊断法。此法利用多普勒效应,对运动目标进行检测,主要用于血流的测定。此法又分为脉冲多普勒(PW)和连续多普勒(CW),前者以脉冲形式发射,可确定某一部位的血流信号,以明确信号性质(图2-7-6a),后者以连续形式发射,同时接受取样线上的所有血流信号,主要用于高速血流的测定(图2-7-6b)。

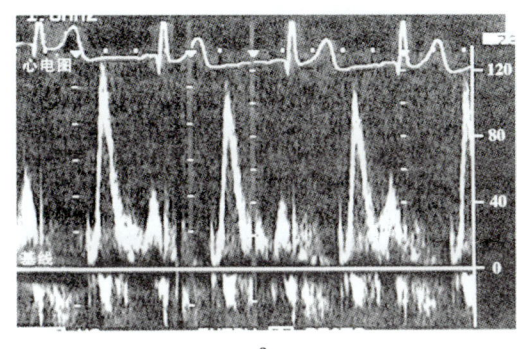 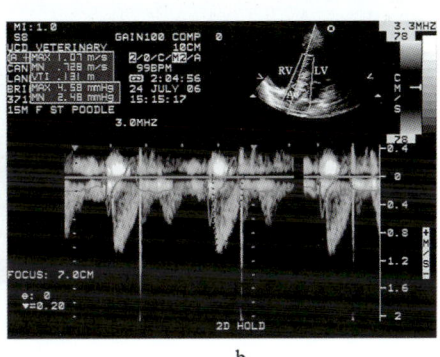

图2-7-6　多普勒图谱
a. 脉冲多普勒；b. 连续多普勒

5．彩色多普勒血流显像(CDFI)　此法多在二维图像的基础上,用彩色编码方式将血流信号取样,将冲向探头的血流编为红色,背离探头的血流编为蓝色,湍流信号编为五彩血流。以色彩的深浅表示血流的速度,从而确定血流的方向、速度和性质(图2-7-7)。

6．彩色多普勒能量图(CDE)　此法是通过多普勒效应来探查血管内的血流量的多少和方向,较CDFI更为敏感,又称多普勒血管造影(图2-7-8)。

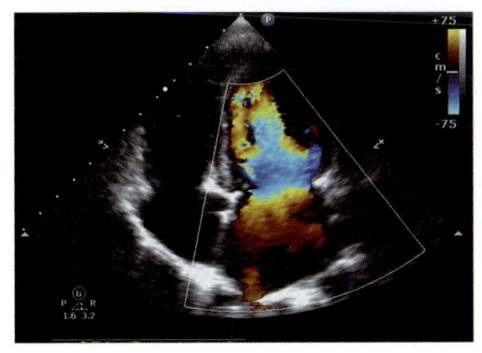 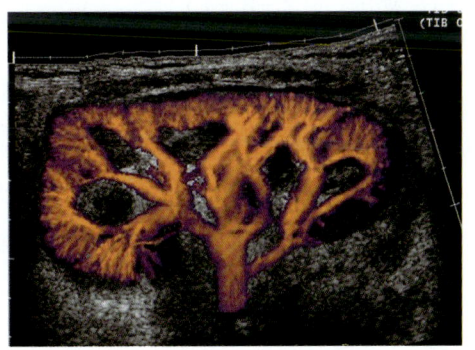

图2-7-7　彩色多普勒血流显像　　　图2-7-8　彩色多普勒能量图

7．三维立体超声　此法利用计算机对二维图像进行重建,从而形成三维立体图像(图2-7-9),对心血管的观察和胎儿有独到的显示,已经应用到临床。

8. 腔内超声 此法将较小的探头插入体腔(管腔)内,实时地显示组织器官的细微结构,较体表超声探查清晰度高,现主要有经食管超声、胃肠内窥镜超声、经直肠超声、经阴道超声、经尿道超声、冠状动脉内超声等(图2-7-10)。

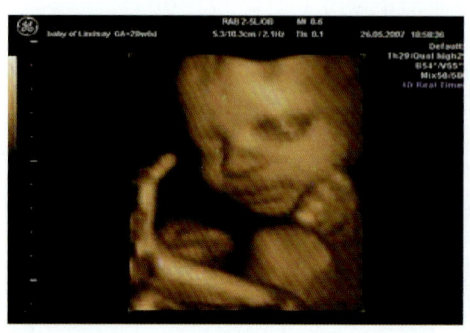
图2-7-9 三维超声(胎儿面部及手脚)

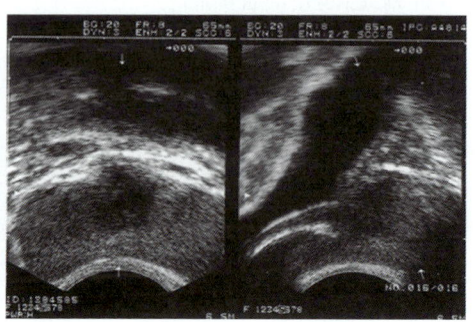
图2-7-10 腔内超声(经直肠前列腺)

第八节 超声诊断仪介绍

一、便携式线阵探头超声

此类仪器构造相对简单,功能单一,造价较低,仪器探头多为3.5~5.0 MHz,探头晶片线性排列,切面为矩形,适合于基层单位的腹部及妇产科疾病的检查,当代此类仪器多增加了彩色扫查功能(图2-8-1)。

二、便携式凸阵探头超声仪

此类仪器相对复杂,探头晶片以凸阵形式排列,频率多为3.5~5.0 MHz,切面为类扇形,由于探头与体表接触面较小,深部显像较开阔,受气体和骨骼干扰少,故显示深部组织器官较线阵好,也适合检查腹部及妇产科疾病,现在的产品也增加了彩超功能(图2-8-2)。

三、台式黑白复合超声仪

此类仪器多为早些年的产品,具有多种探头和多种功能,可同时具有线阵、凸阵和扇扫探头,且探头频率从2.5~7.0 MHz不等,除可进行B型扫查,还可进行M型及频谱多普勒检查,故可用于腹部、妇产科、小器官及心脏的检查,属中档仪器(图2-8-3)。

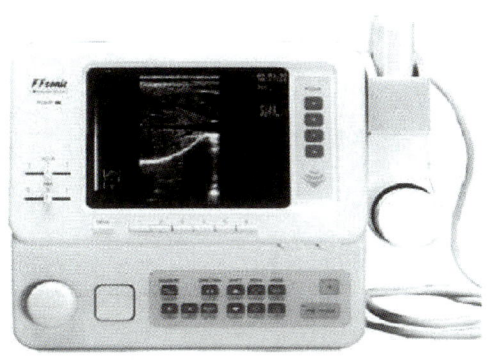
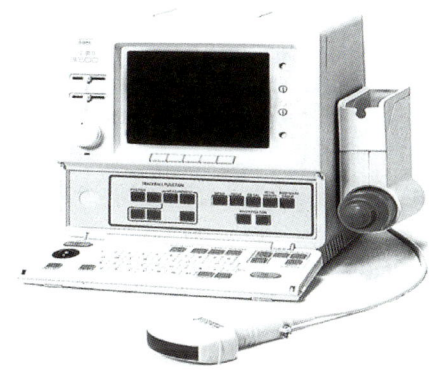

图2-8-1　便携式线阵探头超声仪　　　　图2-8-2　便携式凸阵探头超声仪

四、台式彩色多普勒超声显像仪

此类仪器构造复杂,价格昂贵,除具有各种频率、各种形状的探头外,还具有能探查血流的多普勒探头,且探头频率多能变频,有的运用宽频带技术或融合影像技术使表浅至深部组织器官均能清晰地显示,可同时具有二维、脉冲及连续多普勒、彩色多普勒、能量图及组织多普勒等显像功能,尤其适用于心血管疾病的检查(图2-8-4)。

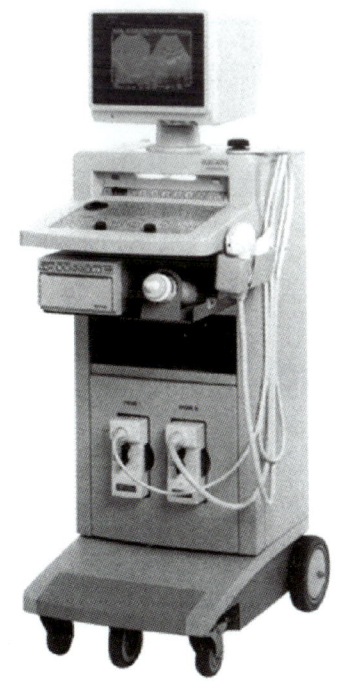
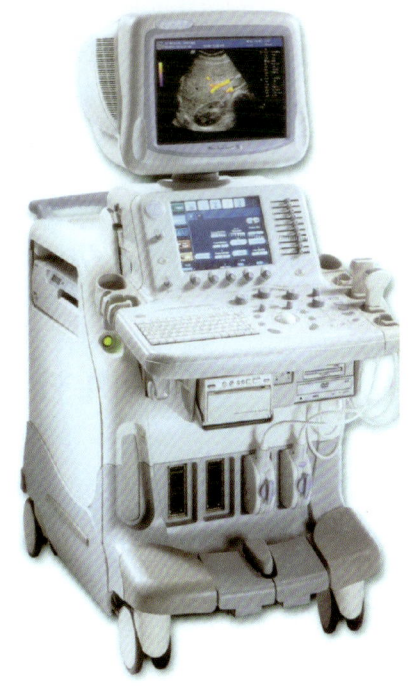

图2-8-3　台式黑白复合超声仪　　　　图2-8-4　台式彩色多普勒超声显像仪

五、便携式床旁彩色多普勒超声显像仪

此类仪器采用超大规模集成电路将台式彩色多普勒超声显像仪的功能集于一身,体积小巧,便于推至床旁为不能下床的危重患者进行床头检查(图2-8-5)。

六、实时三维(四维)彩色多普勒超声显像仪

除了具有上述彩色多普勒超声显像仪的功能之外,还增加了实时三维(四维)图像扫查功能,能通过电子计算机技术将二维图像快速重建为三维图像,如果重建后的三维图像为静态的称为三维显像,如果重建后的三维图像是动态的则称为四维显像(图2-8-6)

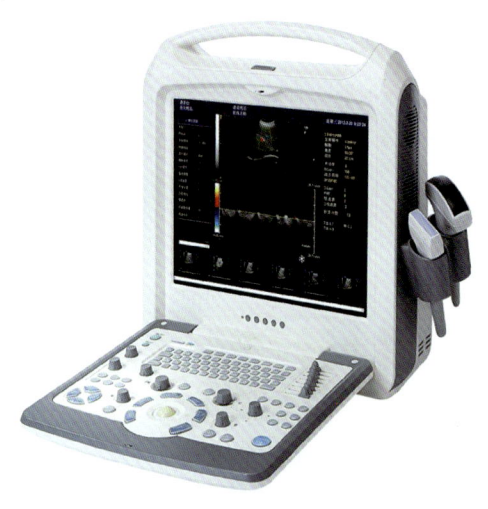 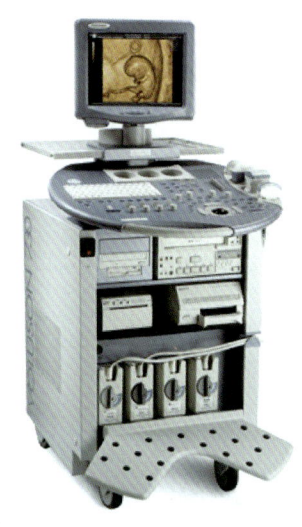

图2-8-5 便携式彩色多普勒超声显像仪　　图2-8-6 实时三维彩色多普勒超声显像仪

第九节　超声波伪像

一、多重反射(近场干扰)

当超声波照射在良好的界面时,超声在探头与界面之间来回多次反射,而出现多条等距离的带状强回声,可见于肝肺交界处、膀胱上方、腹壁下方或囊肿的表浅部位(图2-9-1)。

二、后壁回声增强(增强效应)

超声波在穿过透声良好的结构或病变时,回声很少,超声能遇到后方的组织介质发生强烈反射回波,称为增强效应,借此可作为囊实性结构的鉴别点(图2-9-2)。

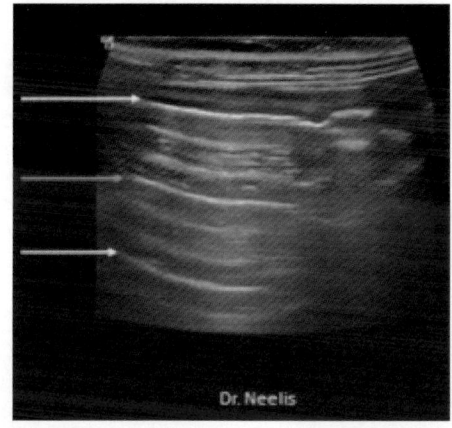
图2-9-1 多重反射伪像

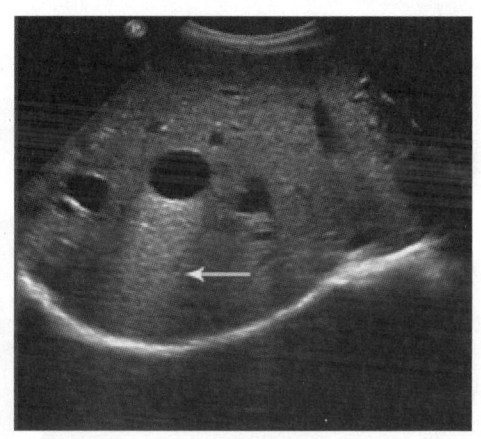
图2-9-2 后壁回声增强效应

三、回声衰减

超声波通过含有多种不同介质的组织结构或传播距离较长时出现远方超声能量的减少,如癌组织后方及深部正常组织中均可出现(图2-9-3)。

四、声影

超声波通过声衰减系数大或声阻抗差大的结构时能被大量吸收或全反射,回声急剧减弱甚至消失。表现在强回声的后方出现暗区,称为声影,如在骨骼、结石后方伴有的声影(全反射,图2-9-4)。

五、侧壁效应(边缘声影)

在球形液性结构的两侧壁各出现一条细狭的纵行声影,称为侧壁效应,如囊肿的两侧壁常出现(图2-9-5)。

六、旁瓣伪像

此现象是由于超声旁瓣的反射造成的影像。如在囊性结构靠近有肠道气体时,后者的旁瓣弥散性光点可映入无回声区而被认为是实性病变(图2-9-6)。

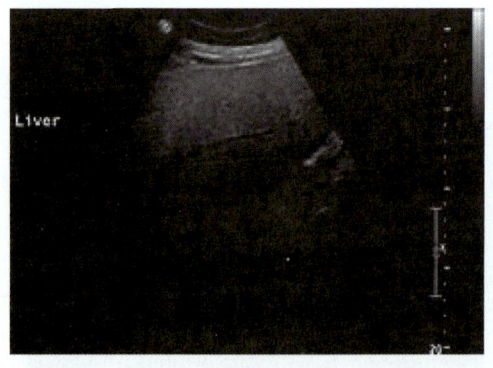
图2-9-3 脂肪肝深层部位回声衰减(亮度减低)

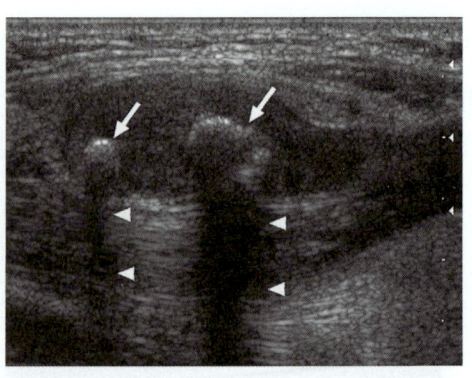
图2-9-4 结石后方可见声影(短箭头)

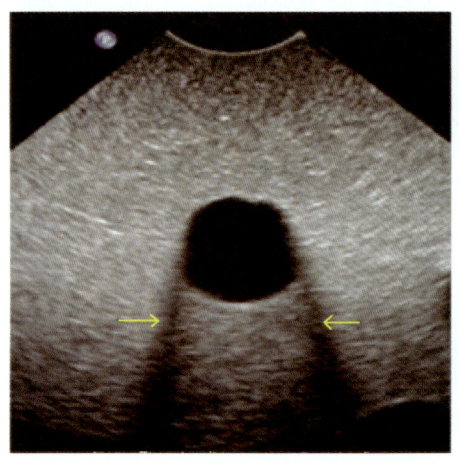
图2-9-5 侧壁效应(囊性结构两边的黑影)

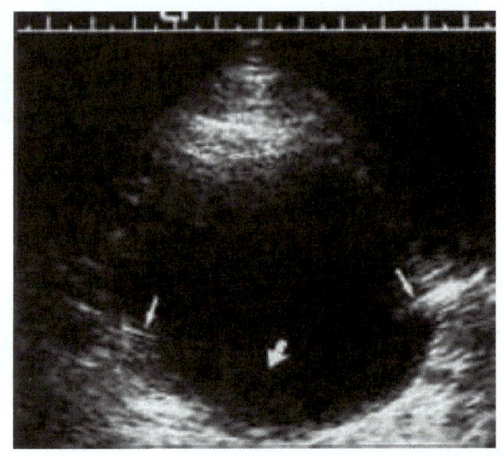
图2-9-6 旁瓣伪像(膀胱内云雾状亮回声)

七、彗星尾征(光芒征)

声波在高密度介质内来回多重反射所形成的介质后方出现彗星尾样明亮回声(图2-9-7)。如金属异物、胆囊壁上的结石均可见彗星尾征。

八、容积效应(切面厚度像)

超声切面具有一定的厚度,两个相邻的目标并列于超声束下,在声像图上可出现两者相互重叠的图像伪差。如胆囊内可出现十二指肠的强回声,酷似胆囊内占位(图2-9-8)。

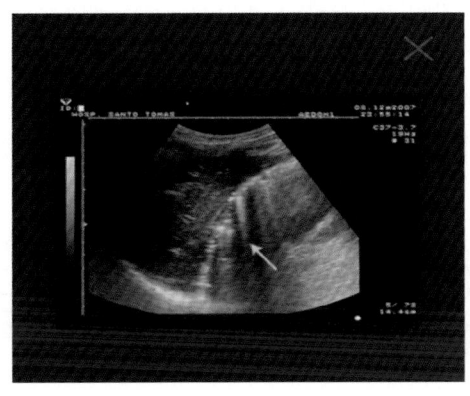

图 2-9-7 彗星尾征(箭头)

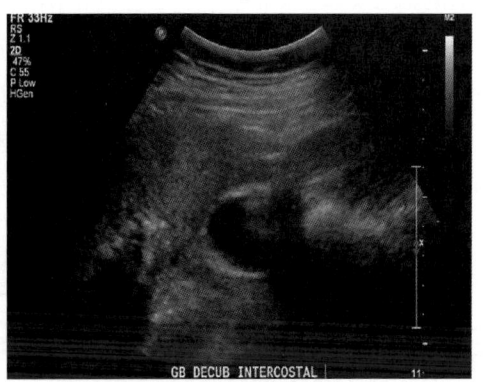

图 2-9-8 容积效应

胆囊内可见实际不存在的回声

第十节 超声图像的获得方法及观察内容

超声显像是将探头放置于患者体表来获得的一种剖面图像,根据探头放置的位置不同可获得各种不同的图像。探头沿人体或器官的长轴方向扫查时可获得长(纵)轴切面,沿横轴扫查可获得横(短)轴切面,沿器官冠状轴扫查可获得冠状面,其余均为斜切面。

一、超声图像的方位

1. 腹部、妇产科及小器官 我国与国际上使用同一标准。

(1)腹侧纵切面:图上方为腹侧面,下方为背侧面,图左侧为头侧,图右侧为足端。

(2)腹侧横切面:图上方为腹侧面,下方为背侧面,图左侧为患者右侧,图右侧为患者左侧。

(3)背侧纵切面:图上方为背侧面,图下方为腹侧面,图左侧为头端,图右侧为足端。

(4)背侧横切面:图上方为背侧面,下方为腹侧面,图左侧为患者左侧,图右侧为患者右侧。

2. 心脏超声 按我国规定,心脏超声切面方向的基本原则是,纵切时图上方为心尖部,图下方为心底部,图左侧为右心,图右侧为左心;横切时图上方为前,下方为后,图左侧为右心,图右侧为左心。

二、超声检查内容

1. 腹部、妇产科及小器官检查 主要看脏器的大小、形态、包膜、内部回声情况,有无病变,病变的大小、数量、形态、有无包膜、活动度、内部回声情况及与周围组织脏器的关系等。

2. **心脏检查** 心脏各腔室的大小、形态,瓣膜的厚度、启闭情况、有无狭窄及关闭不全,室壁的厚度、运动幅度、运动是否协调,心肌的内部回声是否均匀,心内膜的厚薄、回声情况,心包的厚薄、回声情况、有无心包积液等。如果仪器具备多普勒系统还需检测心内的血流动力学情况。

第十一节　人体组织器官的超声显像表现及术语

一、边缘回声情况

正常器官均有清楚的边界回声,轮廓规整,多有回声较强的包膜,如肝、胆、肾、膀胱等。病变若有光滑而回声强的亮边,则提示有包膜;如边界不清,凹凸不平,无包膜,多为浸润性病变。

二、内部回声情况

各组织器官及病变组织均有各自不同的内部结构,因而也就有各自不同的回声特点。超声显像主要以回声光点的大小、密度分布、回声强弱及图像的形态来描述。

1. **回声光点的大小** 即回声光点的粗细,如正常肝、脾实质回声光点较小且细密,而肝硬化、慢性胰腺炎等内部回声光点粗大。

2. **回声光点的强弱** 它代表着组织结构内声阻抗差的不同,有无回声(如囊肿内的液体)、低回声(如正常肾皮质)、中等回声(如正常肝实质)、高回声(如纤维化组织、心瓣膜)、强回声(如骨骼、结石、气体等)。

3. **回声光点的密度** 这代表着组织结构中不同传导介质的种类差别,如均匀一致组织介质回声密度较低(如正常肝脏),肝硬化时回声密度增强。

4. **回声光点的分布** 分布均匀或不均匀。恶性病变光点分布均匀,而正常组织和良性病变分布均匀。

5. **图像的形态**

光点:亮度强的回声小点。

光团:由许多光点聚集成团状的强回声。

光斑:由许多光点汇聚而成的不规则斑块状强回声。

光带:由许多光点排列成带状的强回声。

光环:由许多光点排列成环状的强回声。

管状结构:由两条平行光带构成,中间为液性暗区。

三、透声情况

指超声波穿过介质时其能量是否有衰减或吸收。

1. **透声好**　超声波通过介质时,其声能衰减很少,能量几乎全部到达远方而出现后壁回声增强效应,如肾囊肿的后方组织回声明显增强。

2. **通声差**　超声波通过介质时,起声能被反射、散射或吸收,使达到远方的能量减少,如胆囊炎伴胆盐沉积时。

四、暗区

指无回声或回声很少的区域。

1. **无回声区(液性暗区)**　边缘有明确的界限,内含液体,常见于含液器官或病变,如心腔、胆囊、膀胱等。

2. **实性暗区**　在正常仪器增益下无回声光点,加大增益时出现暗淡的回声光点,常见于同质结构中,如肾锥体、淋巴结的皮质。

3. **衰竭暗区**　有些组织介质与周围介质声阻抗过大,从而出现衰减暗区,如结石、肋骨、脊柱后方出现的声影。

(栗建辉　栗　芳)

第三章 涎腺疾病

涎腺又称唾液腺,是人体的外分泌腺。包括三对大的腺体,即腮腺、下颌下腺、舌下腺及位于口腔黏膜下的数对小腺体,其功能是分泌唾液、促进食物消化,并有润滑、保护、缓冲、清洁及抗菌作用。因腮腺及颌下腺为浅表小器官,具有高频探头的超声诊断仪可清晰地显示其图像特征,现已逐渐被应用于涎腺疾病的检查诊断中。

第一节 解剖概要

一、腮腺

腮腺为浆液性腺体,位于略成三角形的腮腺间隙内,前界为嚼肌及下颌支,后界为胸锁乳突肌及二腹肌,上界为外耳道及下颌关节,下达下颌关节下缘,腺体表面似倒立的锥体形(图3-1-1)。前后宽为3~4 cm,上下高为3~6 cm,最厚处为1 cm,重20~30 g,外观呈外大内小的哑铃形,面后静脉在腺体内穿行。腺体由腺上皮及结缔组织组成,腺上皮形成腺泡及导管,腺管长约5 cm,管径0.9~4.0 mm,开口于上颌第二磨牙牙冠处颊黏膜上的腮腺乳头。

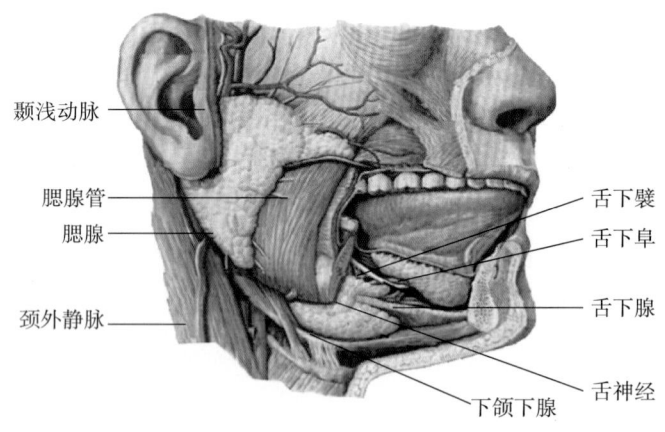

图3-1-1 腮腺、下颌下腺及舌下腺

二、颌下腺

颌下腺为混合腺体,以浆液腺为主,呈扁椭圆形,似核桃大小,重10~20 g,位于颌下三角区,颈深筋膜形成的颌下腺鞘内(图3-1-1)。导管由内侧发出,长约5 cm,管径2~4 mm,开口于舌系带旁的舌下肉阜处。面后静脉在腺体后外侧穿过并与面前静脉汇合。

第二节　检查方法

一、仪器

腮腺及颌下腺为浅表小器官,应使用高分辨率超声诊断仪,探头频率5.0~10 MHz。

二、扫查方法

使用7.0~10 MHz探头可直接进行腺体扫查,若探头频率较低时,应于腺体部位放置水囊,通过水囊对腺体进行扫查。

患者取仰卧位,腺体部位皮肤涂耦合剂,探头与之接触,做纵、横向扫查,观察腺体大小、形态、周边关系、包膜情况及内部回声;若发现病变应进行多方位扫查,观察病变是否为囊性或实性,大小、形态、内部回声特征及与周围组织间的关系。

第三节　涎腺正常声像图

一、腮腺正常声像图

1. 纵切面呈长椭圆形,横切面略呈三角形,边界清晰,无包膜回声。
2. 腺体内呈均匀一致的细点状中强回声,其内侧可见导管回声,腺体内边缘处可见正常淋巴结(图3-3-1)。
3. CDFI于腺体内偶见少许斑点状血流信号。

二、颌下腺正常声像图

1. 纵切面呈长三角形,横切面呈椭圆形。
2. 边界清晰,可见完整的包膜回声,光滑。
3. 内部呈均匀一致的细点状中低回声,纵切面于腺体外侧可见面后静脉回声,中央可见管状回声向内侧延伸出腺体,腺体内的边缘处可见正常的淋巴结回声(图3-3-2)。

4. CDFI：腺体内偶见少许斑点状血流信号。

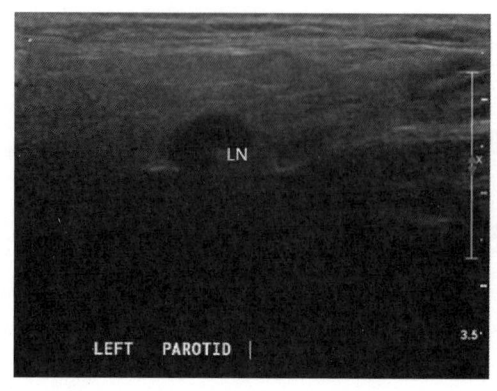

图3-3-1 正常腮腺
LN：淋巴结

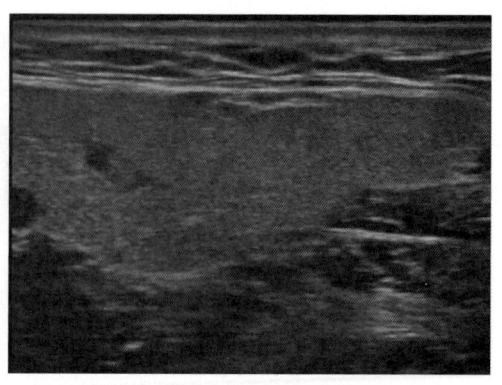

图3-3-2 正常颌下腺

第四节 涎腺炎症

一、病理基础及临床表现

涎腺炎症可由全身慢性疾病，如糖尿病、尿毒症、严重的营养不良或局部因素（如细菌、病毒性感染，慢性阻塞性病变）引起涎腺组织的急、慢性化脓性或非特异性炎性变化，出现腺体充血肿胀、炎细胞浸润、坏死化脓等病理变化。急性化脓性炎症时可有感染的红、肿、痛及其相应的全身症状，腺体肿大、触压痛，导管开口处红肿、有脓性分泌物；慢性期可有腺体肿大、胀痛、口干等。

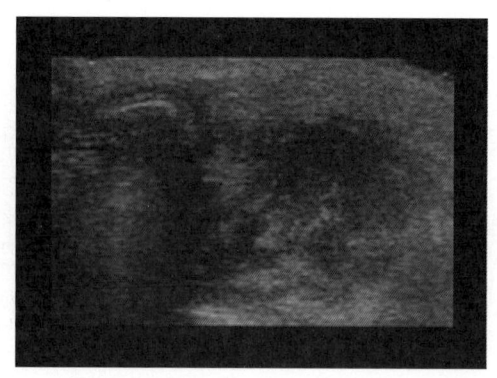

图3-4-1 涎腺炎症
腺体回声不均，其内出现低回声区斑片状强回声，边界不清

二、声像图表现

见图3-4-1至图3-4-3。
1. 腺体弥漫性或局限性肿大。
2. 边界可不清晰（急性炎症）亦可清晰（慢性炎症）；慢性炎症可伴腺体内或涎腺管内结石。

3. 内部回声可呈均匀的低回声或均匀的中等回声,或呈斑片状的强回声。
4. 伴有咀嚼肌间隙感染时,腺体周围间隙内可见低回声或无回声区。
5. 急性炎症腺体内血流信号增多。

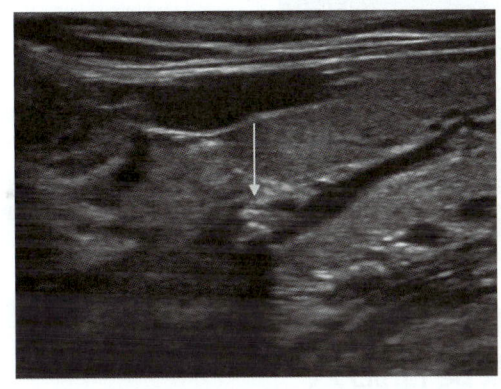

图3-4-2 涎腺炎症
腺体回声不均,腺管扩张,其内可见强回声团(结石),后伴声影

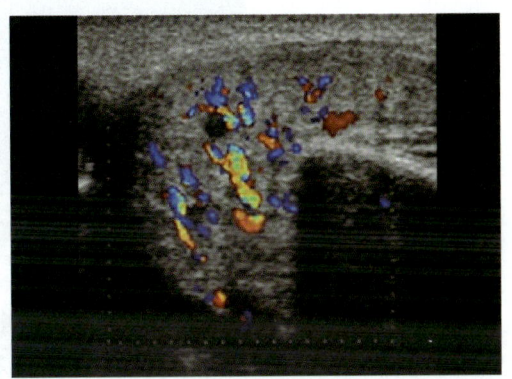

图3-4-3 涎腺炎症
腺体内血流信号增多

三、操作手法经验介绍

涎腺是浅表器官,应使用高频线阵探头,频率以5~12 MHz为宜,偏低的频率穿透力较好,偏高的频率分辨力较好。有的彩超仪可以调节频率,对于儿童、较瘦的成年人可调至较高频率,对于肥胖者调至较低频率,可达到较好的检查效果。如为单侧病变,要检查对侧进行对比观察。对于涎腺结石者,有的结石在导管远端,线阵探头有时无法探查到,此时需改用腹部凸阵探头检查,这样才能探查到结石所在的位置。

四、鉴别诊断

1. 与良性肥大鉴别　后者多见于老年人,涎腺体积虽大,但无疼痛,内部回声呈均匀一致的细点状中强回声,无明显低回声区。

2. 与干燥综合征鉴别　干燥综合征是一个主要累及外分泌腺体的慢性炎症性自身免疫病,又名自身免疫性外分泌腺体上皮细胞炎或自身免疫性外分泌病,主要累及泪腺和唾液腺。超声表现为腺体体积增大,内回声不均,可见散在多发的片状低回声区,边界不清(图3-4-4),压痛不明显;而一般涎腺炎体积肿胀较明显,压痛明显,结合其他临床资料可予以鉴别。

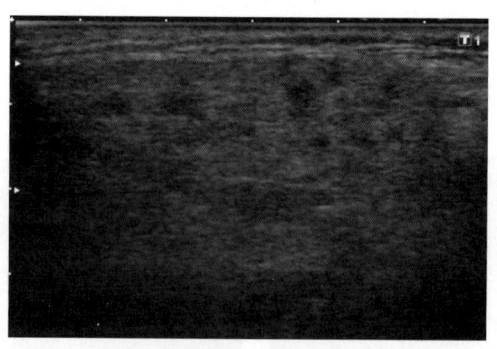

图3-4-4 干燥综合征腮腺炎

第五节 涎腺良性肥大

一、病理基础及临床表现

涎腺良性肥大为一种非肿瘤、非炎症性、慢性再生性、无痛性肿大的涎腺疾病,多与内分泌紊乱、营养不良、植物神经功能失调有关,病理表现为浆液细胞增生,多见于腮腺。老年人易发病,双侧多于单侧。腮腺逐渐增大呈弥漫性,反复发作,但无疼痛,触之腮腺肿大无肿块。

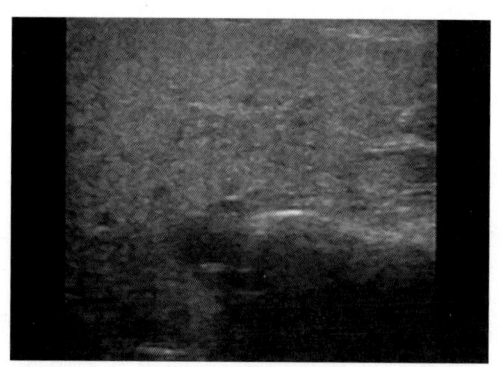

图3-5-1 涎腺良性肥大
腺体增大,内部呈中强回声

二、声像图表现

1. 腮腺弥漫性肿大,边界尚清晰。
2. 内部呈均匀一致的细点状中强回声(图3-5-1)。
3. 腺体内无占位性病变回声。

三、鉴别诊断

慢性腮腺炎腺体内回声较低或较强,边界清晰,有压痛。良性肿大则为均匀一致的中强回声,无压痛。

第六节 涎腺囊肿

一、病理基础及临床表现

由于腺体受到创伤破裂,黏液渗入腺体组织间隙内形成外渗性囊肿,或是导管系统部分性阻塞,分泌物在导管内局部潴留,导致导管囊状扩张,形成潴留性囊肿。临床表现为腮腺或颌下腺部位逐渐肿大,触之可及质地较软有波动性的肿块,边界不清,无压痛。

二、声像图表现

1. 涎腺区可见圆形或椭圆形无回声区。
2. 边界清晰,可见包膜回声,光滑完整(图3-6-1)。
3. 后壁回声增强。
4. 若囊内有较多的胆固醇结晶或继发感染时,可见散在的光点状回声。
5. 探头加压时囊壁出现凹陷。
6. CDFI囊内无血流信号回声。

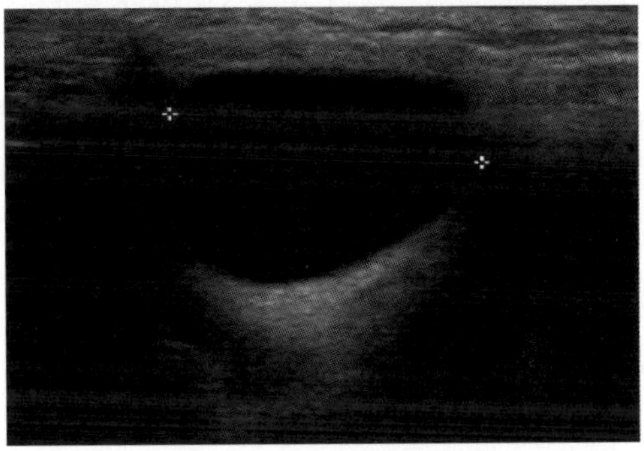

图3-6-1 腮腺囊肿
腺体内可见无回声区

三、鉴别诊断

当囊内有光点回声应与涎腺实质性肿瘤相鉴别。

1. 与腺淋巴瘤鉴别 肿瘤回声多呈"网络状",CDFI示其内有较丰富的血流信号,而囊肿无血流信号。
2. 与回声较低的恶性肿瘤鉴别 形态不规整,边界不清晰,后壁回声可减弱,肿瘤内可探及血流信号,必要时可进行穿刺作病理诊断。囊肿边界清楚,形态规整,有包膜。

第七节　涎腺良性肿瘤

涎腺的良性肿瘤可分为上皮细胞性和非上皮细胞性，前者以多形性腺瘤及腺淋巴瘤最常见，后者较少见。

一、多形性腺瘤（混合瘤）

（一）病理基础及临床表现

多形性腺瘤为来源于上皮、黏液及软骨组织的混合瘤，肿瘤多呈圆形、椭圆形或分叶状，表面光滑，有包膜可不完整。肿瘤内上皮成分较多时呈实质性，黏液成分较多时质地较软，软骨成分较多时，质地较硬。可发生于任何年龄，40岁以上易发，多见于腮腺区，表现为偶然发现腮腺区肿块，触之呈球形或分叶形，边界清晰，质地中等，或有囊性感。

（二）声像图表现

1. 于腮腺区可见圆形或分叶形肿物回声。
2. 边界清晰，可见光滑的包膜回声（图3-7-1）。
3. 内部回声多不均匀，可见多囊性回声或呈均匀的低回声（图3-7-2）。
4. CDFI于肿物周边可见包绕状血流信号（图3-7-3）。

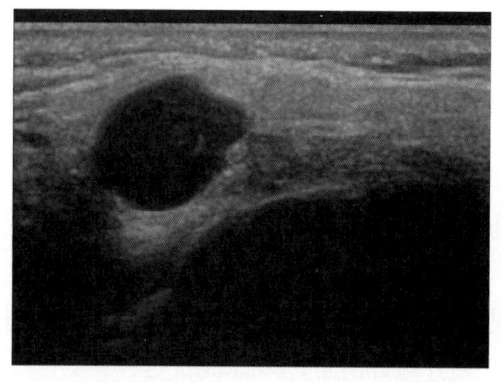

图3-7-1　涎腺多形性腺瘤
腺体内椭圆形低回声肿物，边界清，有包膜

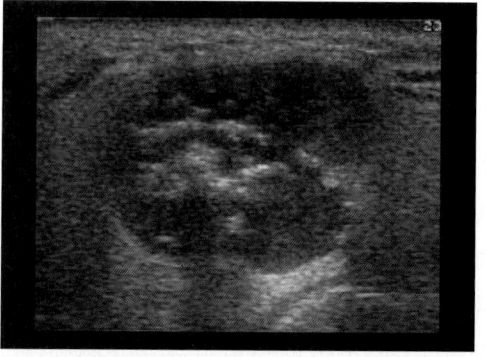

图3-7-2　涎腺多形性腺瘤
低回声肿物内部可探及强回声

（三）鉴别诊断

1. 涎腺囊肿为无回声区，后壁回声增强，内部无血流信号。混合瘤内部呈实性回声。
2. 腺淋巴瘤呈网格状回声，血流丰富。混合瘤有时也可有内部囊性改变，但边界多不规整。

3. 涎腺恶性肿瘤,形态多不规则,边界欠清晰。血流较丰富,流速较快。频谱阻力指数增高,必要时可穿刺作病理诊断。

二、腺淋巴瘤(Warthin瘤)

(一)病理基础及临床表现

病理描述为乳头状淋巴囊腺瘤,为涎腺组织在淋巴组织内异位性增殖而形成的肿瘤,呈圆形或扁平形,有较薄的包膜,质地较软,与周边组织界限清晰。临床上发病率仅次于多形性腺瘤,绝大多数发生在腮腺,50岁以上的男性好发。表现为腮腺区生长缓慢、时大时小的肿块,可有痛感,触之肿瘤表面光滑,质地较软有囊性感,可具有波动或压痛。

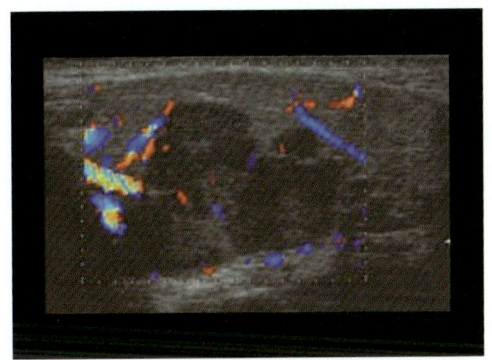

图 3-7-3 涎腺多形性腺瘤
肿物周边及内部可探及血流信号

(二)声像图表现

1. 腮腺区内可见圆形或椭圆形实质性低回声区(图3-7-4)。
2. 边界清晰,可见光滑包膜回声。
3. 内部回声不均匀,可见线状中强回声分隔呈"网格状",或呈低回声伴较大囊腔回声(图3-7-5)。
4. CDFI于肿瘤内可见丰富的血流信号(图3-7-6)。

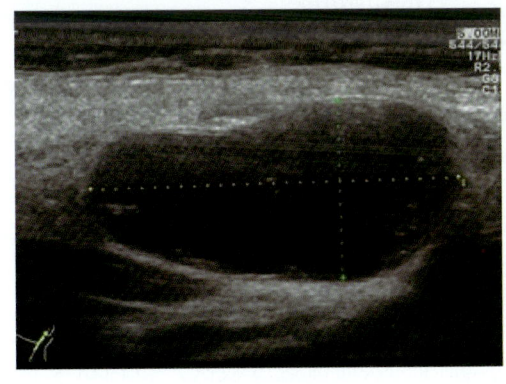

图 3-7-4 涎腺腺淋巴瘤
腮腺区内可见椭圆形实质低回声区伴囊腔

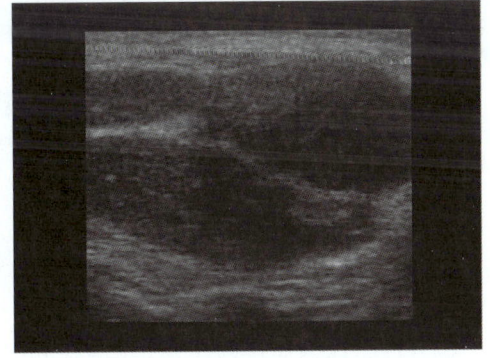

图 3-7-5 涎腺腺淋巴瘤
肿物内可见强回声分隔

（三）鉴别诊断

1. 多形性腺瘤：边界清晰，可见光滑的包膜回声。

2. 脂肪瘤：边界不如混合瘤（多形性腺瘤）清楚，内部回声较强，CDFI 瘤内无血流信号，而混合瘤内部回声较低，可见较丰富血流信号，可有囊性变。

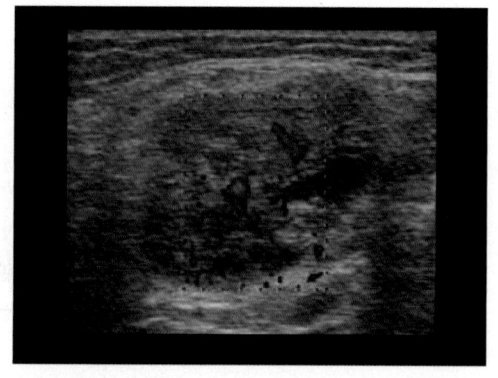

图 3-7-6　涎腺腺淋巴瘤
肿物内可见血流信号

第八节　涎腺恶性肿瘤

一、病理基础及临床表现

可分为来源于上皮性及非上皮性；恶性肿瘤类型较多，可有腺细胞性、黏液表皮性、涎腺导管性、上皮-肌上皮性癌瘤，也可有肉瘤、恶性淋巴瘤等。临床表现：肿瘤生长较快，呈浸润性，与周围组织有粘连，甚至侵及神经肌肉，导致神经肌肉功能障碍。肿瘤形态多不规则，边界不清，触之质地较硬，亦可较软有囊性感，多伴有淋巴结肿大。

二、声像图表现

1. 肿瘤形态不规则，多呈分叶状。

2. 多与周边组织粘连，边缘不整齐，界限不清，包膜不完整（图 3-8-1）。

3. 内部回声不均匀，光点粗大，强弱不等，坏死的瘤体内有不规则的无回声区，伴有周边乳头状突起。

4. 后壁回声多衰减。

5. CDFI：瘤体内血供较丰富，频谱检测多为动脉血流，血流速度较快，>35 cm/s，阻力指数增高，>0.58（图 3-8-2）。

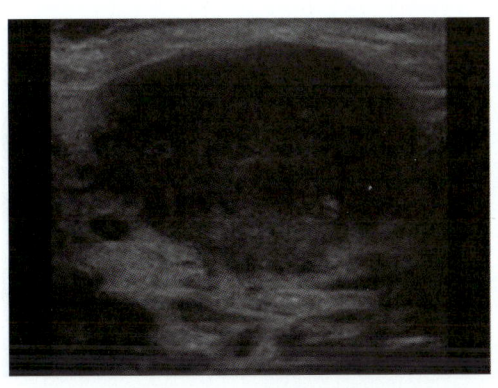

图3-8-1 涎腺恶性肿瘤

低回声肿物,边界不整齐,包膜不完整

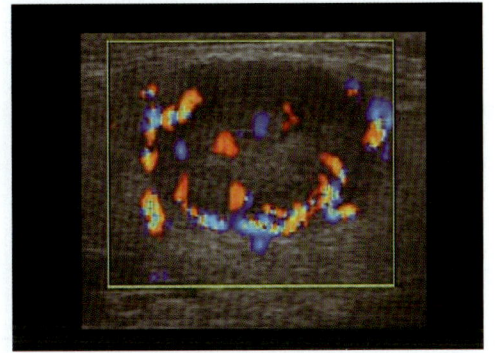

图3-8-2 涎腺恶性肿瘤

肿物周边及内部可见较丰富血流信号

三、鉴别诊断

1. 与良性肿瘤鉴别　良性肿瘤多边界清楚,形态规整,内部回声多均匀;而恶性肿瘤边界欠清楚,形态不规整,内部回声不均匀,内部血流较良性肿瘤更丰富。

2. 与囊肿病变鉴别　囊肿边界清楚,有完整的包膜,内部为无回声,无血流信号;而恶性肿瘤边界不清,无包膜,或包膜不完整,内部回声不均匀,内部多有较丰富的血流信号。

第九节　涎腺疾病超声报告范例

一、腮腺混合瘤

超声所见:于右腮腺下极可见一大小约2.7 cm×2.5 cm×2.1 cm的囊实性包块,边界清晰,形态规则,似有包膜,其内以实性为主,间杂片状无回声暗区(图3-9-1);CDFI:包块周边及内部可见较丰富血流信号(图3-9-2),余腮腺实质回声均匀。右颈部未见明显肿大淋巴结。

超声诊断:右腮腺下极囊实性包块　混合瘤可能

报告日期:2016/3/28 9:40; 报告医师:李×× 赵×× 　　　　医师签字:李××

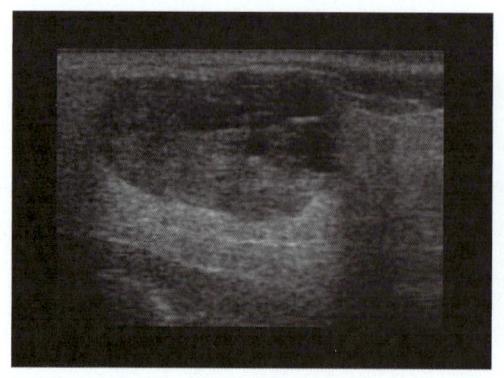 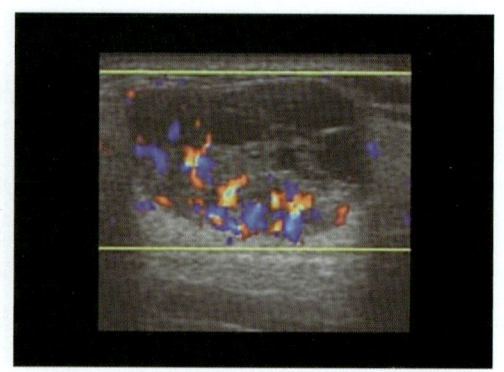

图 3-9-1　腮腺混合瘤　　　　图 3-9-2　混合瘤内可见较丰富血流信号

二、颌下腺炎症

超声所见：双侧颌下腺体积增大，形态饱满，厚度分别约 2.1 cm、2.3 cm，实质回声减低欠均匀，左侧腺体内可见一低回声区，右侧可见多发小低回声区，边界不清，未见明显占位性病变，探头加压局部触痛较明显，CDFI：腺体内血流信号增多（图 3-9-3、图 3-9-4）。

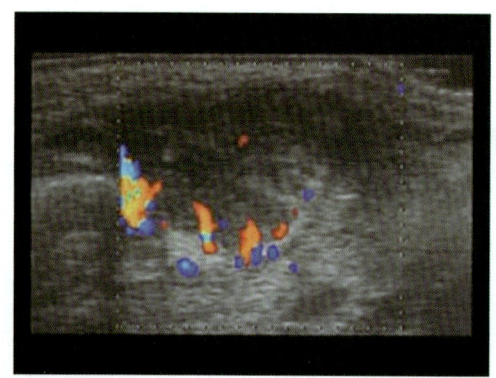 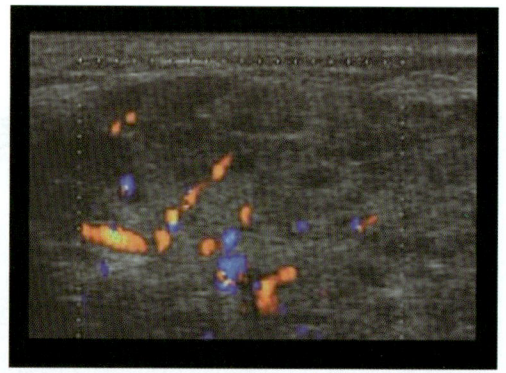

图 3-9-3　颌下腺炎症　　　　图 3-9-4　腺体回声减低不均，血流信号
　　腺体和回声减低，可见低回声区　　　　　　增多

超声诊断：双侧颌下腺体积增大，血流增多　炎症可能　请结合临床。
报告日期：2016/3/28 9:40；报告医师：李×× 　赵××　　　　　　医师签字：李××

第十节 易误诊的病例

腮腺内肿大淋巴结误诊为占位病变。

患者右腮腺区肿胀不适3个月,无明显发热,腮腺局部触诊轻微疼痛,腺体内可及结节。

超声检查:可见右侧腮腺回声不均,其内可见一个低回声结节,分布于腺体周边部,边界清,形态规整,结节周边回声低,中间部回声偏高,大小约1.5 cm×1.3 cm,其内可见少量血流信号(图3-10-1)。

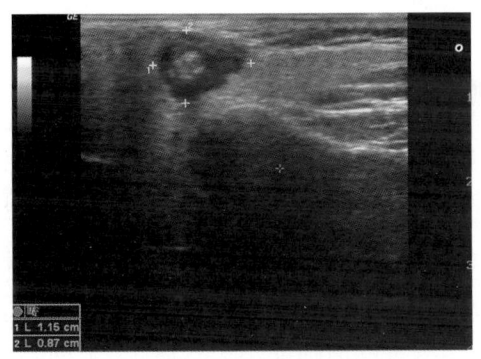

图3-10-1 患者腮腺声像图

超声提示:腮腺内实性占位病变。

手术病理:腮腺慢性炎症伴腺体内肿大淋巴结。

误诊分析:腮腺内部边缘处可有一些淋巴结存在,正常情况下不易显示,而肿大时可显示出来,对初学者来说容易误诊为腮腺内的肿物。

(栗建辉 李大海 李 鹏)

第四章 甲状腺疾病的超声诊断

第一节 概　述

一、甲状腺的解剖概要

甲状腺是人体最大的内分泌腺,位于颈前方,分左、右侧叶和中间的峡部,呈蝶形,主要组成结构为滤泡(图4-1-1)。甲状腺每一侧叶长3～5 cm,宽2～3 cm,厚1～2 cm。甲状腺周围组织及器官由浅部至深部有:皮肤、皮下脂肪、颈前肌、舌骨下肌群,两侧为胸锁乳突肌,中央有气管、食管,后方有4个甲状旁腺,下方有颈长肌,外下方有颈总动脉及颈内静脉。甲状腺血供丰富,使用高频探头可以清晰显示甲状腺上、下动脉,甲状腺下动脉起于锁骨下动脉甲状干,甲状腺上动脉起自颈外动脉。甲状腺静脉常伴随动脉走行,上、中静脉回至颈内静脉,下静脉回至无名静脉。

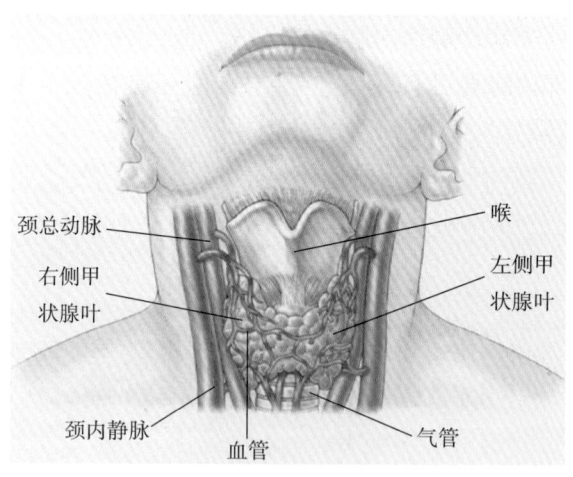

图4-1-1　甲状腺解剖及位置

二、甲状腺的超声检查方法

(一)仪器

应用实时线阵高频探头,一般采用频率 7.5 MHz 以上为宜,尤以频率 10～13 MHz 为佳。

(二)体位

仰卧位头向后仰或肩下垫薄枕,充分暴露颈部,必要时略向左右微偏。

三、甲状腺的正常声像图

1. **甲状腺形态** 纵切面显示甲状腺长径形状似牛角形,上极偏尖,下极较圆钝,中部最宽(图4-1-2)。横向扫查从上至下,中部最宽,内侧为气管,外侧为颈总动脉及颈内静脉横断面,甲状腺横断面酷似三角形,边缘规整,边界清楚(图4-1-3)。

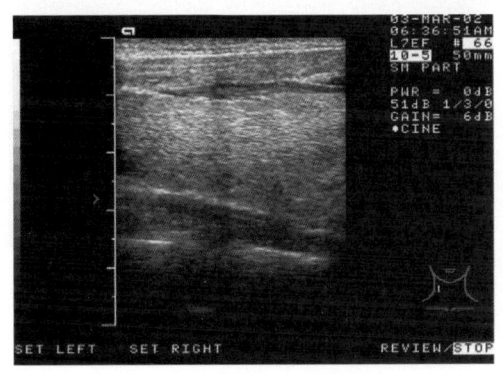
图4-1-2 正常甲状腺纵切面

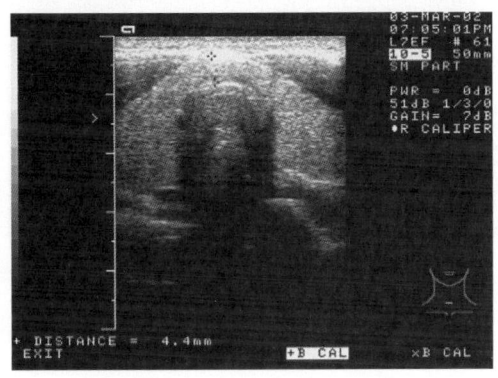
图4-1-3 正常甲状腺横切面

2. **内部回声** 正常甲状腺实质呈中等回声,分布均匀,内伴有血管无回声。周边与毗邻结构界限清楚。

3. **CDFI** 甲状腺内有点状及线状血流信号,动脉收缩峰速 22～23 cm/s,舒张期速度 10～15 cm/s,RI 0.55～0.65,上下动脉直径 <2 mm。

第二节　甲状腺肿

甲状腺肿可分为以下三种:弥漫性甲状腺肿、单纯性甲状腺肿和结节性甲状腺肿。

一、弥漫性甲状腺肿

弥漫性甲状腺肿多为原发性甲状腺功能亢进,简称甲亢,为代谢障碍引起甲状腺组织增生或腺体增大所致的甲状腺肿大。其病因现在认为与原发性免疫疾病有关。年轻女性多见,与精神因素有关。病理表现:甲状腺体积增大,为正常甲状腺体积的2~3倍,质地坚实,血管丰富,血流加速。临床表现:神经过敏,性情急躁,心悸,怕热多汗,食欲亢进,消瘦及体重减轻。体检发现眼球突出,心动过速,手部震颤等。

声像图表现:

1. 双侧甲状腺呈基本对称性增大,可达正常腺体的2~3倍,边缘多规整。

2. 腺体内光点细小或略增粗,分布尚均匀,呈中等或稍强回声(图4-2-1)。

3. CDFI:实质内血流极丰富,呈"火海征"。频谱图呈高速低阻信号,峰值速可达70 cm/s或更高(图4-2-2)。

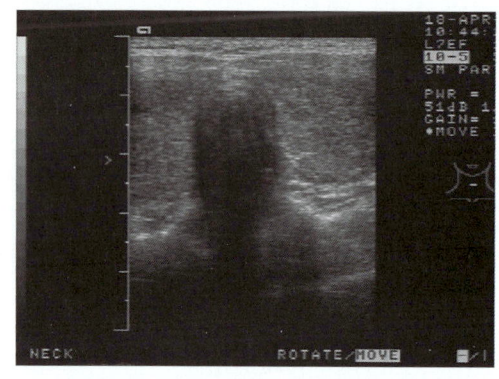 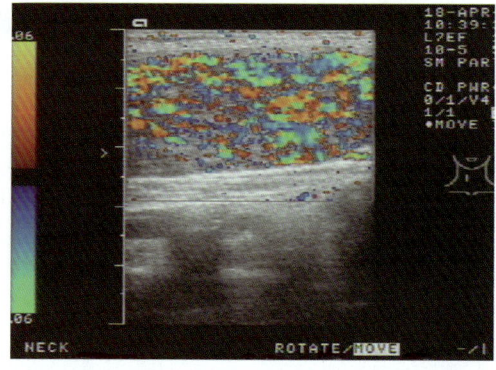

图4-2-1 甲状腺功能亢进　　　　图4-2-2 甲亢腺体内血流增多(火海征)

二、单纯性甲状腺肿

由于食物或饮水中缺碘,或是机体需要量增加,或长期服用致甲状腺肿的物质,导致垂体分泌促甲状腺激素过多,以致甲状腺受到强烈的刺激而代谢性增生。多发生于西北缺碘地区,具有地方性,亦有散发性;青春期、妊娠及哺乳期多见,女性多于男性。早期无症状,腺体肿大严重时,可出现压迫气管及喉返神经的症状。

声像图表现:

1. 甲状腺呈弥漫性、对称性肿大,表面光滑无结节(图4-2-3)。

2. 腺体早期内部呈中等回声,光点增粗。病变继续可使滤泡高度扩张,充满大量胶质,故超声可显示多个壁薄的无回声区,并伴有出血、液化、钙化等。

3. 肿大严重时,可压迫气管及颈部血管等。

4. CDFI:呈散在分布的稀疏点状血流信号。

三、结节性甲状腺肿

常由弥漫性甲状腺肿演变而成,由于长期缺碘,腺体滤泡扩张、增生、复旧、集合或分隔而形成大小不等的结节,结节内可发生出血、液化、变性、钙化等改变。多见于女性,年龄较大,病程长,甲状腺一侧或两侧可触及单个或多个结节,若结节内出血时,可迅速增大,压痛,也可继发甲状腺功能亢进。

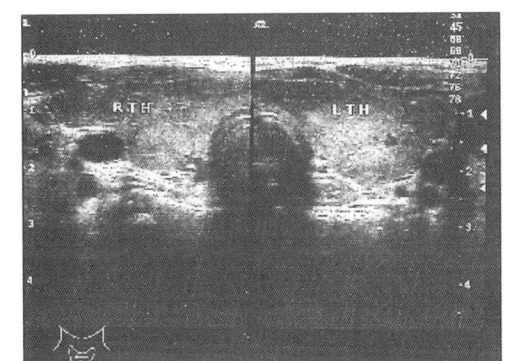

图4-2-3 青春期单纯性甲状腺肿

(一)声像图表现

1. 甲状腺显示两侧叶增大、不对称,表面不光滑,呈多发性大小不等的结节。

2. 腺体内回声不均,可见一个或多个结节,多呈中低回声,无包膜,边界尚清,其周边无结节处的甲状腺腺体回声增粗,欠均匀(图4-2-4)。

3. 结节内可发生液化、出血,呈无回声区,还可出现钙化,呈强回声(图4-2-5)。

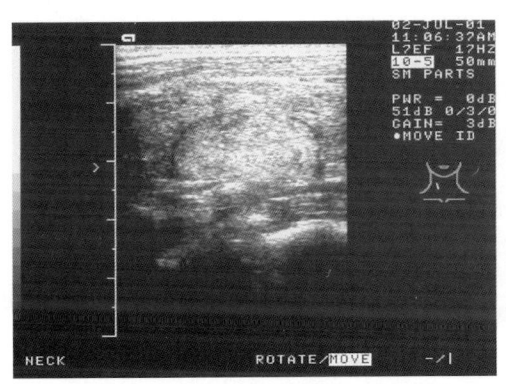

图4-2-4 结节性甲状腺肿

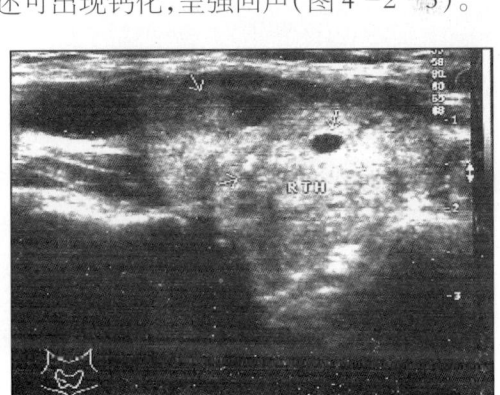

图4-2-5 结甲内钙化斑、囊肿

4. CDFI:结节周边见血管穿行或绕行,结节内部血流信号可不明显,如伴有甲亢,则血流极丰富。

(二)鉴别诊断

1. 弥漫性甲状腺肿与结甲:两者均可表现为腺体弥漫性肿大,但甲亢者回声尚均匀,无明显结节,血流信号多,血流速度快。结甲腺体肿大多不对称,可见结节回声,血流信号较少,血流速度慢。

2. 与慢性淋巴性甲状腺炎(桥本病)鉴别:本病腺体大小可正常或稍增大,腺体内部回声减低不均,可见网格样强回声,有时可见多发小低回声区。

第三节 甲状腺炎

临床常见有亚急性甲状腺炎、慢性淋巴性甲状腺炎。

一、亚急性甲状腺炎

又称病毒性甲状腺炎、肉芽肿性甲状腺炎等。常发生在上呼吸道感染或腮腺炎后,由于病毒感染引起机体的变态反应,造成甲状腺滤泡结构破坏、增生、炎细胞浸润形成肉芽肿,病变可累及一侧叶局部或全叶,亦可累及双侧叶。多见于 20～40 岁女性。起病较急,常有发热、咽喉痛,重者向颈下、枕部放射,可有心动过速、手颤等甲亢症状。甲状腺可弥漫性肿大或结节状肿大,质硬触压痛。实验室检查:白细胞升高,T_3、T_4 升高,红细胞沉降率加快。

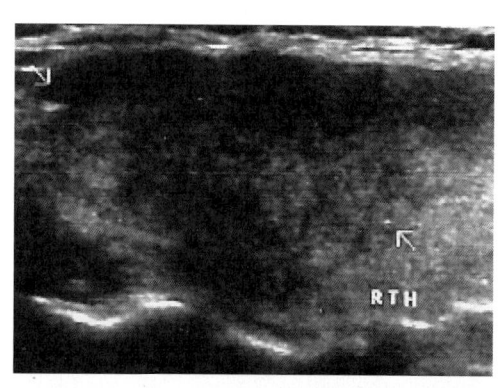

图 4-3-1 亚急性甲状腺炎

(一)声像图表现

1. 甲状腺双侧非对称性增大,探头挤压时,有压痛。
2. 内部回声不均匀,出现单发或多发低回声区,边界模糊不清(图 4-3-1)。
3. 病程后期可见团状或斑片状强回声,伴声影——钙化。
4. CDFI:腺体内血流信号增多,呈点状及散在分布,无特异性。

(二)鉴别诊断

1. 与甲亢鉴别:腺体对称性弥漫性肿大,血流丰富呈"火海"状,流速增快,无压痛。
2. 与慢性淋巴性甲状腺炎(桥本病)鉴别:可弥漫肿大,内部回声广泛减低,出现网格状强回声。
3. 与甲状腺癌鉴别:亚甲炎临床症状明显,局部疼痛,可发热,白细胞增高,腺体内低回声区边界不清,无明显占位现象。甲状腺癌发病缓慢,局部症状不明显,结节内可出现点斑状钙化。

二、慢性淋巴性甲状腺炎(桥本病)

本病为正常甲状腺组织或其分泌代谢产物发生变异,引起机体自身免疫反应,导致腺泡增生释放甲状腺素;晚期滤泡萎缩,大量淋巴结细胞浸润,间质增生纤维化,致使腺体萎缩变形,功能低下。40 岁以上女性多见,早期不出现甲状腺功能紊乱,少数可有甲亢表现,晚期出现甲状腺功能减退症状。甲状腺逐渐肿大呈弥漫性,峡部及锥体叶亦增大,腺体质韧呈分叶状,增大明显时可有压迫症状。

(一)声像图表现

1. 甲状腺呈弥漫性轻、中度增大,前后径及峡部增厚明显,峡部尤为明显。

2. 腺体内回声增粗,偏低,分布不均匀,或伴局灶性低回声结节,晚期腺体内呈网格状(图4-3-2、图4-3-3)。

3. CDFI:本病血流信号无明显增多,为低速低阻血流频谱图。如合并甲亢,则血流信号极丰富,峰值速加快。合并甲减时血流信号也可增多。

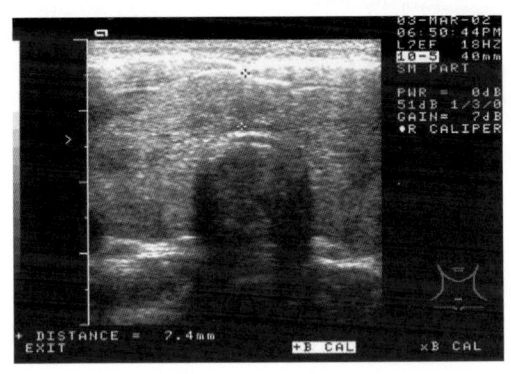 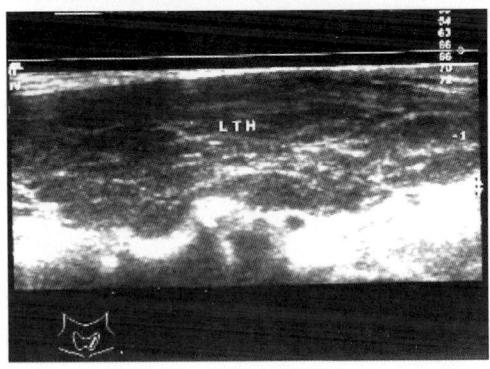

图4-3-2　慢性淋巴性甲状腺炎(桥本病)　　图4-3-3　桥本病腺体内呈网格状

(二)鉴别诊断

1. 亚急性甲状腺炎　腺体可一侧叶局部肿大,与周围组织可有粘连,内部回声不均匀,可有片状低回声区,边界不清。

2. 甲状腺癌　腺体内出现低回声结节,边界可清楚或不清,有的癌结节纵横比>1,有的癌结节内部出现多发点状强回声(粟粒样钙化),又称砂粒体。

第四节　甲状腺肿瘤

一、甲状腺腺瘤

甲状腺腺瘤最为多见,占甲状腺肿瘤的70%~80%,包括滤泡状腺瘤、乳头状腺瘤等,多见于20~40岁女性,病程慢,一般无自觉症状,当囊内出血时,可突然肿大,触之瘤体呈结节状,边缘光滑,随吞咽运动上下移动。

(一)声像图表现

1. 甲状腺形态正常或局限性增大。腺体内可见圆形或椭圆形实质性肿块,边界清楚,包膜较完整,内部呈低回声或中强回声,周边可见低回声晕(图4-4-1)。

2. 内部回声均匀,囊性变时,内为无回声,边界完整,后壁回声增强(图4-4-2)。

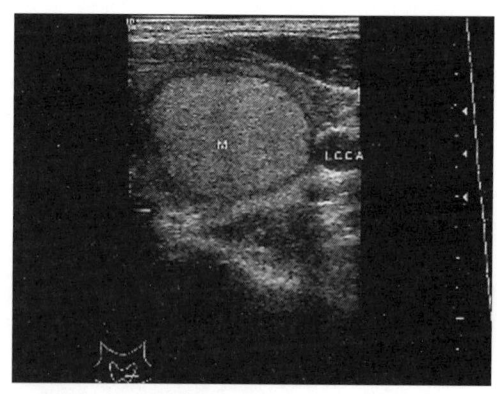 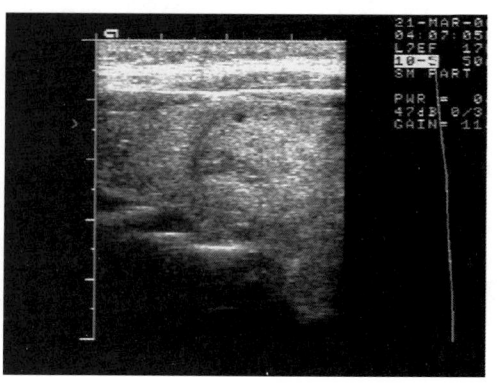

图4-4-1 甲状腺腺瘤周边低回声晕　　　图4-4-2 甲状腺腺瘤内小囊性变

3. CDFI 腺瘤周边有较丰富血流信号环绕。

（二）鉴别诊断

1. 多发性腺瘤应与结节性甲状腺肿鉴别,前者腺瘤周边及其余处为正常甲状腺组织,后者结节周边及其余处甲状腺回声增粗且不均匀。

2. 与甲状腺癌鉴别:当肿块内出现丰富动脉血流信号且呈高速高阻时,应考虑恶变或癌症。

二、甲状腺囊肿

甲状腺囊肿分为单纯性囊肿、囊腺瘤、甲状腺癌囊性变、出血性囊肿。

（一）声像图表现

1. 甲状腺单纯性囊肿　较少见,多无症状。声像图特点:腺体内具有边界完整、光滑、呈圆形、后壁回声增强的无回声区,其内透声好(图4-4-3)。

2. 囊腺瘤　占甲状腺囊肿多数,由甲状腺腺瘤囊性变形成。声像图特点:腺体内可见圆形或类圆形、边界尚清、内部可有部分实质回声的液性暗区,暗区内可见点状或带状回声(图4-4-4)。

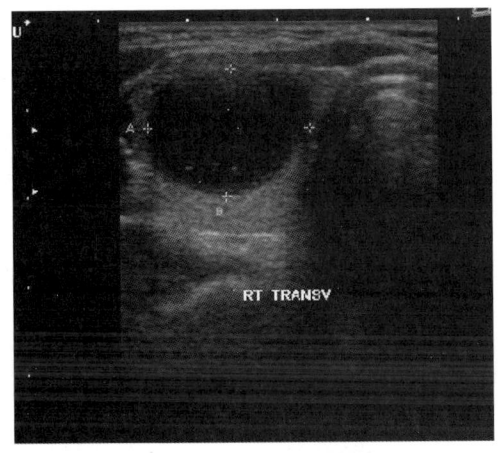

图 4-4-3 甲状腺囊肿　　　　　　　　图 4-4-4 甲状腺囊腺瘤

3. **甲状腺癌囊性变**　由癌肿变性、坏死、出血等所致。声像图特点：肿瘤内见不规整或乳头状实质回声，伴有钙化，囊壁增厚，不光滑，囊腔不规则（图 4-4-5）。

4. **出血性囊肿**　肿瘤出血或外伤性出血，暗区边缘不规则，内有光点或光带（图 4-4-6）。

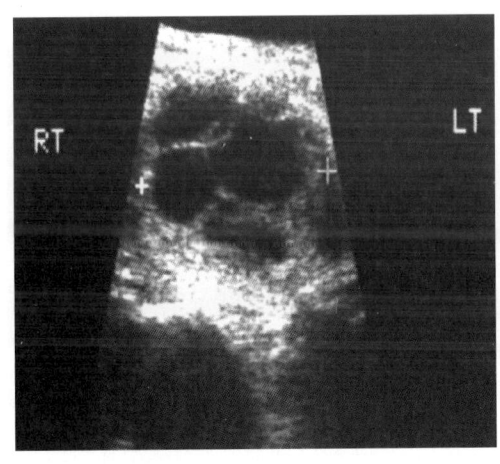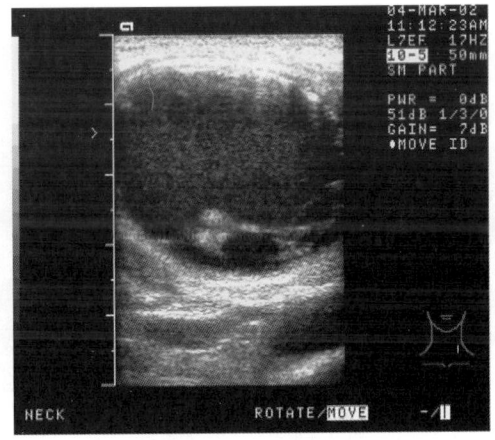

图 4-4-5 甲状腺癌囊变　　　　　　　图 4-4-6 甲状腺出血性囊肿

(二) 鉴别诊断

单纯性囊肿较好诊断，其余三种应结合甲状腺总体改变及临床综合分析。

多数是由结甲或腺瘤内出血、囊性变形成，偶然发现甲状腺局限性肿大，或突然出现甲状腺肿大，触之有结节、质地较软，有时可有压痛。

三、甲状腺癌

(一) 病理基础及临床表现

甲状腺癌占甲状腺肿瘤的比例较小,但危害性较大,病因不明,可能与癌基因及生长因子、放射性损伤、碘缺乏及雌激素有关。可分为乳头状囊腺癌、滤泡状腺癌、未分化癌及髓样癌等,乳头状癌预后较好。肿物无明显的包膜,与周围组织有粘连,边界不清,可有周围看不见及全身的转移。可发生于任何年龄,好发于中老年女性,发病初期无明显症状,仅在甲状腺部位出现一质硬表面不平的肿块,逐渐肿大,可有转移的表现。

(二) 声像图表现

1. 甲状腺呈非对称性或局限性肿大,内见形态不规整的肿物回声(图4-4-7)。
2. 边界不清晰,无明显的包膜及声晕回声。
3. 内部回声不均匀,可呈低回声、中强回声或强回声伴声影,液化时可见不规则无回声暗区(图4-4-8)。
4. 肿物后方可出现衰减效应。
5. 周围淋巴结可见肿大。转移的淋巴结可显示门结构消失,内部回声增强,可有囊变或钙化。
6. CDFI:肿物内有丰富的血流信号。

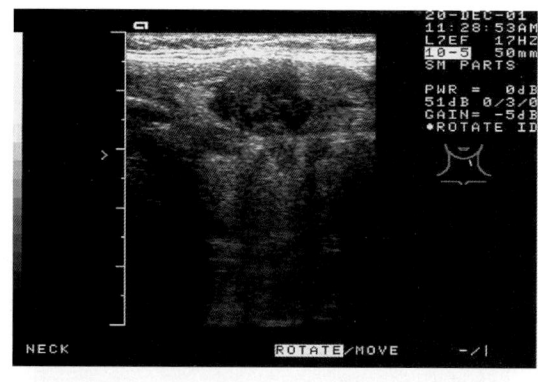

图4-4-7 甲状腺癌呈实性低回声结节

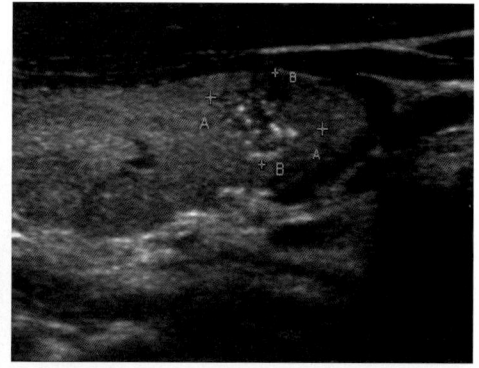

图4-4-8 甲状腺癌伴粟粒样钙化

(三) 鉴别诊断

需与结甲、桥本病、亚甲炎等鉴别,分别见前述各节。必要时可行穿刺活检确诊。
甲状腺良、恶性肿瘤的鉴别见表4-4-1。

表 4-4-1　甲状腺良、恶性肿瘤的鉴别

	桥本病	亚急性甲状腺炎	结节性甲状腺肿	甲状腺瘤	甲状腺癌
肿大	弥漫性	单侧或部分	不对称	局限性	患侧肿大
甲状腺回声	不均匀	不均匀	不均匀	均匀	均匀
结节边界	欠清	不清	尚清	清楚	欠清晰
结节内回声	偏低	低	稍强,等回声	稍强或暗区	偏低
CDFI	较丰富	丰富或较少	结节内外丰富	丰富	丰富
其他征象	无	无	无	无	淋巴结肿大

1. 良性　肿块形态规整,边界清楚,内部回声均匀。周边有包膜光带,后方无衰减,钙化呈点状、团状或条状,无淋巴结肿大,肿块内部血流不丰富,周边较丰富。

2. 恶性　肿块形态不规则,边界不清,可见蟹足样浸润,内部回声不均匀,偏低,周边无包膜光带,后方可有衰减,呈沙粒状粗糙不光的钙化点。常伴颈部淋巴结肿大。肿块内外均见较丰富的血流信号,常为高速血流。

3. 钙化物呈团状、片状、条状或弧形常为良性。钙化强回声,成为颗粒样、砂粒样者往往为恶性。砂粒样伴斑块状钙化恶性的可能性也大。甲状腺肿块内钙化物的多少、形态有助于对良、恶性的鉴别。

第五节　甲状腺疾病超声报告范例

一、甲状腺功能亢进

超声表现:甲状腺体积增大,形态失常,左叶大小约 6.2 cm×2.3 cm×2.4 cm,右叶大小约 6.4 cm×2.5 cm×2.1 cm,实质回声减低不均,未见明显结节及占位(图 4-5-1a)。

CDFI 示:腺体内血流信号丰富,呈"火海征"(图 4-5-1b)。

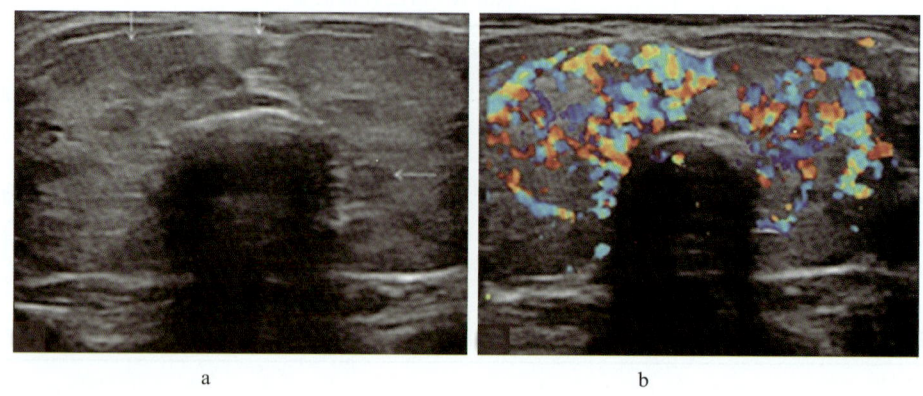

图4-5-1 甲状腺功能亢进

超声提示:甲状腺弥漫性肿大、血流增多(考虑甲亢)。

报告时间:2016/3/29 8:35　　　报告医师:赵××　吕××　　　医师签字:赵××

二、亚急性甲状腺炎

超声表现:甲状腺体积增大,左叶大小约5.8 cm×2.3 cm×2.0 cm,右叶大小约6.1 cm×2.5 cm×2.0 cm,实质回声不均,可见不规则低回声区,边界模糊(图4-5-2);CDFI示:低回声区内血流信号稍增加(图4-5-3)。

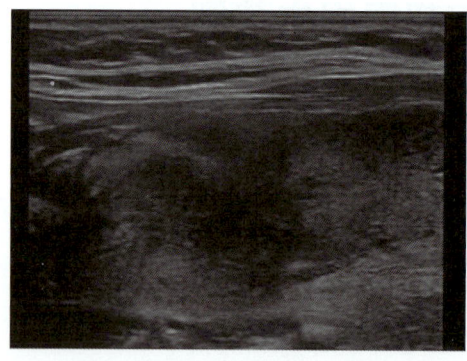
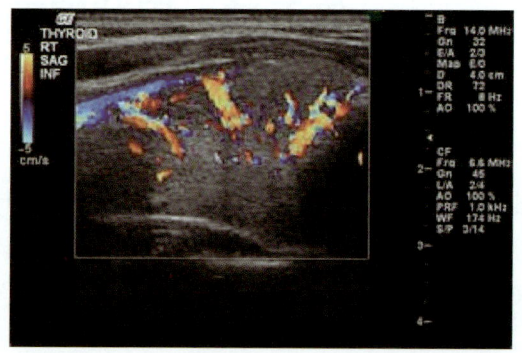

图4-5-2 亚甲炎腺体内出现低回声区　　　图4-5-3 亚甲炎血流信号增多

超声提示:甲状腺弥漫性肿大(符合亚急性甲状腺炎超声表现)。

第六节　易误诊的病例

甲状腺滤泡状癌误诊为腺瘤。

病例介绍：患者女性，45岁，近1个月来颈部不适，体检发现，右侧甲状腺轻度增大，触诊有结节，约2.0 cm×2.0 cm，无明显压痛。

超声提示：甲状腺右叶内可见一实性偏低回声结节，大小约2.0 cm×1.9 cm，边界清，形态规整，有低回声晕，其内可见少量血流信号。峡部及左叶大小、形态未见明显异常（图4-6-1、图4-6-2）。

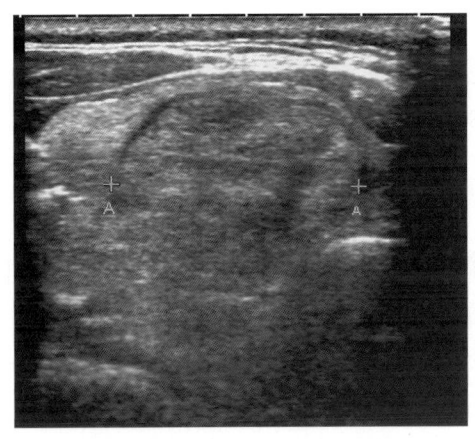

图4-6-1　甲状腺滤泡状癌

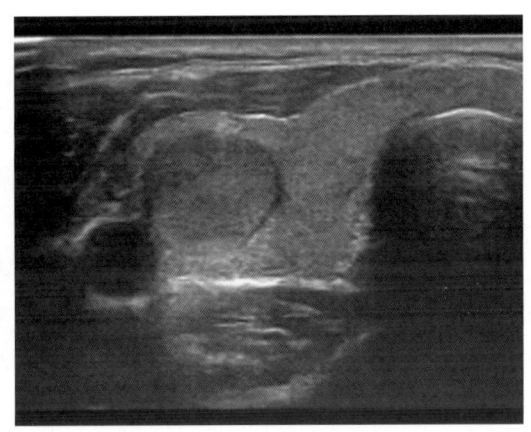

图4-6-2　甲状腺右叶腺瘤

手术病理：甲状腺滤泡状癌。

误诊分析：大多数滤泡状癌呈实性等回声或高回声，少数呈低回声结节，边界清，形态规整，可有低回声晕，有人认为滤泡状癌的低回声晕为断续的，不完整；而腺瘤也有低回声晕，多是完整的低回声晕环。从内部回声上比较，滤泡状癌内回声可均匀，也可不均，可出现点斑状强回声；而腺瘤早期回声均匀，晚期可出现囊变、大斑块状钙化等。此患者由于医师经验不足而被误诊为腺瘤。

（李　鹏　栗建辉）

第五章 乳腺疾病

第一节 概　述

一、解剖概要

乳腺位于胸前约第三和第六肋骨水平之间,附着在胸壁肌层和胸大肌筋膜之上,外围包有脂肪和皮肤。腺体向腋窝有角状凸出,乳头位于乳房中心,临床常以乳头为中心,将乳房分为四个象限:外上、外下、内上、内下。

正常乳房内每侧包含15～20个腺叶,每一个腺叶又分成许多小叶,每一小叶由10～15个腺泡组成,腺叶之间由脂肪和结缔组织分隔,每一腺叶有一个单独的乳管,呈放射状汇合后开口于乳头。乳腺的前面和后面的筋膜被结缔组织的隔相连,叫Cooper韧带(图5-1-1、图5-1-2)。

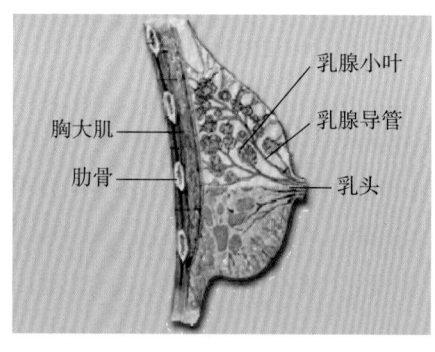

图5-1-1　乳腺结构图侧面观

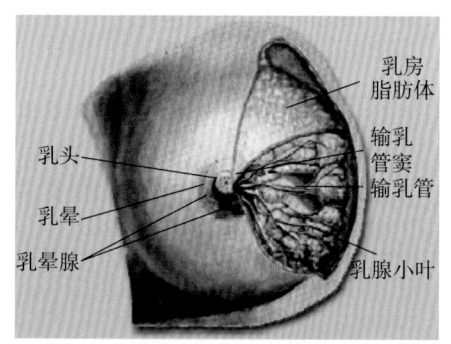

图5-1-2　乳腺结构图正面观

二、检查方法

使用实时超声诊断仪,选用7.0 MHz以上的高频线阵探头,可直接将探头放置于乳房皮肤上进行扫查,若用低频探头则需要于皮肤和探头之间置水囊。患者采取仰卧位,探头放在乳房表面以乳头为中心做放射状相互覆盖式扫查,最后查乳头。

三、正常声像图

正常乳房超声显示为:由浅层至深层,可见皮肤表现为弧形光滑的强回声带,皮下筋膜和脂肪呈低回声;腺体为中等强度回声,分布均匀;Cooper 韧带表现为皮肤与腺体层之间的三角形强回声,腺体后方为胸肌与胸壁结构,胸大肌为均质性低回声区,肋骨横切时呈椭圆形衰减区,肋间肌呈点状低回声区。正常乳房的大小、皮下脂肪层及腺体的厚度因个体差异及所处生理状态不同等有很大差异(图 5-1-3)。

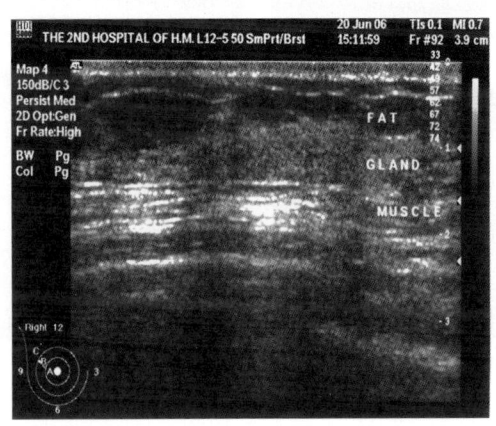

图 5-1-3 正常乳房超声表现

第二节 乳腺脓肿

一、病理基础及临床表现

急性乳腺炎早期乳房肿胀、硬结、压痛,形成脓肿后局部有波动感,伴寒战发热等全身症状。

二、声像图表现

1. 急性炎症期 乳腺组织内边界不清、轮廓不规则的较强回声区,内部回声分布不均匀。

2. 脓肿形成后表现 乳腺内见边界较清楚、壁回声较厚的液性暗区,内有点状或团状强回声。脓肿液化不全时,可见低回声内有不规则的液性暗区(图 5-2-1)。

三、鉴别诊断

1. 乳腺脓肿与血肿的鉴别　都可呈不均质的液性暗区，但脓肿常有红肿压痛，而血肿常有外伤史。

2. 乳腺脓肿与乳腺癌的鉴别　脓肿不完全液化时可呈低回声，应特别注意与髓样癌伴出血鉴别。脓肿常有红肿压痛等炎症表现，图像边界欠清，而髓样癌一般症状不明显，图像边界尚清（图5-2-2）。

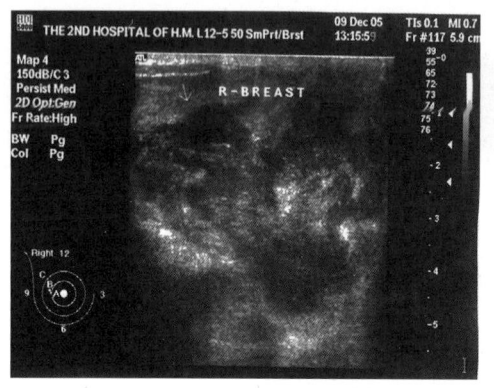

图5-2-1　乳腺脓肿

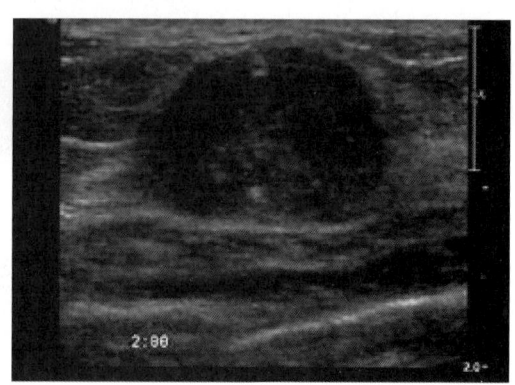

图5-2-2　乳腺髓样癌

四、临床价值

超声可确定急性乳腺炎是否有脓肿形成，了解范围、大小、腔内有无分隔，对临床治疗有指导意义。一旦发现脓肿形成应及时切开引流。

五、检查时的操作技巧

乳腺扫查要全面，以乳头为中心从1点至12点顺时针呈放射状扫查，并注意乳腺表面，观察有无局部红肿，判断有无脓肿，及脓肿有无液化。

第三节　乳腺增生症

一、病理基础及临床表现

乳腺增生症又称乳房囊性增生病或纤维囊性乳腺病，患者多为25～40岁妇女，临床表现乳房胀痛，呈周期性，以月经前为重，有时可扪及结节状肿块。

二、声像图表现

1. 乳腺组织增厚,以扪及肿块处明显,回声增强,分布稍紊乱,可见散在多发的强回声区与低回声区间杂(图5-3-1)。
2. 有囊肿形成时,腺体内可见散在小的液性暗区(图5-3-2)。

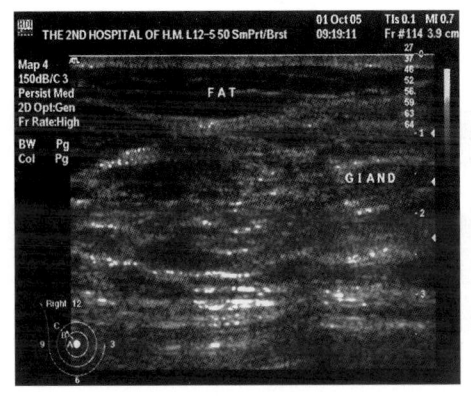 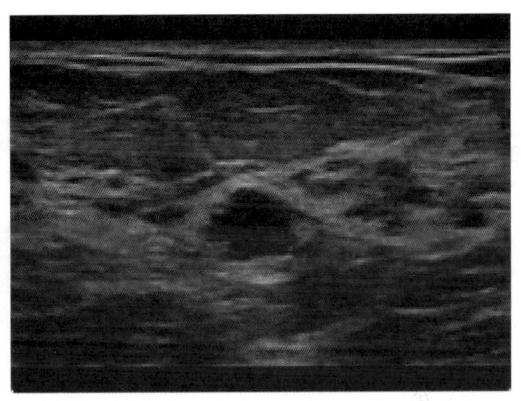

图5-3-1 乳腺增生,腺体层增厚　　　　图5-3-2 乳腺增生症伴囊肿形成

三、鉴别诊断

乳腺增生症与乳腺肿瘤鉴别:前者一般无局限性肿块,触诊时可扪及长条状埂样结节,而肿瘤多可看到明确的肿块回声,边界清或不清,扪诊时多可及圆形或椭圆形肿物。

四、临床意义

超声对有乳腺增生症的病例进行检查,可确定有无局限性肿块,排除肿瘤的可能,并估价其增生程度。

五、检查时操作技巧

双乳对比探查,注意增厚的腺体组织内有无局限性肿块,并注意超声检查时同时进行触诊,扪及到的结节应该在超声下观察有无边界、内部回声是否均匀,有无囊性改变、钙化、血流等,从而作出进一步判断。增生性的结节常呈长埂样形态。

第四节　乳腺良性肿瘤

一、病理基础及临床表现

乳腺良性肿瘤中以纤维腺瘤最常见,多发生于20～25岁青年妇女,可以单发或多发,生长慢。其他良性肿瘤多见于中年或绝经期妇女,一般无症状,乳管内乳头状瘤多有乳头溢液或溢血,肿块较小。

二、声像图表现

1. 乳腺组织内探及局限性异常回声团,边界清楚,多呈圆形或椭圆形,光滑,形态规则。
2. 肿块多呈低回声,分布均匀(图5-4-1至图5-4-3)。
3. 肿块的后壁及后方回声多有增强。有的两侧有侧方声影(图5-4-4、图5-4-5)。
4. 乳管内乳头状瘤可在乳晕周围探及异常回声区(图5-4-6)。
5. 肿块的L/T(纵径/横径)多≤1。
6. 彩色多普勒肿块周边和/或内部探及动脉血流,频谱一般呈低速低阻型,RI<0.75(图5-4-7至图5-4-9)。

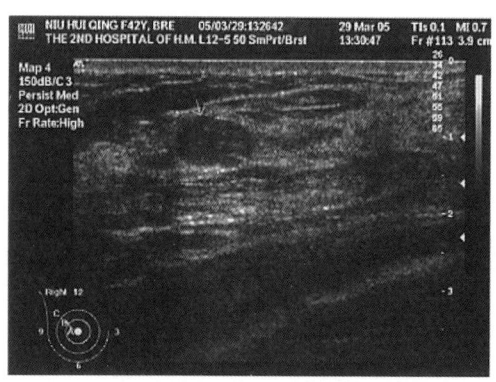

图5-4-1　乳腺纤维腺瘤

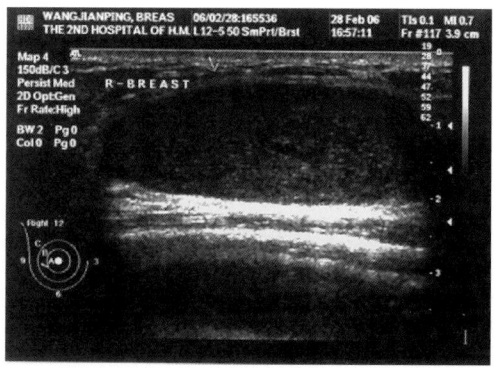

图5-4-2　乳腺巨大纤维腺瘤
边界清楚,内回声均匀

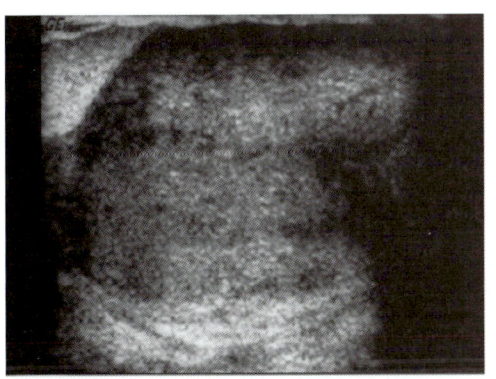

图5-4-3 乳腺巨大纤维腺瘤
边界清楚,内回声均匀

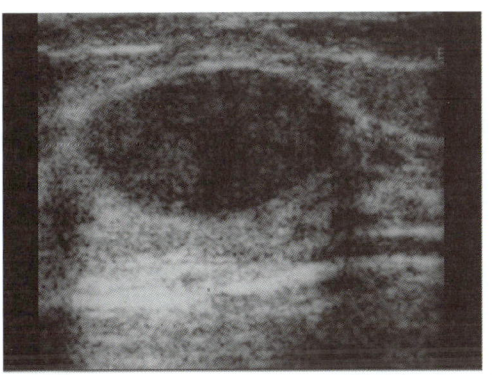

图5-4-4 乳腺纤维腺瘤的侧方声影

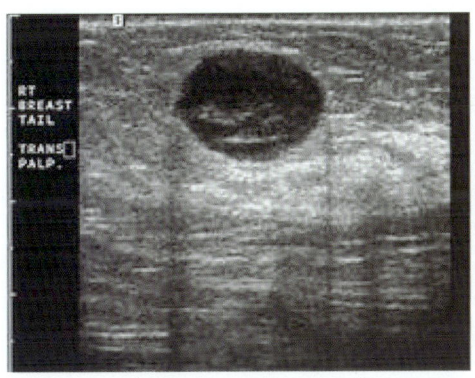

图5-4-5 乳腺纤维腺瘤
瘤体两端可见侧壁声影

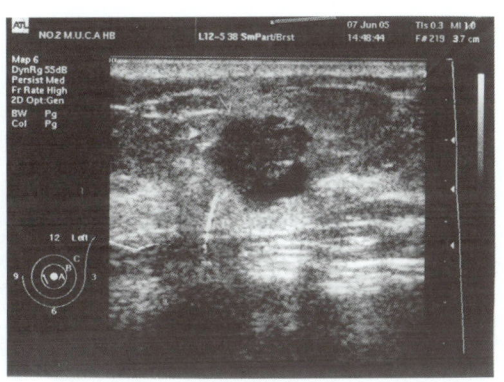

图5-4-6 乳腺乳管内乳头状瘤
扩张的乳管内实质性占位

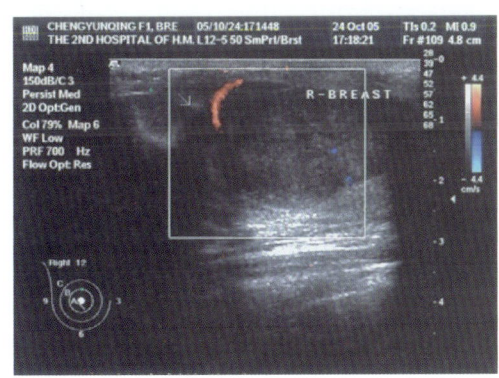

图5-4-7 乳腺纤维腺瘤周边环绕型血流

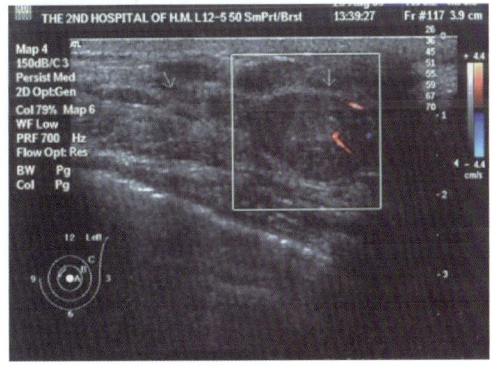

图5-4-8 乳腺纤维腺瘤内部短线状彩色血流

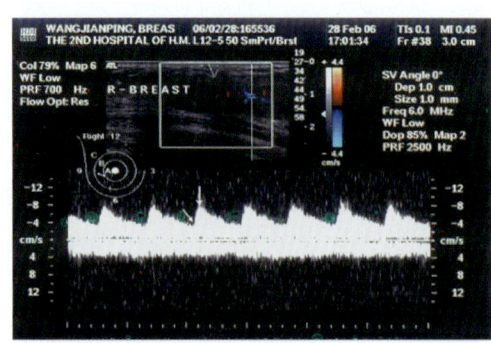

图5-4-9 乳腺纤维腺瘤内低速低阻血流

三、鉴别诊断

乳腺纤维腺瘤与乳腺癌鉴别：纤维腺瘤多有包膜，边界清，形态规整，内部回声相对较均匀。而乳腺癌多无包膜，或有断续的包膜，边界不清，形态不规整，典型者向外伸展的毛刺或脚样回声，称"蟹足征"或"伪足征"（图5-4-10）。

乳管内乳头状瘤与乳腺癌鉴别：前者多有乳头溢液或溢血，乳腺肿物周边或一侧可见液性暗区（图5-4-11）。

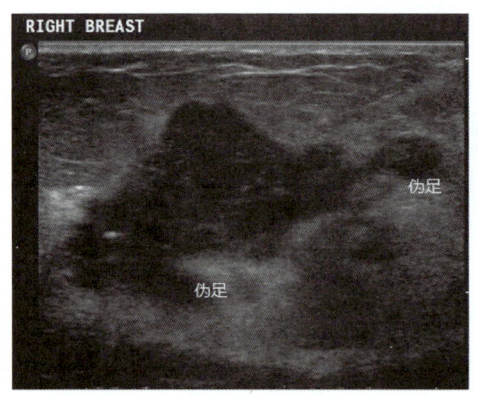

图5-4-10 乳腺癌的伪足征

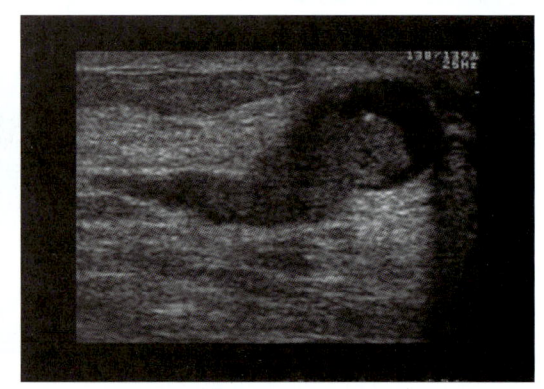

图5-4-11 乳管内乳头状瘤

四、临床意义

主要是确定乳腺内有无肿物，以及肿物的部位、大小、形态、内部回声、后方回声情况，并判断肿物的性质。

五、检查时操作技巧

应以乳头为中心，放射状扫查，外上象限、乳晕周围为肿瘤的好发部位，应重点扫查。一旦发现肿物，应注意肿物良、恶性鉴别。

第五节 乳腺癌

一、病理基础及临床表现

乳癌是女性恶性肿瘤中发病率最高的,是在乳腺导管上皮及末梢导管上皮发生的恶性肿瘤。病理分类有单纯癌、髓样癌、硬癌、导管浸润癌、炎性乳癌、湿疹样癌。

二、声像图表现

1. 乳腺内可探及异常肿块回声。肿块边界不整,无包膜,边界呈锯齿状或蟹足状,界限不清,有"恶性晕"(图5-5-1)。

2. 多数呈低回声,分布不均,可见簇状或泥沙样微小钙化,少数呈等回声或强回声(图5-5-2)。

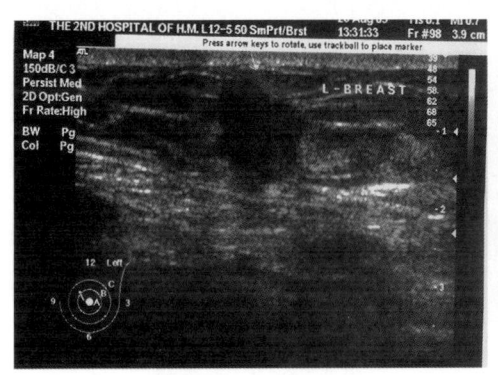

图5-5-1 乳腺癌
边界不规整,周边回声增强(恶性晕)

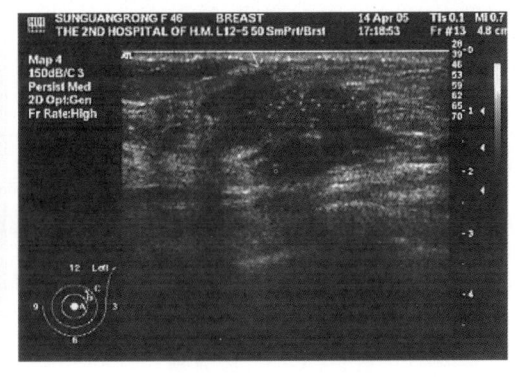

图5-5-2 乳腺癌
边界不规整,周边回声增强(恶性晕),内有泥沙样钙化

3. 后壁回声减低或消失,后方腺体回声衰减或消失(图5-5-3)。

4. 与周围组织及皮肤有粘连浸润。

5. 探头加压无压缩性。

6. 纵横比(L/T)>1。

7. 彩色多普勒显示肿块周边及内部有丰富的彩色血流,瘤内血管走行弯曲,多呈分支状。频谱多呈高速高阻型,RI>0.75(图5-5-4至图5-5-6)。

8. 乳腺髓样癌肿块后方可有回声增强,有时可有侧方声影,硬癌肿块后方回声明显衰减,湿疹样癌肿块位于乳晕下。

9.转移征象:如患侧淋巴结肿大,皮肤受侵等。

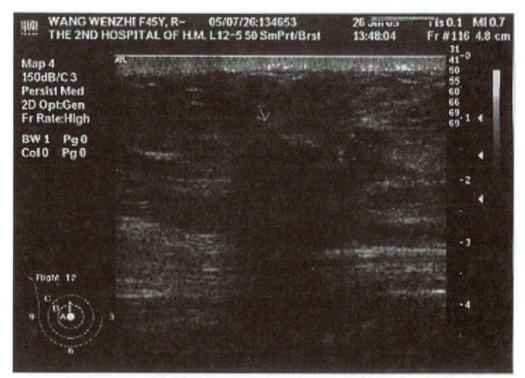

图 5-5-3 乳腺癌

边界不规整,后方回声衰减

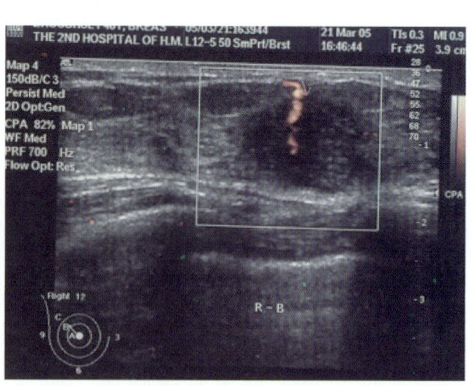

图 5-5-4 乳腺癌

肿块内穿入性血流

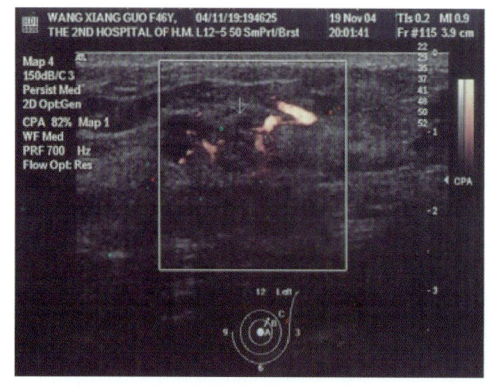

图 5-5-5 乳腺癌

肿块内穿入性血流分支状血流

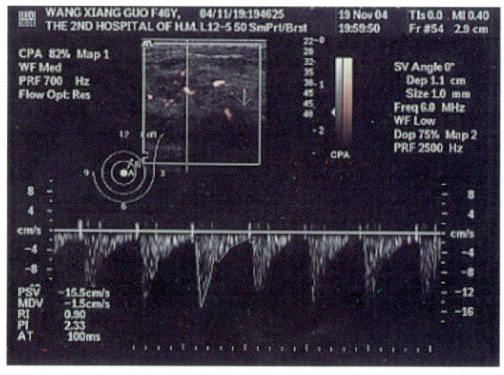

图 5-5-6 乳腺癌

肿块内高速高阻血流

三、鉴别诊断

乳腺癌与良性肿瘤的鉴别要点见表 5-5-1 及表 5-5-2。

表 5-5-1 乳腺良、恶性肿瘤的鉴别诊断

	良性	恶性
内部回声	低或中等回声,均匀	低回声,不均匀
边界回声	规整,椭圆形	不规整,蟹足状
包膜	有	无

续表

	良性	恶性
侧方声影	有	多无
恶性晕	无	有
后方回声	无变化或增强	衰减
纵横比	<1	>1
钙化	无或粗大	常有，泥沙样
彩色多普勒	肿块血流不丰富，血流速度慢	肿块周边及内部血流丰富，血流速度快

表 5-5-2　慢性乳腺炎与乳腺癌鉴别诊断

	慢性乳腺炎	乳腺癌
相似点	包块内部均为低回声	
鉴别点		
肿块边缘	毛糙	毛刺状、角征或蟹足状浸润
内部微钙化	无	多有细小钙化
肿块后缘回声	增强	多衰减
内部血流供应	不丰富	丰富，呈高阻力血流信号
临床症状	发热、压痛	无压痛

四、临床意义

超声检出乳腺肿块正确率较高，根据肿块的内部回声、边界回声、后方回声等特点，多数可以鉴别其良、恶性，故对乳腺肿瘤的诊断、鉴别诊断有重要价值，可作为乳癌普查、筛选、诊断的首选方法。彩色多普勒超声可以清晰地显示肿块血流分布、形态及血流参数情况，为鉴别乳腺肿块的良、恶性提供了更多信息。但超声还有一定的局限性，如不易检出小于 1 cm 的肿块，对有些肿块的良、恶性鉴别尚有一定困难。应用时还应仔细观察，综合分析，以提高诊断的正确性。

五、检查时操作技巧

1. 检查时应以乳头为中心呈放射状扫查，并注意两侧对比扫查。
2. 仔细观察各种声像图特征，及彩色多普勒血流信息，并注意多切面扫查，综合分析，判断肿瘤的良、恶性。

3. 注意有无皮肤、胸肌浸润及腋窝淋巴结肿大等转移征象。

六、BI-RADS US 分级

为了提高超声医师诊断水平,应该强调对乳腺检查进行规范,推广应用美国放射学会制定的"乳腺图像和报告数据系统"(Breast Imaging Reporting and Data System,BI-RADS),对乳腺病灶进行 BI-RADS 分级诊断,为临床诊断提供较明确的良恶性病变的分级量化依据。BI-RADS US 分级方法如下。

0 级:超声检查获得信息不够完整,一般建议钼靶或 MRI 检查。

1 级:阴性(未发现病变,常规随访)。

2 级:良性表现(无恶性特征,如单纯性囊肿,没有变化的纤维瘤,常规随访,一年 1 次)。

3 级:良性病变可能,恶性的比例小于 2%,需要缩短随访周期(如 3~6 个月随访 1 次)。超声表现:边界清晰,形态规则,例如无症状纤维瘤或复杂囊肿、成串小囊肿。

4 级:有恶性病变可能,需要活检明确。恶性率为 3%~94%。4 级分 A、B、C 三个亚类。4A,恶性可能性较低,倾向于良性,可随访(如导管内包块、可疑脓肿或者有症状的复杂囊肿,需抽吸或活检);4B,恶性可能中等(如复杂囊性病变区域、卵圆形且边界不清的包块,建议活检或手术);4C,恶性可能性较高(如微小分叶的包块伴钙化需活检或手术)。

5 级:高度怀疑为恶性病变,需要手术切除活检。恶性可能性大于 95%。具备形态不规则,边缘毛刺样,周边有增厚高回声晕,后方回声衰减等。

6 级:已经由病理证实为恶性病变(采取相应措施)。

第六节 乳腺疾病超声报告范例

一、乳腺纤维腺瘤

超声表现:右侧乳腺腺体厚 1.8 cm,乳头下导管宽 0.19 cm;左侧乳腺腺体厚 1.9 cm,乳头下导管宽 0.2 cm,右侧乳腺外上向限,内见 2.5 cm×2.3 cm×1.2 cm 的低回声结节,边界清,有包膜,内部回声尚均匀,CDFI:结节内可见少量血流信号(图 5-6-1)。

超声提示:左侧乳腺实性占位(符合纤维腺瘤)BI-RADS 2 级。

报告时间:2015.09.13 8:45　　报告医师　郝××　段××　　　审核医师　郝××

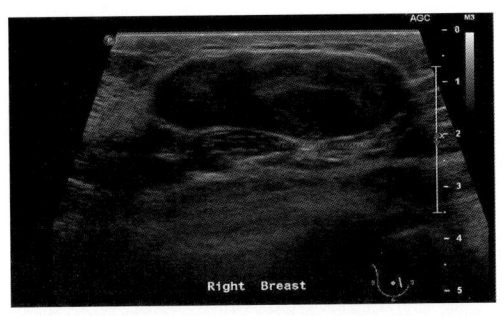

图 5-6-1 乳腺纤维腺瘤

二、乳腺炎

超声表现:乳腺腺体明显增厚,回声减低,左侧乳腺腺体厚 2.0 cm,乳头下导管宽 0.21 cm;右侧乳腺腺体厚 2.1 cm,乳头下导管宽 0.2 cm,腺体内可见肿块,大小约 4.6 cm× 4.5 cm×4.1 cm,边界不清,内部回声强弱不等,可见不均质无回声区,内见不规则点团状强回声。CDFI:腺体内可见少量血流信号(图 5-6-2)。

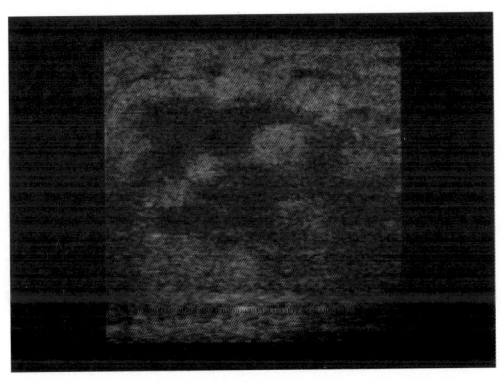

图 5-6-2 乳腺炎

超声提示:乳腺腺体弥漫性病变(考虑乳腺炎)BI-RADS 4A。

报告时间:2015.12.20 10:12　　报告医师:尚×× 刘×　　审核医师　刘××

三、乳腺癌

超声表现:右侧乳腺腺体厚 1.8 cm,乳头下导管宽 0.25 cm;左侧乳腺腺体厚 1.9 cm,乳头下导管宽 0.21 cm,右侧乳腺外上象限见 3.5 cm×3.4 cm×3.0 cm 的低回声团,形态不规则,周边呈"蟹足"样改变,后方衰减,内部回声不均,可见多个点状强回声(箭头),呈簇状堆积。CDFI：低回声区内可见较丰富血流，走行及分布不规则（图5-6-3）。

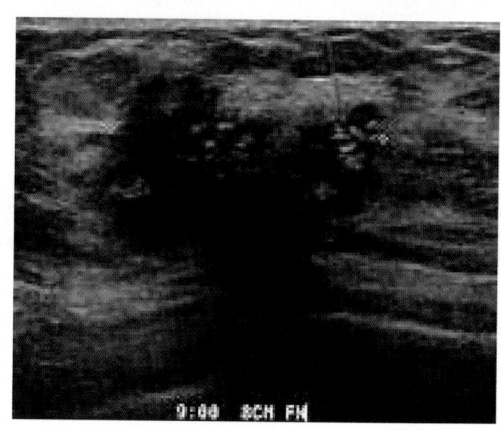

图5-6-3　乳腺癌

右侧乳腺周围及腋窝等处未见异常回声。
超声提示：右侧乳腺实性占位（乳腺癌可能性大）BI-RADS 4C。
报告时间：2016.02.12 9：20：1　　报告医师：李××　赵××　　审核医师：赵××

第七节　易误诊的病例

病例介绍：患者29岁，左侧乳房迅速增大，皮温升高，皮肤出现红斑肿胀、似丹毒样以及乳房皮肤增厚变硬、毛孔处出现下陷的橘皮样变等临床表现，红斑肿胀面积超过了其一侧乳房面积，触诊发现了边界模糊不清的乳房内肿块；同侧腋窝淋巴结肿大。超声显示：左乳内可见大片状低回声区域，边界不清，出现不同程度皮肤增厚，皮下淋巴管扩张，皮下脂肪层回声增高，同侧淋巴结肿大。CDFI：低回声区周边及内部可见较丰富血流信号（图5-7-1、图5-7-2）。

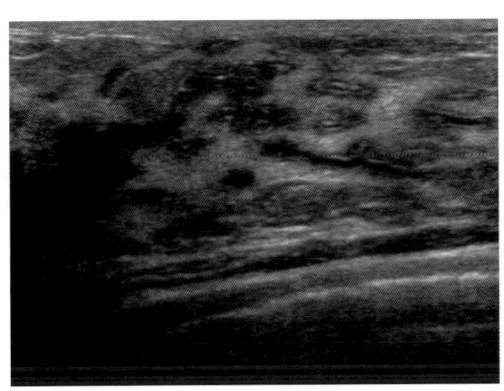
图 5-7-1 炎性乳腺癌

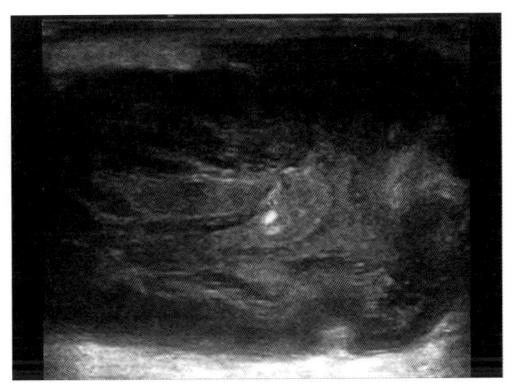
图 5-7-2 乳腺脓肿

超声提示：左乳腺低回声区，考虑乳腺炎　BI-RADS 4A。

病理诊断：炎性乳腺癌。

误诊分析：炎性乳腺癌（inflammatory breast cancer，IBC）是乳腺癌的一种特殊类型，临床十分罕见。1924 年由 Lee 首先报道。该病呈暴发性发病，以乳房皮肤的弥漫性红、肿、热、痛和水肿为特征，极似急性炎症，故又称乳腺炎样癌、急性乳腺癌、癌性乳腺炎、丹毒样乳腺癌等。本病来势凶险，发展迅速，恶性程度高，预后很差。在超声上有一半的患者无明显肿块回声，只是看到大范围的低回声区，边界不清，加之临床上发病急、出现红肿热痛等，极易误诊为乳腺炎。而急性乳腺炎多发生在哺乳期，无明显表面橘皮改变等，可资鉴别。炎症性乳腺癌的病理分型以黏液癌、浸润性小叶癌以及浸润性导管癌为主。所有患者的癌组织均分化较差，且弥漫于个体的真皮内，患者的真皮浅层毛细血管均出现了明显的扩张充血。而在淋巴管内也都出现了大面积未分化的癌细胞栓子，这样在超声上就出现了皮下水肿呈多层样低回声与强回声交替等现象。急性乳腺炎临床表现上与炎性乳癌有点类似，但一般表面无橘皮样改变及皮下水肿等现象，超声上乳腺炎可出现低回声肿块，内部可见液化的乳糜样回声，挤压时有波动感。

（郝冬梅　王　燕）

第六章 正常超声心动图

第一节 心脏的解剖和生理

一、正常心脏位置及外形

心脏位于胸腔中纵隔内,约 2/3 居身体正中左侧,1/3 在其右侧。心脏的两侧及前方大部分均被肺和胸膜遮盖,前面只有一小部分邻接胸骨和肋软骨,称为心脏裸区(图 6-1-1);后面有支气管、食管、迷走神经及胸主动脉等后纵隔的器官;心脏下方为横膈,上方为大血管,包括主动脉、肺动脉和上腔静脉。

心脏外形类似圆锥体,心尖朝左前下方,心底朝向右后上方,心外形可分心尖、心底、胸肋面、膈面、左侧面、左缘、右缘、下缘等部分。心脏长轴与人体正中矢状面呈 45°。

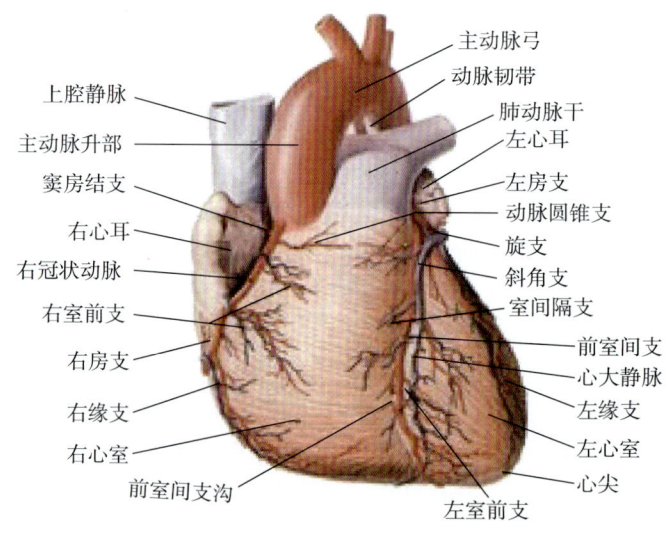

心脏的外形和血管(前面观)

图 6-1-1 心脏的外形与血管

二、心脏各心腔的形态及结构

心脏主要由左、右心房和左、右心室以及与其连接的主动脉和肺动脉构成(图6-1-2)。

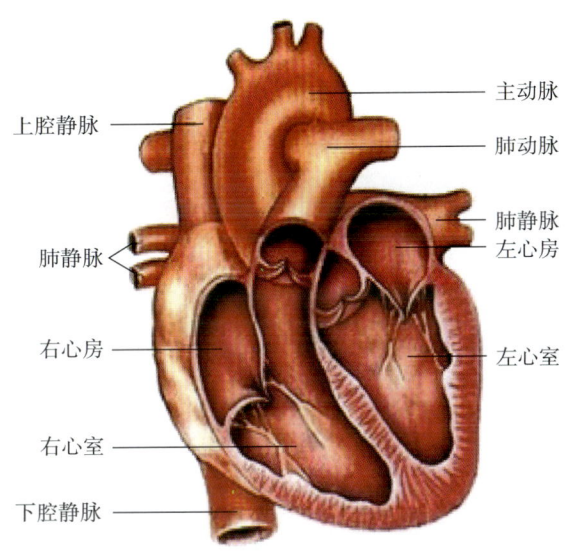

图6-1-2 心脏内部结构与大动脉连接

(一)左心房

位于心脏的左后上方。前方有升主动脉和肺动脉,后方有食管及胸主动脉。左心房向前突出的部分为左心耳,后部两侧各有两个肺静脉口,前下部有左房室口,通往左室。左房壁薄,右侧壁为房间隔与右房相隔。

(二)左心室

位于右心室的左后方,其壁厚,为右心室的2~3倍(7~12 mm),心腔呈圆锥形,尖端朝向左下方,底有两口,即左房室口和主动脉口。左房室口有二尖瓣附着,分前后瓣。前瓣较大,后瓣较小,两个瓣的底部边缘常相互融合称连合。二尖瓣的瓣尖和边缘由腱索连接,向下连于前外侧和后内侧乳头肌上。主动脉口有三个半月形的瓣膜:在前方的为右瓣或称右冠状瓣,在后方的为后瓣或称无冠状瓣,左前方为左瓣或左冠状瓣。瓣膜与动脉壁之间的腔称为主动脉窦。左心室以二尖瓣前瓣为界,分为流入道和流出道两部分,流入道的入口即左房室口,流出道与主动脉口相连。左心室的右侧壁是室间隔,与右室相隔。

(三)右心房

右心房位于心脏的右上方,壁薄腔大,分为心房和心耳两部分。其前部呈锥形突起,位于主动脉根部右侧称右心耳。房间隔中部有卵圆窝。上、下腔静脉分别自上、下部进入右心房,下腔静脉口的前缘有薄的下腔静脉瓣。在下腔静脉口与右房室口间有冠状窦口,窦口的下方有一小而薄的半月形瓣膜称冠状窦瓣。右房的前下方有右房室口,通右室。右房接受自上下腔静脉和冠状窦回流的静脉血。

(四) 右心室

位于右心房左前下方,是心脏中居于最前面的部分。右心室壁薄(2~3 mm),其横切面呈半月形,整体呈三角锥形,有一束肌肉从室间隔连至前壁前乳头肌根部,称节制索(moderator)。右室腔可分流入道和流出道两部分。流入道的入口即右房室口,有三尖瓣附着,分为前瓣、后瓣、隔瓣,瓣的底附着于房室口的纤维环上,瓣尖、瓣边缘通过腱索连于三组乳头肌,乳头肌连于室壁上。流出道是右室腔向左上方突出的部分,称肺动脉圆锥或漏斗部,自此向上有与肺动脉连接的肺动脉口,此出口有三个半月瓣。流入道是右室的主要部分,壁不厚,肌束形成交错的隆起,即肉柱。流出道壁光滑,无肉柱。

三、心壁各层结构

心壁由心内膜、心肌和心外膜构成。

(一) 心内膜

是被覆在心房和心室内的一层薄而光滑的膜,向外与血管内膜相连续。心内膜在瓣口处折叠成瓣膜,瓣膜中间夹有致密结缔组织。

(二) 心肌层

心肌纤维交织成束,心房与心室的肌束不连续,可分别收缩与舒张。心房肌分深、浅两层,心室肌分三层,心肌层各部位厚薄不同,左心室壁最厚。

(三) 心外膜

即浆膜性的心包脏层,被覆于心肌表面。

(四) 心包

分为纤维性心包和浆膜性心包,包裹在心脏和大血管的根部。纤维性心包在心脏上方与大血管的外膜相移行。浆膜性心包分壁层、脏层,壁层紧贴于纤维性心包的内面,脏层即心外膜。壁、脏两层之间有潜在的心包腔,其内有少量液体,起润滑作用。

四、主动脉和肺动脉

(一) 主动脉

起于左心室,位置相当于胸骨左缘第三肋间,向右前方上行,达右侧第2胸肋关节处弓形向左后方移行,移行前称升主动脉,移行后称主动脉弓。主动脉弓移行达第四胸椎下缘的高度时又改向下走行称降主动脉,沿脊柱左侧下行。主动脉弓的凸侧从右向左发出无名动

面。观察主动脉根部、主动脉瓣、左房、二尖瓣、室间隔、左室后下壁、左室腔。

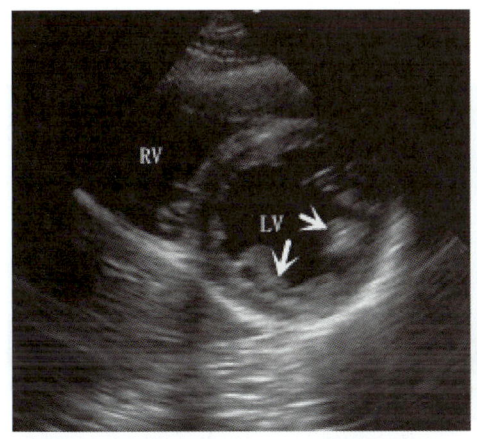

图6-3-6 乳头肌水平切面

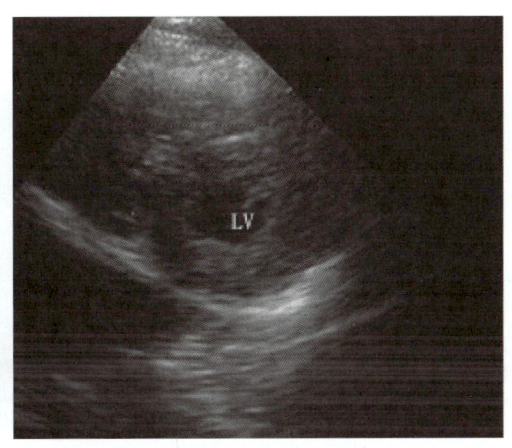

图6-3-7 心尖部短轴切面

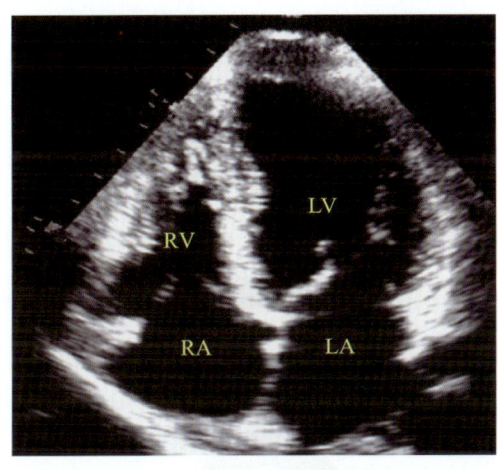

图6-3-8 心尖四心腔切面

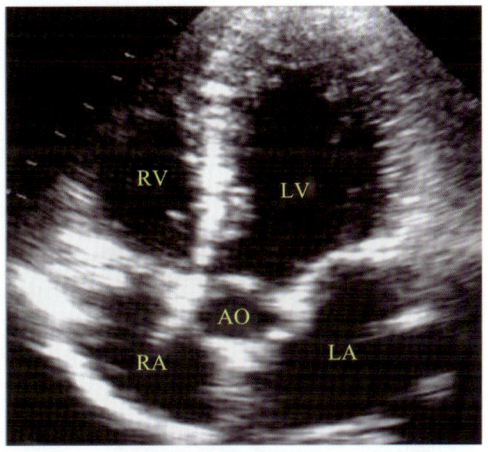

图6-3-9 心尖五心腔切面

3. 肋下区（剑下区）声窗　剑下四心腔切面：嘱患者张口并双腿屈膝仰卧位，减轻腹壁紧张度从而获得清晰图像，探头位于剑突下，声束指向左上，呈近似心脏冠状切面。主要观察房间隔的连续性及右室后外侧壁和左室侧壁的运动情况（图6-3-10）。

4. 胸骨上窝声窗　胸骨上主动脉弓长轴切面：将患者肩部稍垫高使其颈部肌肉不致紧张为宜，头部后仰，探头置于胸骨上窝，声束方向指向左后下方，与主动脉弓长轴方向大致平行。可判断升主动脉、主动脉弓、降主动脉有无病变，以及动脉导管未闭情况（图6-3-11）。

5. 心肌的分段与冠状动脉的关系　冠心病导致心肌缺血时，相应的分支供血区域（室壁节段）可出现运动异常，为了进行定量分析，人为将左室壁进行分段，以判定心肌缺血或梗死部位及范围,推断病变的冠状动脉(图 6-3-12)。现在使用美国超声心动图学会推荐的 17 段(原 16 段加心尖段)分法。

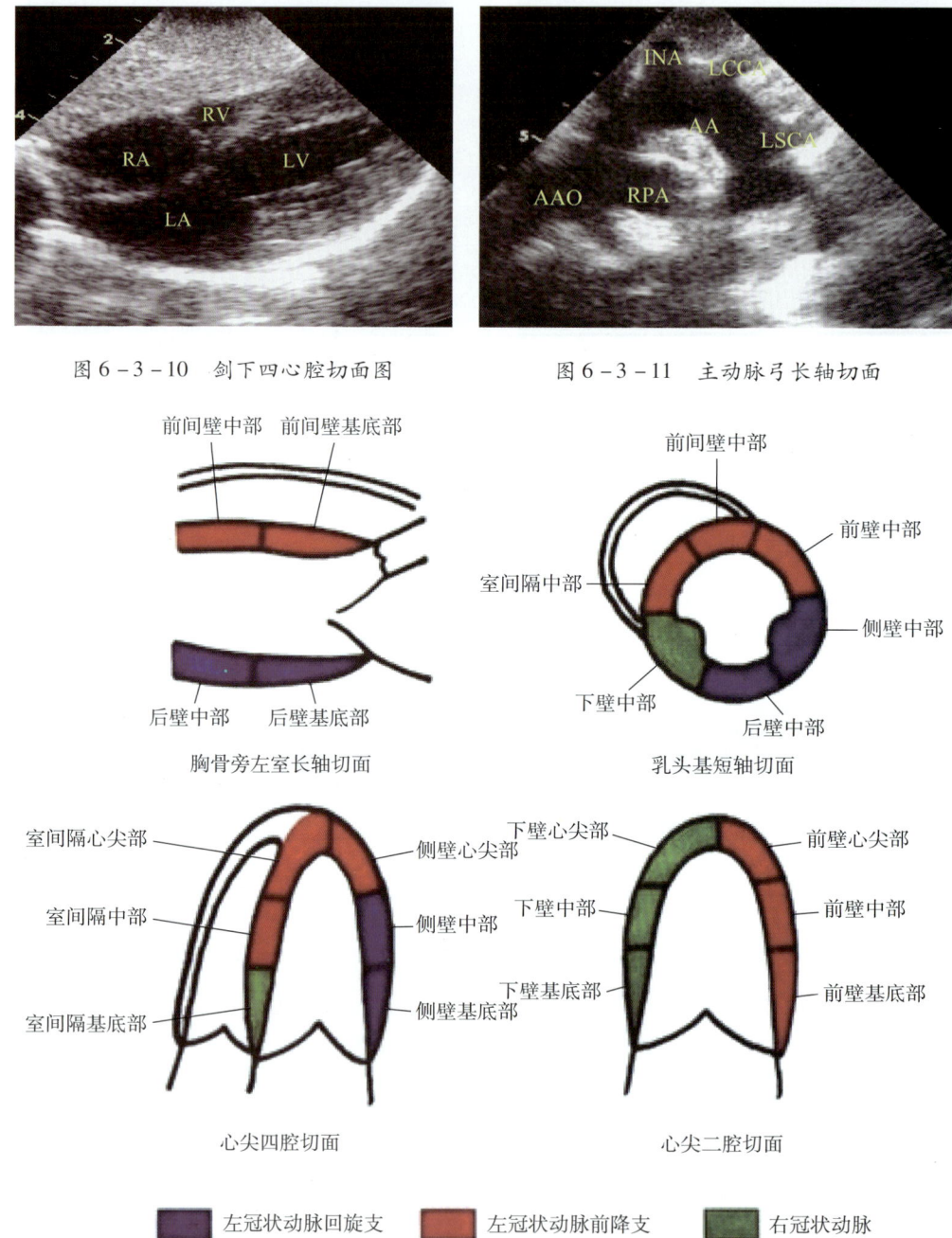

图 6-3-10　剑下四心腔切面图　　　　图 6-3-11　主动脉弓长轴切面

图 6-3-12　心肌节段划分与冠状动脉的关系

6. M型超声心动图检查方法　M型超声心动图在二维切面超声的基础上通过取样线将所要观察测量的部位进行取样,然后用曲线图形式显示出来,它可观察心脏结构的运动情况,并可进行较精确测量。

(1) M型超声心动图测量方法:见图6-3-13。

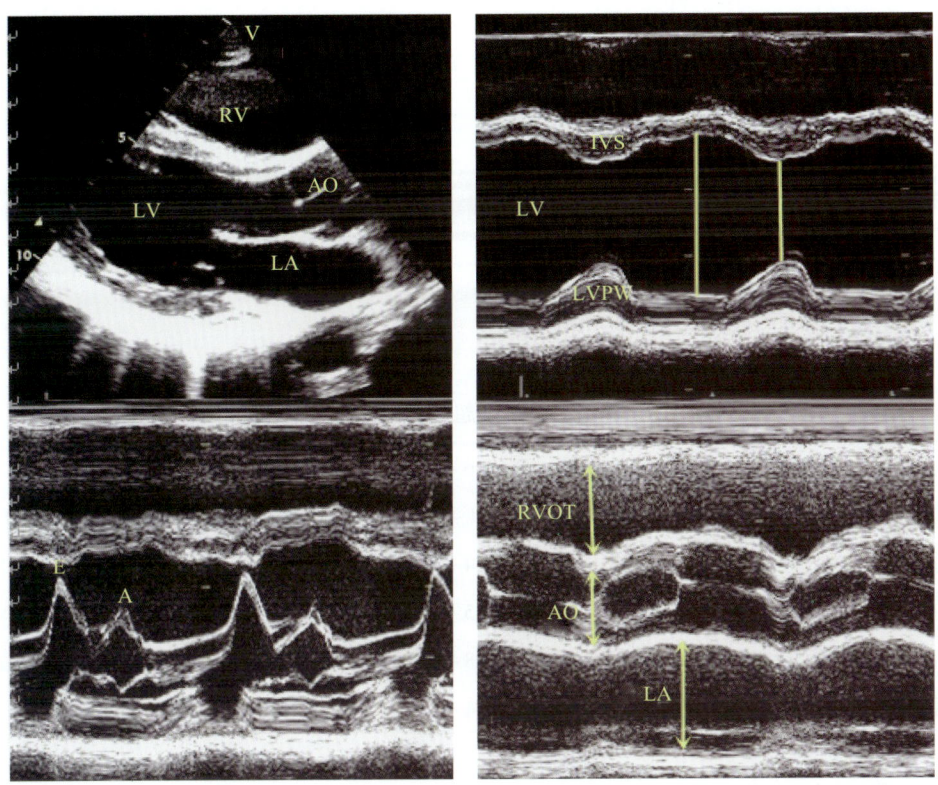

图6-3-13　M型超声心动图的腱索水平、二尖瓣水平、主动脉根部水平的测量

(2) 正常值:成人M型超声心动图正常值如下。

主动脉内径:男33～36 mm;女28～32 mm。

左心房内径:男28～35 mm;女19～33 mm。

左心室舒张期末内径:男45～55 mm,女35～50 mm。

左心室收缩期末内径:男25～37 mm,女20～35 mm。

右心室内径:10～20 mm。

肺动脉内径:18～22 mm。

二尖瓣E峰-室间隔距离(EPSS):2～7 mm。

室间隔厚度:7～11 mm。

左室后壁厚度:7~11 mm。

右室前壁厚度:3~5 mm。

主动脉搏幅:8~12 mm。

室间隔搏幅:4~8 mm。

左室后壁搏幅:8~12 mm。

肺动脉 a 波深度:1.2~3 mm。

二尖瓣口开放直径:16~20 mm。

主动脉口开放直径:16~26 mm。

二尖瓣斜率:80~200 mm/s。

主动脉瓣上升速度:(369±83.6) mm/s。

左室后壁上升速度:(40±8) mm/s。

左室后壁下降速度:(66±14) mm/s。

表 6-3-1 小儿 M 型超声心动图正常值(mm)

体表面积(m^2)	<0.5	0.6~1.0	1.1~1.5	>1.5
右室内径	3~13	4~18	7~17	8~17
左室内径	13~32	24~42	33~47	42~52
左室壁厚	4~6	5~7	6~8	7~8
左房内径	7~24	18~28	20~30	21~27
主动脉宽	7~15	14~22	17~27	20~28

三、多普勒超声心动图

1. **多普勒效应** 当声源与接收器之间出现相对运动时,接收到的频率与声源发射的频率有一定差异,这种现象称为多普勒效应。它是奥地利科学家 C. Doppler 1842 年发现的。典型的例子是救护车的鸣笛,当救护车开来时,鸣笛声变大(声音频率加快),当开走时鸣笛声音变小(声音频率变慢)。心血管内有运动的红细胞,超声检查时,当已知频率(f_0)的超声束发射至心脏和大血管,被迎向探头运动的红细胞反射回来的超声波频率(fr)就会增加,称为正频移;当红细胞背离探头而去时,反射回来的超声波频率就会减低,称为负频移。这种发射出来的超声波频率与反射回来的超声波频率之间的差别称为频移(Δf)。频移取决于发射频率(f_0)、红细胞的运动速度(v)和超声束与运动靶子的运动方向之间的夹角(θ)(图6-3-14),频移大小可用以下公式计算。

$$\Delta f = 2f_0 \times v \times \cos\theta / c$$

式中 c 为血液中超声波的传播速度(1560 m/s)。如果 θ 为零(超声束与血流方向平行)cosθ = 1,可测得到最大频移。当 θ 增大时,相应的 cosθ 逐渐变得小于 1,这将导致多普勒频移低估和血流速度的低估。

根据公式(6-3-1)可求出红细胞的运动速度

$$V = \Delta f \cdot c / 2f_0 \cdot \cos\theta$$

2. 频谱多普勒超声心动图 包括脉冲多普勒和连续多普勒两种。

脉冲多普勒探头用单一超声晶片发射和接收超声波,晶片以某一频率(脉冲重复频率,PRF)发出一短阵脉冲超声波。脉冲多普勒所能探测的最大频移是 PRF 的一半,称尼奎斯特频率,如果频移超过尼奎斯特频率则会发生混叠(aliasing),即多普勒频移在尼奎斯特频率处被切断并在基线的相反方向处显示出来,故脉冲多普勒检测高速血流受限。但脉冲多普勒利用"取样容积"(又称距离选通器,可任意测定心腔内某一点的血流情况,所以具有定位检测的优点)。

连续多普勒探头有两个晶片,一个用于连续发射超声波,另一个用于连续接收反射波,这样连续多普勒所能记录的最大频移不会受 PRF 或尼奎斯特频移影响,因而可记录高速血流。与脉冲多普勒不同,连续多普勒测定的是声束所经路线上的所有频移,如果在所经线路上有两个以上的运动目标,其产生的频移信号就会叠加在一起,被探头接收,使输出的信号无法分辨,因此连续多普勒没有距离选通能力,不能定位检测。

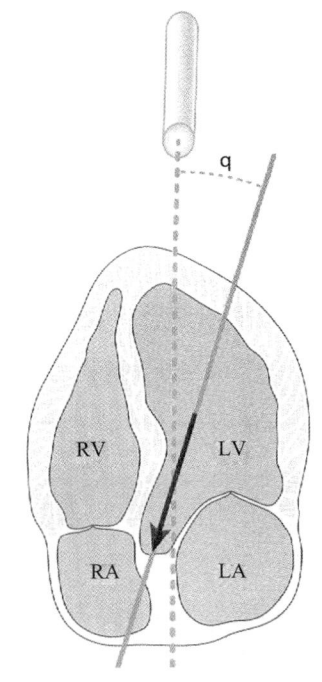

图 6-3-14 多普勒测量角度的影响
心尖五腔切面。箭头代表血流从左室流出道流出,速度为 v。多普勒超声声束与血流之间的角度为 θ。如果 θ 小于 20°,其对速度测量的影响可忽略不计

3. 频谱多普勒测量正常值

二尖瓣口血流:成人:60~130 cm/s;儿童:80~140 cm/s。

三尖瓣口血流:成人:30~70 cm/s;儿童:50~80 cm/s。

主动脉瓣口血流:成人:100~170 cm/s;儿童:120~180 cm/s。

肺动脉口血流:成人:60~90 cm/s;儿童:70~110 cm/s。

正常腔静脉血流速度:28~80 cm/s。

肺静脉血流速度:40~60 cm/s。

四、彩色多普勒显像（CDFI）

CDFI 是基于脉冲多普勒原理，应用多个声束上的多个取样点（门）来实现彩色显示功能的。在每一个取样点上，频移被测定并被转化成一种数字格式，自动与预制的彩色模式相关联，用红、黄、蓝三色进行彩色编码，并在显示器上以彩色血流显示出来。通常迎向探头的血流为正向频移，被编码为红色，背离探头的血流为负向频移，被编码为蓝色。每一种颜色都有亮暗之分，较亮的部分代表尼奎斯特限制内的较高速血流。当血流速高于尼奎斯特频移时，彩色混叠现象就可发生，即颜色变成相反色。例如，一股红色血流的速度为 1.2 cm/s，而当尼奎斯特限制使血流显示的最大速度为 1.0 m/s 时则此股血流变成蓝色。以不同方向不同速度流动的血流称涡流，心腔内异常血流的宽度和大小可用于半定量估测瓣膜反流程度和心内分流情况。

第四节　血流动力学评价

一、Bernoulli 方程

Bernoulli 方程揭示了流体在管腔中各处的流速和压强之间的关系，血液从一个心腔流向更低压力的心腔，其流速与压差相关。这受到血液物理学性质特别是加速性能的影响，所以血流速度和压差之间的确切关系是复杂的。然而多数临床情况下，可以通过简化的 Bernoulli 方程进行估算：

$$压差(mmHg) = 4V^2$$

二、跨瓣压差

当用简化柏努利方程计算出的由最大血流速转变成压力阶差时，代表的是最大瞬时压差（MIG）。MIG 较心内导管 P-P 法获得的数值高。平均跨瓣压差是整个血流期的平均压差，与心导管法相关性好，心脏超声仪具有相应软件计算包，可自动计算此二种数据。

三、压力减半时间（PHT）

PHT 是最高压力阶差减至一半所需的时间，它总是与减速度时间（DT）呈正比。

$$PHT = 0.29 \times DT$$

PHT 可使用经验公式估测二尖瓣面积：

$$二尖瓣面积 = 220/PHT$$

四、每搏量和心输出量

经过某一瓣口的血流等于这一瓣口的截面积(CSA)乘以血流速度。由于每一射血期的血流速度是变化的,各个血流频谱的速度必须进行积分。积分的结果称时间速度积分(TVI),可由仪器的软件包计算出来。一旦 TVI 确定后,则每搏量 = CSA × TVI,输出量 = 每搏量 × 心率。通常在左室流出道处计算 CSA 和 TVI,根据经验公式,CSA = D^2 × 0.785(D^2 为左室流出道内径的平方)。

五、肺循环—体循环血流比率(Qp/Qs)

当有心内分流时,肺—体循环比率可提示分流严重程度。肺循环血流(Qp)从右室流出道处计算,体循环血流(Qs)从左室流出道处获得:

$$Qp = 右室流出道\ TVI\ × 右室流出道\ CSA$$
$$Qs = 左室流出道\ TVI\ × 左室流出道\ CSA$$

六、流量与反流分数

前向血流通过一个有反流的瓣膜时,反流量等于通过反流瓣口的血流量减去体循环或肺环血流量(参照输出量计算公式),如当有二(三)尖瓣反流时,通过二(三)尖瓣的血流量减去体(肺)循环血流量就等于二(三)尖瓣的反流量。

反流分数以下式计算:

$$反流分数 = \frac{反流量}{反流瓣膜的前向血流量} × 100\%$$

七、心内压的计算

1. 右房压

(1)正常时,右房平均压 <5 mmHg。

(2)有轻度三尖瓣反流,右房大小正常时,平均压 ≈ 5 mmHg。

(3)有中度三尖瓣反流,右房轻度增大时,平均压 ≈ 10 mmHg。

(4)有重度三尖瓣反流,右房明显增大时,平均压 ≈ 15 mmHg。

2. 右室收缩压

(1)正常时,右室收缩压 <30 mmHg。

(2)当有三尖瓣反流时,右室收缩压 = 4 × (三尖瓣反流峰速)^2 + 右房压。

(3)单纯室缺时,右室收缩压 = 左室收缩压 − 室缺两侧压差。

(4)瓦氏窦瘤破入右室者,右室收缩压 = 主动脉收缩压(肱动脉收缩压) − 破口处两侧压差。

3. 肺动脉压

(1) 正常时:①肺动脉收缩压 = 10~30 mmHg;②肺动脉平均压 = 14~18 mmHg。

(2) 异常时:①有三尖瓣反流且无肺动脉瓣狭窄时,肺动脉收缩压 ≈ 右室收缩压 ≈ 4 × (三尖瓣反流峰速)^2 + 右房平均压。②有肺动脉瓣反流时,肺动脉平均压 = 4 × (肺动脉瓣反流峰速)^2 (Masuyama)。③无肺动脉瓣反流时,肺动脉平均压 = 79 − (0.45 × ACT) (Manhan),式中 ACT 为右室流出道收缩期血流频谱的加速度时间。

例如 ACT = 30 毫秒,肺动脉平均压 = 79 − (0.45 × 30) = 65.5 mmHg。

(3) 肺动脉高压轻重程度的判定

①轻度:肺动脉平均压 20~30 mmHg;收缩压 30~40 mmHg。

②中度:肺动脉平均压 30~40 mmHg;收缩压 40~70 mmHg。

③重度:肺动脉平均压 > 40 mmHg;收缩压 > 70 mmHg。

4. 左室压

(1) 正常时(无主动脉瓣狭窄):左室收缩压 ≈ 肱动脉收缩压。

(2) 当有主动脉瓣反流时:左室舒张压 ≈ 舒张期血压 − 4 × (主动脉瓣反流峰速)^2。

5. 左房压

(1) 正常时:左房平均压为 4~8 mmHg。

(2) 有二尖瓣反流时:左房压 = 左室收缩压 − 4 × (二尖瓣反流峰速)^2。

第五节　左室功能测定

左室功能测定是超声心动图检查的一项基本内容。实时二维超声心动图可以实时观察心肌的局部和整体的收缩功能。多普勒超声心动图可测定心室舒张充盈类型。

一、左室的定量测定

1. **内径和面积测定**　左室内径可由多个短轴获得,如乳头肌水平、二尖瓣水平。测量时测量线与心脏的主轴要垂直。左室腔面积是从乳头肌短轴切面上获得,并借此获得分数面积变化(图 6-5-1)。

2. **容积**

(1) 简化的 Simpson 公式法:目前,推荐的方法是双平面改良 Simpson 法。此方法测量了两个相互垂直的左心室腔面积,以减少心室几何形状不规则和节段性室壁运动异常的影响。将左心室分割成 20 个等高的小圆柱体计算左心室容积,左心室容积即每个圆柱体容积的总和(图 6-5-2)。

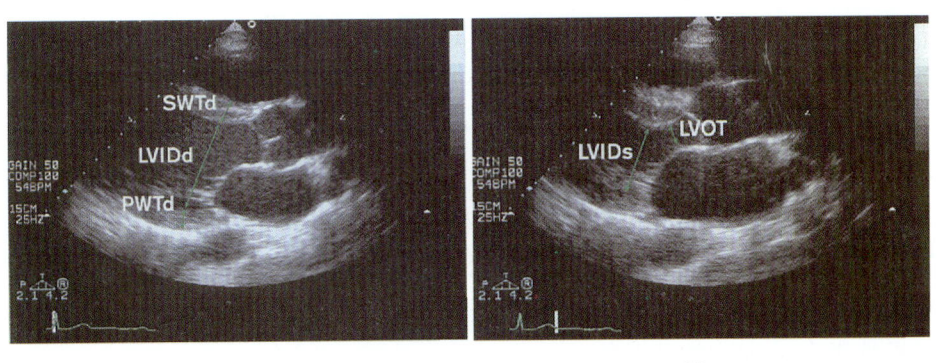

图6-5-1 左室内径测量

a. 左室长轴切面舒张期测量;b. 左室长轴切面收缩期测量

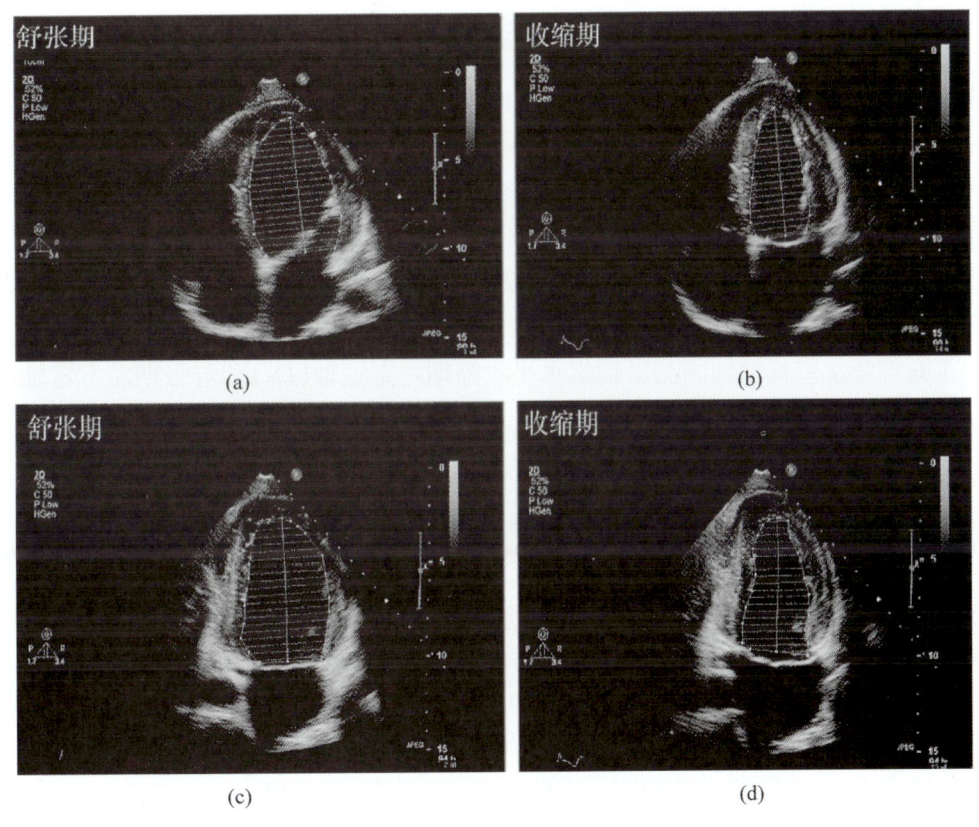

图6-5-2 改良Simpson法计算左心室容积及左室射血分数

应用此方法时,首先在两个成90°的平面上在收缩期和舒张期描记心内膜面(常用心尖四腔心切面和心尖两腔心切面)。大多数超声心动图软件包将描记的平面自动分割为几个小片,计算每个容积,然后综合分析射血分数。

(2)面积长度法:$V = 8A^2/3\pi L = 0.85A^2/L$($A$ =左心腔横断面面积)。

(3)长度—直径公式法:$V = (\pi \times L \times D_1 \times D_2)/6$

3. 重量测定 左室重量测定有两种,一是根据二维超声心动图测定的方法,即面积—长轴法,二是截头椭圆法。此两种方法需在舒张末乳头肌短轴水平和心尖部四腔及两腔切面上获得。仪器所带软件包均可进行此二种方法的计算。

左室重量(g) = $1.04[(LVID + PWT + IVST)^3 - LVID^3] \times 0.8 + 0.6$

式中 LVID = 左室内径;PWT = 左室舒张末后壁厚度;IVST = 舒张末室间隔厚度;1.04 为心肌特异性重力;0.8 为相关系数。

左心室重量可因体型不同而有所差异,所以如有可能,超声指标应根据体表面积进行标准化。

4. 左室收缩功能

(1)整体功能:二维超声心动图测定左室收缩功能的常用指标如下。

①每搏量(SV) = 舒张末期容积(EDV) – 收缩末期容积(ESV,ml),正常值:35~90 ml。

②在无反流的患者,有效心输出量(CO) = 每搏量(SV) × 心率(HR)。正常值:3~6 L/min。

③心指数(CI) = CO/体表面积(BSA)。正常值:2~3 L/(min·m^2)。

④射血分数(EF) = [舒张末期容积(EDV) – 收缩末期容积(ESV)]/舒张末期容积(EDV)。

⑤在胸骨旁左室长轴切面测量腱索水平收缩期左室短轴(D_s)和舒张期左室短轴(D_d),可以计算左室短轴缩短率(FS):

FS = $(D_d - D_s)/D_d \times 100\%$ FS 与 EF 呈线性相关,正常值:27%~35%。

(2)局部功能测定:左室局部室壁分析是通过对每个节段的收缩力分级来进行。本法简单易行,不受心脏本身移动干扰,是目前评价室壁运动的常用方法。左室在二尖瓣水平和乳头肌水平短轴切面上各分为 6 个节段。心尖范围较小,其短轴切面只分成 4 个节段。整个左心室共分 16 个节段。

通常用室壁运动记分法(wall motion score,WMS)来评价患者的病变程度和预后:室壁运动正常记 1 分;运动减弱记 2 分;运动消失记 3 分;矛盾运动记 4 分,室壁瘤记 5 分,把各节段的记分加起来,再除以节段总数即为室壁运动记分指数(WMSI),正常等于 1,大于 1 表示不正常。此指数反映了左室异常心肌占整个左心室肌的比例,因此在临床上具有重要价值。

WMSI = 室壁运动得分总数/被观察的室壁节段总数

此法的局限性在于对观察者的经验有一定的要求,主观性较大,存在观察者之间的变异。当存在束支传导阻滞或起搏导管时,心肌激动顺序发生改变,心肌运动不同步,会干扰对室壁运动的分析。

二、M 型超声心动图的心功能测定

局部室壁运动幅度及速率：

1. 室间隔、左室后壁运动幅度（IVSE，PWE） 左室内膜面 IVS 处及 PW 处舒张末与收缩末之间的垂直距离。

正常值：IVSE 4~8 mm，PWE 8~14 mm。

2. 二尖瓣前叶舒张早期后退速度（EF 斜率） 在无二尖瓣狭窄和低排血状态时此值减低表明左室顺应性下降。正常值：（110±25）mm/s。

3. 二尖瓣 E 峰至室间隔左室内膜面间距离（EPSS） 早期二尖瓣前叶开放最大，与室间隔靠近，舒张功能减退时或左室扩大时此值加大。正常值：3~8 mm。

4. 舒张早期二尖瓣前叶开放幅度（DE 振幅） 表明二尖瓣开放的大小，当左室舒张压升高时此值变小。正常值：>15 mm。

三、多普勒超声心动图的心功能测定

舒张期充盈频谱形态 现在已经证实，充血性心力衰竭（CHF）综合征可以在左室收缩功能完全正常的情况下出现。在这些患者（约占 CHF 的 30%）当中，CHF 继发于左室舒张功能异常。因此对所有患者除了测定收缩功能外还应测定舒张功能。舒张期始于心室收缩期末心肌开始舒张时，此时心室压开始下降（等容舒张），当左室压<左房压时，房室瓣开放，出现早期左室快速充盈期（RFP）。此后左室压继续下降，由于左室内又进一步充盈，故舒张期分为四个时相：①等容舒张时间（IVRT0）：半月瓣关闭至房室瓣开放的时间；②快速充盈期（RFP）；③舒张晚期；④左房的充盈期（AFP）。

二尖瓣多普勒血流速度可反映舒张期二尖瓣跨瓣压差的变化。用脉冲多普勒的取样容积放在二尖瓣瓣尖处可记录到二尖瓣舒张期充盈指示：等容舒张时间（IVRT）、早期充盈速度（E）、晚期充盈速度（A）及下降速度时间（DT）。

根据多普勒速度类型，舒张充盈异常可大致分为三种类型：弛缓异常、限制性生理状态及假正常型（图 6-5-3）。

（1）弛张异常：当心肌舒张出现弛张状态时，等容舒张期延长，左室压初始下降速度变慢，因此早期充盈减少，晚期充盈（左房收缩）代偿性增多。二尖瓣开放之后左室继续舒张，这使左房压与左室压达到相等时所需时间延长，从而 E 峰减速时间（DT）延长。其特点包括：①等容舒张时间（IVRT）延长（≥110 ms）；②E 峰降低，A 峰升高；③E/A 比值倒置（<1.0）；④E 峰减速时间（DT）延长（≥240 ms）。

（2）限制性生理状态：一旦左室顺应性降低，在舒张期左室舒张末压上升很快，这就导致了由于左室舒张末压升高而减少了左室收缩产生的左室晚期充盈，A 峰也就降低了。其

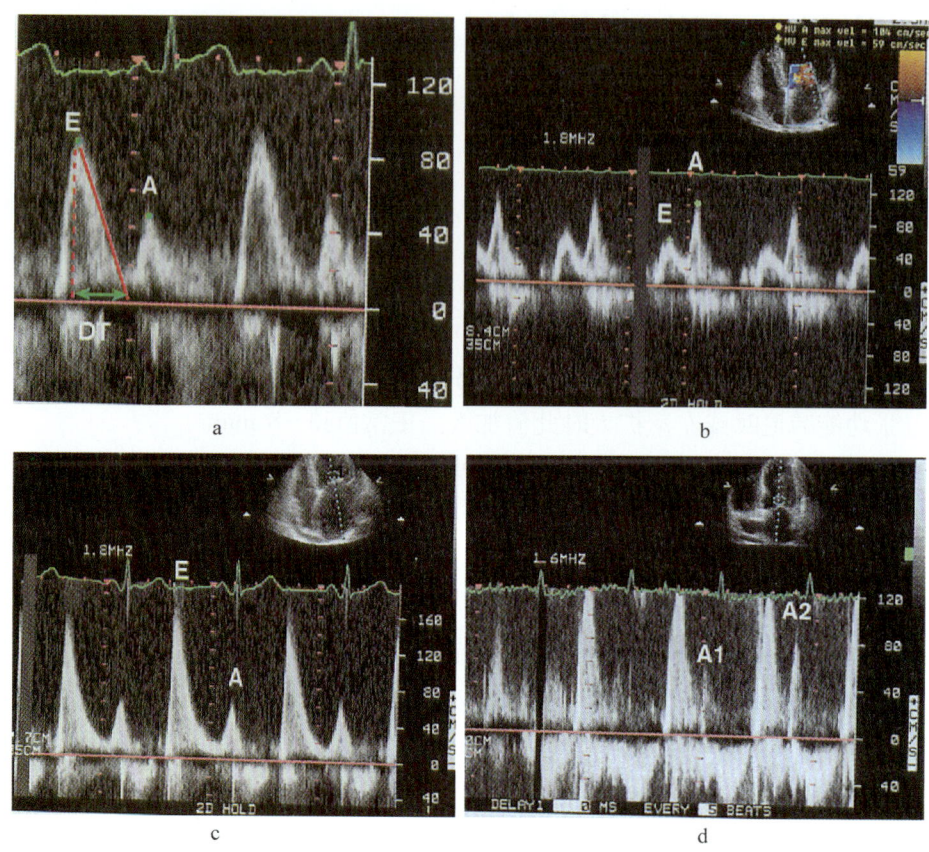

图 6-5-3 二尖瓣血流形式

a. 正常或假性正常充盈模式:E/A 比值为 0.75~1.5;DT,减速时间;b. 弛张功能受损:E/A 比值反转;c. 限制性充盈模式:E≫A;d. 可逆的限制性充盈模式:A 波峰值流速随着 Valsalva 动作释放而增加

最终结果就是左房压升高,等容舒张期变短,E 峰增高。这种充盈形态提示有限制性生理状态,其特点包括:①等容舒张期缩短(<60 ms);②E 峰增高,A 峰降低;③E/A 比值增大(≥2.0);④E 峰减速时间缩短(≤150 ms)。

这种模式可依据 A 波峰值血流速度对 Valsalva 动作的反应分为可逆性和非可逆性两类。Valsalva 动作释放时最有意义:如果 A 波峰值血流速度随静脉回流的增加而增加,提示还存留一定程度的左房顺应性,该模式称为可逆性,预后较好。

限制性生理状态见于有左心衰竭、限制型心肌病,容量负荷过重和严重急性主动脉瓣反流时左室舒张压急速升高或左室舒张末压升高的情况。

(3)假正常:当弛张异常和限制性生理状态同时存在时,则多普勒频谱呈现一种假正常形态,但这需要一个过渡期。当有心室异常舒张而且左房压中度升高时,就会出现这种类似于正常的充盈类型。肺静脉血流频谱有助于区别正常与假正常图形。假正常时肺静脉收缩期前向血流速度减慢,但在正常充盈中收缩期前向血流速度比舒张期前向血流速度要快,而且在假正常的患者中左房压升高使肺静脉左房处的负向血流频谱时间延长,速度增快。

四、超声评价心功能的新方法

(一)声学定量(AQ)技术

也称为心内膜自动边缘检测(automated border detection,ABD)技术,主要特点是在声学图像处理中,将未经滤波的超声数据分成血液与组织两部分,当计算机自动检测血液和组织的临界点,所有的临界点连接起来,就能自动显示血液/组织界面,即心内膜的轮廓。在确定感兴趣区后,系统可实时地计算心脏每次搏动的面积、容积及其变化率,或对相邻的 5 个稳定的心动周期自动取平均值,从而得到心脏的泵功能和心肌收缩力各项指标,并以曲线和数值的形式显示。ABD 的主要测量指标包括面积指标和容积指标。

(二)彩色室壁运动分析技术(CK)评价左室节段运动功能

CK 是根据心内膜自动边缘检测技术的原理,将心内膜运动的轨迹按照时间顺序彩色编码,实时地逐帧地展现在屏幕上。每帧图像用一种色彩来表示,顺序显示心脏收缩或舒张期开始到结束时心内膜运动的全部过程。CK 可提供 3 种不同的工作方式,即收缩方式、特定的收缩方式和舒张方式。

CK 能够客观地分析室壁运动的轨迹,不受心脏的抬举性搏动和心率的影响,为室壁运动的定量分析开辟了新途径。CK 直观心脏各室壁节段的运动,提高识别心肌缺血的能力。同 AQ 技术一样,CK 对透声条件和图像质量有较高的要求。

(三)心肌组织多普勒成像技术评价左室功能

心肌的组织多普勒成像(tissue doppler imaging,TDI)技术是根据多普勒原埋将高速运动的血流信息滤掉,保留低速的室壁运动信息,并通过自相关信号处理技术,对代表心肌运动的多普勒频移信息进行彩色编码,以彩色二维、M 型或多普勒频谱的形式显示,实时展现在荧光屏上,在此基础上,还可进一步进行组织追踪显像,应变(率)显像以及组织同步化显像。

TDI 在评价心脏功能上的应用主要包括以下几个方面:评价左室整体收缩功能;评价左室舒张功能;评价心肌局部功能及心肌活性;定量评价负荷超声;评价心肌运动同步性。

(四)三维超声心动图评价心功能

传统的二维超声心动图定量心室容量需要对心室腔作几何学假设,然后根据公式计算获得。事实上心腔的形态并不规则,特别当心腔扩大或有室壁瘤存在时,二维法就难以对心室容量作出精确的评价。此外,二维超声检查高度依赖于操作者的手法和经验,操作者必须从多切面图像中推想心脏结构的空间三维形态,因此诊断结果的操作者间变异较大。与二维超声心动图相比，三维超声心动图提供了更详细的有关心脏解剖、病理和心功能方面的空间信息，临床应用范围日益扩大。三维超声心动图能直接显示心脏的立体空间形态结构，并可从任意角度进行观察，测定左室容积及心输出量，无需进行任何几何学假设，即使在心腔变形、节段室壁运动异常等病理状态下也可获得直观、精确的定量信息，因此更加客观可靠，准确性和可重复性强。

目前的实时三维超声还存在一定的局限性，如受二维图像质量和患者透声条件的影响较大，三维图像视野不够大等。

（五）左室造影在评价心脏功能中的应用

造影剂使左室显影（left ventricle opacification，LVO）增加，可以更清楚地识别心内膜，减少伪像，有利于提高左室心内膜边界的检测，更精确地观察左室整体功能和局部运动。左室造影还可以加强多普勒超声对血流信号的检测，提高对二尖瓣血流图、肺静脉血流图等多种指标的测量精确度。最近，造影剂还被用于经胸或经食管超声评价冠脉储备功能，并已成为超声领域的研究热点。

（六）Tei指数在超声评价心功能中的作用

Tei指数定义为等容收缩时间（ICT）与等容舒张期（IRT）之和除以射血时间（ET）。Tei指数综合心室收缩和舒张功能，因此能够全面反映心脏整体功能，是识别正常心功能和心功能异常的最佳指标，其临床应用价值优于射血分数、二尖瓣血流图E/A比值、DT时间等传统的指标。

第六节 右室功能测定

一、右室收缩力及射血功能

（一）收缩时间间隔

1. **右室射血前期（RPEP）** 心电图的Q波至同步记录的M型超声心动图肺动脉瓣开放时间，或心电图Q波至多普勒肺动脉血流频谱的起点。正常值（90.23±11.20）ms，范围77～115 ms。肺动脉高压或心力衰竭时延长。

2. **右室射血期（RVET）** M型超声心动图肺动脉瓣曲线的开放点至关闭点的时间。

3. **RPEP/RVET** 为敏感指标，正常值<0.35（0.16～0.30）。

（二）肺动脉血流频谱

无肺动脉狭窄时，肺动脉血流反映右室收缩功能。

1. **肺动脉收缩期最大血流速度** 正常成年人为0.6～0.9 m/s。

2. **肺动脉血流加速时间（PACT）** 从肺动脉血流频谱起点至最大血流速度的时间，正常为 110~160 ms。

3. 右室流出道血流积分　正常时 >15 cm。

（三）右室射血分数（RVEF）

$$RVEF = \frac{舒张末容积 - 收缩末容积}{舒张末容积}$$

二、右室舒张功能

1. M 型心动图三尖瓣曲线 EF 斜率。

2. 脉冲多普勒三尖瓣频谱 E 峰和 A 峰速度，及 E/A 比值。正常值：E 峰 50 cm/s，A 峰 35 cm/s，E/A 比值平均 0.72。

第七节　正常超声心动图报告范例

一、儿童正常超声心动图

超声表现：心房正位，房室及大动脉关系正常，各房室内径正常，房、室间隔连续性好，未见动脉导管未闭，主动脉弓左降，室间隔及左室壁厚度正常，心肌运动协调（图 6-7-1）。

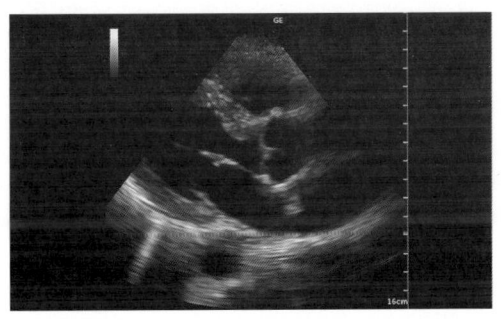

图 6-7-1　儿童正常超声心动图

多普勒：未见异常血流信号。

超声提示：心脏结构及功能未见明显异常。

报告时间：2015-11-16 9:30:23　　　报告医师：李××　栗××　　　审核医师：李××

二、正常成年人超声心动图报告

超声表现：各房室腔内径测值正常范围，各瓣膜形态、结构、启闭运动未见明显异常。大动脉关系、内径正常。室壁各节段厚度正常，运动协调。心包腔未见异常（图 6-7-2）。

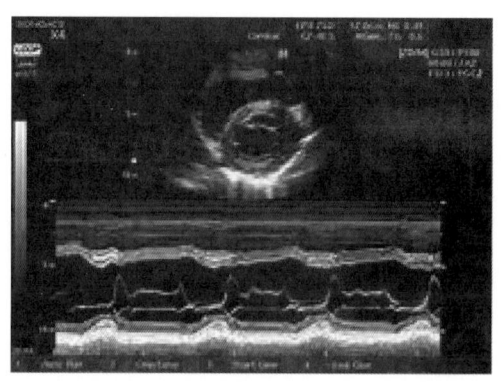

图6-7-2 成年人正常超声心动图

多普勒检查:心内未探及明显异常血流信号。
超声提示:静息状态下,心内结构及血流未见明显异常。
报告时间:2015-11-16 9:30:23　　报告医师:李×× 栗××　审核医师:李××

（钟娅丽　崔嘉萍）

第七章　瓣膜病

凡病变累及心脏瓣膜引起瓣叶及其腱索、乳头肌、瓣环等形态结构异常和功能障碍者，一般统称为瓣膜性心脏病（valvular heart disease），为临床上常见病。病因有风湿病变、先天性、感染性、老年退行性、瓣环特发钙化性、肿瘤性、结缔组织疾病性、创伤性和瓣膜脱垂等，以风湿性瓣膜损害最常见。本章仅讨论后天获得性瓣膜病。各种病因引起的瓣膜病病理解剖、血流动力学和临床表现等各有特点，但病理生理改变在同一瓣膜出现相同性质病变者通常相似。

第一节　二尖瓣疾病

一、二尖瓣狭窄

（一）病因

二尖瓣狭窄（mitral stenosis）的主要病因为风湿性疾病，少见的原因包括二尖瓣环钙化、先天性二尖瓣狭窄、淀粉样变和糖脂肪代谢异常等。以下以风湿性二尖瓣狭窄为例。

（二）病理生理改变

风湿性心脏病变几乎都累及二尖瓣，单纯二尖瓣狭窄约占慢性风湿性心脏病的1/4以上。主要病理改变为瓣叶在交界处相互粘连、融合，以及瓣叶增厚、粗糙、钙化，腱索缩短、粘连。按病变程度，狭窄可分两型：隔膜型、漏斗型。二尖瓣狭窄时左心房血液流入左心室受阻，舒张期左心房室之间出现压差，长期血液积聚的压力升高可导致左心房扩张、肥厚。左心房与肺静脉之间没有瓣膜等结构，肺静脉和肺毛细血管随左心房压升高，出现淤血、扩张、水肿，肺顺应性降低，呼吸道阻力增加。肺部长期淤血水肿、肺小动脉异常收缩痉挛、肺血管器质性阻塞性病变、局部血栓形成和血栓栓塞等病变，可导致肺动脉压升高，最终出现肺动脉高压，加重右侧心脏负荷，使右心扩张、肥厚，右心衰竭，三尖瓣可出现功能性关闭不全。

（三）临床特征

患者有呼吸困难、咳嗽咯血、心悸、心前区疼痛，心尖部可闻及隆隆样舒张中晚期杂音，呈递增型，活动或左侧卧位明显，并可触到心前区抬举性冲动或舒张期细震颤。

(四)超声诊断要点

1. 二维超声心动图特征

(1)左室长轴及心尖四腔切面:二尖瓣前后叶瓣叶不同程度增厚、变形、回声增强、粘连融合,以瓣尖为著,二尖瓣前叶的体部膨向左室流出道方向,呈圆顶样改变;舒张期瓣叶开放幅度受限,前后叶呈弯钩状,为隔膜型;瓣体瓣尖均增厚缩短、纤维化或钙化,腱索及乳头肌增粗、短缩及融合,瓣口开放时通常呈漏斗状,部分患者可呈管形回声(图7-1-1A)。

(2)左心室短轴断面,可显示二尖瓣口增厚钙化的程度,前后交界粘连钙化,回声增强,瓣口形态不规整,开放面积缩小,呈鱼口状(图7-1-1B),如同时伴有二尖瓣关闭不全,瓣叶关闭时瓣口部位可出现缝隙。

(3)常见继发改变:左房增大,肺静脉增宽,房颤和心衰时可伴有左房血栓;右房扩大,肺动脉增宽;三尖瓣、肺动脉瓣可见反流,可根据反流速度估测肺动脉压。

2. M型超声心动图

(1)二尖瓣波群:二尖瓣前叶因增厚、钙化、粘连,舒张期开放时A峰与E峰消失,EF斜率减低,曲线呈"城墙样"改变;二尖瓣后叶由于与前叶交界处粘连,与前叶的运动曲线平行,呈同向运动,前后叶的回声均增强(图7-1-1C)。

(2)主动脉波群:可显示左心房扩大,二尖瓣狭窄明显者,左心房多显著增大。

(3)彩色多普勒血流显像(CDFI)二尖瓣狭窄患者瓣口狭窄,左心进入左室的血流受阻,舒张期血流通过二尖瓣口时流速加快,呈五彩镶嵌高速射流(图7-1-1D)。

3. 频谱多普勒 舒张期二尖瓣口呈正向双峰或单峰高速湍流频谱,最大血流速度>1.5 m/s,平均血流速度>0.9 m/s。连续多普勒检查二尖瓣狭窄时,取样点位于二尖瓣口心室侧,舒张期可探及位于零线上的高速血流频谱,频谱的A峰和E峰消失,频谱增宽,呈方形波(图7-1-1D),A峰与E峰之间的斜率大小,取决于二尖瓣口狭窄的程度。

4. 二尖瓣狭窄程度的定量测定和判断

(1)二维切面面积描绘法:在胸骨旁左室短轴切面可直接描绘二尖瓣瓣口边缘(图7-1-1B)。测定时要从二尖瓣瓣尖处测量,正确测量时描绘线应压着瓣缘内侧。

(2)PHT法:从心尖切面应用连续多普勒获取二尖瓣血流频谱(图7-1-1D),PHT为V_1处峰压差降至其一半压差V_2处的时间,MVA=220/PHT;连续多普勒二尖瓣血流频谱沿其下降斜坡描绘超声仪可自动计算出PHT和MVA。同时,应注意本公式为经验公式,仅适用于测量自然瓣的瓣口面积。本方法的重复性较好,但当心动过速、左心室顺应性出现异常变化时,多不能准确测量瓣口面积。

(3)连续方程法:MVA亦可用连续方程法测定,在无明显瓣膜反流或无心内分流时,血流流经二尖瓣口流量等于流经主动脉瓣下左室流出道口血流流量。即

$$MVA = \frac{CSA \times TVI_{LVOT}}{TVI_{MV}}$$

TVI_{MV} 为二尖瓣口血流速度积分,CSA、TVI_{LVOT} 分别为左室流出道的横截面积和血流速度积分。临床上连续方程可应用于合并轻度二尖瓣反流或轻度主动脉瓣反流的二尖瓣狭窄患者,不适用于合并明显二尖瓣反流或主动脉瓣反流时。

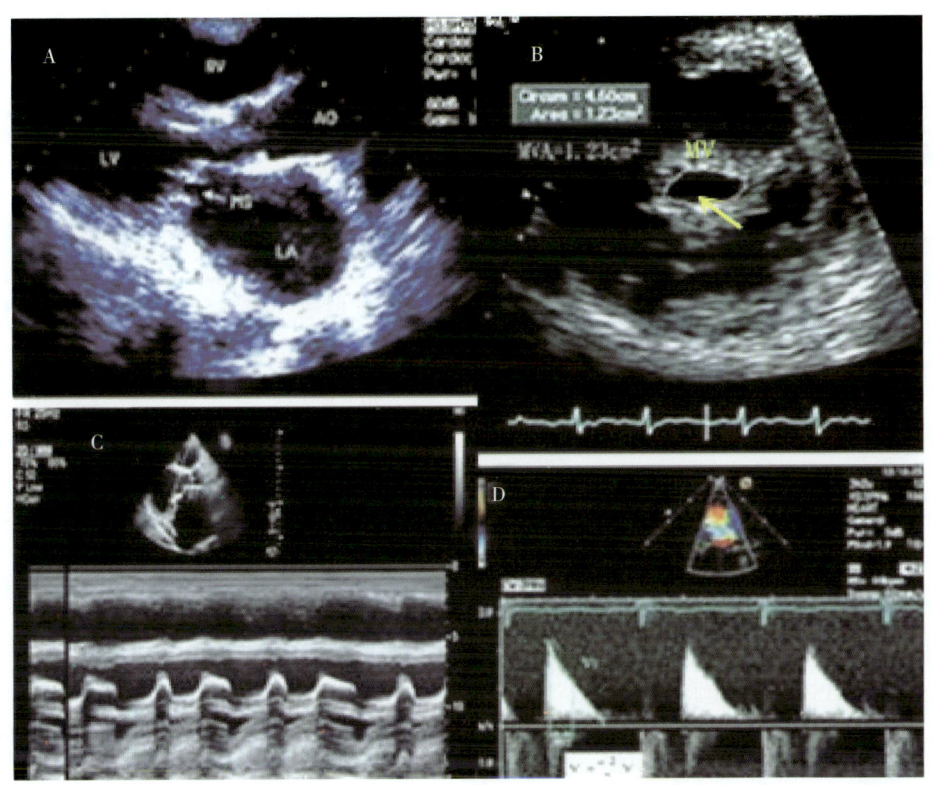

图 7-1-1 二尖瓣狭窄超声心动图表现

A. 左室长轴切面示:二尖瓣前后叶瓣尖增厚,开放受限;左房明显增大;B. 胸骨旁左室短轴切面:二尖瓣瓣口呈典型的鱼口状,二尖瓣瓣口面积(MVA)由人工描绘二尖瓣瓣口边缘(圆点状标记)测量;C. M 型超声显示:二尖瓣运动曲线呈"城墙样"改变;心房纤颤:E-E 间距频发不等,A 峰消失;D. 心尖四腔心切面:连续多普勒方法测量舒张期二尖瓣口呈正向单峰高速湍流频谱

(4)汇聚法:近年来,有的学者用来测量狭窄的二尖瓣口面积,也称为 PISA 法。本方法可在左心室长轴、心尖四腔及两腔心断面测量,计算方法为:

$$MVA = 2\pi r \times Va \times \theta / (180° \times V_{max})$$

其中 r 为狭窄二尖瓣口至彩色反转截面的半径,Va 为色彩反转的速度,θ 为二尖瓣入口的角度,V_{max} 为二尖瓣前向峰值的流速。

（5）多普勒超声应用简化柏努利方程从二尖瓣血流频谱测定跨二尖瓣最大压差和平均压差，也能反映 MS 的严重程度；由于跨瓣压差依赖于瓣口血流量，因此跨瓣压差只能作为判断 MS 严重程度的参考。

目前超声心动图已基本取代心导管有创检查，成为评价二尖瓣狭窄严重程度以及病情随访等主要的检查方法。对二尖瓣狭窄患者的超声检查应包括：二尖瓣形态学观察，MVA 的测定，二尖瓣血流流速和跨瓣压差，三尖瓣反流频谱测定肺动脉压，心腔大小以及左室功能等。

二尖瓣狭窄严重程度依据二尖瓣口面积、压力降半时间和平均跨瓣压差分为轻度、中度和重度（表 7-1-1）。

表 7-1-1　二尖瓣狭窄程度表

	二尖瓣口面积（cm^2）	压力降半时间（ms）	平均跨瓣压差（mmHg）
正常	4~6	30~60	<5
轻度狭窄	1.6~2.0	90~150	5~10
中度狭窄	1.1~1.5	150~219	10~20
重度狭窄	≤1.0	>220	>20

5. 二尖瓣狭窄的并发损害

（1）左房血栓：常可合并左房血栓，左房血流淤滞，二维超声上可出现自发超声显影（SEC）。单纯 MS 合并房颤者左房血栓较常见（图 7-1-2A）。左房血栓左心耳多见，但多不易探及，必要时可采用经食管超声检查（图 7-1-2B）。左房壁也可出现，多附着于心房的顶部及侧壁。亦可见游离血栓（图 7-1-2C）。

（2）二尖瓣反流及其他瓣膜损害情况：二尖瓣狭窄常合并不同程度二尖瓣反流（MR）。单纯二尖瓣狭窄的左室较小，如果左室增大则提示可能合并二尖瓣反流、主动脉瓣反流或存在心肌病变。

（3）肺动脉压：二尖瓣狭窄左房压增高，导致肺静脉高压继而出现肺动脉高压。多普勒经三尖瓣反流频谱可测定肺动脉压。右心室、右心房扩大。

6. 操作手法介绍　由于患者的身高、体重、肺气干扰等情况，探查心脏时探头位置应作相应的向上或向下调整。测量二尖瓣口狭窄程度时应与瓣口垂直，在最小瓣口处测定，并结合血流状态综合判定狭窄程度。

（五）鉴别诊断

1. 与左室容量负荷增大的疾病相鉴别　如室间隔缺损、动脉导管未闭、二尖瓣关闭不

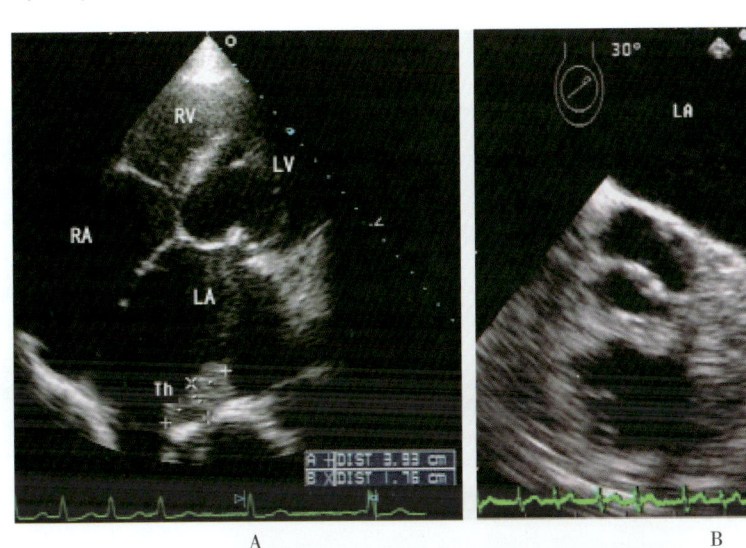

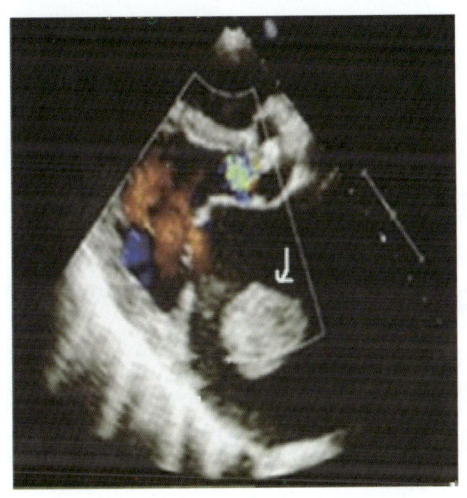

图7-1-2 左房血栓

A. 经胸超声心尖四腔心切面,左房后壁见团块状回声;B. 食管超声心底水平切面,左心耳内见团块状回声;Th:血栓;C. 左房内巨大游离血栓

全等疾病,可导致二尖瓣口血流量增加,流速增快。这些疾病频谱为湍流的窄带曲线,结合二维超声表现可资鉴别。

2. 与先天性二尖瓣狭窄相鉴别 前者较少见,瓣尖增厚粘连多较后天性的轻,瓣环小,二尖瓣呈降落伞样畸形(图7-1-3);与引起二尖瓣开口幅度减小,血流速度明显减慢,二尖瓣前叶EF斜率减慢的疾病,如扩张型心肌病、主动脉瓣反流和冠心病等鉴别;以上二尖瓣口血流频谱为低速窄带,结合二维超声图像可鉴别。

3. 左房黏液瘤主要与左房血栓鉴别 前者多有一蒂附着在房间隔上,随心动周期而运动(图7-1-4),后者基底宽,多附着于心房壁或左心耳内。

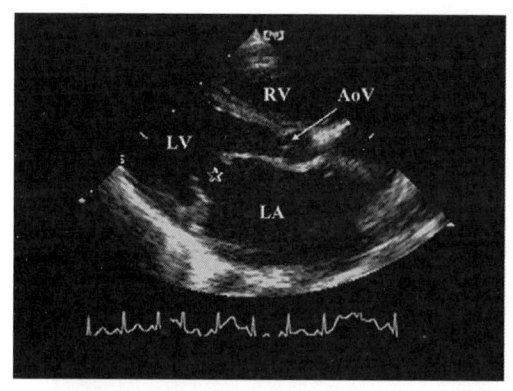

图7-1-3 先天性二尖瓣狭窄

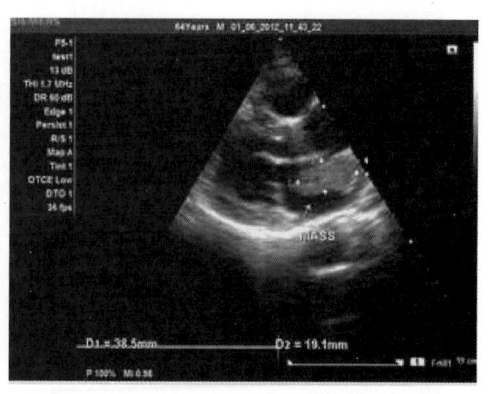

图7-1-4 左房黏液瘤(箭头)

二、二尖瓣关闭不全

(一)病因

以二尖瓣关闭不全(mitral regurgitation)为主要病变的约占二尖瓣疾病的1/3,其中约半数为单纯关闭不全,另一半则合并有狭窄。风湿性瓣膜病是关闭不全的常见原因。另外二尖瓣脱垂、腱索断裂、乳头肌功能不全、二尖瓣瓣环和环下部钙化、感染性心内膜炎、左室显著扩大、心肌病变及先天性畸形等均可引起。

(二)病理生理改变

二尖瓣关闭不全时,收缩期一部分血流反流至低压的左房,在左室舒张时,反流至左房的血液连同肺静脉回流至左房的血液一同流入左室,使二尖瓣口血流量增加,流速增快,左室容量(前)负荷增大,最终导致左房、左室增大。左室收缩期后负荷减小,室间隔及左室壁运动增强。

(三)临床特征

主要体征是心尖区可闻及高调粗糙的吹风样全收缩期杂音,向腋下传导,常伴有肺动脉第二心音分裂。

(四)超声表现

1. 二维超声 常取左室长轴、心尖二腔及心尖四腔切面。

一般轻、中度二尖瓣关闭不全时解剖结构改变并不明显;在胸骨旁左室长轴和四腔切面可显示二尖瓣关闭时对合欠佳。短轴二尖瓣水平显示瓣叶部分或全部瓣叶在收缩期关闭有缝隙。有瓣叶脱垂时,见二尖瓣前叶和/或后叶收缩期脱入左房(图7-1-5)。腱索断裂时见左室腔内活动的飘带样回声(图7-1-6),二尖瓣呈连枷样改变。左房及左室扩大,室间隔、左室壁及左房壁代偿性运动增强。

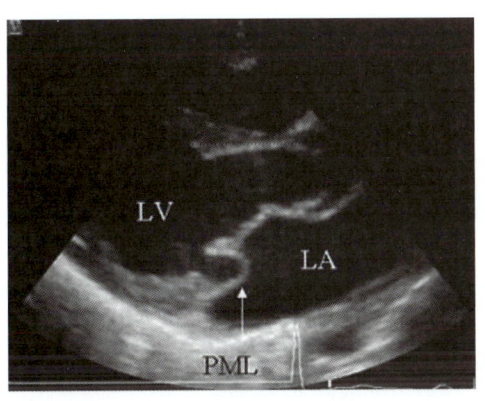 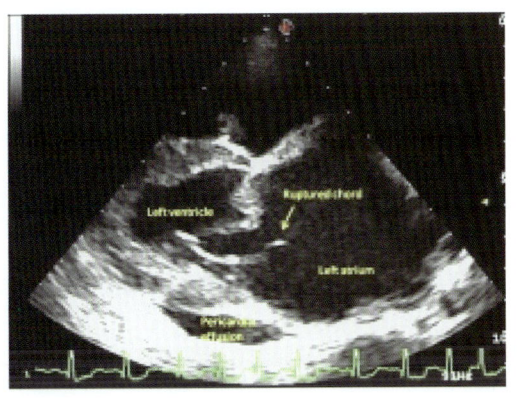

图 7-1-5　二尖瓣后叶脱垂(箭头)　　　　　图 7-1-6　腱索断裂

收缩期二尖瓣后叶部分腱索脱入左房(箭头)

2. M 型超声　二尖瓣曲线 E 峰振幅增高,EF 斜率 >150 mm/s,故表现为高而尖的 E 峰,但仍为双峰波型。收缩期二尖瓣瓣尖的关闭线不能闭合,间距大于 2 mm 以上。

3. 多普勒超声特点

(1)彩色多普勒:二尖瓣口左房侧收缩期可见蓝色五彩镶嵌血流由瓣口向左房喷射,是二尖瓣反流最直接而可靠的诊断依据(图 7-1-7)。反流量多少通常可根据反流束的面积与左心房面积的比值进行半定量估测(图 7-1-8)。实际上反流束为三维空间分布,因此应探测不同切面以获取最大的反流束。偏心型反流多提示为二尖瓣脱垂或肌索断裂,反流方向向左房前壁走行者多为后瓣脱垂或腱索断裂(图 7-1-9a),反流方向向左房后壁走行者多提示前瓣脱垂或腱索断裂(图 7-1-9b)。

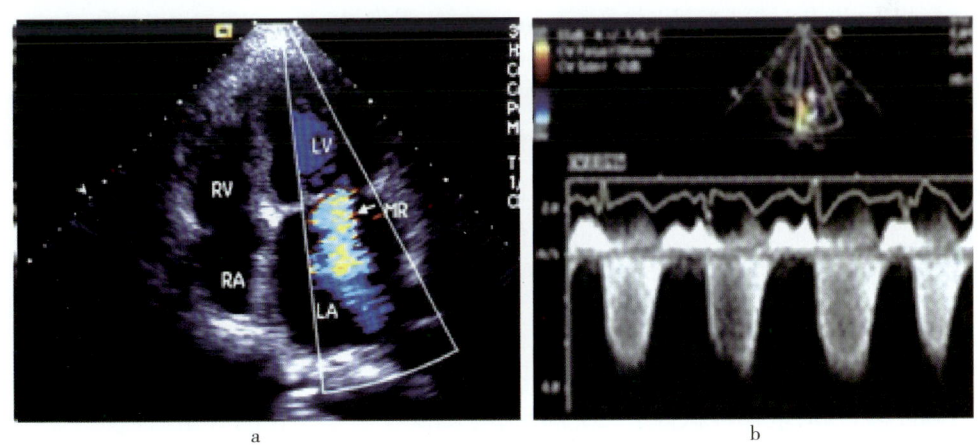

图 7-1-7　二尖瓣反流彩色多普勒(a)及连续多普勒显像(b)

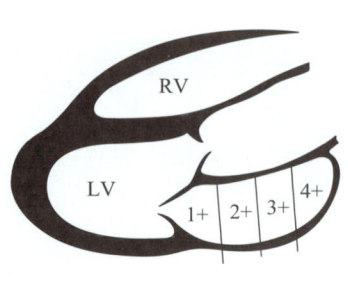
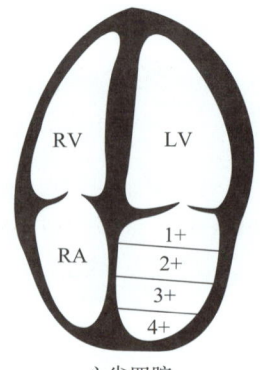

胸骨旁左室长轴　　　　　　　　　心尖四腔

图7-1-8　二尖瓣反流严重程度分级图解

胸骨旁左室长轴及心尖四腔切面将左房腔分为四等分,根据反流束到达左房腔的距离,判断反流为Ⅰ、Ⅱ、Ⅲ、Ⅳ度反流

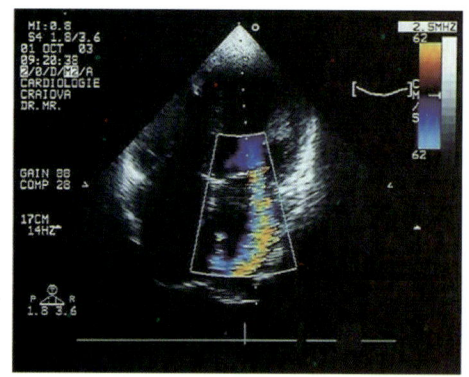
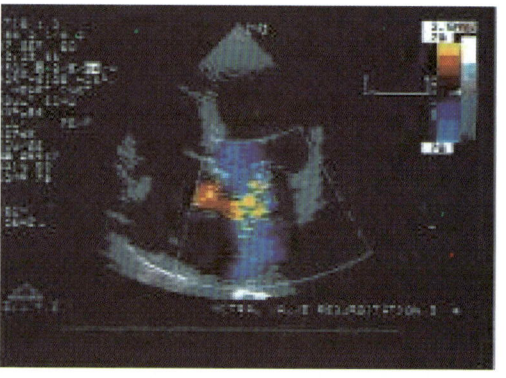

图7-1-9a　心尖四腔心切面　　　　　　图7-1-9b　心尖四腔心切面
显示二尖瓣反流向左房后壁走行,提示前瓣脱垂　　显示二尖瓣反流向左房前壁走行,提示后瓣脱垂

轻度反流:反流束面积与左房面积的比值<20%。
中度反流:反流束面积与左房面积的比值在21%～40%。
重度反流:反流束面积与左房面积的比值40%以上。
此外,还可以根据反流束所在的部位对反流量进行估测,一般反流束长度仅限于二尖瓣口者为轻度反流,反流束长度位于左心房中部者为中度反流,反流束长度到达左心房顶部者为重度反流。

(2)脉冲多普勒:取样容积置于二尖瓣环,可测及收缩期高速的异常血流信号。因均超过脉冲多普勒测量范围,出现混叠效应。

(3)连续多普勒:在左室流出道可测及收缩期高速的异常血流信号,呈宽带型,顶峰明显圆钝,频谱宽度大,内部充填,收缩期出现,持续全收缩期(图7-1-7b)。

4. 二尖瓣反流定量分析　无合并中重度主动脉瓣反流时,二尖瓣流入血流(MV flow)与左室流出道血流量(LVOT flow)之差即为二尖瓣反流量(RV),即为:RV = MV flow - LVOT flow。

二尖瓣反流分数(RF)为:二尖瓣反流量除以二尖瓣反流(MR)的血流流速积分(TVI_{MR})即为MR反流口面积(ERO)。

$$MRRF = \frac{RV}{MV\ flow} \times 100\% \quad ERO = \frac{RV}{TVI_{MR}}$$

5. 检查时操作手法介绍　发现二尖瓣反流时要观察是否为偏心型反流,如果是要仔细辨认是瓣叶脱垂还是有腱索断裂,摆动探头从二尖瓣的前交连至后交连不间断仔细扫查。

(五)鉴别诊断

主要与生理性二尖瓣反流鉴别,后者特点:二尖瓣结构及关闭运动正常;反流面积较小,不超过左房面积的5%;频谱多普勒示反流持续时间短,仅占收缩期的早中期而非全收缩期;左房室内径正常(图7-1-10)。

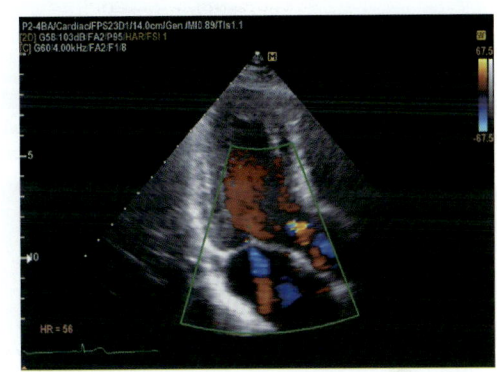

图7-1-10　二尖瓣生理性反流
左房内的细小蓝色反流束

三、二尖瓣脱垂

二尖瓣脱垂(mitral valve prolapse,MVP)指二尖瓣一个瓣叶或两个瓣叶收缩期越过二尖瓣瓣环突入左房。

(一)病因

二尖瓣结构任一部分的异常均可导致脱垂。MVP可分为原发性和继发性两种。原发性二尖瓣脱垂通常指二尖瓣瓣叶和腱索结构的原发性异常,与瓣叶黏液样变性等有关;而继发性多由于腱索断裂、心内膜炎、风湿性损害等原因。必须指出的是,正常瓣膜大小和心室大小(较小心室)间的比例失调也可发生瓣叶脱垂,如二尖瓣狭窄、继发孔型房间隔缺损、肥厚型心肌病等。还有30%病因不明,部分健康成人也可发生二尖瓣脱垂。

(二)超声心动图表现

1. 胸骨旁左室长轴切面及四腔切面上二尖瓣一个或两个瓣叶收缩期突向左房超过二尖瓣瓣环水平2 mm,脱垂运动可出现在整个瓣体,也可仅发生在局部(图7-1-11a)。心尖四腔心切面扫查前叶脱垂,结合点向后移位,瓣膜呈"入"字型;后叶脱垂,结合点向前移位,呈"人"字型(图7-1-11b)。伴有二尖瓣关闭不全时可有左房左室增大。图7-1-11c四腔切面示前叶脱垂反流束方向朝向后叶侧的左房侧壁及连续多普勒显示。

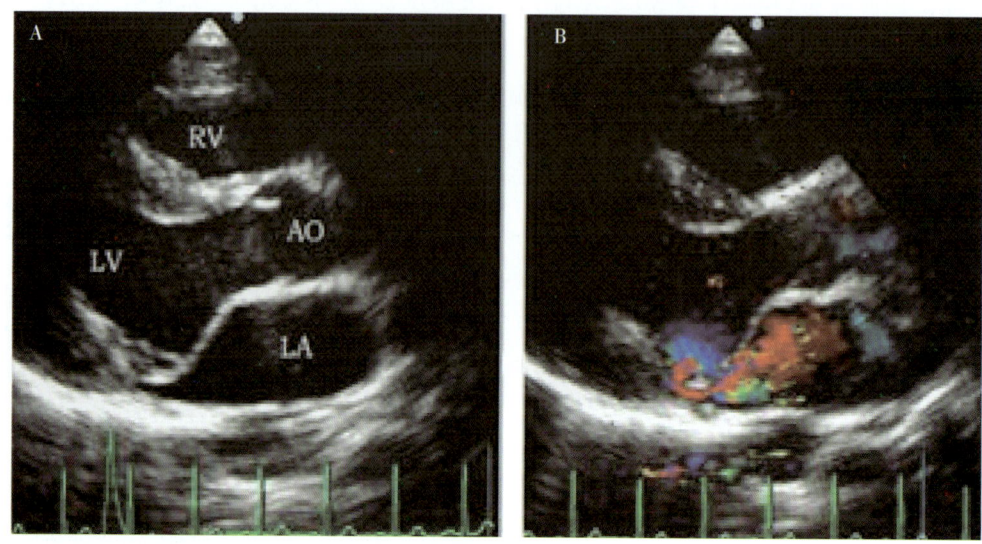

图7-1-11a 二尖瓣脱垂

A图为胸骨旁左室长轴示收缩期二尖瓣前叶脱垂进入左房；B图示彩色血流显像显示二尖瓣反流射流朝向左房后壁

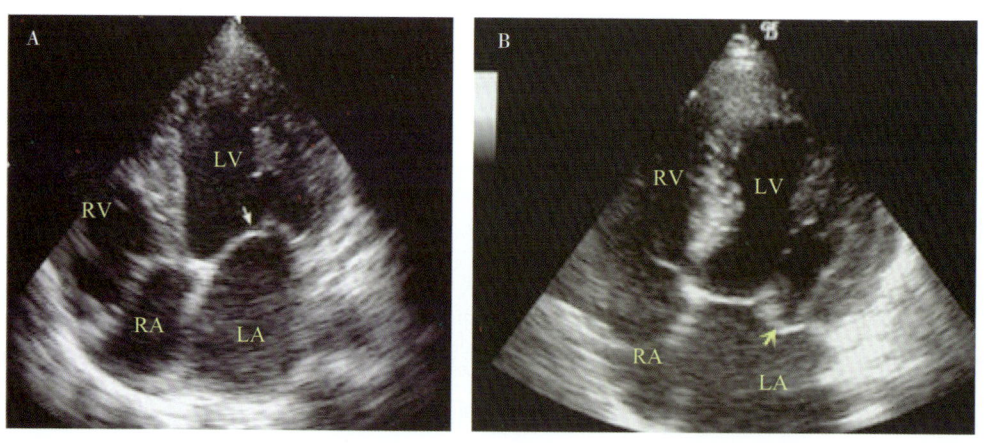

图7-1-11b 二尖瓣脱垂

A图显示收缩期二尖瓣前叶脱垂进入左房；B图显示收缩期二尖瓣后叶脱垂进入左房

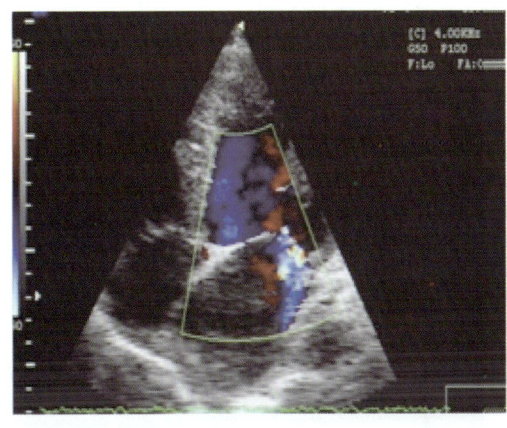
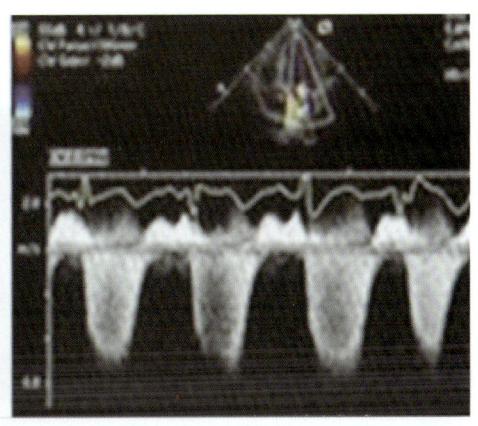

图 7-1-11 c 四腔切面示前叶脱垂反流束方向朝向后叶侧的左房侧壁及连续多普勒显示

2. 二尖瓣宽大冗长,瓣体及腱索运动幅度增大,收缩期瓣膜及腱索可见向左房膨出及折叠样运动;舒张期瓣膜迅速向左室运动,常与室间隔或左室后壁相撞。

3. M 型超声可观察二尖瓣瓣叶的活动曲线,二尖瓣 C-D 段呈吊床样改变,即收缩中晚期或全收缩期向后低于 CD 连线 >2 mm(图 7-1-12)。由于 M 型超声只观测相对于超声束单平面方向的瓣叶活动而忽视心腔内邻近结构,探头位置和探测角度的改变很容易导致假阳性或假阴性的结果,因此不能单纯依靠 M 型的标准诊断脱垂。

4. 多普勒超声表现及 MVP 脱垂部位的确定:二尖瓣反流束通常呈偏心性,有规律地朝向脱垂对侧的左房侧:前叶脱垂反流束方向朝向后叶侧的左房壁,而后叶脱垂反流束方向朝向前叶侧的左房前壁。

5. 检查时操作手法介绍:发现二尖瓣脱垂时应做多个扫查切面观察(左室长轴及心尖四腔心切面),并结合反流情况,综合判断病变的严重程度。

(三)鉴别诊断

典型的二尖瓣脱垂存在二尖瓣瓣叶显著增厚,有必要与瓣叶赘生物、瓣叶肿瘤相鉴别。瓣叶赘生物在瓣叶表面可团块状或长条状强回声,随着瓣叶活动有颤动感(图 7-1-13)。另外脱垂之瓣叶似袋状,需与二尖瓣瘤(mitral valve aneurysm)鉴别。二尖瓣瘤

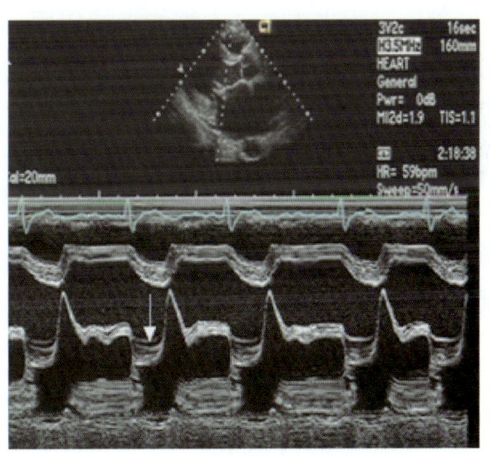

图 7-1-12 二尖瓣脱垂的 M 型超声心动图
胸骨旁左室长轴引导下二尖瓣(前叶)M 型曲线,箭头所指为收缩期二尖瓣前叶 CD 段后下移位

的特征是袋状回声收缩期和舒张期均存在,且形态无明显变化(图7-1-14)。二尖瓣瘤通常与感染性心内膜炎有关,易出现瘤壁穿孔。

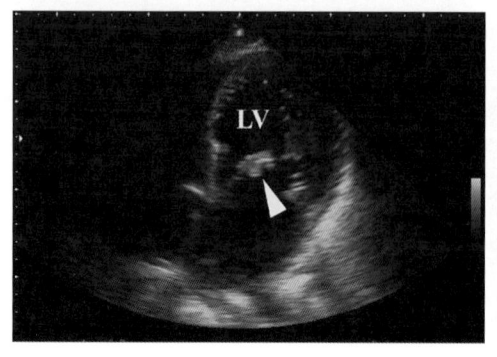
图7-1-13 二尖瓣赘生物(箭头)

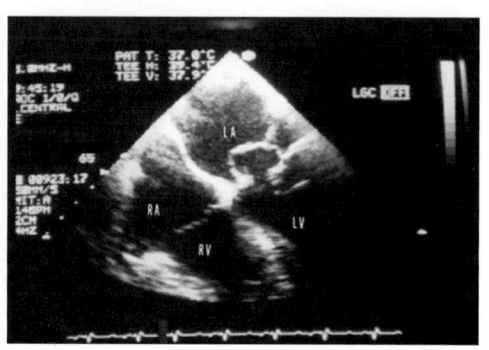
图7-1-14 二尖瓣瘤(箭头)

四、二尖瓣腱索断裂

二尖瓣腱索断裂(ruptured chordae tendineae)可继发于风湿性损害、心内膜炎、二尖瓣脱垂、心肌梗死、特发性主动脉瓣下狭窄(IHSS)、结缔组织疾病和外伤等,也可为自发性,自发性断裂以后叶多见,常见于50岁以上的老年人。二尖瓣腱索断裂是急性重度二尖瓣反流的常见病因。

断裂的腱索失去对二尖瓣的支持作用,造成二尖瓣关闭不全、左室容量负荷过重,病情严重者可发展成为顽固性左心衰竭、全心衰竭。

1. **超声心动图表现** 二尖瓣腱索连续中断,断裂可发生在腱索的近瓣叶端或近乳头肌端,也可在中部。轻型可表现为二尖瓣脱垂,重型可表现为连枷二尖瓣(flail mitral leaflet)。连枷二尖瓣的特征是受累瓣叶的瓣尖以180°或更大的弧度呈甩鞭样运动,舒张期瓣尖朝向左室腔,收缩期瓣尖指向左房(图7-1-15)。临床上二尖瓣腱索断裂和二尖瓣脱垂常同时出现。彩色及频谱多普勒显示二尖瓣反流的图像特征。

2. **操作手法** 与二尖瓣脱垂相同。

3. **鉴别诊断** 应与二尖瓣脱垂、赘生物及二尖瓣瘤鉴别,详情见前述。

五、二尖瓣瓣环钙化

二尖瓣瓣环钙化(mitral annular calcification)为老年退行性病变,随着年龄增长发病率增高,主要为钙盐沉着于二尖瓣瓣环或二尖瓣后叶和邻近左室后壁区域,使瓣环僵硬缩小,累及瓣体时使瓣叶活动受限造成瓣膜狭窄或关闭不全。二尖瓣瓣环钙化常合并主动脉瓣环钙化。

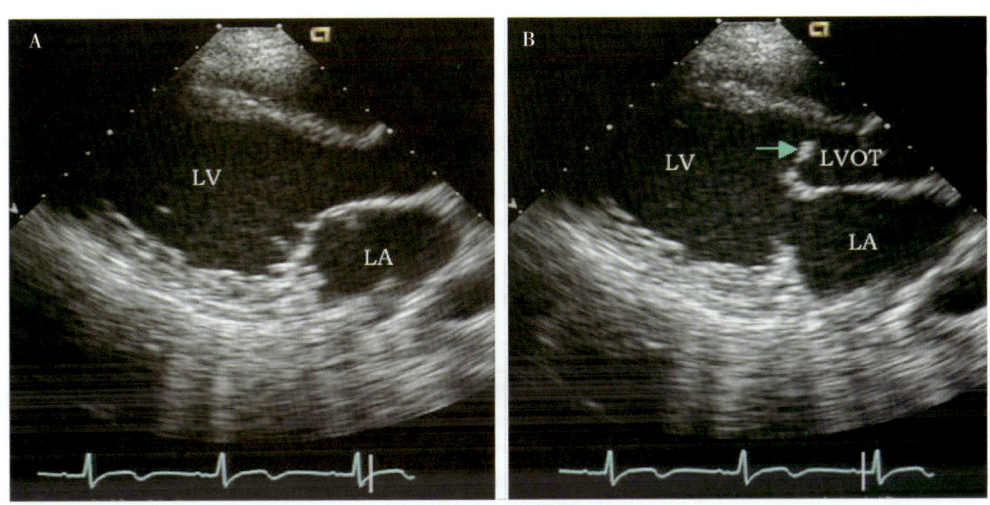

图 7-1-15 二尖瓣腱索断裂超声心动图

示胸骨旁左室长轴,图 A 为收缩期、图 B 为舒张期;显示舒张期二尖瓣前叶腱索断裂,二尖瓣前叶突入左室流出道(箭头所指)。

1. **超声心动图表现** 二维超声上二尖瓣瓣环钙化表现为局限的强回声区域,可散在分布或广泛累及二尖瓣瓣环和二尖瓣后叶(图 7-1-16),严重钙化者可导致二尖瓣两瓣叶无法区分。以二尖瓣瓣环后叶区域的钙化最常见。

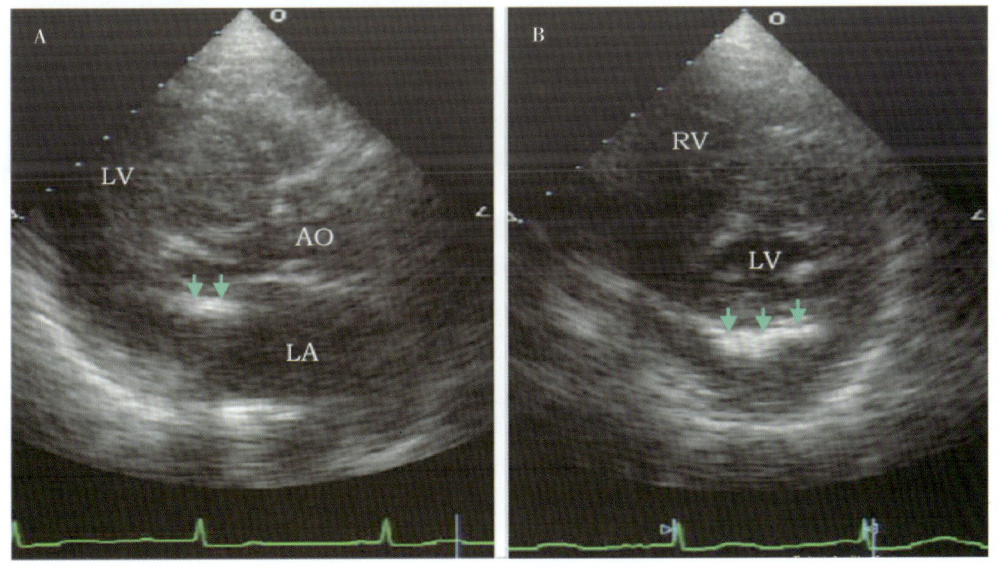

图 7-1-16 二尖瓣瓣环钙化

图 A 为胸骨旁左室长轴切面,图 B 为胸骨旁左室短轴切面,显示二尖瓣区域强回声影(箭头所指)

2. 操作手法　做二尖瓣的纵切面和横切面扫查,仔细辨认瓣尖、瓣体、瓣根及瓣环的受累情况。退行性变多是瓣体、瓣根部或瓣环部增厚,回声增强,风湿性及心内膜炎多是瓣尖部增厚,回声增强。测定二尖瓣血流速度,退行性变多无血流加快,无瓣口狭窄。

3. 鉴别诊断　注意与风湿性瓣膜病相鉴别。瓣环钙化以老年人多见,其病变早期受累部位为瓣环,或瓣体基底部;风湿性瓣膜病中青年患者多见,早期受累部位为瓣尖、瓣体。

第二节　主动脉瓣疾病

一、主动脉瓣狭窄

(一)病理基础及临床表现

主动脉瓣狭窄(aortic stenosis)由先天性和后天性所引起,以后天性主动脉瓣狭窄常见,多由于风湿性心脏瓣膜病和老年性退行性变引起。风湿性主动脉瓣狭窄大多合并二尖瓣病变,单纯主动脉瓣狭窄仅占本病的10%~20%。由于瓣膜增厚、僵硬、粘连、钙化使瓣膜开放受限,闭合不良。主动脉瓣狭窄使左室收缩期前负荷过重,最终导致室间隔及左室壁增厚。正常主动脉瓣瓣口面积为$3\sim4\ cm^2$,正常开放时主动脉瓣叶开放幅度约为2 cm,当瓣口面积下降约70%才会出现明显的梗阻,患者主要表现呼吸困难、心绞痛、心力衰竭、左室肥厚和晕厥。体征主要有主动脉瓣区可闻及粗糙、响亮的喷射性Ⅲ级以上的收缩期杂音,常伴收缩期震颤。

(二)超声心动图表现

1. 二维超声　常用左室长轴、主动脉短轴及心尖五腔等切面。显示主动脉瓣增厚变形、钙化僵硬呈强回声(图7-2-1);主动脉瓣开放幅度<15 mm,瓣口面积<15 mm^2;左室后壁与室间隔对称性肥厚,运动增强,后期心腔也可扩大;升主动脉狭窄后扩张,内径增宽。风湿性主动脉瓣狭窄中青年多见,多合并其他瓣膜病变,瓣膜损害以瓣尖、瓣体为重;退行性瓣膜病多见于老年人,瓣膜损害以瓣环、瓣根部为重。

2. M型超声　主动脉根部曲线间的主动脉瓣回声曲线于收缩期不能充分开放,通常右冠瓣与无冠瓣曲线间距<15 mm。主动脉开口的"合式"结构曲线明显增厚,回声增强。

3. 多普勒超声特点　连续多普勒呈收缩期宽带型,频谱波峰较钝,内部充填,幅度增大,有时因涡流可呈双向频谱。彩色多普勒可见五彩镶嵌的狭窄血流束收缩期从主动脉瓣口向主动脉腔内喷射(图7-2-2)。

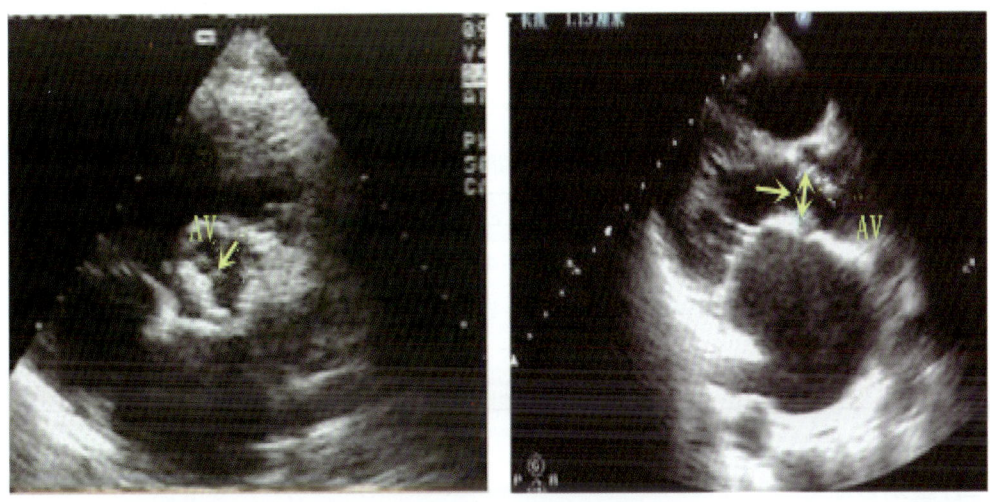

图7-2-1 主动脉瓣狭窄

主动脉瓣增厚,回声增强,开放幅度小

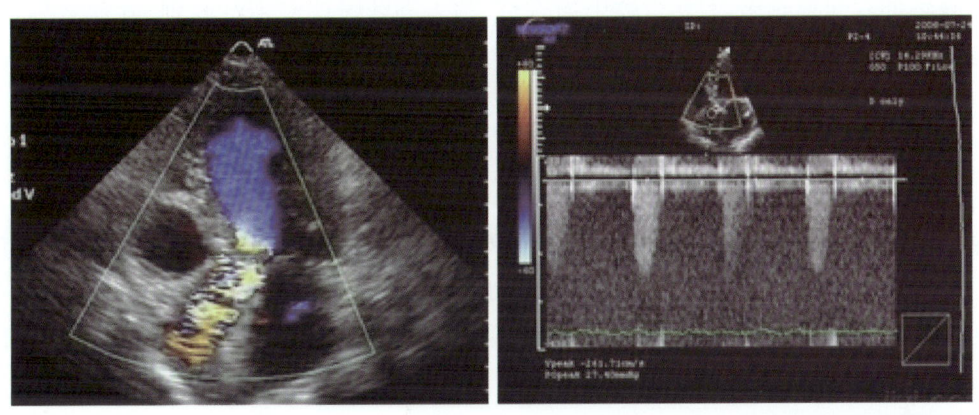

图7-2-2 主动脉瓣狭窄

心尖切面主动脉瓣上可见五彩镶嵌血流信号,连续多普勒示位于基线下方的高速血流频谱

4. **主动脉瓣狭窄严重程度的评价** 超声心动图对主动脉瓣狭窄严重程度的测定包括:主动脉瓣口面积(AVA),跨主动脉瓣压差(峰压差、平均压差)等。

(1)AVA的定量测定

①二维描绘法:在主动脉瓣短轴切面,收缩期沿着主动脉瓣瓣叶和交界处内缘描绘。如果主动脉瓣口的图像显像不理想则不宜应用此法。

②主动脉瓣跨瓣压差的测定:利用连续多普勒记录主动脉瓣狭窄血流频谱,并描绘血流频谱轮廓即可计算出跨主动脉瓣峰、平均压差。测量时注意要尽可能多切面探查(心尖切面、胸骨上凹切面或胸骨右缘切面),以获取清晰完整的主动脉瓣血流频谱。

(2) 主动脉瓣狭窄严重程度评价:依据 AVA 和跨瓣平均压差分为轻度、中度和重度狭窄(表 7-2-1)。

表 7-2-1 主动脉瓣狭窄程度表

	AVA(cm^2)	平均压差(mmHg)
正常	3~4	
轻度狭窄	1.0~1.5	<25
中度狭窄	0.75~1.0	25~50
重度狭窄	≤0.75	>50

(三) 鉴别诊断

主要与肥厚型梗阻性心肌病相鉴别。肥厚型梗阻性心肌病又称为特发性肥厚性主动脉瓣下狭窄,超声心动图显示左心室壁不对称性肥厚,室间隔明显增厚,与左心室后壁之比≥1.3,收缩期室间隔前移,左心室流出道变窄,与主动脉瓣狭窄不难鉴别,并注意与膜性主动脉瓣下狭窄或瓣上狭窄、主动脉窦瘤破裂及二尖瓣反流等鉴别。

二、主动脉瓣关闭不全

(一) 病理基础及临床表现

主动脉瓣关闭不全(aortic regurgitation, AR)常见病因也是风湿性瓣膜病和退行性病变,也可由主动脉硬化扩张、感染性心内膜炎及马凡综合征(主动脉扩张)引起。临床特征:胸骨左缘第三肋间可闻及舒张早期递减型杂音,音调高。杂音越长,反流程度越重,杂音可传至心尖及主动脉瓣区。

(二) 超声心动图表现

1. 二维超声表现　常取左室长轴、主动脉短轴及心尖五腔、二尖瓣短轴等切面。

(1) 风湿性病变引起者,主动脉瓣增厚,回声增强,舒张期关闭时不能合拢。

(2) 舒张期因血流反流,冲击了二尖瓣前叶,影响二尖瓣前叶的开放,可见二尖瓣前叶内陷(二尖瓣短轴切面观察),使二尖瓣在舒张期呈"半月形"改变。

(3) 左室增大,室壁活动增强,呈左室容量负荷过重表现。

2. M 型超声　主动脉瓣的瓣叶在舒张期不能合拢,有缝隙。可见二尖瓣前叶曲线于舒张期震颤,并可出现提前关闭现象,即 C 点提前。主动脉内径增宽;左室流出道增宽。

3. 多普勒超声特点

(1) 多普勒频谱:取样容积置于主动脉瓣下可探及舒张期宽带状内部充填的正向反流频谱。

表 7-3-2　反流束长度及反流面积与三尖瓣口反流量关系

反流程度	反流束长度(cm)	反流束面积(cm²)
Ⅰ度	<1.5	<2
Ⅱ度	1.5~2.9	2~4
Ⅲ度	3.0~4.5	4~10
Ⅳ度	>4.5	>10

第四节　肺动脉瓣疾病

肺动脉瓣狭窄绝大部分为先天性，可单独存在或合并其他异常；风湿性等后天性肺动脉瓣狭窄罕见，见先心病章。

肺动脉瓣反流的常见病因为肺动脉高压导致肺动脉环扩大引起功能性关闭不全，常继发于风心病、先心病、肺心病或原发性肺动脉高压，少数可由风湿性肺动脉瓣损伤、细菌性心内膜炎引起。许多无器质性心脏病的人群中常见轻微无血流动力学意义的肺动脉反流。

超声心动图表现：二维大动脉短轴切面见肺动脉瓣舒张期闭合不良，可伴有瓣膜增厚。彩色多普勒超声对肺动脉瓣反流敏感性和特异性接近100%，CDFI可观察肺动脉瓣反流束抵达右室流出道的位置，脉冲和连续多普勒可测定肺动脉瓣反流频谱。其他还可有引起右室增大或肺动脉高压心脏病的超声心动图表现，如右房、右室增大，肺动脉内径增宽。

第五节　感染性心内膜炎

一、病理基础及临床表现

感染性心内膜炎(IE)指心脏瓣膜、心内膜或大血管内膜的微生物感染，出现菌血症、血管栓塞、心脏损害等全身性败血症临床表现的疾病。发病机制：①瓣膜病、先天性心脏病等异常血流或瓣膜置换术后等异物影响出现非细菌性血栓性心内膜炎；②手术操作等出现一过性菌血症，如牙科及泌尿科等手术操作，血液中菌群在非细菌性血栓性心内膜炎上附着、增殖形成赘生物(vegetation)，赘生物上细菌播散或脱落。

超声心动图是诊断感染性心内膜炎的重要手段之一，主要了解赘生物的有无、部位、大小等，评价受累瓣膜等心内结构的破坏程度，包括瓣膜穿孔、脓肿或溃疡、人工瓣撕裂、腱索断裂等，以及心功能评价。

二、超声心动图表现

(一) 直接征象

1. 二维超声　超声心动图多切面检测出瓣膜毛绒状、团块状赘生物附着。赘生物指位于心内膜或瓣膜上的活动性团块回声，一般好发于房室瓣的心房侧、主动脉瓣和肺动脉瓣的心室侧，主要与瓣膜反流等血流从高压管腔冲击进入低压管腔有关，二尖瓣和主动脉瓣最常累及（图7-5-1）。

2. 经胸超声（TTE）　赘生物检出率偏低（60%），经食管超声（TEE）检测赘生物或感染性心内膜炎并发症的敏感性好于TTE。当临床怀疑IE而TTE无法确定有无赘生物时，必须进一步行TEE检查。TEE可帮助提高诊断可靠性（图7-5-2）。

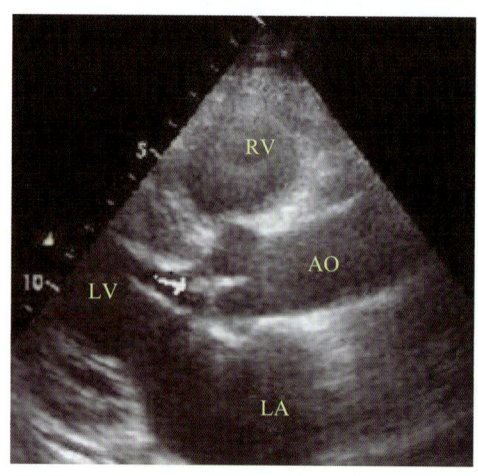

图7-5-1　主动脉瓣赘生物

(二) 间接征象

1. 有原发性心脏病的超声心动图表现，如风心病、先心病、冠状窦瘤破裂等。
2. 可有继发性瓣膜病损害的超声心动图表现，如腱索断裂、瓣膜穿孔、瓣膜关闭不良。
3. 彩色多普勒于病损瓣膜处可见湍流信号，有室缺、冠状窦破裂时可见分流信号。

三、鉴别诊断

1. 风湿性或退行性瓣膜病时，瓣叶的严重钙化、纤维化团块类似赘生物，此时注意团块回声强度及活动幅度，有助于两者鉴别。
2. 连枷样瓣叶：自发性腱索断裂、急性心梗乳头肌断裂可出现连枷样瓣叶，但其边界清、形态特殊、活动幅度大等可区别，相应的病史也有助于鉴别。
3. 识别心内正常解剖结构如乳头肌，以及钙化或机械瓣等所致伪像。

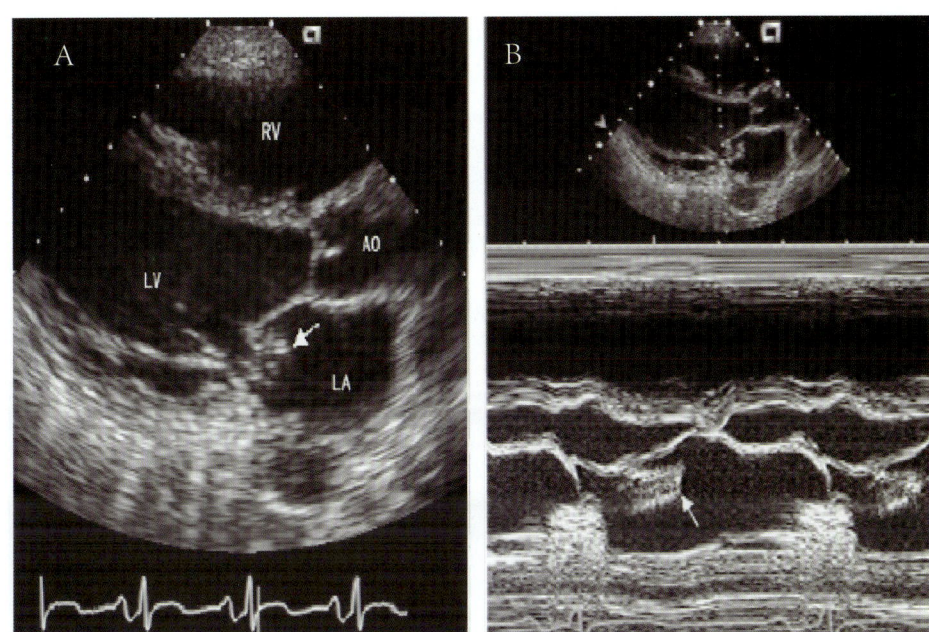

图 7-5-2 二尖瓣赘生物的经胸超声心动图

A 图为胸骨旁左室长轴切面,箭头所示为赘生物回声;B 图为胸骨旁二尖瓣水平 M 型曲线,箭头所示为赘生物回声,M 型可清晰显示该回声的活动

第六节 人工瓣膜

一、人工瓣膜的分类

人工瓣膜分为机械瓣和生物瓣两大类,机械瓣主要为球瓣和碟瓣,生物瓣主要为猪瓣和牛心包瓣(图 7-6-1)。

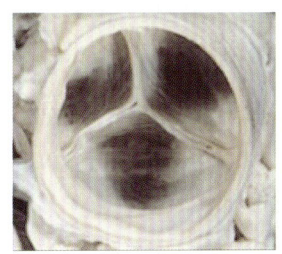
正常的主动脉瓣

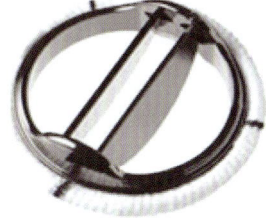
机械型人工瓣膜

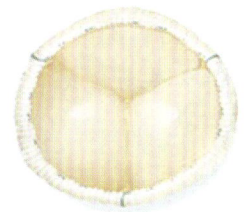
生物型人工瓣膜

图 7-6-1 正常及人工瓣膜

1. 球瓣　由瓣环、笼架和硅胶球组成。硅胶球落入笼架时血流通过,硅胶球嵌入瓣环时血流被阻断。目前基本已被弃用。

2. 碟瓣　有单叶瓣和双叶瓣两种,由瓣环支架和碟瓣组成。碟瓣开放时血流通过,碟瓣关闭时血流被阻断(图7-6-2)。

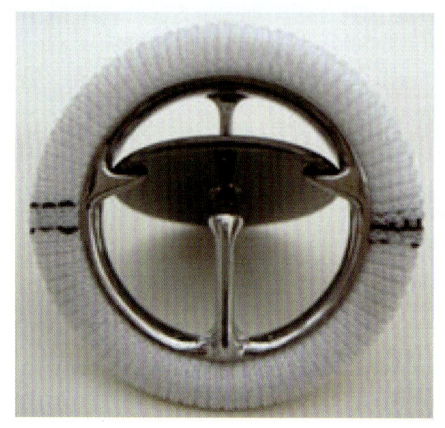 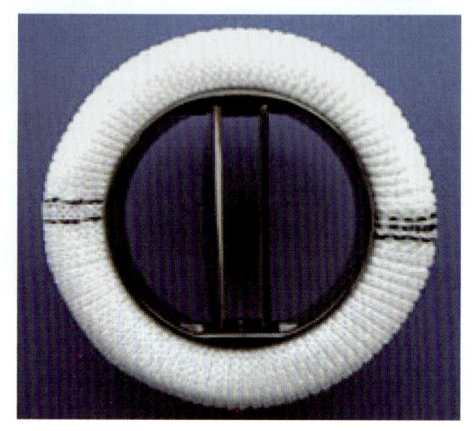

单叶机械瓣膜　　　　　　　　双叶机械瓣膜

图7-6-2　人工机械碟瓣

3. 生物瓣　有猪瓣和牛心包瓣,以前者较多用,为天然猪动脉瓣经戊二醛处理后缝制于人工瓣环上构成,其活动与正常瓣膜相似。

二、超声心动图表现

(一) 直接征象

1. 二维超声　于左室长轴、心尖四腔及心尖五腔切面上均可见人工瓣呈强回声,并可见支架及瓣体活动,碟瓣的开放幅度为10~15 mm,生物瓣的活动幅度稍大,为10~24 mm。

2. 彩色多普勒　舒张期于球瓣或单叶碟瓣的两侧可见两条红色或蓝色血流束,常见混叠现象。于双叶碟瓣或生物瓣的中心可见血流束通过,也多伴有混叠现象,不应视为异常。

3. 频谱多普勒　人工瓣膜的血流频谱多为宽频带频谱,其流速略高于正常,一般二尖瓣血流速度<2 m/s,主动脉瓣口血流速度<2.5 m/s,可视为正常。

(二) 间接征象

仍有原发瓣膜病引起的心脏改变的超声心动图表现,如左房、左室增大。

三、人工瓣的并发症

(一)人工瓣狭窄

多于生物瓣换瓣 7~8 年后出现。

超声心动图表现:

1. 生物瓣叶增厚 >3 mm,生物瓣或人工瓣叶活动幅度降低,<8 mm。
2. 二尖瓣舒张期血流速度 >2 m/s,主动脉瓣碟瓣、生物瓣收缩期血流速度 >3 m/s,球瓣血流速度 >3.5 m/s 时提示人工瓣狭窄。

(二)人工瓣反流

正常情况下,5% 的碟瓣和 22% 的生物瓣收缩期左房内可见少量蓝色的反流信号。病理性反流见于生物瓣叶破裂、穿孔、关闭不全,也可由机械瓣口血栓形成、赘生物形成引起。

超声心动图表现:

1. 二维图像　生物瓣有增厚、破裂、穿孔、赘生物的异常表现。
2. 彩色及脉冲多普勒　收缩期左房内可见五彩镶嵌的反流束。

(三)其他并发症

尚可有瓣周漏、人工瓣血栓形成、感染性心内膜炎。二维及彩色多普勒超声心动图均有助于诊断。

第七节　瓣膜病超声报告范例

一、风湿性心脏病 二尖瓣狭窄合并主动脉瓣狭窄

超声表现:左房、右室增大。二尖瓣增厚,回声增强,瓣尖钙化,交界处粘连,开放受限,二尖瓣最大开口面积约 1.3 cm^2,关闭尚可,瓣环内径约 2.8 cm。主动脉瓣增厚、钙化,开放受限,关闭尚可,瓣环内径约 2.1 cm。室间隔及左室壁厚度、振幅尚正常,心肌运动不协调。

多普勒:舒张期二尖瓣前向血流流速加快,峰速 201 cm/s,平均压差 14 mmHg;收缩期主动脉瓣前向血流流速加快,峰速 213 cm/s,平均压差 16 mmHg。

超声提示:风湿性心脏病
　　　　　二尖瓣狭窄(中度)
　　　　　主动脉瓣狭窄(轻度)

二、二尖瓣脱垂

超声表现:左房、左室增大。二尖瓣前叶回声正常,后叶增厚,回声增强,钙化,开放正

常,关闭时后叶脱入左房,致关闭不拢,脱垂度约 0.5 cm。室间隔及左室壁厚度、振幅尚正常,心肌运动协调。

多普勒:收缩期探及少量二尖瓣反流,呈偏心性,峰速 423 cm/s。

超声提示:二尖瓣后叶脱垂轻度

二尖瓣反流(少量)

第八节　易误诊的病例

风湿性瓣膜病误诊为老年退行性瓣膜病。

临床资料:患者,女,56 岁。心悸,发憋。听诊:心前区可闻及收缩期及舒张中晚期Ⅲ级杂音,心电图示房颤。外院超声提示:主动脉瓣退行性瓣膜病,主动脉瓣狭窄,二尖瓣前向血流速度稍快,三尖瓣少量反流。

超声所见:左房、右室增大,二尖瓣增厚,回声增强,瓣尖钙化,开放受限,二尖瓣最大开口面积约 1.5 cm²,关闭尚可,主动脉瓣增厚、钙化,开放受限,最大开口面积约积约 0.9 cm²,关闭欠佳,室间隔及左室壁厚度高限值,振幅尚正常,心肌运动不协调。M 型示:二尖瓣运动曲线形态各异,E-E 间距不等(图 7-8-1、图 7-8-2)。

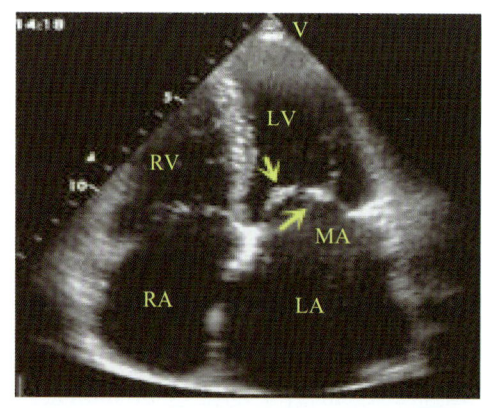

图 7-8-1　患者超声示二尖瓣增厚

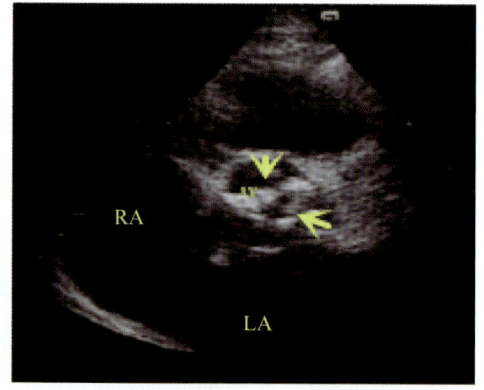

图 7-8-2　患者超声图

多普勒:舒张期二尖瓣前向血流速度加快,平均跨瓣压差 10 mmHg。收缩期主动脉瓣前向血流速度加快,平均跨瓣压差 35 mmHg,舒张期可见少量反流血流信号。舒张期三尖瓣可见少量反流信号,平均跨瓣压差 30 mmHg,估测肺动脉收缩压 35 mmHg。

超声提示:风湿性心脏病联合瓣膜病

二尖瓣狭窄(轻度)

主动脉瓣中度狭窄伴轻度关闭不全

肺动脉高压(轻度)

误诊分析：

1. 风湿性心脏瓣膜病为风湿热引起，多为40岁以下女性多见，老年退行性瓣膜病主要是瓣膜纤维化，年长者多见，是一种年龄相关性疾病。

2. 两种病变均可使瓣膜增厚，回声增强，引起瓣膜狭窄及关闭不全等功能失调；前者常累及二尖瓣，二尖瓣合并主动脉瓣受累次之，单纯主动脉瓣受累少见；后者常表现为主动脉瓣受累，如二尖瓣受累常表现为后叶受累。

3. 风湿性心脏瓣膜病受损部位常见于瓣尖及瓣叶交界处，重者整个瓣膜受累，瘢痕形成、瓣膜挛缩，交界处粘连，常累及腱索及乳头肌，如腱索断裂可致使二尖瓣脱垂，后者瓣膜纤维钙化常分布于瓣根及瓣环处。二维超声显示受累的相应部位回声增强后者明显强于前者。

4. 狭窄程度不同：超声可根据瓣膜口的开口面积、开放幅度、彩色及频谱多普勒等评估瓣膜的狭窄程度，一般风湿性引起的瓣膜狭窄程度较退行性引起的瓣膜狭窄程度重，且前者狭窄多见，后者关闭不全多见。虽该患者为年长女性，主动脉瓣受累明显，如能结合临床并熟练掌握上述风湿性心脏瓣膜病及老年退行性瓣膜病各自声像图特点，可资鉴别。

（钟娅丽　郄秀丽）

第八章 心肌病

第一节 扩张型心肌病

一、病理基础及临床表现

扩张型心肌病为心肌病中最常见的一个类型,主要病理改变为左室扩大,收缩功能减低,心力衰竭、心律失常。

二、超声表现

1. M 型超声心动图　左室扩大,室间隔及左室后壁相对变薄,运动幅度弥漫性减低(图 8-1-1)。二尖瓣波群示二尖瓣开放幅度减低,呈钻石样改变,二尖瓣 E 点与室间隔距离(EPSS)增宽(图 8-1-2)。

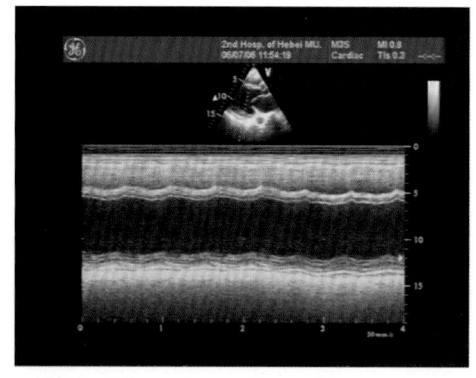

图 8-1-1　扩张型心肌病 M 型超声心动图
左室扩大,室间隔及左室运动幅度减低

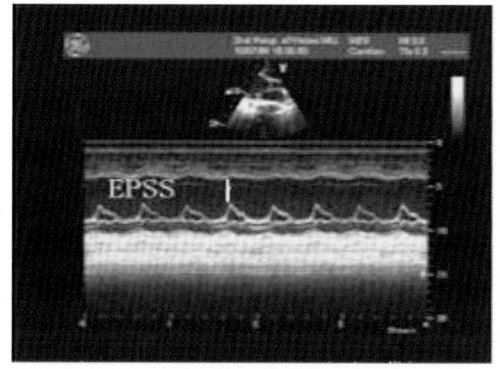

图 8-1-2 扩张型心肌病 M 型超声心动图
二尖瓣开放幅度减低,呈钻石样改变,EPSS 增宽

2. 二维超声心动图　心尖四腔心切面全心扩大,以左心大为主(图 8-1-3),运动幅度弥漫性减低。

3. 多普勒超声心动图 由于心腔扩大,各瓣膜及乳头肌功能障碍,可出现四个瓣膜的不同程度的关闭不全。收缩期可于心房侧探及蓝色为主的反流束,舒张期流出道内可探及红色为主的反流束(图8-1-4)。

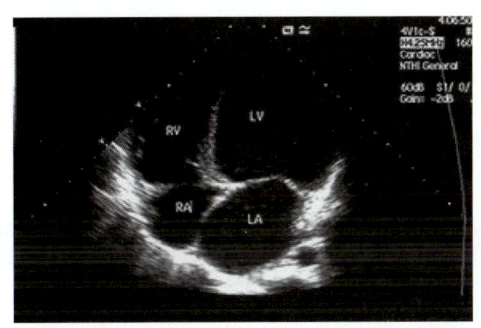

图8-1-3 扩张型心肌病二维超声心动图

心尖四腔心切面探及左心增大

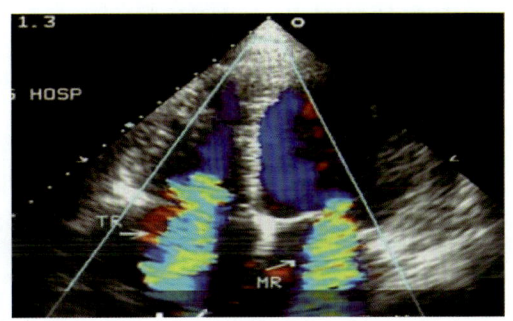

图8-1-4 扩张型心肌病多普勒图谱

收缩期左、右心房内探及源于二、三尖瓣口的蓝色反流束

三、鉴别诊断

缺血性、瓣膜性、高血压性、继发性心肌病及全身疾病如系统性红斑狼疮、硬皮病等心脏扩大的超声表现与扩张型心肌病相似,但心肌缺血时室壁出现节段性室壁运动异常,心肌梗死时室壁局限性变薄及室壁瘤形成等,也可通过冠状动脉造影、心肌活检、心电图等进一步检查鉴别;瓣膜性多有瓣膜的相应超声表现,并以左心及右室增大为主,而扩张型心肌病多为全心增大;高血压性心脏病有明确病史,一般左心室肥厚扩张,多有升主动脉增宽;继发性心肌病都有其原发病的表现可资鉴别。

四、临床价值

扩张型心肌病缺乏特异性诊断方法,超声心动图可以测定腔室大小、收缩功能、有无节段性室壁运动异常、瓣膜反流情况,为本病提供诊断依据。

五、超声检查的注意事项

注意结合病史、心电图、冠状动脉造影等其他检查,综合评价。

第二节 肥厚型心肌病

一、病理基础及临床表现

肥厚型心肌病是以心肌增厚、心室腔变小为特征,以左心室血液充盈受阻、舒张期顺应性下降为基本病态的心肌病。肥厚心肌分布比较复杂,根据左室流出道有无梗阻分为梗阻性和非梗阻性两型,还有少见如心尖肥厚型心肌病等,少见型常规标准切面容易漏诊,应多切面、多角度进行检查。

二、超声表现

1. M 型超声心动图 室间隔及左室后壁增厚,以室间隔为著,梗阻性可见收缩期二尖瓣前叶 CD 段前向运动(SAM 现象)。主动脉瓣收缩中期关闭(图 8-2-1)。

2. 二维超声心动图

(1)左室长轴切面:肥厚型非梗阻性心肌病大部分患者膜部室间隔起始端不厚,从肌部室间隔至心尖部呈梭形增厚,左室流出道不窄(图 8-2-2);肥厚型梗阻性心肌病室间隔起始部即增厚,致左室流出道狭窄(图 8-2-3)。

二尖瓣前叶收缩期前向运动,几乎与室间隔相贴,进一步加重流出道梗阻。

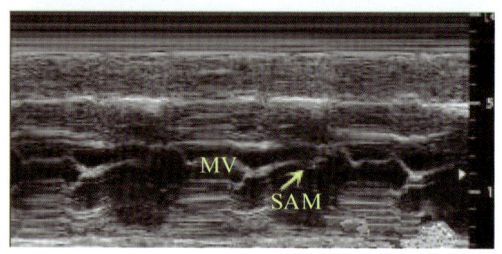

图 8-2-1 肥厚型心肌病 M 型超声心动图

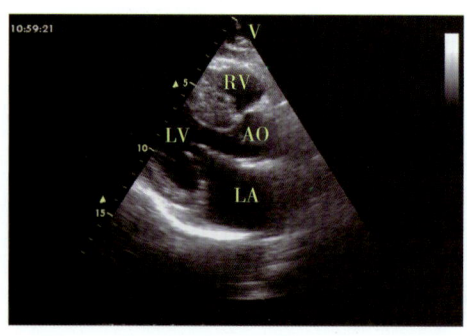

图 8-2-2 肥厚型心肌病二维超声心动图
左室长轴切面显示室间隔不均匀增厚,左室流出道未见狭窄

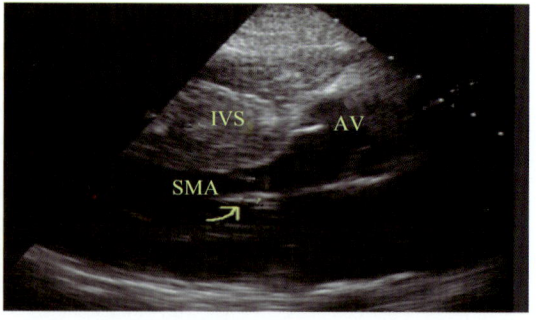

图 8-2-3 肥厚型心肌病二维超声心动图
左室长轴示室间隔明显增厚,左室流出道狭窄,收缩期二尖瓣前叶前移

(2) 左心室短轴切面:显示心室壁增厚,左室腔缩小(图8-2-4)。

(3) 心尖四腔心切面:可显示室间隔及心尖部、左室游离壁有无增厚(图8-2-5、8-2-6)。单纯心尖肥厚型心肌病较易漏诊,应在此切面仔细观察(图8-2-7)。

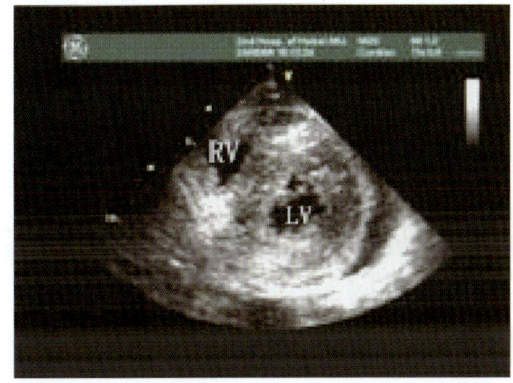

图8-2-4 肥厚型心肌病二维超声心动图
大动脉短轴切面示室壁增厚

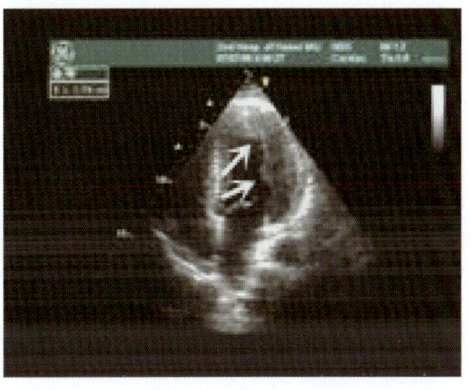

图8-2-5 肥厚型心肌病二维超声心动图
左室心尖部及侧壁明显增厚,左室腔变小

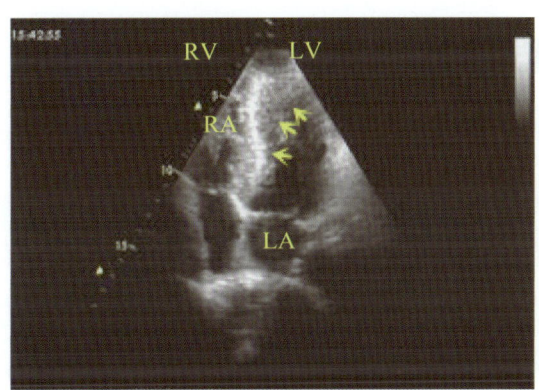

图8-2-6 肥厚型心肌病二维超声心动图
室间隔及左室心尖部增厚

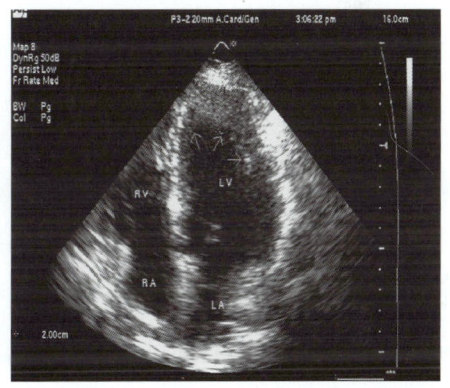

图8-2-7 肥厚型心肌病二维超声心动图
示心尖部增厚

3. 多普勒超声心动图 流出道梗阻者,收缩期左室流出道内可见高速明亮五彩血流,心尖五腔心切面脉冲多普勒取样容积分别置于主动脉瓣上、左室流出道获得位于零位线以下的高速频谱,其中左室流出道流速高于主动脉瓣上(图8-2-8)。

三、鉴别诊断

1. 应与高血压病患者鉴别。高血压患者多有家族史,心肌回声均匀,肥厚心肌对称分布,无左室流出道狭窄,无 SAM 征,根据以上鉴别点可较易分辨。

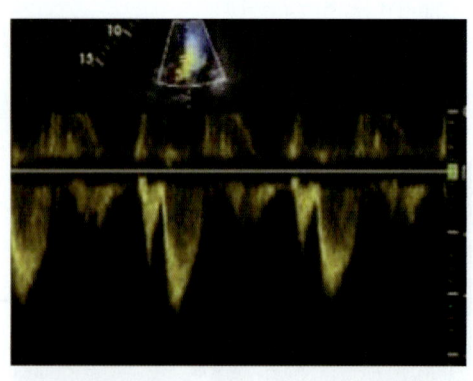

图 8-2-8　肥厚型心肌病多普勒图谱

流出道梗阻者,收缩期左室流出道内可见高速明亮五彩血流,可探及基线下方高速湍流频谱

2. 心内膜心肌纤维化也可表现心肌肥厚,当累及心尖部,要与心尖肥厚型心肌病相鉴别。检查时适当调节仪器使心脏各层显示清楚,前者心肌及心内膜均增厚,且心内膜不均匀增厚,后者只是心肌增厚。

四、临床价值

超声心动图为诊断肥厚型心肌病首选的无创诊断方法。

五、超声检查注意事项

1. 注意左室流出道有无梗阻,及评价梗阻程度。

2. 注意观察心尖部有无单纯室壁增厚,以免漏诊心尖肥厚型心肌病。

第三节　限制型心肌病

一、病理基础及临床表现

限制型心肌病指心内膜及心内膜下心肌纤维化,心腔缩小或部分闭塞,造成舒张功能障碍为特征的心肌病。

二、超声表现

1. 二维和 M 型超声心动图　①切面均可显示心内膜弥漫性增厚,可达数毫米至 1 cm,内膜回声显著增强。②四腔心、两腔心、左室短轴切面均可显示室壁对称性增厚,室壁运动幅度减低,心室舒张受限,收缩期增厚率明显降低。③四腔心切面显示心室腔长径缩短而短径相对扩大的特异性表现(图 8-3-1)。④两侧心房多增大(图 8-3-2),肺静脉及腔静脉增宽。⑤可有少量心包积液征象,心包膜多无增厚。

2. 多普勒超声心动图　心腔扩大可造成房室瓣相对关闭不全,可于左、右心房内探及源于二、三尖瓣口的反流束。脉冲多普勒显示二尖瓣前叶 E 峰减速时间及等容舒张期延长,肺静脉收缩波峰流速及舒张期血流速度增高。

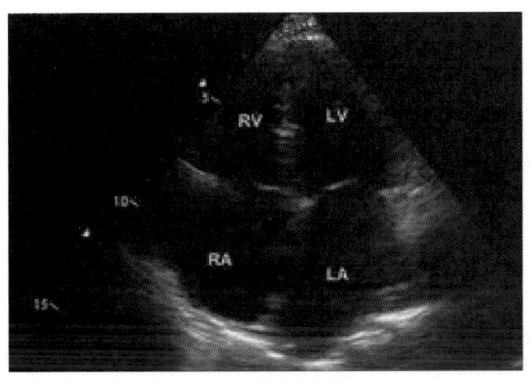
图8-3-1 限制型心肌病四腔心切面
显示心室腔长径缩短而短径相对扩大

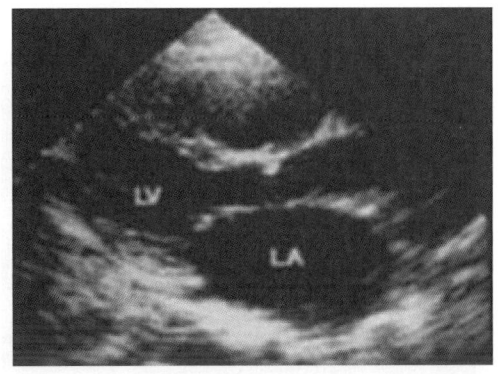
图8-3-2 限制型心肌病左室长轴切面
示心房增大

三、鉴别诊断

1. 与缩窄性心包炎相鉴别 前者是心肌组织纤维化,心内膜增厚、回声略强,室壁运动减低;后者为心包纤维化,心包增厚、回声增强及局限性心包积液,室壁运动幅度多正常。前者静脉回流障碍,下腔静脉等多增宽,频谱多普勒可见肺静脉随呼吸运动变化不明显;后者变化明显。组织多普勒对两者鉴别价值重大,限制型心肌病组织多普勒舒张早期二尖瓣环运动速率 VE 较低,但常规多普勒二尖瓣血流峰值较高,VE/VA 小于1,缩窄性心包炎则多正常大于1。

2. 与陈旧性心肌梗死相鉴别 有局部心肌回声增强和节段性室壁运动异常,无室壁增厚和心室腔缩小。

四、临床价值

超声心动图可提示心内膜增厚,心室腔改变,心房扩大及瓣膜形态及活动改变,为该病提供诊断依据。

第四节 缺血性心肌病

一、病理基础及临床表现

缺血性心肌病(ischemic cardiomy opathy,ICM)是指由于长期心肌缺血导致心肌局限性或弥漫性纤维化,从而产生心脏收缩和/或舒张功能受损,引起心脏扩大或僵硬、充血性心力衰竭、心律失常等一系列临床表现的临床综合征。

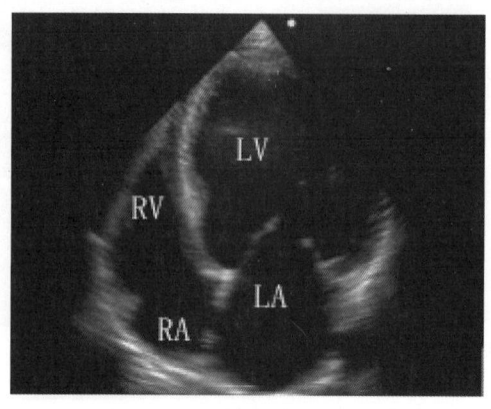

图 8-4-1 缺血性心肌病

二、超声表现

左心增大,左室壁节段性或弥漫性运动异常,或节段性回声增强,心肌变薄。各瓣膜开放幅度减低、关闭不良,彩色多普勒可见反流。心功能减低,一般射血分数 < 35%(图 8-4-1)。

三、鉴别诊断

缺血性心肌病主要与扩张型心肌病进行鉴别。

1. 前者有明确的冠心病史,以节段性心肌运动异常为主,心肌回声可见节段性增强,后者多为弥漫性室壁运动幅度减低,心肌回声正常。

2. 心脏形态的改变:前者常见左室增大,多见二尖瓣反流;后者多为各腔室均增大,各瓣膜可见反流。

3. 前者心肌局部缺血坏死,纤维瘢痕形成使得左室顺应性减低,未受累心肌运动可代偿性增强,收缩功能可正常;后者心肌弥漫受累,心肌收缩功能差,心功能多减低。

第五节 心肌病的超声报告范例

一、扩张型心肌病

超声表现:各房、室均增大,以左房、室为著,各瓣膜无增厚,开放幅度小,关闭欠佳,室间隔及左室壁厚度尚正常,振幅广泛降低(图 8-5-1)。

多普勒:
二尖瓣大量反流,峰速 420 cm/s。
主动脉瓣可见中量反流,峰速 350 cm/s。
肺动脉瓣可见少量反流,峰速 210 cm/s。

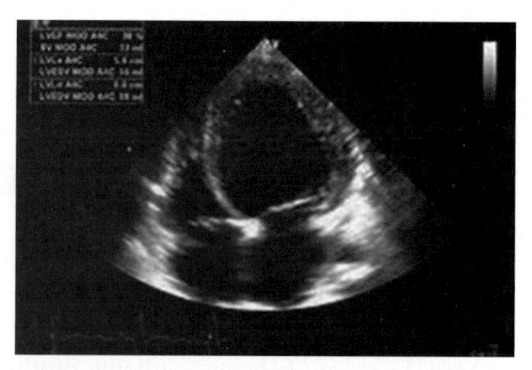

图 8-5-1 扩张型心肌病

三尖瓣中量反流,峰速 300 cm/s。跨瓣压差 36 mmHg,估测肺动脉收缩压约为 46 mmHg。

超声提示:符合扩张型心肌病超声表现

　　　　　二尖瓣大量反流

　　　　　主动脉瓣中量反流

　　　　　肺动脉瓣少量反流

　　　　　三尖瓣中量反流

　　　　　肺动脉高压(中度)

二、肥厚型心肌病(前间隔基底部肥厚)

超声表现:左房扩大,左室相对缩小。前间隔明显增厚,最厚处约 2.5 cm,此处心肌回声粗糙,运动减低,余室壁厚度正常。M 型可见二尖瓣前叶部分 SAM 现象,主动脉瓣收缩中期提前关闭。二尖瓣关闭欠佳,余瓣膜形态、启闭良好。左室流出道内径狭窄,最窄处位于室间隔基底部,约 1.7 cm。心包内未见异常(图 8-5-2)。

多普勒检查:左室流出道探及收缩期高速射流,峰值压差____mmHg。收缩期二尖瓣少量反流信号。二尖瓣舒张期血流频谱 A/E >1。

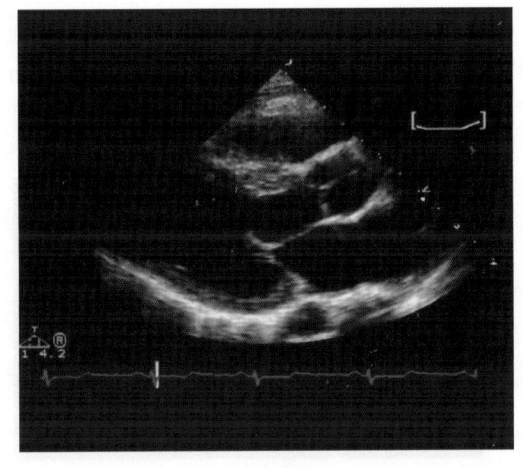

图 8-5-2　肥厚型心肌病

超声提示:梗阻性肥厚型心肌病(前间隔基底部)。

第六节　易误诊的病例

心尖肥厚型心肌病漏诊分析。

临床资料:患者,男,47 岁。活动后心悸,偶感胸痛。心电图示左室高电压,左胸导联(V4~V6)ST 段压低,T 波倒置。因外伤致右侧胫骨骨折入我院骨科。入院时超声心动图检查提示:左室舒张功能减低。

心脏超声表现:左房轻大,左室心尖部相对缩小。右房室内径正常,左室心尖部心肌厚约 2.1 cm,该处心肌回声粗糙,运动幅度减低,余室壁厚度正常。二尖瓣关闭欠佳,余瓣膜形态、启闭良好(图 8-6-1、图 8-6-2)。

多普勒检查:收缩期二尖瓣少量反流信号。二尖瓣舒张期血流频谱 A/E >1。

超声提示:肥厚型心肌病(心尖部)。

分析:超声检查时左室长轴、心尖四腔、心尖短轴及心尖两腔等切面可见心尖部心肌肥厚,后两个切面尤为重要,可见肥厚心肌回声增强,部分呈毛玻璃样,运动幅度减低,厚度多 >2 cm,肥厚心肌厚度与正常室间隔段心肌厚度比值多 >1.3,收缩期可见肥厚心肌呈瘤状突起,致心尖部左室腔明显缩小或闭塞。

心尖肥厚型心肌病心肌肥厚只局限于心尖部,无左室流出道梗阻和压力阶差存在,对心脏血流动力学无明显影响,多无自觉症状,常规超声心动图检查时左室长轴及心尖四腔切面显示室间隔中间段、基底段及左室后壁心肌厚度、回声、运动幅度正常,容易忽略心尖段,尤其对有长期吸烟史、肺气肿等透声条件较差者易漏诊。而心尖两腔切面、心尖短轴切面则能更清楚显示心尖部。另外,心尖肥厚型心肌病心电图多有左室高电压、左胸导联 ST 段压低(V3~V5)明显、T 波倒置等特征性改变。所以要充分认识该病的临床及心电图特点,对可疑本病的,检查时应多切面进行检查,避免漏诊误诊。

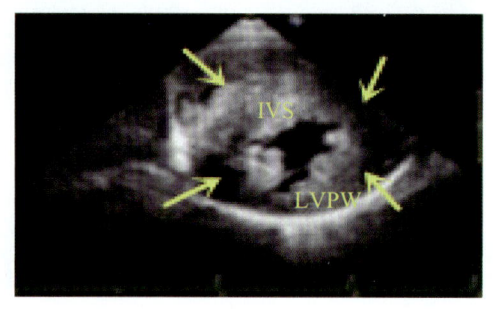 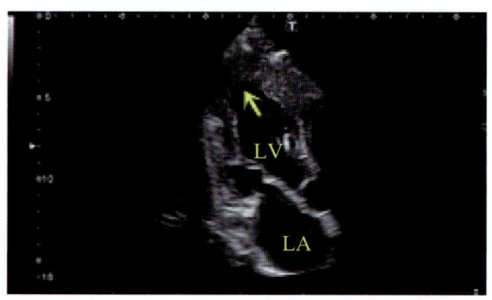

图 8-6-1 心尖短轴切面图　　　　图 8-6-2 心尖两腔切面

(钟娅丽　曹丽叶)

第九章　心脏病

第一节　高血压性心脏病

一、病理基础及临床表现

持续性高血压损害心脏,产生左心室肥厚、左心衰竭者称为高血压性心脏病,是高血压的主要并发症之一。

二、超声表现

1. M 型超声心动图　可显示室间隔及左室后壁增厚,运动幅度增强(图 9-1-1)。
2. 二维超声心动图

(1) 左室长轴切面:长期血压高于正常,可观察到室间隔与左室壁呈向心性肥厚。高血压时左室阻力增大,致使左室肥厚,舒张功能受限,左心房排空受阻,作功增加,左心房、左心室扩大(图 9-1-2)。

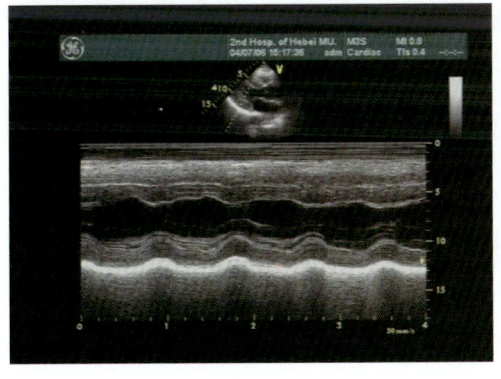

图 9-1-1　高血压性心脏病 M 型超声心动图
室间隔及左室后壁增厚,运动幅度增强

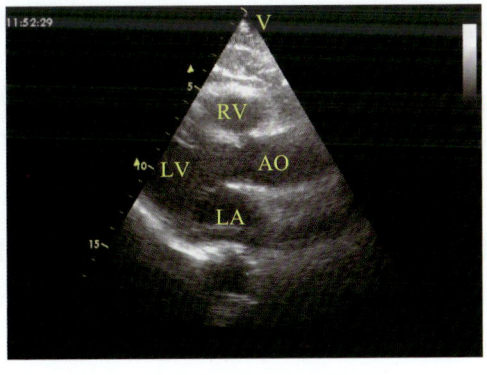

图 9-1-2　高血压性心脏病二维超声心动图
室间隔与左室壁呈向心性肥厚

（2）左室短轴切面：左室壁呈向心性均匀增厚，左室腔相对变小。右室腔基本正常。

（3）心尖五腔心切面：左房比例增大，主动脉增宽，室间隔及左室游离壁增厚，向心性运动增强。

3. 多普勒超声心动图　由于高血压左室舒张功能受限，左心房射血力增强，故脉冲多普勒取样容积置于二尖瓣口左室侧，部分患者可探及血流频谱A峰高于E峰，但二尖瓣血流频谱形态受诸多因素影响，分析时应综合考虑。

三、鉴别诊断

高血压性心脏病应注意与肥厚型心肌病及主动脉瓣狭窄等可引起室壁增厚的心脏病变相鉴别。高血压性心脏病多有明确的高血压病史及家族史，室壁呈均匀、对称增厚；肥厚型心肌病室壁多为不均匀增厚，回声呈毛玻璃状；而主动脉瓣狭窄所致室壁增厚为对称性，但多普勒超声心动图能探及左心室流出道内高速血流，易于鉴别。

四、临床价值

超声心动图可排除其他可以引起室壁肥厚的疾病，为临床提供高血压的诊断依据，并对其病程进展做出客观评价。

五、高血压性心脏病超声报告范例

（一）高血压性心脏病（左室壁向心性肥厚）

超声表现：左房轻大，左室内径正常，右房室内径正常范围。室间隔及左室壁向心性肥厚，厚度约____ mm，运动幅度及增厚率偏强。主动脉瓣轻度增厚，主动脉壁舒张速率减低，重搏波减慢。二尖瓣EF斜率减慢，余瓣膜结构、功能正常（图9-1-3）。

多普勒检查：舒张期二尖瓣血流频谱A/E＞1。

超声提示：阳性所见符合高血压性心脏病
　　　　　左室肥厚
　　　　　左室舒张功能减低

（二）高血压性心脏病（左室增大，舒张功能减低）

超声表现：左房室内径增大，右房室内径正常范围。室间隔及左室壁向心性肥厚，厚度约13 mm，运动幅度及增厚率在正常范围。主动脉瓣轻度增厚，主动脉壁舒张速率减低，重搏波减慢。二尖瓣EF斜率减慢，余瓣膜结构、功能正常（图9-1-4）。

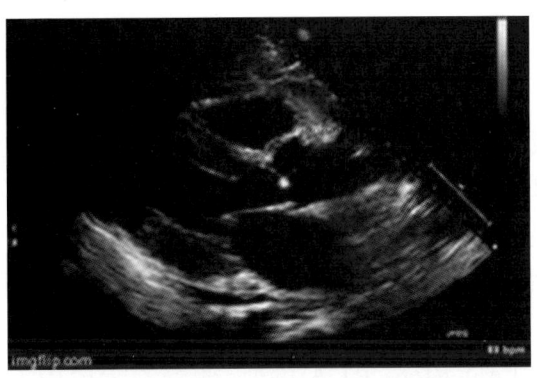
图9-1-3 左室壁向心性肥厚

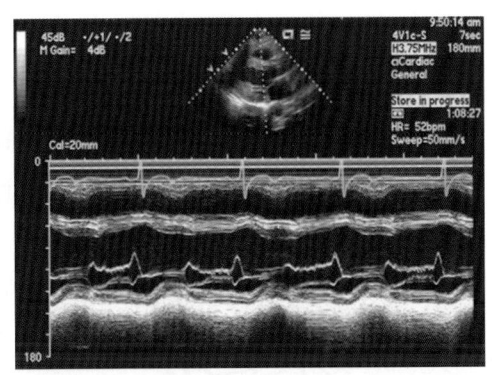
图9-1-4 左室增大,舒张功能减低

多普勒检查:舒张期二尖瓣血流频谱 A/E >1。
超声提示:阳性所见符合高血压性心脏病
　　　　左室肥大
　　　　左室舒张功能减低

（钟娅丽　粟建辉）

第二节　冠状动脉硬化性心脏病

一、病理基础及临床表现

冠状动脉发生严重粥样硬化或痉挛,使冠状动脉狭窄或阻塞,以及血栓形成造成管腔闭塞,导致心肌缺血缺氧的一种心脏病,亦称缺血性心脏病。冠状动脉病变造成冠状动脉血供急剧减少或中断使心肌严重而持久地急性缺血达1小时以上,即可发生心肌梗死。

临床表现及体征:冠心病的临床特点是阵发性的前胸压榨性疼痛感觉,主要位于胸骨后部,可放射至心前区和左上肢,常发生于劳动或情绪激动时,持续3～5分钟,休息或用硝酸酯制剂后消失。平时一般无异常体征,心绞痛发作时常见心率增快、血压升高、表情焦虑、皮肤冷或出汗。心电图可出现心肌缺血引起的ST段改变。

心肌梗死时除疼痛外,尚可出现发热、白细胞增高、胃肠道症状、心律失常、低血压、休克以及心力衰竭等。心电图可出现病理性Q波、ST段弓背向上型抬高和T波倒置等。

心肌梗死的并发症:室壁瘤形成、心脏破裂、心包炎和心包填塞、室间隔穿孔、心力衰竭和心源性休克等。

二、左室壁节段与冠状动脉供血的关系

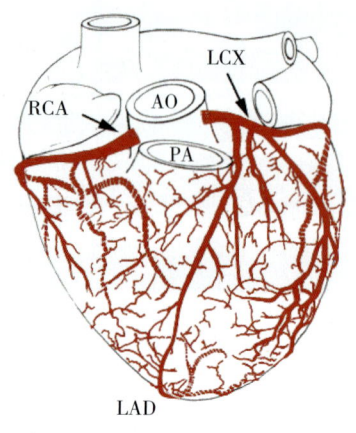

图9-2-1 左室壁各节段血供

冠心病左室壁运动异常的范围与闭塞的冠脉支配区域有密切关系,因此需要熟悉左心室各节段的冠脉供血:前降支(LAD)供应前间隔、前壁以及室间隔的中段和心尖段;回旋支(LCX)供应左室侧壁和后壁;右冠状动脉(RCA)供应下壁和室间隔基底段。另外下壁心尖段和侧壁心尖段为双重供血,即下壁心尖段由LAD和/或RCA供血,侧壁心尖段由LCX和/或LAD供血,见图9-2-1。

通常心肌室壁运动异常与该供血区冠脉狭窄有关,因此根据左室壁运动异常的范围可推断狭窄冠脉所在。常见冠状动脉病变与相应心肌梗死部位:

1. 左冠状动脉前降支闭塞,引起左心室前壁、心尖部、前侧壁、前间隔和二尖瓣前乳头肌梗死。
2. 右冠状动脉闭塞,引起左室下壁(右冠状动脉占优势时)、后间隔和右心室梗死。
3. 左冠状动脉回旋支闭塞,引起左心室后侧壁、下壁(左冠状动脉占优势时)和左心房梗死。
4. 左冠状动脉主干闭塞,引起左心室广泛梗死。

左室壁节段划分:二维超声多断层切面图像可显示室壁各个节段,一般将室壁分为几个节段以利于节段性室壁运动分析。美国超声心动图学会推荐16节段分法:在长轴上左室先分为基底段、中段和心尖段;基底段、中段再各分为6个小节段;心尖段再分为4个小节段(图9-2-2)。

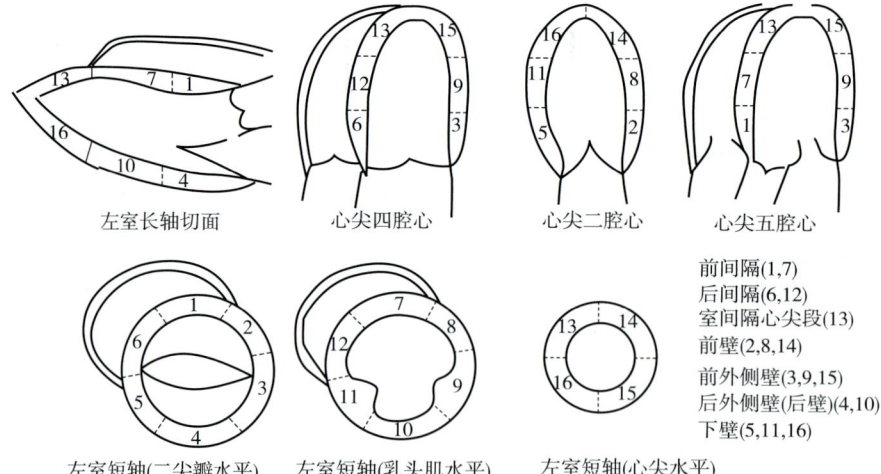

图9-2-2 左室壁节段划分

三、心肌缺血及心肌梗死的超声诊断

心肌缺血或急性心肌梗死的超声主要表现为心肌收缩的减弱或停止,包括室壁增厚率的减低或消失,运动幅度的减低、消失或矛盾运动,心肌回声增强;由于邻近无缺血的正常心肌的拉伸作用,缺血心肌可表现一定程度的被动运动,左室短轴切面观察表现为室壁呈顺时针或逆时针方向的扭动。

1. **室壁增厚率** 室壁增厚率 =(收缩期室壁厚度 -舒张期室壁厚度)/收缩期室壁厚度,正常左室游离壁的收缩期室壁增厚率约40%,室间隔的增厚率略逊于游离壁。收缩期室壁增厚率 <30% 为减弱。而室壁矛盾运动表现为受累心肌节段收缩期向外运动。

2. **心肌运动幅度异常的判定** 室间隔正常≥5 mm,左室后壁正常≥8 mm,2～4 mm 为减弱,<2 mm 为消失,收缩期室壁向外运动为矛盾运动(图9-2-3)。

根据各节段室壁运动情况每个节段分派一个分数:正常记1分;运动减弱记2分;无运动记3分;矛盾运动记4分;室壁瘤形成记5分,若某一节段运动情况显示不清则记为0分,计算室壁运动分数指数(WMSI)来半定量评价节段性室壁运动异常程度。WMSI =室壁运动分数总和/室壁运动节段数,正常左室 WMSI 为1,WMSI >1 为异常,数值越大,说明心肌异常节段越多,病变程度越严重。

3. **心肌回声改变** 单纯缺血及急性心梗心肌回声与周围心肌无明显异常,长期大面积缺血心肌可变薄,<7 mm,回声无明显增强。陈旧性心梗除运动消失或出现矛盾运动外,心肌回声增强,明显变薄(图9-2-4)。

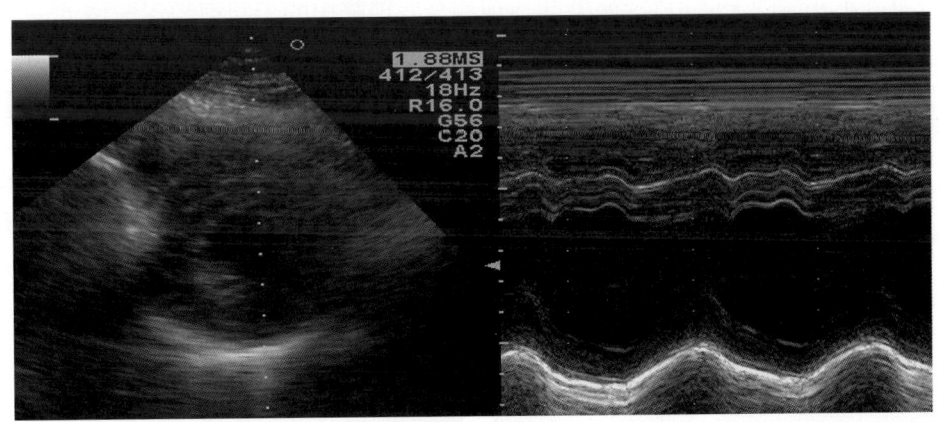

图9-2-3 左室前壁缺血
运动幅度减低

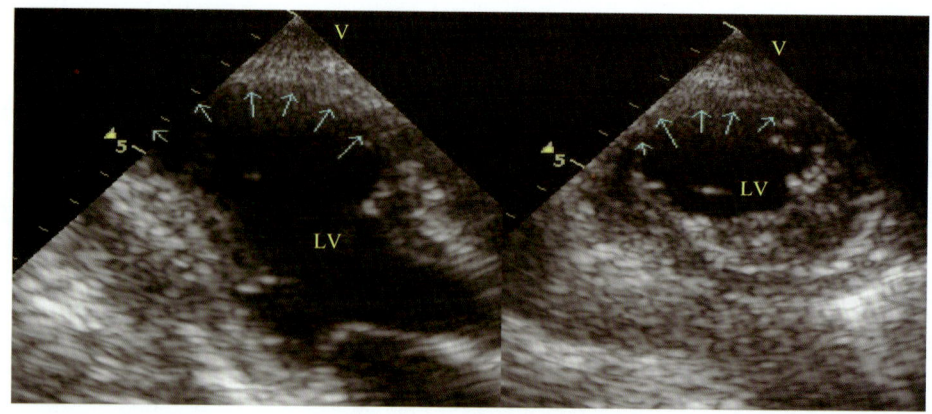

图 9-2-4　左室前壁心梗

心肌变薄，回声增强，向外略膨出

四、心肌梗死并发症的超声表现

1. 附壁血栓　表现为心梗部位心腔内低回声（图 9-2-5）。

2. 室壁瘤　室壁瘤多发生在面积广泛的穿壁性心肌梗死，最常见的部位为心尖，心肌菲薄，收缩期向外膨出，呈憩室样，局部呈矛盾运动，室壁瘤处常见附壁血栓的形成（图 9-2-6）。

3. 假性室壁瘤　是由于心肌梗死心肌穿孔，局部心包和血栓等物质包裹血液形成的与左室腔相交通的囊腔。假性室壁瘤较真性室壁瘤更为凶险。假性室壁瘤的超声表现为左室壁与心包之间有一无回声腔，其壁为心包层；无回声腔与左室之间小孔相通；彩色多普勒显示左室腔通过小孔流向无回声腔；如果动态观测会发现膨出的无回声腔逐渐增大。

4. 室间隔穿孔　表现为室间隔心肌梗死部位出现回声失落，并可见左向右分流信号（图 9-2-7）。

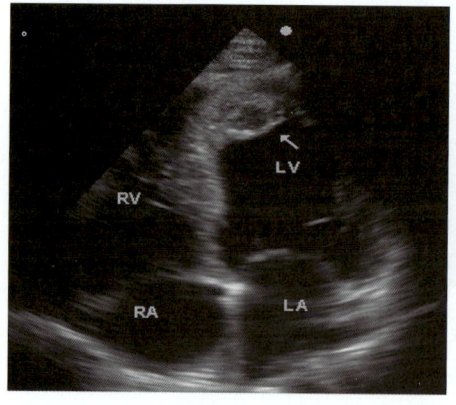

图 9-2-5　心尖部心肌梗死合并血栓

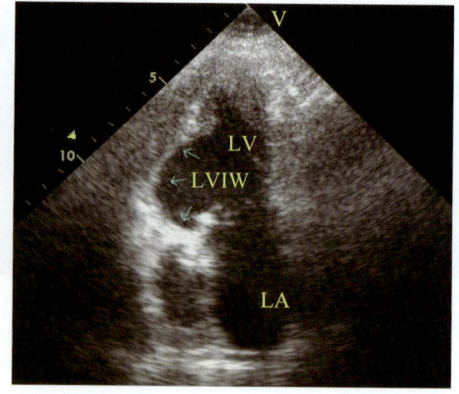

图 9-2-6　左心室下壁心肌梗死合并室壁瘤形成

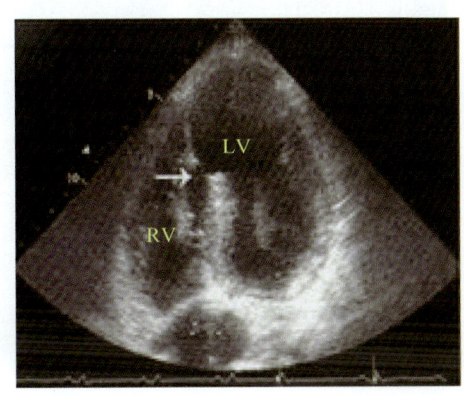 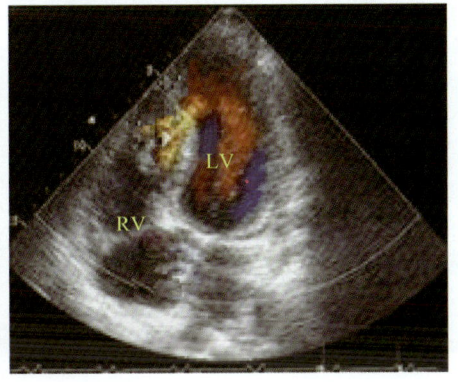

图9-2-7 心尖部心肌梗死室壁瘤形成后室间隔穿孔
穿孔处可见左向右分流血流信号

5. 心脏破裂和心包填塞　心包填塞是心梗致心肌穿孔或血管损伤造成心包腔内血液积存,超声表现为心包内大量液性暗区。

6. 心力衰竭　表现为左心腔扩大,室壁运动弥漫性减低,射血分数减低。

五、冠心病超声报告范例

(一)冠心病(左心增大,左心室功能减低)

超声表现:左心房室内径明显增大,左心室流出道增宽,右心房室内径正常。室壁厚度尚正常,回声不均,可见节段性室壁运动减低现象,增厚率减低。左心室流出道增宽,二尖瓣环增宽、瓣叶开放幅度小,主动脉壁搏动幅度减低(图9-2-8)。

多普勒检查:收缩期二尖瓣口少量中心性反流。

超声提示:左心大

　　　　　节段性室壁运动减低

　　　　　二尖瓣少量反流

　　　　　左心功能减低

　　　　　结合临床符合冠心病改变

(二)冠心病(陈旧性下壁心肌梗死)

超声表现:各房室内径正常,室间隔及左室后壁厚度正常、运动幅度及增厚率降低,运动不协调,左室下壁局限性变薄,回声增强,向外膨出,受累范围约3.5 cm×2.9 cm。各瓣膜形态、结构、启闭尚可(图9-2-9)。

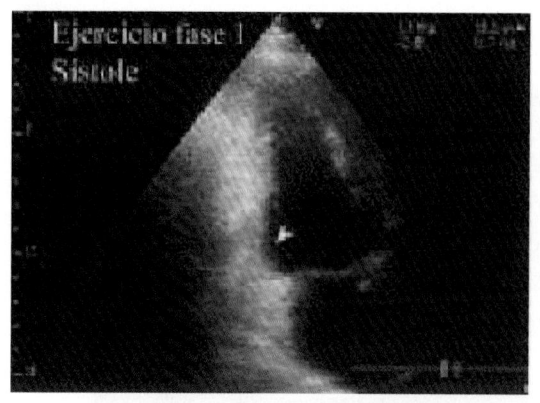
图9-2-8 左室增大,左心室功能减低

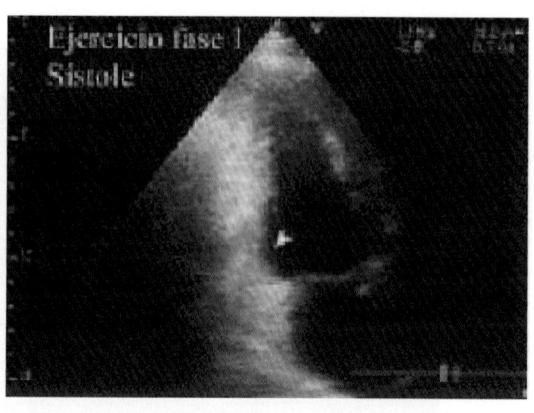
图9-2-9 陈旧性下壁心肌梗死

多普勒检查:舒张期二尖瓣血流 A 峰大于 E 峰。
超声提示:冠心病
　　　　　陈旧性下壁心肌梗死
　　　　　左室舒张功能减低

(钟娅丽　粱建辉)

第三节　肺源性心脏病

一、临床概述

慢性肺源性心脏病的诊断依据是慢性支气管炎、肺气肿、其他肺胸疾病或肺血管病变引起的心脏病,有肺动脉高压、右心室增大或右心功能不全。

二、超声表现

大动脉短轴及右室流出道长轴均可探及肺动脉及其分支增宽,左室长轴、四腔心切面可显示右心扩大,右室壁增厚。多普勒可显示三尖瓣及肺动脉瓣不同程度关闭不全,收缩期可见蓝色为主的三尖瓣反流入右房(图9-3-1),舒张期可见五彩血流束自肺动脉瓣口反流,脉冲或连续多普勒可测得三尖瓣及肺动脉瓣反流速度及压差(图9-3-2)。肺动脉血流频谱上升支加速并出现顿挫,峰值前移,呈"匕首"状,血流加速时间及射血时间缩短,射血前期延长。

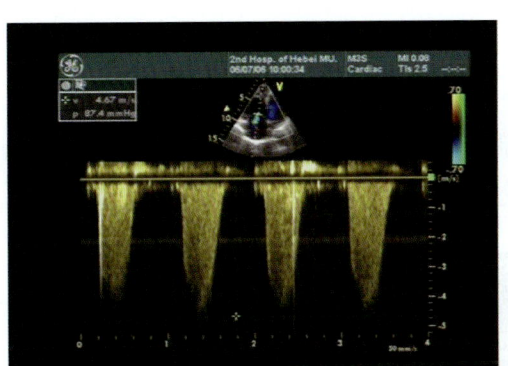

图9-3-1 肺源性心脏病

右心扩大,收缩期可见少量蓝色彩流束经三尖瓣口反流入右房

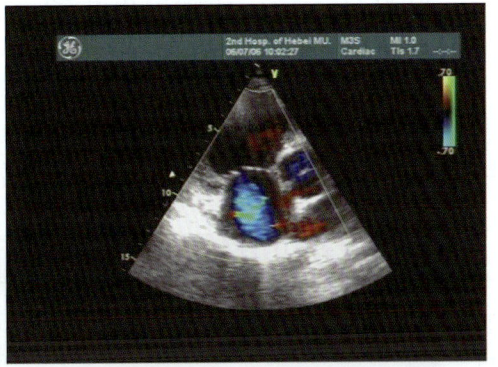

图9-3-2 肺源性心脏病

三尖瓣最高反流速度约467 cm/s,肺动脉压力差约87 mmHg

肺动脉压超声测量有多种方法,常用的为压差法。

三尖瓣反流测算法:对合并三尖瓣反流者,于四腔心切面,运用多普勒超声观察,取样容积置于三尖瓣口右房侧,探及其反流速度,再将其转换成三尖瓣反流压差(PG),可计算出肺动脉收缩压(SPAP)。一般根据简化的Bernoulli方程:即据三尖瓣反流速度计算出三尖瓣反流压差(PG)=$4V^2$。将所得的三尖瓣反流压差,加上右心房的压力(RAP)即得出肺动脉收缩压SPAP=PG+RAP。同理,根据肺动脉瓣反流速度计算肺动脉瓣反流压差,再加上右心室的压力即得出肺动脉舒张压。

三、鉴别诊断

房间隔缺损由于长期左向右分流,也可造成右心扩大,右心容量负荷增加,肺循环血量增加,也可造成肺动脉高压,但房间隔可探及回声失落,易于鉴别。

四、临床价值

超声心动图是无创诊断肺动脉高压的最佳方法之一,可直观了解心脏各腔室大小、瓣膜启闭,并可排除肺动脉高压是否因先心病等其他心血管疾病而引起。

五、超声检查时注意事项

注意了解病史,有无呼吸系统疾病,测量三尖瓣、肺动脉反流估测肺动脉收缩、舒张压时,取样线要尽量与三尖瓣、肺动脉瓣反流束方向平行,才能取到最高流速。

六、肺源性心脏病超声报告范例

超声表现:右房室扩大,右室壁增厚,运动正常,左房室内径相对小。室间隔左移,左室呈"D"形改变,室间隔厚度正常,运动异常。肺动脉明显扩张,管腔内未见明显异常回声。三尖瓣环扩张,致使瓣叶对合欠佳,余瓣膜形态、结构、启闭未见异常(图9-3-3)。

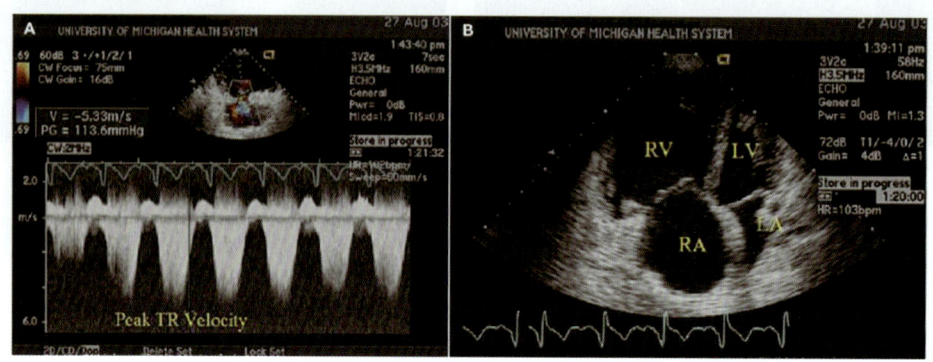

图9-3-3 肺源性心脏病超声

多普勒检查:三尖瓣可见中量反流,峰速280 cm/s,峰值压差32 mmHg;肺动脉可见少量反流,峰速198 cm/s,峰值压差16 mmHg。估测肺动脉收缩压约42 mmHg。二尖瓣血流频谱A大于E。

超声提示:符合肺心病
    右心扩大
    三尖瓣中量反流
    右心功能减低
    肺动脉高压(度)

(郗秀丽 钟娅丽)

第四节 先天性心脏病

一、概论

先天性心脏病为胚胎期胎儿心脏组织发育障碍所致的一组心脏疾病,常伴有显著的血流动力学异常。超声心动图技术是诊断本类疾病的特异性检测方法,尤其近年彩色多普勒血流显像(CDFI)(简称彩色多普勒)技术的广泛应用,已经取代了大部分有创检查技术,因此在先天性心脏病检查中居首要地位。

(一)先天性心脏病的基本病理类型

心血管系统发育障碍引起的畸形病变可归纳为三种类型。

1. 残留异常通道　如房间隔缺损、室间隔缺损、动脉导管未闭、单心房、单心室等。
2. 形成狭窄　如肺动脉狭窄、右室流出道狭窄、主动脉缩窄及瓣膜狭窄等。
3. 错位连接　如大动脉转位、肺静脉畸形引流等。

两种或两种以上类型并存时构成复合或复杂性先天性心脏病,如法洛三联症、法洛四联症、法洛五联症等。

(二)先天性心脏病超声心动图检查的基本思路及三节段分析法

1. 基本思路
(1)各心房、心室大小。
(2)心房、室间隔连续性。
(3)大动脉位置、发育、走行。
(4)瓣膜位置、形态、活动情况。
(5)各部血流特征(应用具备多普勒功能的设备)。
(6)有无并存的心脏、血管畸形。

2. 三节段分析法　对于某些复杂性心脏畸形,心脏结构的辨别十分困难,常无从入手。应用"心房-心室-大动脉三节段分析法"逐段分析、各个击破,能使问题简单许多,联系关系也一目了然。简介如下。

(1)心房的辨别:右心房连接上、下腔静脉,与肝脏同侧;左心房连接肺静脉,与胃同侧。此为固定连接关系。

(2)心室的辨别:右心室连接三尖瓣,其瓣膜(隔瓣)在室间隔上的位置低于二尖瓣位置且短小,右心室乳头肌弱小,为三组,肌小梁粗大(心尖明显);左室连接二尖瓣,其瓣膜(前瓣)在室间隔上位置高且长大,乳头肌粗大,为二组。

(3)大动脉的辨别:肺动脉走行短,较早分为左右两支;主动脉走行长,弓部发出三支颈部大血管。

二、房间隔缺损

房间隔某处缺失致两房沟通称为房间隔缺损,是最常见的先天性心脏病,居先天性心脏病总发病率之首,约占26%。

(一) 分型及病理解剖、病理生理

本病按胚胎学来源分为继发孔型（Ⅱ孔型）与原发孔型（Ⅰ孔型）。两者的发病过程如下：胚胎期原始心房分隔过程中，其顶部先形成第一房间隔，其下端留有一孔，为原发孔，是左右房间的生理通道。胚胎 6 周时第一房间隔下延与心内膜垫结合，原发孔闭合，若出生后仍未闭合者即为原发孔（Ⅰ孔）缺损。在原发孔闭合过程中，第一房间隔中部自然吸收，形成继发孔以代替原发孔功能，称第二房间孔（继发孔）；同时第一房间隔右侧生成第二房间隔，其功能是覆盖继发孔，完成左右房的解剖分隔。覆盖继发孔处形成一椭圆形凹陷为卵圆窝。若继发孔过大或第二房间隔发育障碍而致继发孔出生后永不闭合则为继发孔（Ⅱ孔）型房间隔缺损。本型占本病发病率的 95%，为本节介绍重点。Ⅱ孔型房间隔缺损根据缺损发生的部位不同又可分为卵圆孔型、下腔型、上腔型、巨大型四种类型。

房间隔缺损时由于左心房压力高于右心房，左心房内血液通过缺损处分流入右心房，造成右心系统容量负荷增加，导致右心房、室扩大，严重病例后期形成肺动脉高压，右心房压力高于左心房时即出现右向左分流，临床出现发绀。

(二) 超声心动图表现

常用切面为胸骨旁四腔切面、心尖四腔切面、剑突下四腔切面及胸骨旁五腔切面。剑下两房心切面声束和房间隔近垂直是显示房缺最佳切面，剑突下上、下腔静脉长轴切面为静脉窦型房缺最佳显示切面。剑下切面检查时嘱患者张口并双腿屈膝仰卧位，减轻腹壁紧张度从而获得清晰图像。

1. 直接征象

（1）房间隔局部回声失落：正常房间隔为一膜状回声，卵圆窝位于中央，为一菲薄的细线样回声，房间隔缺损时可见膜状回声中断，断端回声增强，并左右摆动。在肥胖的成年人，房间隔显示不佳，缺损诊断困难时，应结合多普勒、声学造影等综合分析（图 9-4-1A）。

（2）房水平过隔血流：彩色多普勒可显示自左房经回声失落处至右房的红色过隔血流束，即左向右分流，发生于收缩中、晚期及舒张早期。有右向左分流时可见相反方向的蓝色血流束（图 9-4-1B）。

（3）频谱多普勒可直接显示不同时相的分流频谱（图 9-4-1C）。图 9-4-1D 为剑下双房心切面房间隔缺损彩色多普勒显示，图 9-4-1E 为剑下上、下腔静脉长轴切面房间隔缺损的二维图像。

2. 间接征象

（1）右心房、心室增大，肺动脉增宽。

（2）室间隔向左室侧移位：左室短轴切面显示右室增大，使室间隔向左室侧移位。

（3）室间隔运动异常：M 型超声可显示室间隔运动平坦或与左室后壁呈同向运动。

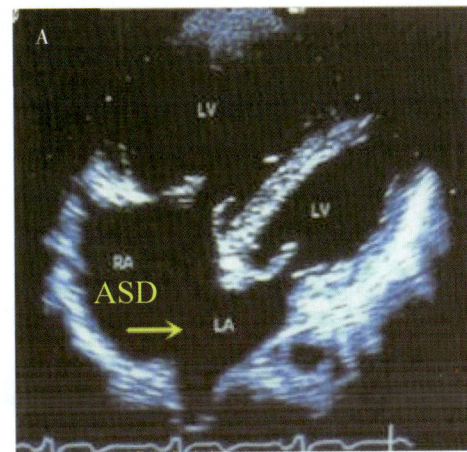
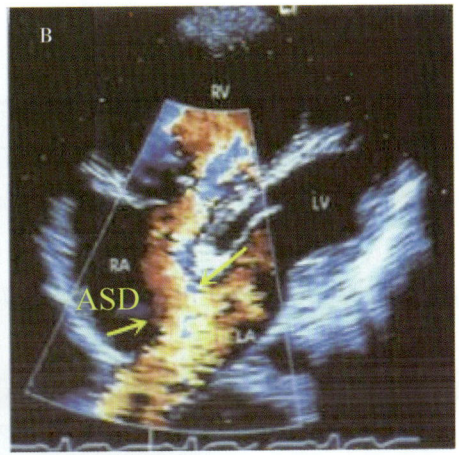
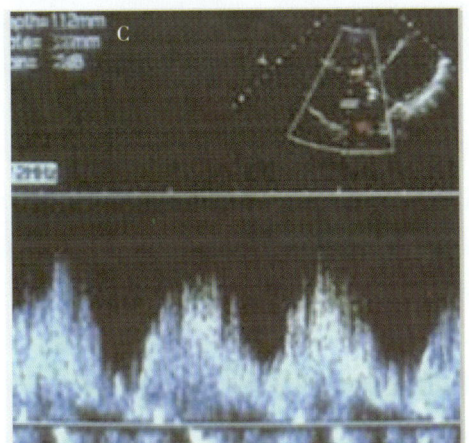
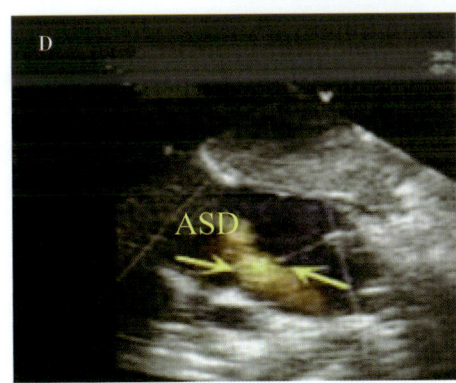
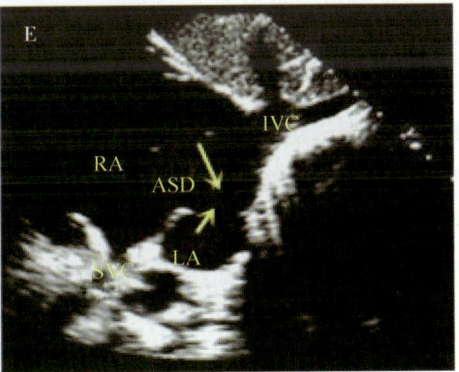

图 9-4-1 房间隔缺损

A 图四腔切面示房间隔中部一较大缺损,右房右室明显扩大;B 图同一切面彩色多普勒可见左房血流经缺损部位分流入右房;C 图示该处脉冲多普勒频谱示左向右分流;D 为剑下双房心切面房间隔缺损彩色多谱勒显示;E 为剑下上、下腔静脉长轴切面房间隔缺损的二维图像

(三)鉴别诊断

1. **卵圆孔未闭与再开放** 卵圆孔未闭为少数正常人卵圆孔处原发隔未完全融合,探针可通过,但无明显分流,无临床意义。卵圆孔再开放为未闭合的卵圆孔在右房压力高于左房时发生右向左分流。二维声像图特征为卵圆孔处两侧膜部边缘错位的小缺损。

2. **房间隔膨突瘤** 房间隔某处(多为卵圆窝部)呈瘤样扩张,突向左房或右房,大的瘤体可造成该侧房室口不全梗阻。理论上是由于对侧心房压力过高而形成,但临床多见于无明显心脏病原因的受检者。二维声像图特征为房间隔卵圆窝处一膨出的瘤样膜状组织突向一侧心房,可随心动周期摆动。

3. **艾森曼格综合征(Eisenmenger Complex)** 指各类左向右分流的先天性心脏病后期发生肺动脉高压并导致右向左分流而出现的一系列临床表现。

(四)房间隔缺损的治疗

除传统的外科手术修补外,现重点了解介入封堵中的超声应用。

1. **房间隔缺损封堵术的适应证**

(1) II孔房间隔缺损,分流方向为左向右分流。

(2)左房侧的房间隔残端长度距肺静脉开口、二尖瓣前叶根部 >7 mm。

(3)右房侧的房间隔残端长度距上腔静脉、下腔静脉、冠状静脉窦开口 >5 mm。

(4)房间隔残端组织发育良好,边缘组织较厚。

(5)无房间隔瘤。

(6)多发房间隔缺损之间的距离最好在 5~7 mm。

(7)通常房间隔缺损的最大径不宜超过 34 mm。

2. **房间隔缺损的禁忌证**

(1) I孔型及冠状静脉窦型房间隔缺损。

(2)房间隔缺损最大径 >34 mm。

(3)边缘组织过短,边缘 <5 mm,尤其是上、下腔型房间隔缺损。

(4)房间隔组织发育差,有大的房间隔瘤。

(5)合并重度肺动脉高压。

(6)合并血栓、感染、败血症及其他严重并发症患者。

三、室间隔缺损

室间隔缺损占先心病发病率的23%,位居第二。可单独存在或为复杂畸形的一部分。

(一)病理解剖和病理生理

室间隔依其胚胎来源可分为三部分,即肌部来自原始心室,膜部来自心内膜垫,漏斗部来自动脉干,室间隔缺损常发生在此三部分的对合线上,以膜部、膜周部室间隔缺损为常见。

室间隔缺损大小不一,多为 0.8~1.0 cm,直径小于 0.8 cm 的缺损为小缺损,面积小于 0.5 cm² 、无临床症状者称为 Roger 病。室间隔缺损的测量以舒张期数据与临床最接近。

室间隔缺损时,由于左室压力高于右室,分流血液由左心室→缺损孔→右心室→肺动脉→肺循环→左心房→左心室,造成左心系统容量负荷增加,因分流血多直接经圆锥部进入肺动脉,对右室容量负荷影响相对小,故以左心房室扩大为主。当右室压力高于左室时即发生右向左分流,临床出现发绀。

(二) 分型

传统分型见表 9-4-1。

表 9-4-1 室间隔缺损的分类

分型			部位及定义
漏斗部	Ⅰ型	干下型	邻近肺动脉瓣环,缺损上缘无肌组织,位于主动脉右冠窦与左冠窦交界下方
	Ⅱ型	嵴内型	位于室上嵴中间,缺损四周为肌组织
膜部	Ⅰ型	嵴下型	位于室上嵴之下,圆锥乳头肌之前,缺损常累及膜部及一部分室上嵴
	Ⅱ型	单纯膜部	限于膜部室间隔的小缺损,四周为纤维组织
	Ⅲ型	隔瓣下型	位于圆锥乳头肌之后,三尖瓣隔叶根部之下,缺损累及膜部和/或一部分肌部
肌部	窦部		位于室间隔后部,三尖瓣后叶与隔叶下方,周围均为肌组织,可发生在肌部任何部位,少见
	小梁部		位于肌部室间隔的前下方

(三) 超声心动图表现

1. 直接征象

(1) 相应的室间隔部位回声失落(图 9-4-2A)。

(2) 彩色多普勒可显示缺损部位自左室至右室的收缩期红色五彩镶嵌的过隔血流束(重度肺动脉高压时则为蓝色的右向左分流)(图 9-4-2B)。

(3) 连续多普勒于缺损的右室面可记录到收缩期正向的高速湍流频谱,测量最大分流速度并计算缺损两侧的压力阶差(图 9-4-2C)。

2. 间接征象

(1) 左室容量负荷过重的表现:左心房、左心室扩大,左室壁运动增强(图 9-4-2D)。

(2) 分流量较大时可有右室流出道增宽、肺动脉扩张。

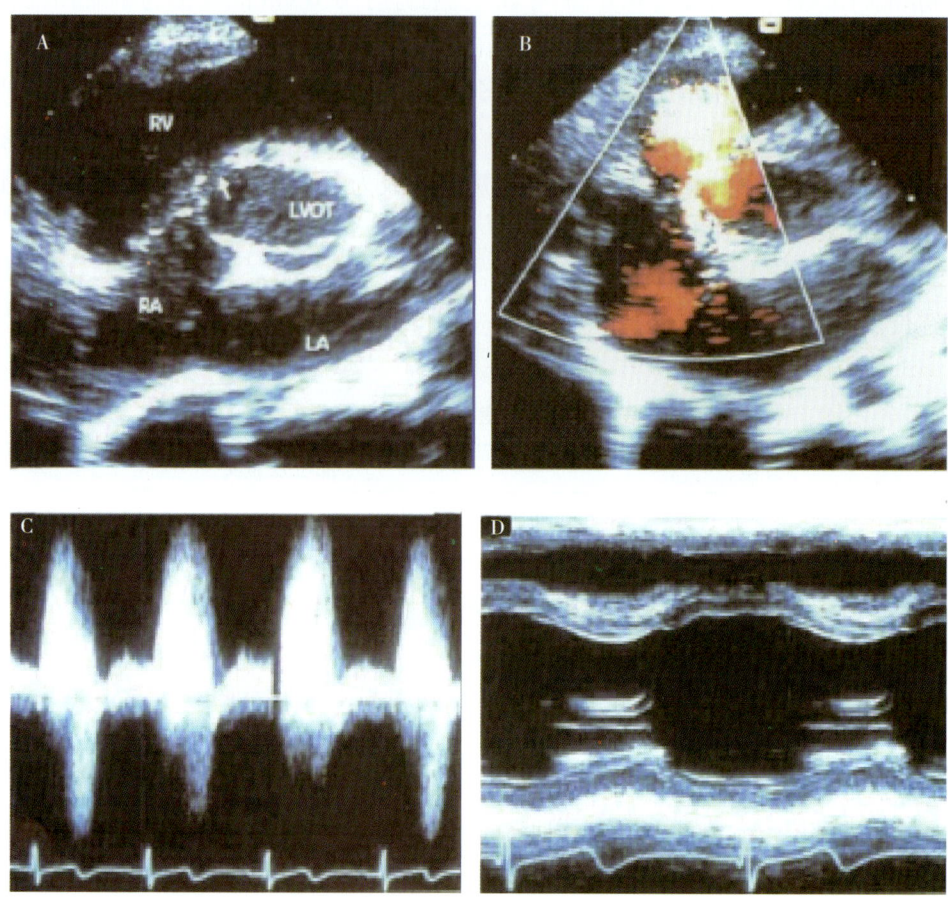

图9-4-2 室间隔缺损

A. 四腔心向心底短轴过渡切面室间隔膜部见缺损；B. 该处彩色多普勒见五彩高速左向右分流；C. 连续多普勒见室水平收缩期分流频谱；D. 左室腱索水平见左室扩大

（四）鉴别诊断

室间隔膜部瘤：室间隔膜部呈薄壁瘤状突向右室侧，基底部宽，胸骨旁四腔、五腔切面为最佳观察切面。若瘤部顶端有小缺口，有分流，则称为室间隔膜部瘤破裂。前者常无临床意义，后者多需手术修补。

（五）室间隔缺损的治疗

除传统的外科手术修补外，现重点了解介入封堵中的超声应用。

1. 室间隔缺损封堵术的适应证

（1）年龄 >3 岁。

（2）单纯膜部 VSD >3 mm，肌部 VSD >5 mm。

(3) 单纯左向右分流的 VSD。

(4) 缺损上缘距主动脉瓣 >2 mm，肌部缺损距主动脉瓣、二尖瓣及三尖瓣 >5 mm。

(5) 室间隔缺损外科手术后残余分流。

(6) 无其他需外科矫正的心脏畸形。

2. 室间隔缺损封堵术的禁忌证

(1) 严重的心律失常。

(2) 心内膜炎及出血性疾病。

(3) 下腔静脉血栓形成。

(4) 严重的肺动脉高压导致右向左分流。

(5) 合并主动脉瓣关闭不全。

(6) 合并需外科矫正的心脏畸形。

四、动脉导管未闭

动脉导管未闭居先天性心脏病发病率的第三位，占总发病率的 10%~15%。

(一) 病理解剖及病理生理

动脉导管为胎儿期主、肺动脉间的生理通道，位于降主动脉与肺动脉分叉或左肺动脉起始部之间。出生后 7 个月动脉导管约 95% 以上闭锁为动脉韧带，1 岁以后仍不闭锁者即为病理状态。未闭的动脉导管大体分为管型、窗型、漏斗型、哑铃型、动脉瘤型。管型长度一般为 0.6~2.0 cm，管径 0.2~1.0 cm（图 9-4-3）。

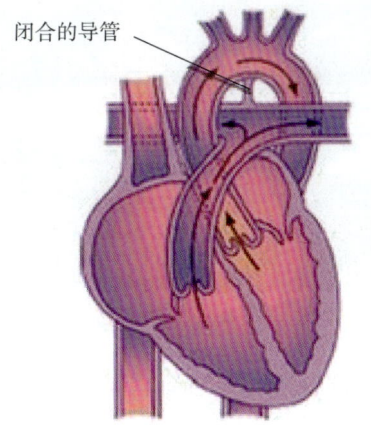

图 9-4-3　正常和未闭的动脉导管

动脉导管未闭时由于主动脉压高于肺动脉压,分流血经动脉导管从主动脉持续进入肺动脉,其循环途径为:主动脉→动脉导管→肺动脉→肺循环→左心房→左心室→主动脉,左心系统及肺动脉容量负荷增加,致左心房、左心室扩大,肺动脉增宽。晚期出现肺动脉高压后分流可减少,并逐渐转化为右向左分流,患者出现发绀。

(二) 超声心动图表现

常用大动脉短轴切面,该切面可显示紧邻主动脉左侧的肺动脉主干及左、右肺动脉,并同时显示位于左、右肺动脉下方的降主动脉,动脉导管未闭可见左肺动脉与降主动脉异常通道。另外胸骨上窝切面显示主动脉弓长轴后探头顺时针转至2点钟左右,声束朝向足侧即可显示动脉导管回声,尤其适宜肺气干扰小的患者。

1. 直接征象

(1) 于主动脉根部短轴和胸骨上窝切面,可见降主动脉与肺动脉分叉处或左肺动脉起始部间的异常通道(图9-4-4A)。该通道可为管型或窗型。

(2) 彩色多普勒显示自降主动脉向肺动脉的连续性红色五彩射流束。小导管的分流束常靠近主肺动脉左侧壁,须仔细探查方可显示(图9-4-4B)。

(3) 连续多普勒于肺动脉内可记录到正向、双期、连续性湍流频谱,由分流速度可计算导管两端压力阶差(图9-4-5)。

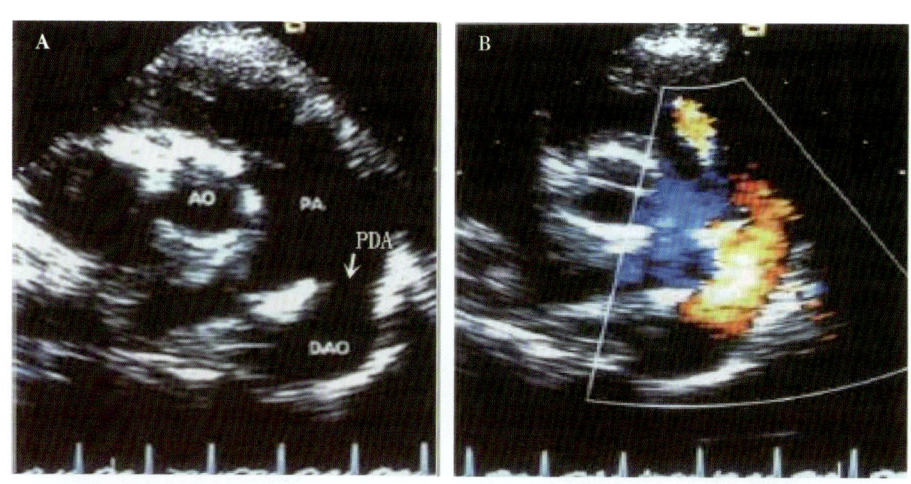

图9-4-4 动脉导管未闭

A. 主动脉根部短轴切面:降主动脉与主肺动脉间回声失落,为导管位置;B. 同切面彩色多普勒图像,示高速分流经导管沿肺动脉左侧壁上行

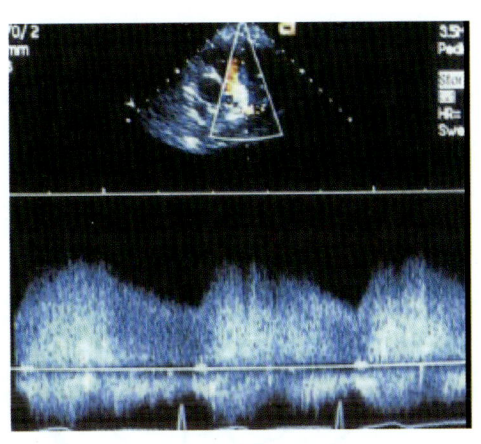

图 9-4-5　动脉导管未闭血流频谱
显示双期连续性高速湍流,收缩期高于舒张期

2. 间接征象　主肺动脉增宽,左心房、室扩大。

（三）鉴别诊断

主肺动脉间隔缺损:为主动脉根部与主肺动脉间的异常沟通,其血流动力学特征与动脉导管未闭相同。

（四）动脉导管未闭的治疗

除传统的外科手术外,现重点了解介入封堵中的超声应用。

1. 动脉导管未闭封堵术的适应证

（1）PDA 直径大于 2 mm。

（2）仅有左向右分流而不合并需外科治疗的心脏畸形。

（3）年龄 >6 个月,体重 >4 kg。

（4）外科术后残余分流。

2. 动脉导管未闭封堵术的禁忌证

（1）PDA 合并感染性心内膜炎及赘生物。

（2）PDA 合并严重的肺动脉高压出现右向左分流。

（3）PDA 合并需外科手术治疗的心脏畸形。

五、法洛四联症

法洛四联症是较常见的复合性先天性心脏病,包括肺动脉狭窄、室间隔缺损、主动脉骑跨及右心室肥厚。前三者为原发病变,后者为继发性病理改变。

（一）病理解剖及病理生理

主动脉、肺动脉来源于胚胎期的动脉干,在发育过程其内生出主动脉间隔,将动脉干分为主动脉、肺动脉。如该间隔偏向一侧则造成一侧动脉狭窄,而对侧增宽。本病即为主肺动脉间隔偏移向肺动脉侧所致。狭窄可发生于肺动脉的不同部位或漏斗部,也可同时累及两处。由于主肺动脉间隔的右移而与室间隔错位,形成较大的室间隔缺损,增宽的主动脉骑跨于上方(图 9-4-6)。右室因肺动脉狭窄血液流出受阻、收缩增强而肥厚。由于肺动脉狭窄,收缩期右室内的静脉血大部分进入骑跨的主动脉内,临床出现发绀。

(二)超声心动图表现

1. 直接征象

(1) 主动脉增宽、骑跨于室间隔缺损:左室长轴切面显示主动脉增宽,前壁迁移,与室间隔连续中断,形成"骑跨"于室间隔的特有征象(图9-4-7A)。

(2) 肺动脉狭窄及右室肥厚:在主动脉根部短轴切面,可见主肺动脉或肺动脉分支管径细小。狭窄严重者常须仔细转换探头角度和方向并配合患者的左转体和深呼吸运动方向可显示,漏斗部的狭窄更难显示,易漏诊,更须仔细寻找确认。于左室长轴及四腔切面均见右室壁明显增厚(图9-4-7A)。

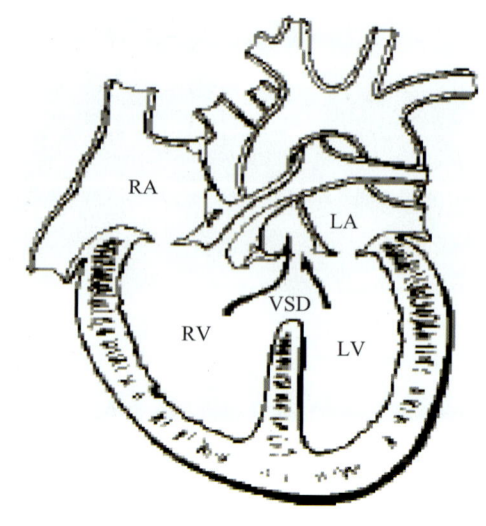

图9-4-6 法洛四联症示意图

(3) 多普勒检测

① 缺损部位检测:彩色多普勒可显示收缩期左、右心室同时向粗大的主动脉内排血或由右室入左室的过隔血流(图9-4-7B)。

② 狭窄部位检测:彩色多普勒显示狭窄部位呈明亮的收缩期五彩湍流;连续多普勒于狭窄部位检测到收缩期前向的高速湍流频谱(图9-4-8)。

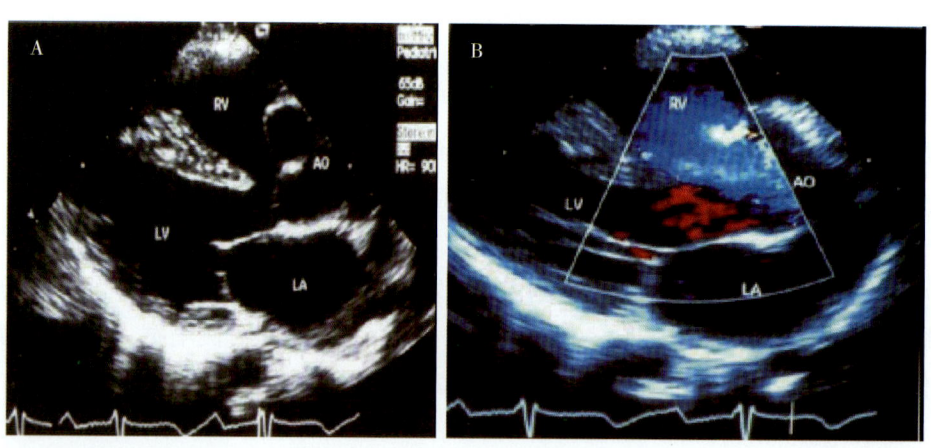

图9-4-7 法洛四联症

A. 左心长轴切面示宽大、前移的主动脉与室间隔连续中断,形成骑跨征,中断处为缺损部位;
B. 同一切面彩色多普勒示收缩期左、右室同时向粗大的主动脉内排血,并见由右室入左室的右向左过隔血流

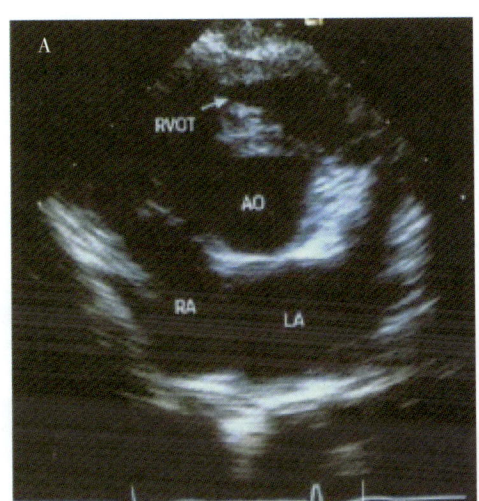
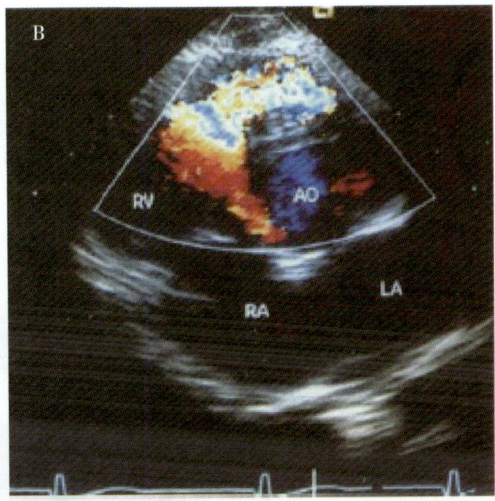
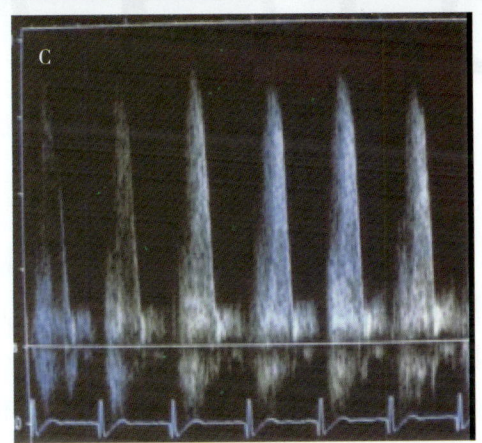

图9-4-8 法洛四联症狭窄部位二维、彩色多普勒及频谱多普勒显示

A. 示狭窄的右室流出道；B. 该处彩色多普勒见五彩高速湍流；C. 该处连续多普勒探及高速收缩期频谱

2. 间接征象 左房可略小，属低容量废用性缩小。

（三）鉴别诊断

法洛三联症：是较为少见的发绀型先天性心脏病，包括肺动脉狭窄、房间隔缺损和右室肥大。房间隔缺损处为右向左分流，临床发绀明显。

六、心内膜垫缺损

心内膜垫是心脏胚胎发育中极其重要的中心结构，形成房间隔根部、室间隔膜部、二尖瓣部分前叶及三尖瓣隔叶（图9-4-9）。因此其发育障碍可形成多种畸形，统称为心内膜垫缺损。

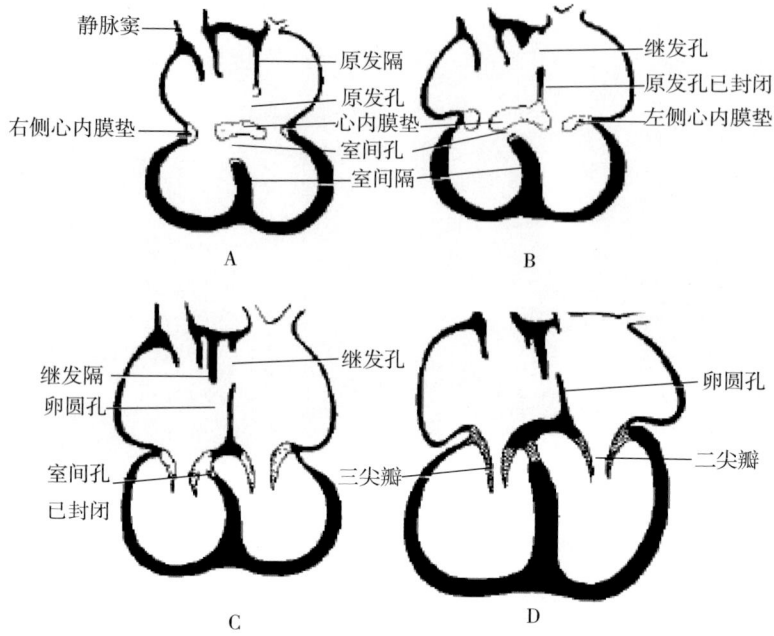

图 9-4-9 心内膜垫的发育过程与组织演变

(一)病理解剖及病理生理

由心内膜垫发育障碍所累及的不同部位可分为不完全型(部分型)和完全型心内膜垫缺损两大类。完全型心内膜垫缺损时,房、室间隔缺损融合,二尖瓣前叶与三尖瓣隔叶相连构成共同房室瓣,两组房室瓣口沟通,形成房室间共同通道,使四个心腔相通。由房间隔、室间隔及两侧房室瓣构成的心内十字交叉结构消失。完全型心内膜垫缺损中"原发孔型房间隔缺损+室间隔膜部缺损"是指两者融合,若独立并存者应定为不完全型心内膜垫缺损。病理生理依不同的解剖畸形、病程阶段而异,早期以左向右分流为主;分流量大者易发生肺动脉高压而转变为右向左分流。

(二)超声心动图表现

必用的切面有四腔心切面,可显示原发孔房间隔缺损和十字交叉结构消失,彩色多普勒可观察分流及瓣膜有无反流,房室瓣口短轴切面能显示部分型心内膜垫缺损瓣叶裂的程度,左室长轴及动脉短轴可更好地观察室间隔缺损。

1. 直接征象

(1)完全型心内膜垫缺损:十字交叉结构消失、共同通道及共同房室瓣。心尖四腔切面可见房间隔根部、室间隔膜部回声失落构成一巨大缺损,两组房室瓣融合,十字交叉结构消失,形成四腔彼此沟通的共同通道,宽大的共瓣横跨共同通道,活动增强(图9-4-10)。部分患者可有左室流出道狭窄。

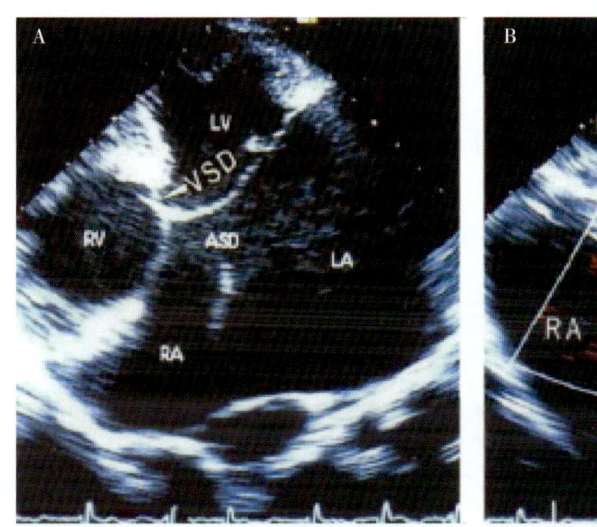
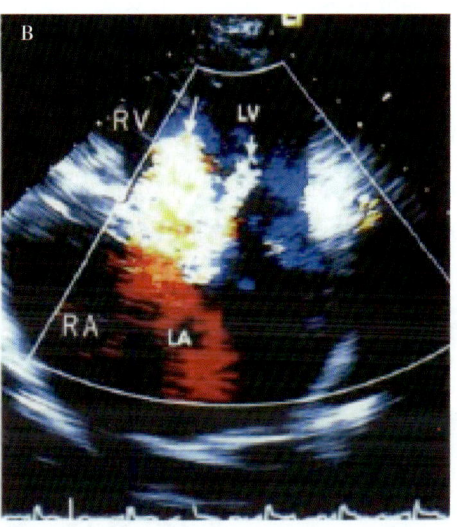

图9-4-10 完全型心内膜垫缺损

A. 四腔心切面示心内十字交叉消失，房室间为一共同通道，两侧房室环融为一体，巨大的房室瓣活动其中；B. 彩色多普勒示心脏四腔室血流相通

（2）部分型心内膜垫缺损

①原发孔型房间隔缺损：心尖四腔切面可见靠近十字交叉处房间隔回声失落，二尖瓣前叶、三尖瓣隔叶在室间隔上处于同一水平。

②二尖瓣前叶裂：二尖瓣水平短轴切面于舒张期见二尖瓣前叶瓣体中部回声失落，呈"断桥征"。

（3）中间型心内膜垫缺损：即原发孔房间隔缺损合并隔瓣下小室间隔缺损，二尖瓣三尖瓣瓣口分开。

2. 间接征象　心脏增大：累及房室依病变类型不同而异。

3. 多普勒声像图　可用于判别分流方向、检出二尖瓣反流及评价各腔室的压力阶差，评价肺动脉压力及特殊情况下的鉴别诊断。

七、大动脉转位

大动脉转位是较为严重的心脏复杂畸形，为胚胎5~6周时动脉球未随原始心室右旋而引起的大动脉与心室连接异常。由于其本质上属于大动脉与心室的错位连接，故近年有学者认为命名为大动脉错位更为适宜。解剖上可分为三型：即完全型、不完全型及矫正型大动脉转位。

(一) 完全型大动脉转位

1. 病理解剖及病理生理　主要是大动脉与心室连接异常及其导致的循环异常。

(1) 大动脉与心室连接异常:主动脉起自右心室,接受来自体循环的静脉血;肺动脉起自左心室接受来自肺循环的动脉血。

(2) 大动脉根部前后关系异常:肺动脉位于左后,主动脉位于右前。

(3) 大动脉走行异常:主、肺动脉无交叉,呈并行走行(图9-4-11)。

(4) 存在有房、室间隔缺损,以维持生命存活。有时可合并有动脉导管未闭或主、肺动脉间隔缺损。

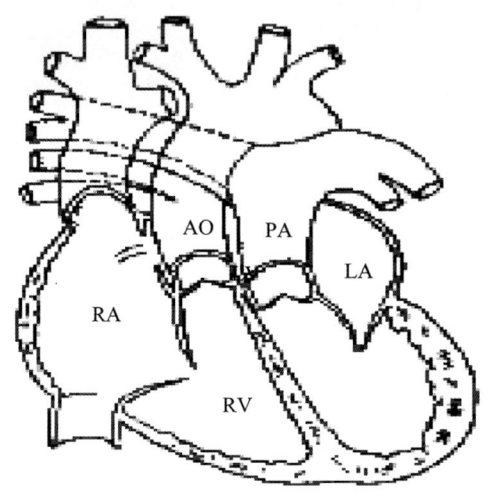

图9-4-11　完全型大动脉转位

2. 超声心动图表现

(1) 大动脉的方位改变:在主动脉根部短轴切面,正常情况下为右室流出道、肺动脉环绕主动脉根部的特异性"环绕征"图像,而本病则为主动脉在右前、肺动脉在左后的两个短轴切面。

(2) 大动脉走行异常:正常位置走行的主、肺动脉不能在同一切面上显示两者长轴图像,大动脉转位时,左室长轴切面可见两条大动脉并行排列的长轴图像。

(3) 大动脉连接异常:左心长轴和非标准长轴切面可见两条大动脉并行,位于右前方的主动脉根部与右室连接;位于左后方的肺动脉较短,(可见左右肺动脉分支,此为辨认肺动脉的重要标志),根部有圆锥组织与二尖瓣前叶连接(图9-4-12)。圆锥组织的超声征象为局部增厚的强回声,是诊断大动脉转位异常连接的重要解剖志。

脉在前上方,连接小流出腔;肺动脉在后下方,连接大心室,常伴有狭窄。

3. 多普勒检测　彩色多普勒可直接显示、追踪大动脉内血流来源、走行及异常沟通的分流。频谱多普勒测量各处流速、压力阶差。

十、埃勃斯坦(三尖瓣下移)畸形

正常三尖瓣隔叶在室间隔上的附着位置较二尖瓣前叶偏低,两者相距 0.5~1.0 cm,当相差距离超过 1.5 cm 时即为三尖瓣下移畸形。

(一)病理解剖及病理生理

三尖瓣隔叶体部和部分后叶与室间隔、右室壁粘连融合,因而附着点下移,瓣叶缩小,活动受限,前叶则代偿性增大。附着点水平以上的右室部分心肌变薄,与右房融合成为一体,成为"房化右室",而移位瓣膜以下的右室部分为功能右室,较正常明显缩小(图9-4-19、图9-4-20)。

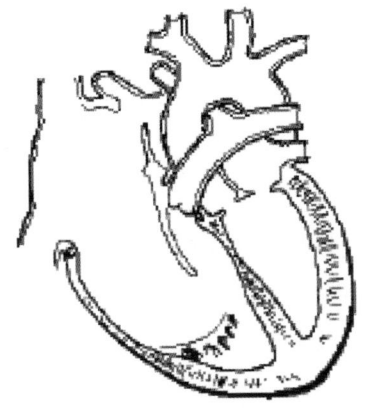

图 9-4-19　Ebstein 畸形示意图
三尖瓣下移,后叶与隔叶发育不良,附于室壁,前叶则过长

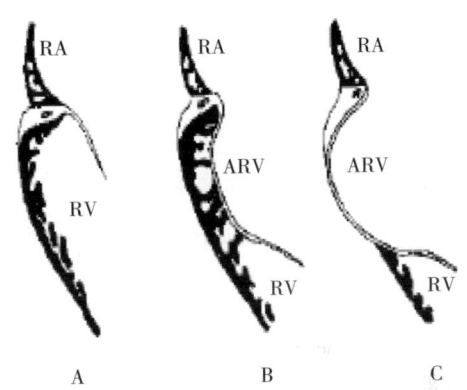

图 9-4-20　Ebstein 畸形右房室环断面示意图
经右房室环处作一断面,可见有比较特异的改变。A. 正常人:三尖瓣起自房室环,将右房、右室分开;B. 轻型三尖瓣下移畸形;C. 重型三尖瓣下移畸形

(二)超声心动图表现

1. 三尖瓣隔叶位置下移　四腔切面可见三尖瓣隔叶附着点下移,与二尖瓣前叶附着点间距离超过 1.5 cm,前叶巨大呈风帆样运动,下垂至近心尖部与隔叶会合。主动脉根部短轴切面上隔瓣位置由正常的 9~10 点位置移至 11~12 点处。

2. 巨大右房　房化右室与右房融为一体,形成巨大右房。

3. 极不相称的小右室　功能右室极小,室壁多有增厚(图9-4-21)。

4. 三尖瓣反流　多普勒检查可协助观察三尖瓣活动状况,检查反流,计算房室间压差。

（图9-4-22）。

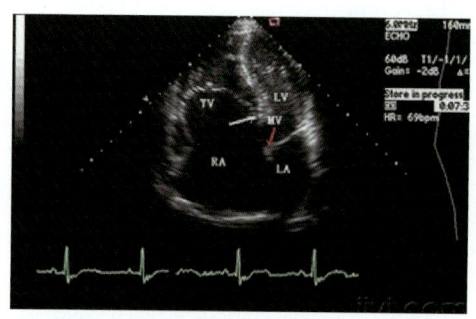
图9-4-21 Ebstein畸形心尖四腔心切面
三尖瓣隔叶在室间隔附着位置下移至心尖部，
房化右室与解剖右房形成一巨大"右房"，功能
右室极小，右室壁增厚

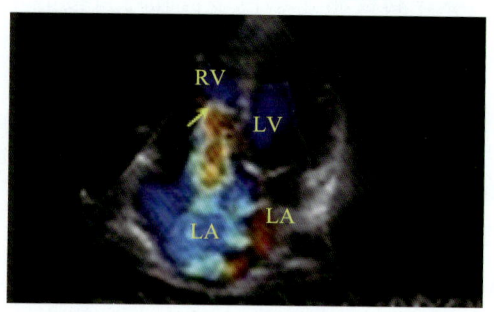
图9-4-22 Ebstein畸形彩色多普勒显示
三尖瓣反流

十一、主动脉窦瘤破裂

主动脉窦异常扩张膨大成囊袋状称为主动脉窦瘤。在某种外因作用下可导致窦瘤破裂穿孔，形成血液异常分流。

（一）病因及病理解剖、病理生理

主动脉根部中层弹力纤维和瓣环纤维之间缺乏连续性或根本没有融合，使局部组织薄弱，在压力作用下逐渐膨出形成窦瘤。剧烈的血压升高、感染可作为诱因使之破裂（图9-4-23）。窦瘤破裂主要破入相邻腔室，以右冠窦为多见，可破入右心室或右心房，无冠窦多破入右心房，左冠窦则多破入左心房。破入右心房、右心室者引起双侧房室增大，破入左心房则仅有左心房室扩大。

（二）超声心动图表现

1. **扩张的窦瘤** 主动脉根部短轴切面及左室长轴切面见窦瘤呈囊袋状或锥形，壁极薄。有些患者的瘤体可很小或不明显，超声仅观察到薄弱的窦壁上回声脱失缺口。

2. **多普勒检查** 彩色多普勒可直接显示自主动脉经窦瘤破口流入相应心腔的五彩湍流束；频谱多普勒可记录到收缩期高于舒张期、边缘粗糙的连续性湍流频谱（图9-4-24）。

3. **各房室变化** 受累房室扩大、肺动脉扩张。

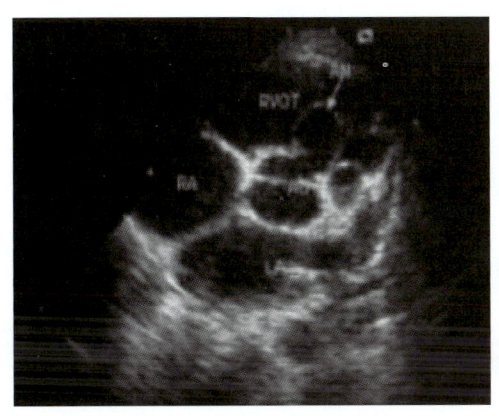
图9-4-23 主动脉窦瘤破裂
示右冠窦破入右室流出道

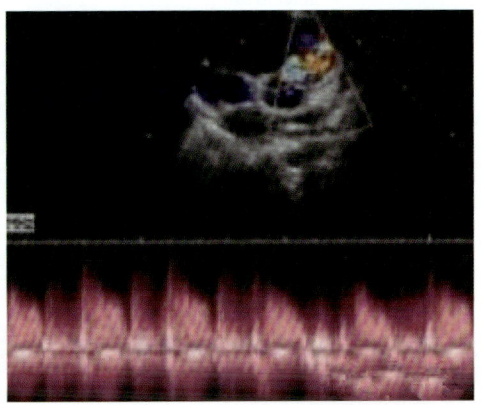
图9-4-24 主动脉窦瘤破裂
多普勒示右冠窦破裂口可见五彩湍流,可见连续性湍流频谱

(三)鉴别诊断

1. 主动脉右窦瘤破入右室与室间隔膜部瘤鉴别:①位置不同,右冠窦破裂位于主动脉瓣上,位置靠近肺动脉瓣;膜部瘤位于主动脉瓣下位置近三尖瓣隔瓣。②分流时相不同,室缺为收缩期左向右湍流频谱,主动脉窦瘤破裂可见双期左向右分流。

2. 室间隔缺损并主动脉瓣脱垂时多普勒可探及连续性双期血流信号,易误认为窦瘤破裂。检查时应观察瘤样突出的形态、来源,明确血流信号来源及时相以明确诊断。

3. 与冠状动脉瘘鉴别:两者均位于主动脉瓣上,主动脉窦瘤一般为囊状,活动度大,冠状动脉瘘一般为管状,活动度小,两者均见连续性异常血流频谱,冠状动脉瘘较窦瘤破裂流速低。

十二、肺静脉畸形引流

肺静脉畸形引流为罕见的先天性心脏病,约占总发病率的0.2%。

(一)病理解剖与病理生理

胚胎期左房发出共同肺静脉腔(肺总静脉),与四条肺静脉对接,其后共同肺静脉腔衍化为部分左房壁,则四条静脉各自直接与左房连接。若部分或所有肺静脉不连接左房而通过其他途径回流至左房者即为部分型或完全型肺静脉畸形引流(图9-4-25)。完全型肺静脉畸形引流其肺静脉血回流右房有三种主要形式。各型肺静脉畸形引流均使右心系统容量负荷加重而扩大,左房不同程度少血空虚以致缩小。完全型者必然伴有房间隔缺损以保证体循环供血,因此患者出现发绀。

(二)超声心动图表现

1. 左房无肺静脉汇入,体积缩小(完全型)。

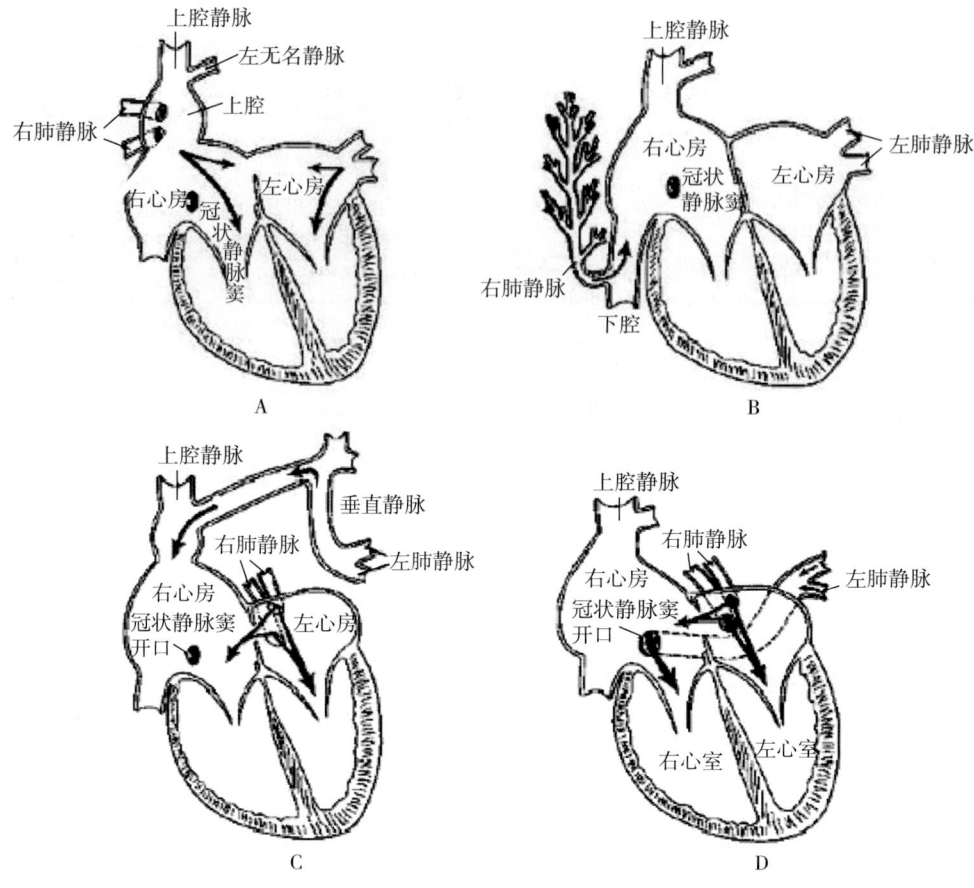

图 9-4-25 部分型肺静脉异位连接的常见类型

A. 右肺静脉与上腔静脉连接；B. 右肺静脉与下腔静脉连接；C. 左肺静脉借垂直静脉与无名静脉相连；
D. 左肺静脉与冠状静脉窦相连

2. 共同肺动脉腔：四腔切面于缩小的左房后方可见一横行管腔回声，即共同肺静脉腔（肺总静脉）。

3. 房间隔缺损：为各种完全型所必备之条件。本类缺损必为右向左分流。

4. 左上腔静脉：为上腔型肺静脉畸形引流的回流途径，于胸骨左缘扫查可见自左锁骨下静脉与左颈总静脉汇合处垂直向下走行的无回声暗带，连接肺总静脉。彩色多普勒可探测到静脉血流频谱。

5. 冠状静脉窦扩张：为心内型肺静脉畸形引流的回流途径，左心长轴切面于左室后壁与左房之间的房室沟内可见一扩张的环状结构（图 9-4-26）。

6. 膈下异常通道：为下腔型肺静脉畸形引流的回流途径，自肺总静脉发出异常静脉下行穿膈肌汇入下腔静脉或门静脉。

7. 右肺静脉异常(部分型):四腔切面可见右肺静脉未汇入左房却汇入右房,声学造影可见造影剂回声充填右房,而由右肺静脉引流入右房的动脉血因不含造影剂而形成负性显影区。此点为彩色多普勒技术所不能代替。

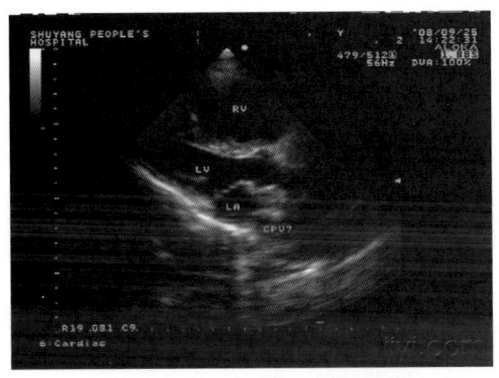

图 9-4-26 冠状静脉窦增大
心内型肺静脉异位引流的一个声像图表现

十三、马凡综合征

马凡综合征为一种少见的遗传性结缔组织疾病。临床特征为身高、肢体及指趾细长,高度近视,先天性晶体脱位和先天性心血管畸形。本章简介其心血管的超声表现。

(一)病理解剖及病理生理

结缔组织中弹力纤维消失,平滑肌破坏,胶原纤维增生。心血管受累特征如下。

1. 主动脉扩张,常累及主动脉窦部、升主动脉。内膜撕裂形成夹层(假腔);主动脉瓣环扩张导致主动脉瓣关闭不全。

2. 二尖瓣叶、腱索黏液样变,可致二尖瓣脱垂。

(二)超声心动图表现

常用左心长轴、主动脉根部短轴切面。

1. 主动脉扩张及夹层:主动脉根部极度扩张,内径可达 8 cm,壁薄,有夹层时可见腔内与动脉壁分离的膜状回声,短轴切面该膜可为线状、弧状或环状回声,形成与主动脉壁之间的假腔。此时应进一步探查撕裂的破口部位,借助彩色多普勒可见破口处随心动周期有血流出入(图9-4-27、图9-4-28)。

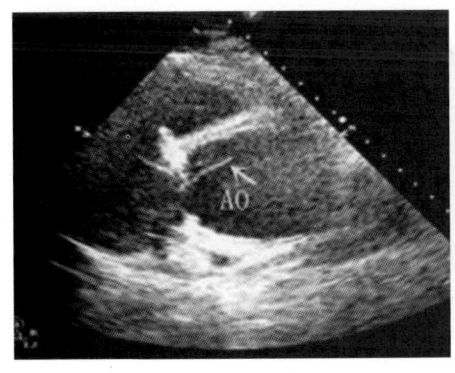

图 9-4-27 马凡综合征
左室长轴切面示升主动脉增宽腔内见膜状回声

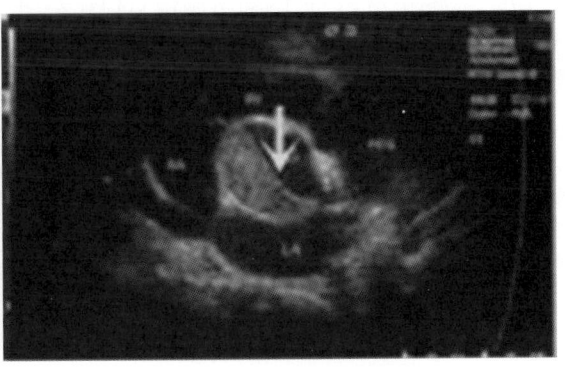

图 9-4-28 马凡综合征
主动脉短轴切面可见膜状回声

2. 主动脉瓣关闭不全,二尖瓣关闭不全或脱垂。
3. 有瓣膜关闭不全时左心房室扩大。

十四、先天性心脏病超声报告范例

(一)房间隔缺损(继发孔型)

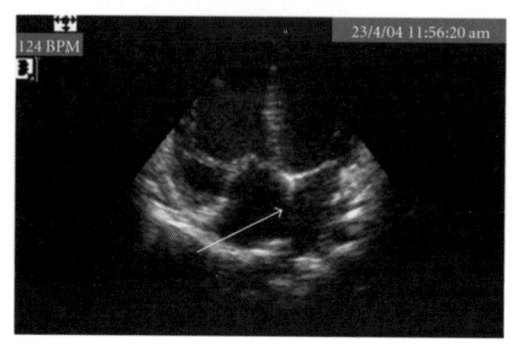

图9-4-29 房间隔缺损(继发孔型)

超声表现:心房正位,房室及大动脉关系正常,主动脉弓左降,右心增大,左房室内径正常,各瓣膜无增厚,房间隔中部回声失落约1.2 cm,断端距周围组织均有距离,室间隔连续完整,室间隔及左室壁厚度、振幅正常,心肌运动协调(图9-4-29)。

多普勒:房水平可见左向右分流,峰速____ cm/s。

三尖瓣少量反流,峰速____ cm/s,跨瓣压差____ mmHg,估测肺动脉收缩压约为____ mmHg。

超声提示:先天性心脏病:房间隔缺损(继发孔型)

    右心增大

    三尖瓣少量反流

(二)室间隔缺损

超声表现:心房正位,房室连接大动脉关系正常,主动脉弓左降,左房室内径增大,右房室内径正常,各瓣膜无增厚,室间隔膜周部回声失落约1.1 cm,房间隔连续完整,室间隔及左室壁厚度、振幅正常,心肌运动协调检查(图9-4-30)。

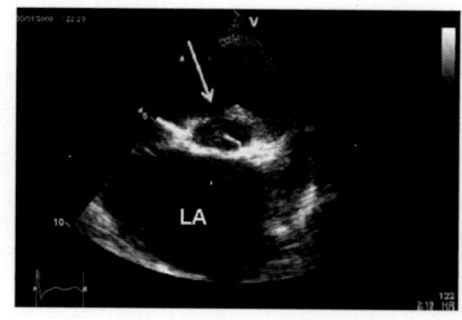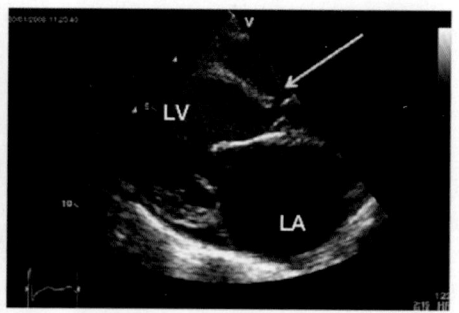

图9-4-30 室间隔缺损

多普勒检查:室水平可见左向右分流,峰速 290 cm/s。

超声提示:先天性心脏病:室间隔缺损(膜周部)。

(三)动脉导管未闭

超声表现:心房正位,房室连接大动脉关系正常,主动脉弓左降,左心增大,右心内径正常,各瓣膜无增厚,降主动脉与左肺动脉起始部之间可见彩色分流束,长约 1.0 cm,宽约 0.8 cm。房室间隔连续完整,室间隔及左室壁厚度、振幅正常,心肌运动协调(图 9 - 4 - 31)。

多谱勒:大动脉水平可见左向右连续分流,峰速 356 cm/s,跨瓣压差____ mmHg。

二尖瓣少量反流,峰速 350 cm/s。

超声提示:先天性心脏病:动脉导管未闭

左心增大

二尖瓣少量反流

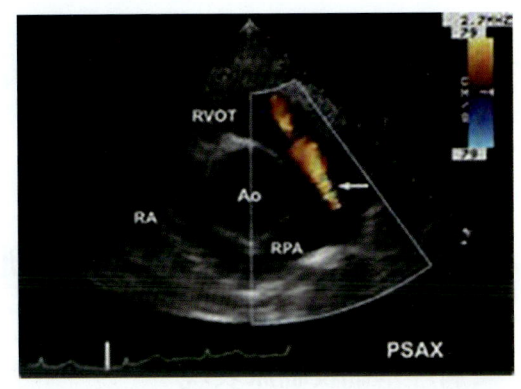

图 9 - 4 - 31 动脉导管未闭

(钟娅丽 邱桂新)

第十章 心包疾病、心脏肿瘤及血栓

第一节 心包积液

一、病理基础及临床表现

由于各种原因引起心包内液体积聚时即为心包积液。超声心动图是检测心包积液的重要手段之一,当心包积液量过大时可影响心脏的正常收缩舒张功能。当心包积液量增多速度过快时可出现心包填塞。

二、超声表现

1. 心包脏层和壁层分离,两者间出现无回声区(图 10-1-1)。
2. 壁层心包运动减少:少量心包积液一般在左室后壁之后房室沟处心包腔内探及少量无回声区,左室长轴切面、心尖四腔心切面可观察左室后壁之后、右室前壁之前、心尖部之外、左室外壁之外、右房顶部的心包积液。心包内纤维条索可提示心包积液有粘连(图 10-1-1、图 10-1-2)。

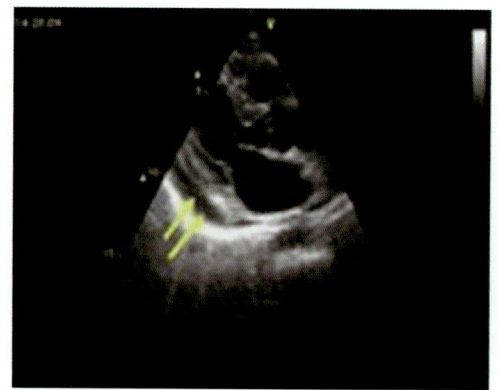

图 10-1-1 心包积液左室长轴切面
探及左室后壁之后少量房左室后壁之后少量液性暗区

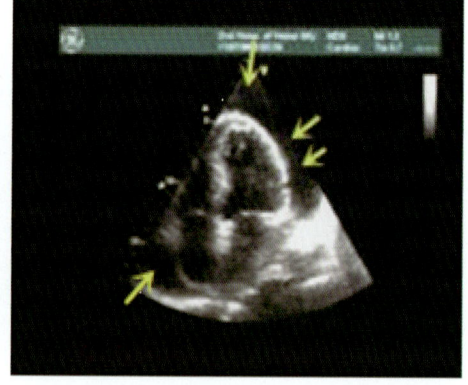

图 10-1-2 心包积液
心尖部之外、左室侧壁之外、右房顶部、大量液性暗区

3. 超声对心包积液量的估测：少量（50~200 ml），左室后壁液性暗区厚度 5 mm 左右，右室前壁无明显液性暗区；中量（200~500 ml），左室后壁液性暗区厚度 10~20 mm，右室前壁可见 5~10 mm 的液性暗区；大量（>500 ml），左室后壁液性暗区厚度 >20 mm，右室前壁可见液性暗区 >15 mm，出现"摆动心"征象（图 10-1-3）。

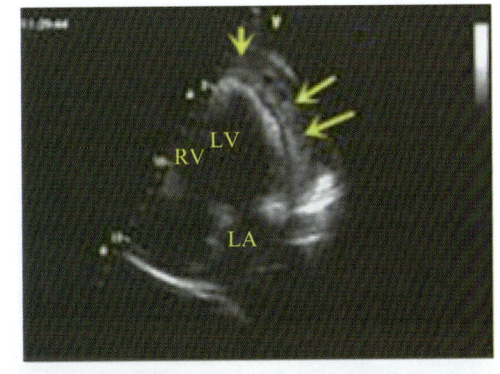

图 10-1-3　心包积液

左室侧壁之外、心尖部之外大量纤维素样回声，心脏运动呈钟摆样

三、鉴别诊断

1. 左侧胸腔积液　液性暗区范围大，不规则片状，肩胛线 7~9 肋间易探及液性暗区，内可见受压的肺组织回声。

2. 心外脂肪垫　体型较胖者有时可在右室前壁之前探查到暗区，但收缩期与舒张期无明显变化。

四、临床价值

二维及 M 型超声心动图对于心包积液的诊断、定量、定位有重要的诊断作用，并可确定进针部位，引导穿刺抽液。

五、超声检查注意事项

注意心包腔内有无纤维素样回声，及大量心包积液对心脏舒缩活动的影响。

第二节　缩窄性心包炎

一、病理基础及临床表现

缩窄性心包炎指心包慢性炎症、纤维化、钙化等导致心包致密僵硬而影响心室舒张充盈，回心血量减少，心搏出量降低，静脉压升高的病症。

二、超声改变

1. M 型超声心动图　心房扩大，而心室缩小；心包增厚，回声增强；室间隔舒张早期突然后向运动而出现切迹，左室后壁左房射血期突然前向运动，舒张中晚期运动平坦（图 10-

2-1)。由于心房排血受阻,上、下腔静脉及肺静脉增宽。

2. 二维超声心动图　左室长轴及心尖四腔心切面可显示心房扩大,心室腔缩小。心包增厚,心脏收缩、舒张功能受限(图10-2-2)。心包呈单层或双层强光带或因心包腔内有沉渣、黏稠性渗出,两层心包间出现杂乱回声。室间隔随心脏活动呈橡皮筋样抖动。

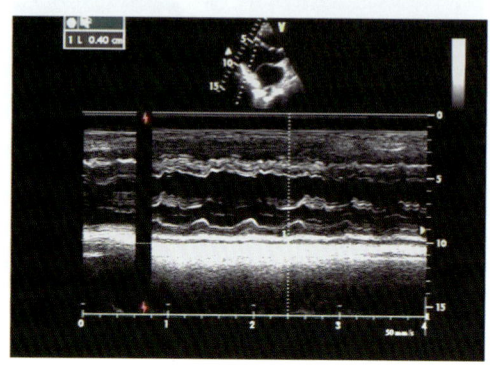 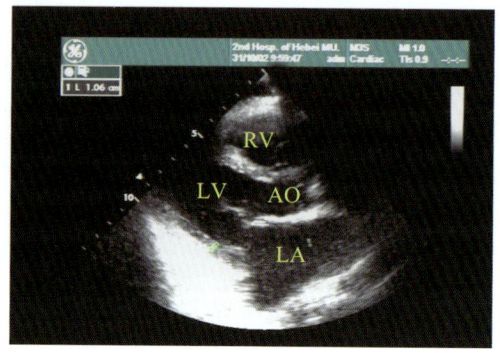

图10-2-1　缩窄性心包炎M型超声心动图　　图10-2-2　缩窄性心包炎二维超声心动图
　　　　　　　　　　　　　　　　　　　　　　　　　示左房扩大,心包回声增强

3. 多普勒超声心动图　二尖瓣血流速度吸气后立即减慢,呼气时增高;还可探及二、三尖瓣反流。

三、鉴别诊断

应注意与限制型心肌病鉴别。后者为心肌病变,无心包的增厚及钙化,两者均存在收缩、舒张功能障碍,缩窄性心包炎由于致密心包限制心室舒张,双侧心室充盈相对固定而相互依赖,吸气时左室充盈减少,右室充盈增多,限制型心肌病则无此特征。

四、临床价值

可直接显示增厚及钙化的心包、心室舒张受损、心房扩大、心室缩小,能对本病的诊断及预后作出比较客观的评价。

五、超声检查注意事项

诊断本病应仔细观察,结合临床资料,避免漏诊、误诊,尚须注意心包厚度,心脏收缩、舒张功能,心室充盈有无呼吸相改变。

第三节　心脏肿瘤

一、病理基础及临床表现

心脏肿瘤少见,分为原发性和继发性两大类,原发性者起源于心脏,有黏液瘤、横纹肌瘤、脂肪瘤等,黏液瘤最常见;继发性者由邻近或远处器官的恶性肿瘤转移至心脏。肿瘤可发生于心脏的各部位,包括心内膜、瓣膜、心肌、心包等。原发性以左房最多见,继发性多累及心包。

二、超声表现

1. 二维超声心动图

(1) 可显示心房、心室腔内及心包的占位性病变,肿瘤内成分不同,回声强度也各不相同:黏液瘤黏液细胞多时,为均匀的强回声,胶冻样物质多时则呈弱回声(图10-3-1、图10-3-2);脂肪瘤为较均匀强回声(图10-3-3);恶性肿瘤内部有点状出血,回声不均(图10-3-4)。

(2) 良性肿瘤多有蒂,连于室壁或房、室间隔,活动度大,可随心脏舒、缩而往返于心房、心室之间;恶性肿瘤可使室壁增厚,室壁无运动或强回声。

(3) 良性肿瘤多呈圆形、椭圆形或分叶状,边界清楚(图10-3-1、10-3-2);恶性肿瘤形态规则,基底较宽,表面不平滑。

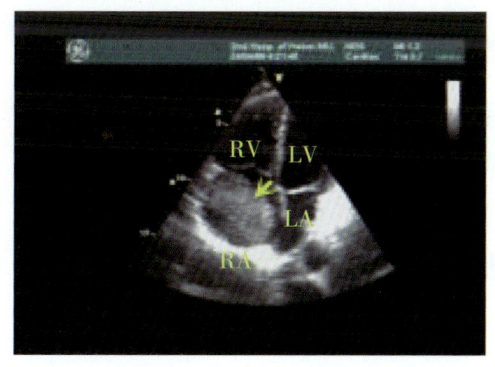

图10-3-1　心脏黏液瘤

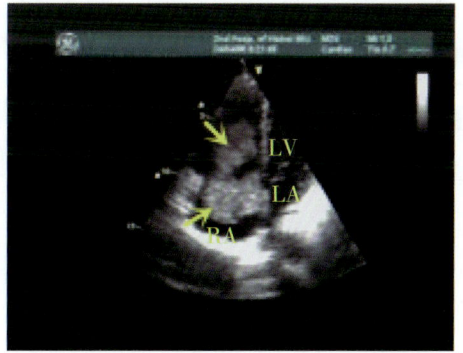

图10-3-2　心脏黏液瘤

心尖四腔心切面探及右房内大小约76 mm×45 mm 的不规则胶冻样回声,呈分叶状,随心脏舒缩而往返于右房、右室之间

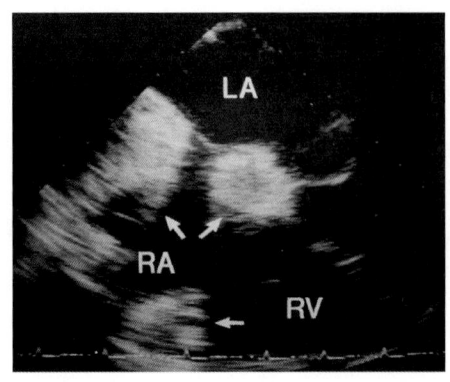 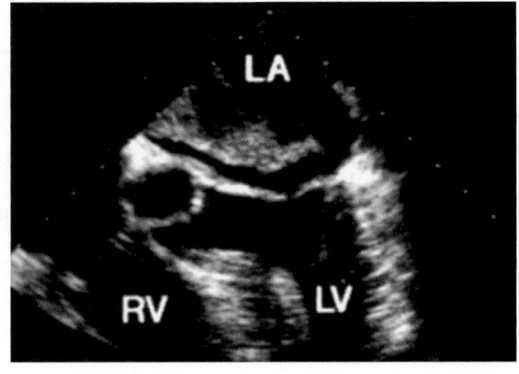

图10-3-3　右房脂肪瘤(经食管超声)　　图10-3-4　左房转移性黑色素瘤(经食管超声)

2. 多普勒超声心动图　当肿瘤进入流入道或流出道时可探及高速血流。

三、鉴别诊断

1. 心腔内血栓　多发生于房颤及有其他心血管疾病的患者,活动度小,与室壁间连接多。

2. 赘生物　多发生于心瓣膜或心内膜,随瓣膜活动而甩动,回声不均匀。

四、临床价值

超声心动图是发现心脏肿块的便利手段,可提供有关肿块大小、形态、部位、活动、与邻近心腔结构的关系等信息,有助于肿块的诊断。

五、超声检查时注意事项

避免把超声伪像误认为肿瘤,应多切面扫查,确定肿瘤后应注意肿瘤的大小、侵犯部位、形态、有无蒂、活动度及其对血流动力学的影响。

第四节　心脏血栓

一、病理基础及临床表现

心脏血栓多发生于瓣膜病、房性心律失常、心肌梗死、室壁瘤等心血管病的基础上。

二、超声表现

1. **左房内血栓** 与左房内血流停滞有关,左室长轴切面,左房后壁之前有厚度及范围不一的团块,中等回声或偏低,多为圆形或椭圆形,易发生于伴有二尖瓣疾病及房颤的患者。

2. **左室内血栓** 由于血流停滞及节段性室壁运动异常,血栓的发生率与心肌梗死的大小、部位、室壁运动幅度减低、矛盾运动等有关,多发生于左室心尖部,基底较固定,回声比邻近心肌强(图10-4-1、图10-4-2)。

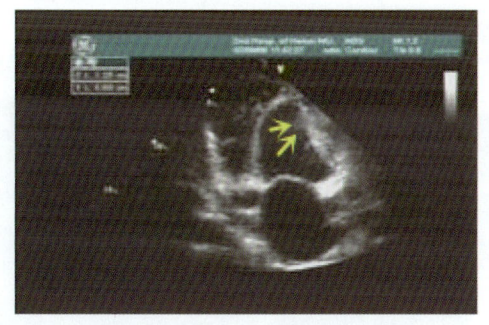
图10-4-1 心脏血栓
两腔心切面见左室前壁基底部至心尖部可见一团状强回声

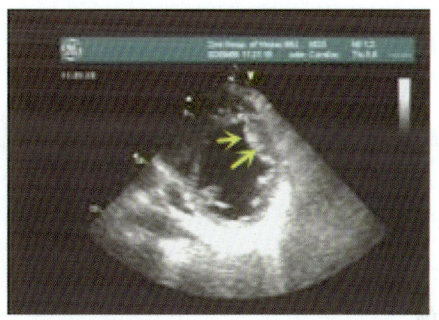
图10-4-2 心脏血栓
左室短轴切面前壁可见团块状

三、鉴别诊断

应注意与心脏肿瘤鉴别,详见第三节。

四、临床价值

超声心动图对心腔内血栓的检出有较高的准确性,经食管超声提高左心房,特别是左心耳血栓的检出率。

五、超声检查注意事项

左室长轴观察左房后壁血栓时应注意与伪像鉴别,左心耳血栓及心尖新鲜血栓经胸超声不易检出,必要时应行经食管超声。

第五节　心包疾病、心脏肿瘤及血栓疾病超声报告范例

一、心包积液

超声表现：各房室内径无明显增大，各瓣膜无明显异常。心包内可见环带状液性暗区，左室后壁后方 25 mm，左室侧壁 13 mm，右室前壁前方 16 mm，心尖处 26 mm；心脏在心包液体中摆动呈"摆动心"（图 10-5-1）。

多普勒：心内及大血管内未见明显异常血流信号。

超声提示：心包积液（大量）。

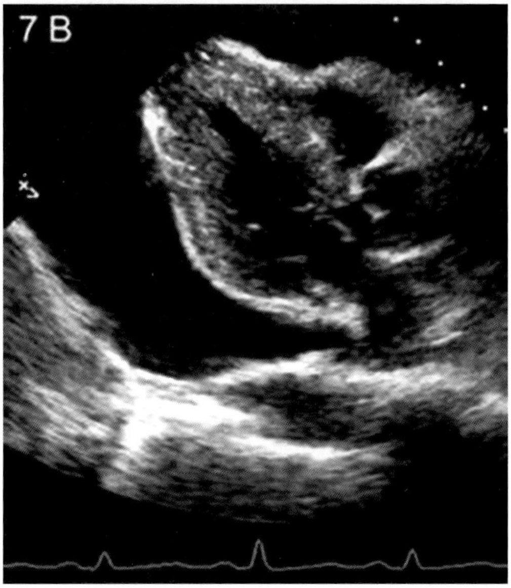

二、心包肿瘤

超声表现：在右室前方心包内可见异常回声团，大小约 2.9 cm×2.6 cm，边界较规整，内部为中等强度回声，回声不均匀，向后压迫右室流出道及肺动脉根部，右室流出道内径 1.9 cm。肺动脉根部减小，远心段呈狭窄后扩张，心包液性暗区宽 1.0 cm；左心大小正常，室间隔及左室壁运动无异常（图 10-5-2）。

图 10-5-1　心包积液

多普勒检查：右室流出道及肺动脉瓣口血流速度加快，肺动脉瓣轻度反流。

超声提示：心包肿瘤。

三、心房黏液瘤

超声表现：左房轻度增大，余各房室内径大致正常，左房内可见一异常回声团块，其蒂附着于左房壁。团块回声较均匀，轮廓清晰，随心动周期来回运动，舒张期堵在二尖瓣口处，致使瓣口狭窄，收缩期返回左房。其余瓣膜未见异常。大动脉关系、位置未见异常。心包内未见异常。室间隔与左室壁厚度、振幅尚正常（图 10-5-3）。

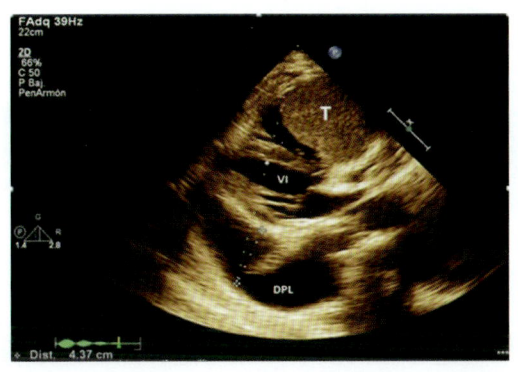

图 10-5-2 心包肿瘤

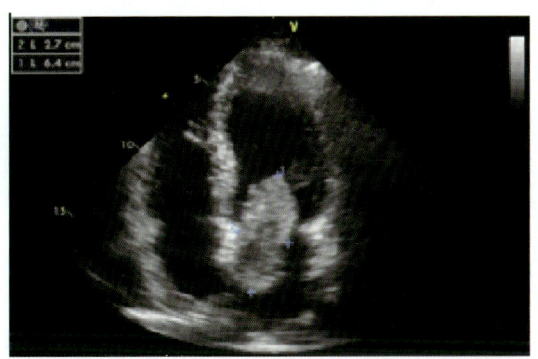

图 10-5-3 心房黏液瘤

多普勒检查:舒张期二尖瓣口血流加快,峰速 230 cm/s。

超声提示:左房黏液瘤。

(钟娅丽 粟建辉)

第十一章 心脏声学造影

心脏声学造影是利用经静脉注射造影剂从而使心脏显影的一种方法,主要用于诊断心内结构及心内分流、反流。近年来,这一技术已从右心造影进而发展至左心造影及通过冠状动脉灌注的心肌造影。

第一节 声学造影的原理

声学造影剂有一共同特性,即通过震荡,内部溶解有大量微气泡气体,或通过化学反应释放出气体,这些气体在血液中形成微气泡。在超声检查时,由于血液与微气泡间声阻抗差的不同而产生云雾状回声,根据造影剂在心腔内显影部位、流动顺序、方向、时相来判断心内结构,心内有无分流或反流而诊断心脏有无病理性改变。

第二节 超声造影剂成分

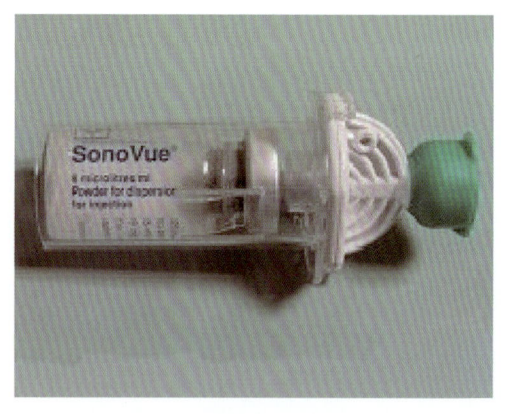

以人血白蛋白、脂类、糖类、有机聚合物做包囊,以空气、氟碳类(烷、六氟化碳)等气体为微气泡。声诺维(注射用六氟化硫微泡)被认为是当今比较好的左心系统造影剂(图11-2-1)。

图11-2-1 声诺维超声造影剂

第三节 超声造影途径

一、右心造影

从末梢静脉注入,造影剂微气泡直径大于红细胞直径(>8 μm),只在右心系统及肺动脉显影。

二、左心造影

从末梢静脉注入,造影剂微气泡直径小于红细胞直径(<8 μm),从右心通过肺循环回到左心,再从主动脉到外周血管。

三、心肌造影

与左心造影相同,但须使用彩色能量多普勒谐波成像、反向脉冲谐波成像以增强造影剂显示;如造影剂微气泡直径小于1~2 μm,用二次谐波成像、间歇式超声成像技术即可。

四、全身血管及外周血管超声造影

造影剂从肘静脉注入。

第四节 超声造影剂注入体内方法

一、弹丸式注射

即一次性把造影剂全部推注入末梢静脉。

二、连续式注射

与静脉输液法相似,造影剂溶液的浓度较低,可以维持较长的造影时间。

第五节 增强超声造影效果的技术

一、二次谐波成像

由于超声在人体组织中的传播及散射存在非线性效应,可出现两倍于反射波(基波)的反射波频率,即二次谐波。二次谐波的强度比基波低,但频率高,被接收时只反映了造影剂的回声信号,基本不包括基波(解剖结构)回声信号。因此噪音信号少,信噪比高,分辨力高。

二、间歇式超声成像

用心电触发或其他方法使探头间歇发射超声,使造影剂能避免连续性破坏而大量积累在检测区,在再次受到超声作用时能瞬间发出强烈的回声信号。

三、能量多普勒谐波成像

能量多普勒对低速低流量的血流能成像,因此能提高对心肌造影显示的敏感性。

四、反向脉冲谐波成像

在甚短的时间间隔内相继发射两组相位相反的超声(基波),在反射回声时基波因相位相反而被抵消,而谐波相加因而信号更强。

五、实时超声造影成像

超声造影时,图像帧频不降低,可以实时观察室壁运动及血流的实时灌注情况。其方法是交替反射高功率和低功率超声,造影能实时显示微气泡在血管内的充盈过程。

第六节　心血管系统超声造影的临床用途

一、右心造影

确定心腔和大血管的解剖结构,诊断心腔和大血管的各种右向左分流,诊断右心瓣膜口、肺动脉瓣口的反流,据负性造影区协助判断心腔与大血管的各种左向右分流。

二、左心造影

与右心造影相似,但可直接观察造影剂从左向右心分流,观察左心瓣口、主动脉瓣口的反流。

三、心肌造影

检测心肌梗死的危险区、心肌梗死区、冠心病心绞痛型的心肌缺血区、心绞痛或心肌梗死侧支循环是否建立,判断心肌存活,测定冠脉血流储备,评价介入治疗效果。

(钟娅丽　崔嘉萍)

第十二章　肝脏疾病

第一节　解剖概要

一、肝脏的位置、形态及毗邻

肝脏是人体最大的实质性脏器,重约 1500 g,大部分位于右季肋区和上腹区,小部分位于左季肋区;外形呈楔形,可分为膈面、脏面和下缘。膈面隆凸,与膈相接触,表面有腹膜反折形成的韧带,膈面的前部借纵行的镰状韧带分成厚而大的肝右叶与较小而薄的肝左叶(图 12-1-1)。脏面有左、右两条纵沟和中间的横沟,呈 H 形(图 12-1-2)。横沟为肝门(第一肝门),是肝固有动脉左、右支,左、右肝管,门静脉左、右支以及神经和淋巴管进出的门户,这些进出肝门的结构称肝蒂。右纵沟前部为胆囊窝,容纳胆囊,后部为腔静脉窝,下腔静脉在此穿过;左纵沟前部为肝圆韧带,是胎儿时期的脐静脉于出生后萎缩形成的静脉索,后部为静脉韧带,为胎儿期静脉导管的遗迹。

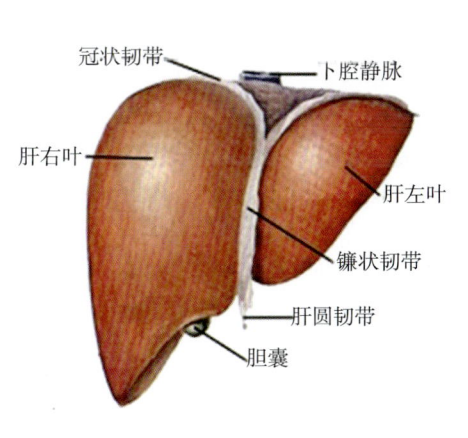

图 12-1-1　肝脏前面观

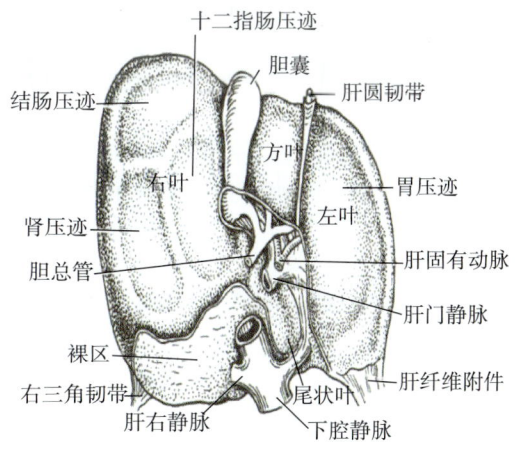

图 12-1-2　肝脏下面观(脏面)

二、肝脏的管道系统

可分成两个系统,即包裹于结缔组织鞘内的格利森(Glisson)系统及肝静脉系统。两组管道系统在肝内呈交叉状分布。

1. 格利森(Glisson)系统 包括门静脉、肝动脉及胆管。其中以门静脉管径较粗且恒定,为肝内分叶分段的基础。门静脉分为左、右两支,左门脉又分为横部、角部、矢状部及囊部,从角部发出左外上支,由囊部分成左外下支和左内侧支;右门脉分为右前叶支及右后叶支,右后叶支又分为右后叶上段支及右后叶下段支(图12-1-3)。肝动脉及其分支和胆管与门静脉及其分支伴行,并分布于肝小叶间,因管径较细,正常情况下声像图不易显示。

2. 肝静脉 分为左、中、右三支,在肝内呈放射状分布,汇聚于下腔静脉,称第二肝门。左肝静脉(LHV)位于左叶间裂内;中肝静脉(MHV)位于肝正中裂内;右肝静脉(RHV)位于右叶间裂内(图12-1-3)。肝静脉及其所在的肝叶间裂为肝脏分叶的标志。

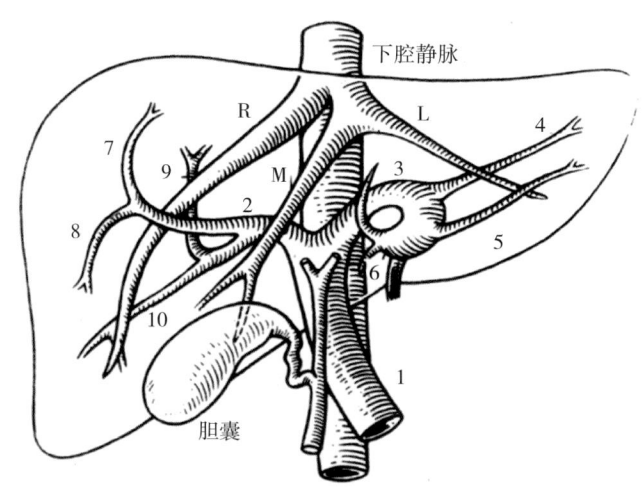

图12-1-3 肝内门脉系统及肝静脉系统分支示意图
1.门静脉主干;2.门脉右支;3.门脉左支;4.左外上段支;5.左外下段支;6.左内叶支;7.右后上段支;8.右后下段支;9.右前上段支;10.右前下段支;M.肝中静脉;R.肝右静脉;L.肝左静脉

三、肝脏的分叶与分段

依肝外形简单地将肝为左、右、方、尾状4个叶,远不能满足肝内占位性病变定位诊断和手术治疗的需要。肝段是依 Glisson 系统的分支与分布和肝静脉的走行划分的。目前国际上多采用 Couinaud 肝段划分法。1954年,Couinaud 根据 Glisson 系统的分支与分布和肝静

个,囊液不含胆汁。两类肝囊肿其囊壁为纤维组织,内层覆以上皮细胞。

1. 声像图表现(图 12-5-1)

(1) 外形为圆形或椭圆形,多房性囊肿可为不规则形。

(2) 囊壁薄而光滑,与周围肝组织分界清晰。

(3) 后壁或深部组织回声增强。

(4) 可见侧后声影。

(5) 内部以无回声暗区最多见,若合并囊内出血或感染时,囊内可见细小点状回声。

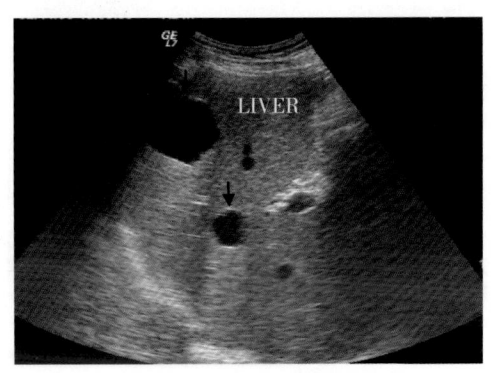

图 12-5-1 多发性肝囊肿

2. 鉴别诊断 超声显像诊断肝囊肿敏感性较高,准确率达 98%,但仍需与以下情况鉴别(表 12-5-1)。

表 12-5-1 肝囊肿、肝癌中心液化、肝脓肿、肝包虫病的鉴别要点

	肝囊肿	肝癌	肝脓肿	肝包虫病
壁	纤细、光滑	较厚,不规整,周边有低回声晕	厚薄不均,内壁不规整,边缘可见增强的包膜样回声	边缘光滑,可见完整的囊壁
瘤内回声	无回声,感染时后壁有絮状回声	中心不规则无回声区范围较小	中心不规则无回声区范围较大,透声较差	中心无回声区内有条状分隔及子囊
后方回声	增强	不增强或衰减	增强	增强

(1) 正常肝静脉、下腔静脉、胆囊及扩张胆管的横切面可呈圆形无回声区,此时应旋转探头 90°,圆形无回声区则可变成管状图像。

(2) 某些恶性肿瘤的肝脏转移,如卵巢囊腺癌肝内转移可为无回声区,但囊壁不规则,厚薄不均,囊内可见组织碎片和脱落细胞引起的回声反射(图 12-5-2)。

(3) 肝包虫囊肿,单囊型大囊内无子囊者需与肝囊肿鉴别,前者囊壁较厚,其内可见囊砂回声,鉴别困难时,需结合流行病学及卡氏皮肤过敏试验。

(4) 右侧肾上腺囊肿及右肾上极囊肿有时易误认为肝囊肿,改变切面观察可发现与肝脏之间有分界,或嘱患者深呼吸,可发现囊肿与肝脏相对移动。

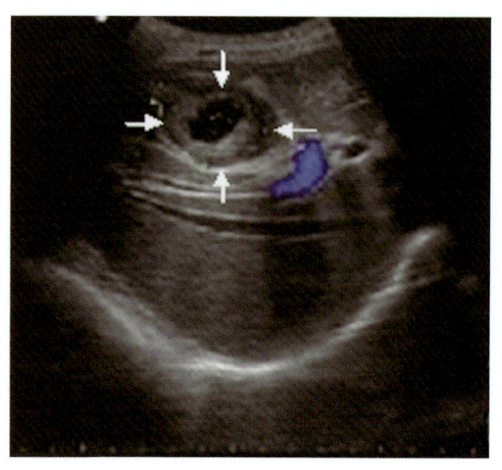

图 12-5-2 卵巢囊腺癌肝内转移

3. 临床价值　超声显像诊断肝囊肿有较重要的临床价值。其声像图表现是特异的,囊肿内径在 3 mm 左右即可诊断,优于其他影像诊断方法。超声显像并可引导细针穿刺囊肿,进行介入治疗。

二、肝脓肿

肝脓肿一般有典型症状,临床易于确诊。但少数慢性肝内感染仅有轻微症状,肝内炎症及脓肿进行缓慢,不易确诊。肝脓肿可分为细菌性肝脓肿及阿米巴肝脓肿两大类。细菌性肝脓肿一般在败血症后细菌经肝动脉进入肝脏,通常为多发小型的脓肿,也可由数个小脓肿融合成一个大脓肿。阿米巴性肝脓肿是由阿米巴原虫引起的,阿米巴原虫多经门静脉进入肝脏,于门静脉小支内发生栓塞、溶组织等作用。局部肝组织坏死形成脓肿。脓肿周围结缔组织增生,脓肿内部为坏死的肝细胞、红细胞、白细胞、脂肪、脓细胞、脓栓及夏科-雷登晶体。

1. **声像图表现**　根据肝脓肿的病变时期不同,声像图可有以下几种直接征象。

(1) 早期肝脓肿:此时脓肿尚未形成,图像显示病变部位呈不均匀的低或中等回声,边界欠清晰,无包膜回声,但可见较厚的回声增强区,后壁回声增强,类似肝内实质性占位性病变,彩色多普勒血流显像病变内无血流信号(图 12-5-3),结合临床病史可诊断。

(2) 脓肿液化不全时,表现为病变区蜂窝样结构,回声偏低,液化区为无回声(图 12-5-4)。

(3) 脓肿形成期(典型肝脓肿):肝实质内可见囊性无回声暗区或低回声区,壁较厚,内壁回声不规则,似"虫蚀"状,后壁回声增强,有时在脓肿周围可见环形低回声带,表示炎症反应区(图 12-5-5、图 12-5-6)。

(4) 慢性肝脓肿:病变区局限并缩小,原脓肿无回声区内被散在粗大的低回声或强回声所代替;囊壁增厚,回声增强,脓肿壁钙化时,可见强回声斑伴声影。

(5) 继发改变:肝脏局部增大,脓肿位于膈肌附近肝组织内时可见膈肌抬高、活动受限,出现右侧胸腔积液。

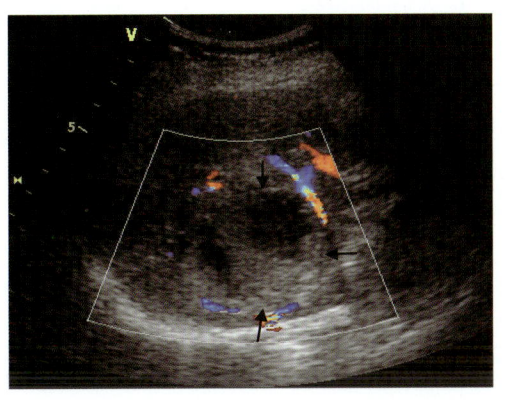

图 12-5-3 肝脓肿周边彩色血流

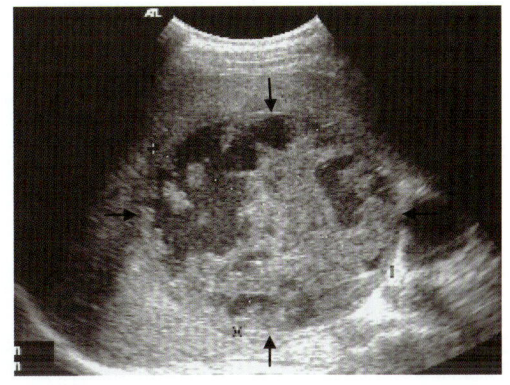

图 12-5-4 肝脓肿不全液化声像图

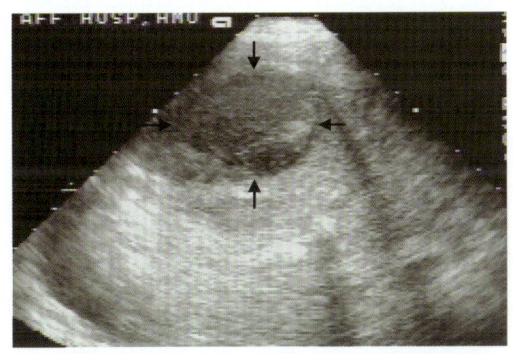

图 12-5-5 肝脓肿形成期声像图

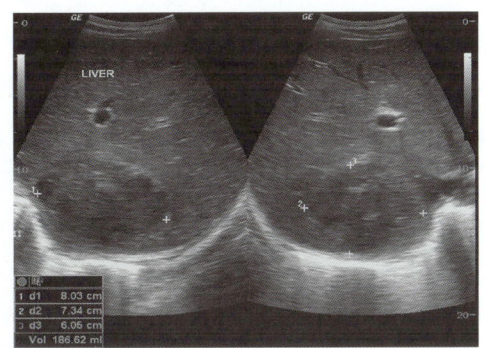

图 12-5-6 肝脓肿形成期声像图

2.鉴别诊断　肝脓肿早期或液化不全时,图像表现为实质性或不均质性回声区,需与肝癌鉴别,其要点如下:短期随访可见到脓肿液化过程;肝癌可有明显的占位效应,周边见低回声晕,CDFI 于肿物内及周边可以检测到动脉血流,结合病史及实验室检查可确诊。

3.临床价值　超声显像能清晰地显示脓肿的形态、大小、数目、内容物是否稠厚以及增厚的腔壁等,尤其对定位诊断有重要价值。超声探测可引导对病灶穿刺抽脓、冲洗、药物注入,其治疗方法简便、安全、有效。

三、多囊肝

多囊肝是一种先天性疾病,具有家族性及遗传性,病变可单独累及肝脏,也可同时累及肾脏、胰腺、脾脏等脏器。

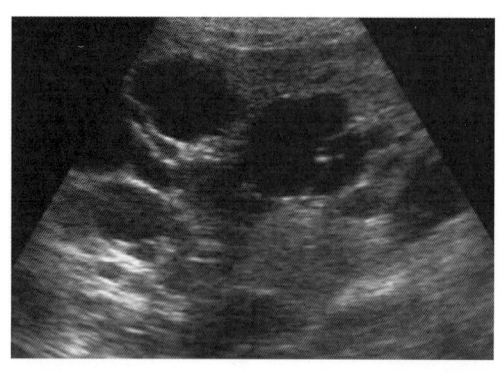

图 12-5-7 多囊肝

1. 声像图表现

(1) 肝脏体积增大,形态失常,表面回声不光滑,病变较轻时肝脏形态改变不大;肝内分布多个大小不等的圆形或类圆形液性暗区,直径自数毫米至数厘米不等,其间互不连通(图 12-5-7)。

(2) 严重者液性暗区间无正常肝组织回声。

(3) 常合并有多囊肾。

2. 鉴别诊断

(1) 肝内胆管扩张症:声像图表现为肝内胆管节段性扩张,类似多囊肝,但扩张的胆管间相互连通,且与门静脉伴行(图 12-5-8);多囊肝暗区互不连通,分布于全肝。

(2) 多发性肝囊肿:与轻型多囊肝难区分,前者多为单个散在分布于肝内,肝脏大小正常,囊肿间为正常肝组织回声(图 12-5-9),不合并多囊肾、多囊胰腺、多囊脾等。

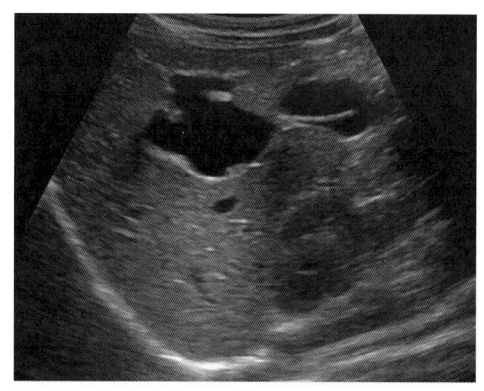

图 12-5-8 肝内胆管扩张症

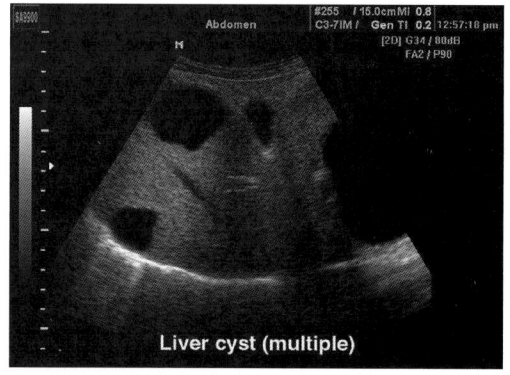

图 12-5-9 多发肝囊肿

第六节 肝脏恶性肿瘤

一、原发性肝癌

原发性肝癌分原发性肝细胞性肝癌、原发性胆管细胞性肝癌和其他原发性癌肿。本节主要描叙原发性肝细胞性肝癌。原发性肝癌早期常无明显临床症状甚至毫无症状,有的在普查甲胎蛋白(AFP)升高后提出拟诊。但约 33% 的小肝癌其甲胎蛋白不高,甚至结节直径大于 5 cm 时亦在正常范围。

1. 病理　原发性肝细胞肝癌可在任何年龄发病,但以 40～50 岁为多,男性多于女性。本病与乙型及丙型肝炎后肝硬化,血吸虫病性肝硬化,摄食高浓度的黄曲霉素、高浓度亚硝酸盐等有密切关系。肝癌在大体病理上有多种分类法,我国于 1979 年通过全国肝癌病理分类法将肝癌分为 4 型:①弥漫型;②块状型;③结节型;④小肝癌。弥漫型为癌结节弥漫分布于全肝,无肿瘤包膜与边界,结节小,与肝硬化结节不易区别;块状型的肿块径线 5 cm,肿块边界清楚或不规则,常有完整或不完整的包膜,少数可无包膜,边缘可见小卫星结节,如肿块径线超过 10 cm 者名巨块型;结节型多具有包膜,边界清楚,单个结节 <5 cm;小肝癌边界清楚,具不同程度的纤维包膜形成。

2. 声像图表现

(1)巨块型:肝内可见巨大肿块回声,一般直径 >5 cm,多呈圆形、椭圆形或不规则形,边界清楚或模糊,有时可见低回声晕;内部回声不均匀,以中强回声为主,当合并液化时内部可见不规则的无回声区;有的肿块周围可见卫星病灶(图 12 -6 -1)。

(2)结节型:肿块直径一般为 3～5 cm,可单发或多发,边界清楚,周边可见低回声晕;内部呈强回声、等回声或低回声,多不均匀;常伴有肝硬化表现(图 12 -6 -2A、图 12 -6 -2B)。

(3)弥漫型:肝脏体积增大,形态失常,表面不平;肝实质回声极不均匀,可见粗大斑块状强回声或小低回声结节弥漫分布于整个肝脏,直径在 1 cm 左右,与硬化结节不易区分;肝内血管普遍减少、杂乱,肝静脉变细、迂曲、模糊不清,部分患者于门静脉内可见实质性瘤栓回声(图 12 -6 -3、图 12 -6 -4)。

(4)小肝癌:肿块直径 <3 cm,可单发或多发,一般内部为弱回声,边界清晰,周边有低回声晕,常在肝硬化基础上发生(图 12 -6 -5)。

3. 肝癌声像图的五大特征

(1)膨胀性生长:多数肝癌结节呈膨胀性生长,而少数呈浸润性生长。膨胀性生长使外形呈圆或椭圆形,并由于包膜限制可使周围的肝组织受压变形,产生声晕等图形。

(2)多形性:肝癌声像图具高、低型或各种回声的混合。亦可在一叶或数叶肝脏内出现多种不同强度、不同形态特征的图形。

(3)多变性:随着癌肿的生长发展,不仅在形态上增大,而且其内部回声特征亦可改变。例如,小型低回声结节可变为等回声结节,再长大变为高回声结节;相反,高回声结节亦可因坏死液化而出现中心暗区等变化(图 12 -6 -6)。

(4)迅速生长:原发性肝癌生长迅速。在 3 cm 以下的小肝癌结节,其直径倍增时间为 89 天左右。

(5)常具肝硬化基础:原发性肝癌约 80% 伴不同程度的肝硬化。表现为肝实质的线状、网状回声增高,肝静脉变细、迂曲,肝外门静脉增宽,脾脏肿大。

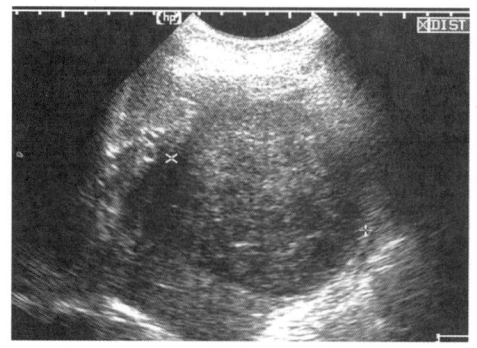

图 12-6-1 原发性肝癌声像图(巨块型)

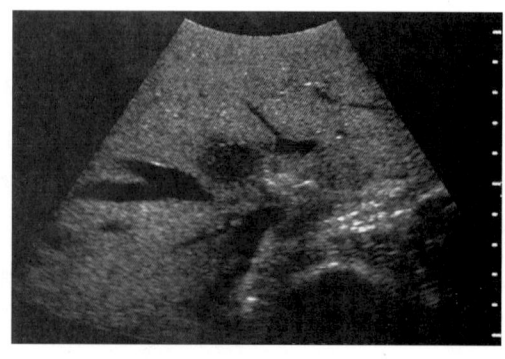

图 12-6-2A 结节型肝癌声像图,单发低回声结节

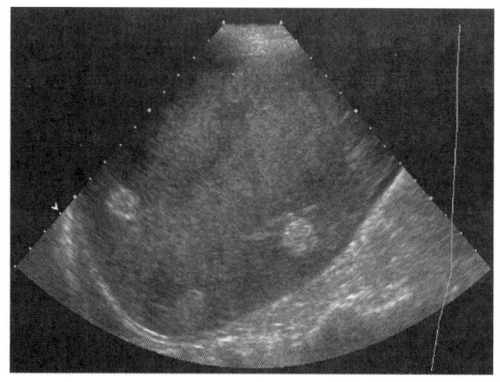

图 12-6-2B 结节型肝癌,多发高回声结节

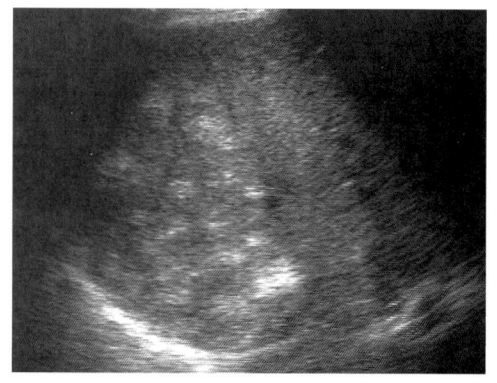

图 12-6-3 弥漫型肝癌

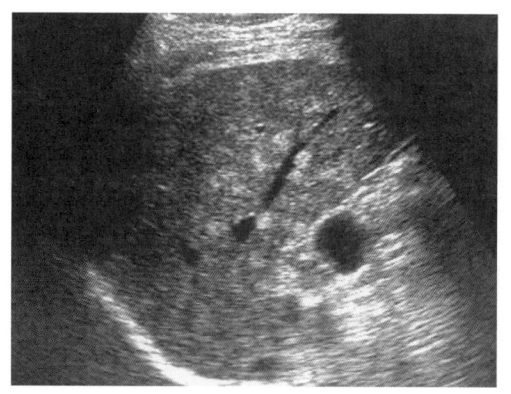

图 12-6-4 弥漫型肝癌

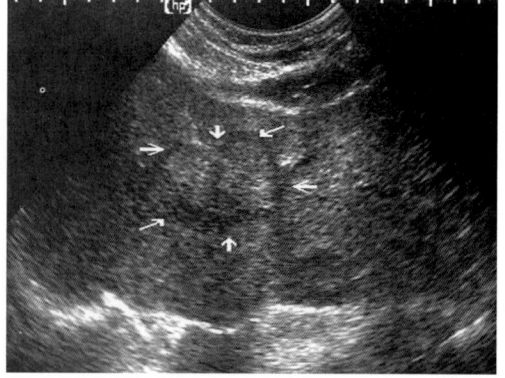

图 12-6-5 小肝癌
呈等回声结节,周边见低回声晕

4. 肝癌的扩散及转移

（1）癌栓：原发性肝癌易发生癌栓。癌栓可出现在门静脉、肝静脉或肝管内。门静脉内癌栓可扩展至对侧肝叶的门脉分支，亦可延至门静脉主干管腔（图12-6-7）。门脉癌栓常可造成肝癌内部转移。肝静脉癌栓可扩展延伸至下腔静脉，甚至可至右心房、右心室，进一步则产生肺转移。除肺转移外，上述其他部位的癌栓超声均可显示。肝管内癌栓患者疼痛症状显著。如产生左、右肝管或肝总管阻塞多伴黄疸。同样，肝管内癌栓超声可清晰显示。

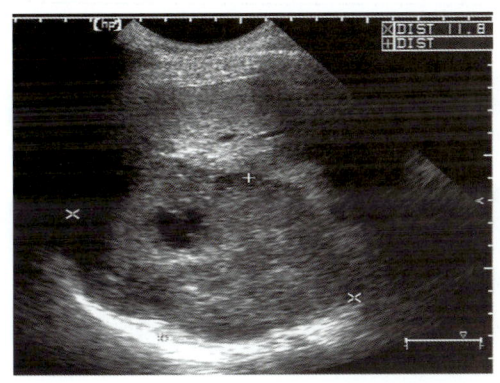

图12-6-6 原发性肝癌中央液化

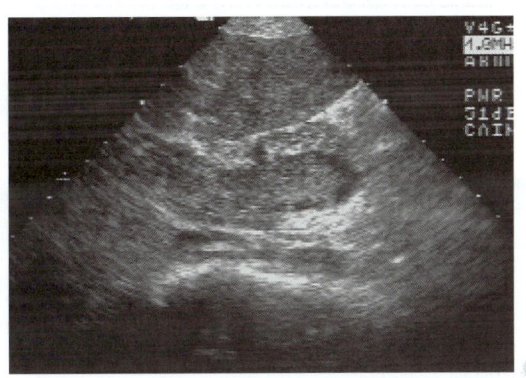

图12-6-7 门静脉瘤栓
门静脉主干内见瘤栓中强回声

（2）肝内扩散及侵入邻近脏器：肝癌可通过门静脉及肝内淋巴管道而造成肝内转移，亦可侵入胆囊、胰腺、胃壁、十二指肠、结肠及右肾。

（3）转移：肝癌可向多处转移。除经下腔静脉转移至肺外，较常见为第一肝门旁与腹主动脉旁、后腹膜淋巴结转移。肝表面癌肿可脱入腹腔或盆腔形成癌结节，除显示腹水外，微小转移结节较难检出。

5. 彩色多普勒血流显像

（1）多血管型肝癌：可显示结节周围血管围绕；外周血管进入结节内部；结节内血管丰富，分布如树枝状（图12-6-8）；频谱多普勒测及动脉搏动型曲线，RI > 0.50，PI > 0.80。

（2）少血管型肝癌：仅见结节周围血管围绕，如测到动脉型曲线，其RI及PI值与多血管型相似；结节内部常无血流。此外，凡癌结节位置深度 > 8 cm者，常无彩

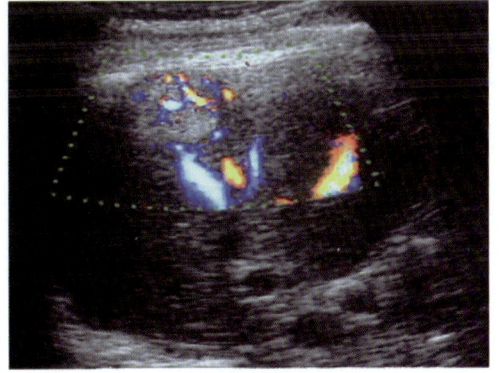

图12-6-8 多血管型肝癌彩色多普勒
显示高回声的肿瘤内丰富的血流信号

色血流显示。

（3）肝动脉-门静脉瘘：彩色血流呈亮色，或红蓝色相嵌；频谱多普勒于瘘口处测及 >60 cm/s的高速血流。

6. **临床价值** 超声显像是诊断原发性肝癌首选的影像诊断方法，对肝癌的早期发现、早期诊断和早期治疗有重要的临床价值，目前对直径1.0 cm的肝癌病灶已能较易发现。超声检查对多数原发性肝癌的诊断和鉴别诊断的价值是肯定的。超声诊断对选择肝癌治疗方针及肝癌手术方案均有较大帮助。

二、转移性肝肿瘤

全身各组织器官的恶性肿瘤均可转移至肝脏。其中，胃肠道肿瘤多经门静脉转移至肝；其他脏器肿瘤多经体循环至肝，亦有经淋巴系统或直接侵入者。

依原发灶不同，其在肝内转移灶的声像图可有不同的特征。

1. **乳癌** 肝内出现单个或多个结节，呈牛眼征或声晕（图12-6-9）。

2. **胃癌** 可具两种不同表现：或为边缘清晰的高回声结节；或为囊实性肿瘤，系具分泌功能的腺癌转移。

3. **胰腺癌** 可为0.5 cm以下的均匀弱回声小结节，无后壁回声增强；亦可为囊实性肿瘤，腺癌分泌物积聚呈液性暗区。

4. **结肠癌** 边界清晰的高回声结节在声像图上无特异性；但亦可呈现钙化型强回声结节，其后方具清晰声影，较有特异性（图12-6-10）。

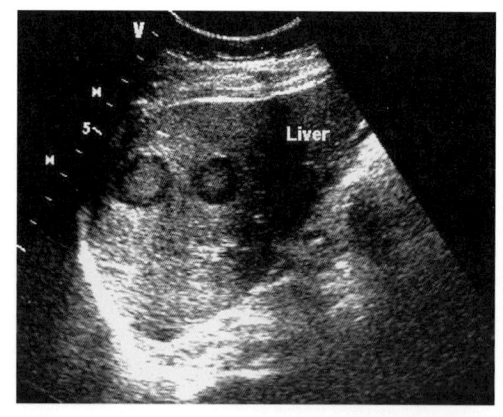

图12-6-9 乳癌肝转移

乳癌肝转移靶环征

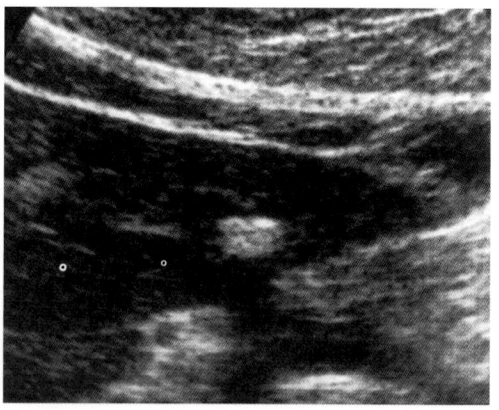

图12-6-10 结肠癌肝脏转移声像图

肝边界清晰的高回声结节

5. **肺癌** 腺癌呈高回声结节或分隔型囊实性结节；燕麦细胞癌多为牛眼样图形。

6. **肾癌** 肾腺癌多为高回声结节,亦有报道在少数病例中出现钙化者;肾盂癌多为低回声结节。

7. **胆囊癌** 多为低回声结节,边缘常不规则。

8. **十二指肠肉瘤** 可呈现低回声结节、高回声环状分层结节或中心无回声区的放射状分布声像图。

9. **卵巢癌** 可出现高回声结节、分隔型囊实性结节或在甚少病例中出现钙化型结节。

10. **恶性淋巴瘤** 弱回声结节,包膜十分清晰,可伴中心花蕊状增高回声小点。

11. **黑色素肉瘤** 低回声结节,包膜十分清晰,中心部分具较多的点状高回声;亦可为较大的实质性高回声结节,其中心为小型无回声区(图12-6-11)。

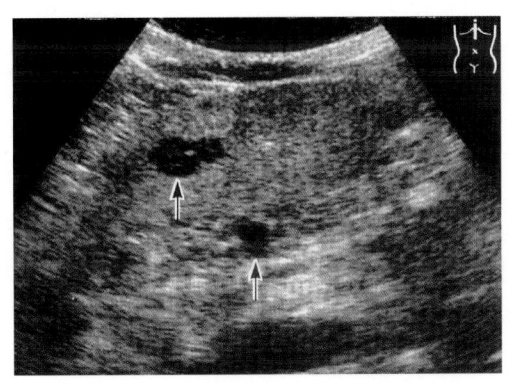

图 12-6-11 恶性淋巴瘤肝脏转移癌
肝转移结节内部回声极低,近似无回声暗区

三、鉴别诊断

1. 原发性肝癌应与某些海绵样血管瘤进行鉴别:后者可为实性偏低回声结节,但一般边界清楚,似有包膜,但其周边和内部可见血流信号(图12-6-12),CT增强或超声造影可鉴别。

2. 中重度脂肪肝患者肝内出现的血管瘤也可呈现为低回声结节,与肝癌容易混淆,可做超声造影或CT增强进行鉴别。

3. 弥漫性肝癌与血吸虫肝病进行鉴别:后者多为南方患者出现,肝实质呈弥漫性回声增强增粗,伴多发中低回声结节(图12-6-13)。通过病史可资鉴别。

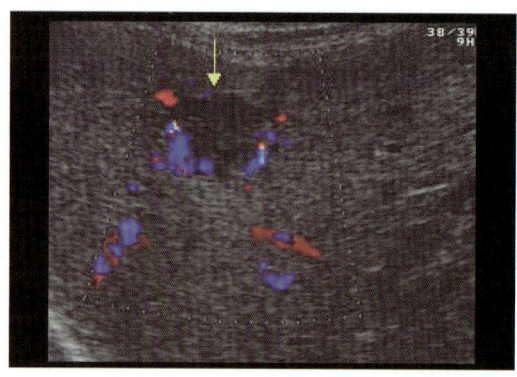
图12-6-12　不典型肝血管瘤

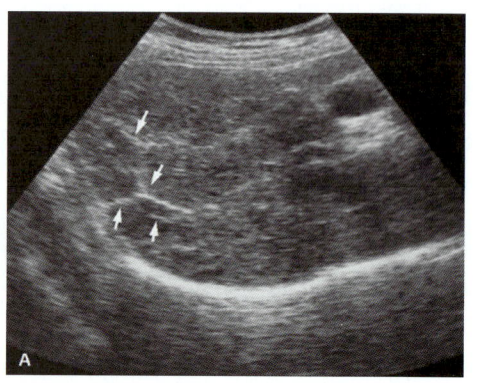
图12-6-13　肝血吸虫病

第七节　肝血管瘤

肝血管瘤是肝内最常见的良性肿瘤,一般无明显临床症状,属于先天性血管畸形。血管瘤可发生于任何年龄,女性多于男性,90%单发,10%多发。组织学上分为毛细血管瘤和海绵状血管瘤,肝血管瘤大多属于海绵状血管瘤。

一、声像图表现

1. 一般表现　①肝内出现边界十分清晰的占位病变;②外形可为圆形、椭圆形或不规则形;③常具边缘裂开征或血管进入、血管穿通征。

2. 小型(<3 cm)肝血管瘤

(1)高回声型:多见。文献报道在25个手术证实的血管瘤分析中,0.3~3 cm直径15个。其中高回声占93.33%(14/15)。高回声型小血管瘤内部为均匀光亮区,间以芝麻点状大小的小暗区(图12-7-1)。2 cm以上者常可显示边缘裂开征。周围血管环绕完整者甚少见,3 cm左右结节部分可呈现不完整的窄环环绕。

(2)低回声型:少见。文献报道在手术证实的血管瘤中,B超术前示低回声型占6.67%(1/15)。表现为周围较厚的边缘(<2 mm),似浮雕状。内部为圆形、椭圆形、管状的较粗血管壁,而管腔内则为暗区血液。低回声型常可见较粗的血管进入或者血管穿通征。极少伴周围血管环绕。

3. 中型及大型(>10 cm)血管瘤(图12-7-2、图12-7-3)

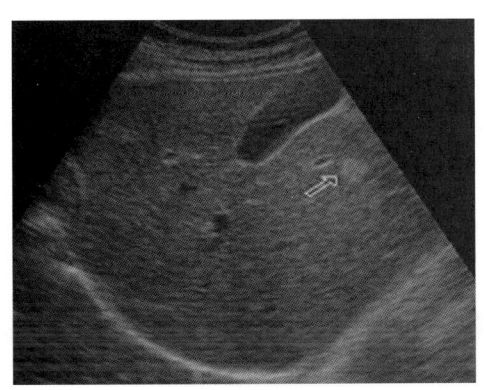

图12-7-1 肝内小血管瘤声像图
呈边界清晰的中强回声团

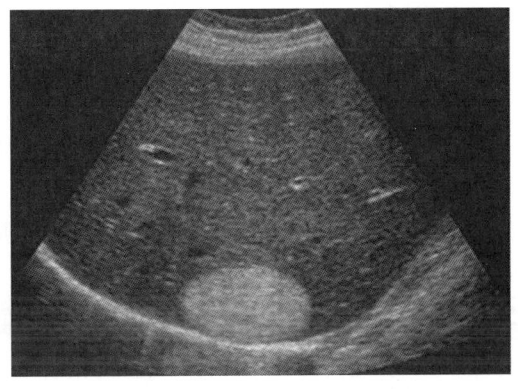

图12-7-2 肝内中等大小血管瘤声像图
(单发)

(1)分型:①高回声型:较少,占1/6。声像图表现与小型的高回声型一致,但易见血管进入及穿通征,内部小暗区亦多。②低回声型:较多,占1/3左右。其边缘更厚,内部管道更清晰。③混合型:为上述高、低回声型的各种组合。占50%左右。

(2)加压后形变:生长在肋缘下方肝脏内的中、大型血管瘤,在固定超声探头后适度加压,可见其中肿瘤的浅部向深部渐被压扁,如同海绵受压一样;去压后较快地呈弹性回复。在肋缘遮盖部的肝脏,做深吸气后屏气使肿瘤移位至肋缘下方后再做加压试验。但生长在高处的肝血管瘤无法做此试验。

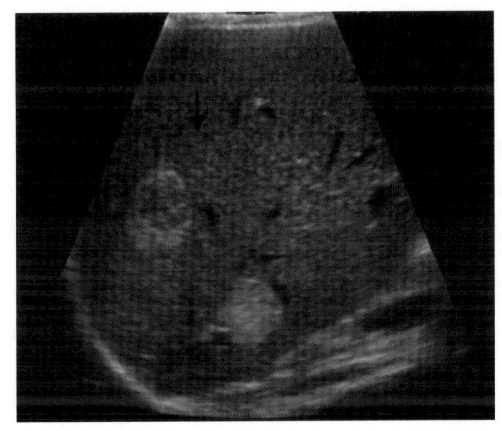

图15-7-3 肝内中等大小血管瘤声像图
(多发)

4. 肿瘤生长速度 肝血管瘤的生长速度一般极为缓慢。用B超随访测量,肿瘤尺寸可数年不变。或者生长极慢,每年的径线增长不超过2~3 mm。然而,亦有少数病例发现血管瘤后,在数月至1年内其直径增长较快(在5~10 mm内),并出现新病灶,可持续1~2年,以后又趋稳定。

5. 彩色多普勒血流显像

(1)中、小型肝血管瘤的外周无血管围绕。

(2) 多数肝血管瘤结节内部无彩色血流显示；约17%可出现结节内彩点状、短线状或树枝状。但频谱多普勒中 RI <0.5, PI <0.70。

6. **超声造影显示** 呈结节周围不均匀圈状增强及结节内部呈网状分布。造影剂持续增强期间甚短。

二、鉴别诊断

1. **小肝癌** 大多数为内部低回声，其包膜细薄；而低回声型小血管瘤则具厚壁，并常见边缘裂开征及血管进入等。

2. **原发性肝癌** 大型血管瘤如具管腔内血栓者，回声紊乱，分布不均，但加压后形变。肝癌亦可回声紊乱，但无加压后形变，且常伴声晕、子结节、门静脉或肝静脉内癌栓等特征。此外，同位素血池扫描血管瘤有填充现象（表12-7-1）。

3. **肝血管肉瘤** 为肝血管瘤的恶变。发病率极低。声像图上难与血管瘤作鉴别。应根据临床表现，肿瘤迅速生长并出现恶病质确诊。

表12-7-1 转移性肝癌、原发性肝癌和海绵状血管瘤的鉴别

	转移性肝癌	原发性肝癌	肝海绵状血管瘤
形态	圆形结节	圆形或不规则	不定形结节
肿瘤大小	较小，直径<5 cm	多较大，直径>5 cm	多较小
肿块数目	常见多发	单发或多发	常见单发，可多发
肿块回声	边缘和中心呈低回声，形成牛眼状改变	强回声、等回声和低回声均可出现，低回声边缘有声晕，亦可见"牛眼状"改变	多呈强回声，边界清晰，无声晕；少数为低回声，周边有线状强回声
瘤内液化	多见，原发灶来自腺体的更多见	较少，只见于大的瘤体	少见
门静脉癌栓	罕见	多见	无
肝硬化	很少伴有	多数伴有	无
脾大	很少伴有	多数伴有	无

三、临床价值

1. 对拟行手术切除病例，可精确测定血管瘤的大小、部位及肝内重要结构间的关系。做术前充分准备。

2. 超声介入性治疗：对小型、中型的血管瘤，可在实时超声监视下，插入细针至瘤体注射

药物,使血管瘤内小管腔无菌性炎症、栓塞、纤维化,从而使之治愈。

第八节　肝实质弥漫性病变

一、肝硬化

临床上最常见的是门脉性肝硬化,其次为坏死后性肝硬化、胆汁淤积性肝硬化及淤血性肝硬化,在血吸虫病流行区,血吸虫性肝硬化多见。肝硬化早期无明显临床表现,晚期以肝功能损害、门脉高压为主要临床表现,并可出现多种严重的并发症,如上消化道出血、肝癌等。

(一)病理

肝缩小变形,半数肝硬化肝脏中度缩小,体积增大者与脂肪含量增加有关。随着病变发展,肝脏体积逐渐缩小,肝越缩小质地越硬。坏死后肝硬化肝脏轮廓变形较显著,表面有大小不等的结节,由宽窄不等的结缔组织束收缩形成塌陷区,有时肝的大部分特别是左叶可萎缩。门脉性肝硬化肝脏有细小、弥漫和不均匀的结节,包围肝小叶的结缔组织束较狭窄、整齐。肝切面结节大者直径 1 cm,小者不足 1 mm,结节多呈圆形,不整齐,肝脏呈棕黄或带有绿色,结节间有白色结缔组织。显微镜下可见结缔组织增生,正常肝小叶破坏,紊乱的肝小梁和闭塞或扩大的肝静脉窦构成结节(假小叶)。结缔组织束中新生的结节压扁门静脉、肝静脉的小支,或使血管移位,纤维组织收缩,血管扭曲、闭塞造成肝内循环障碍。肝供血转而依靠肝动脉扩大代偿,肝动脉与门静脉小支吻合,高压的肝动脉血流进入门静脉造成门脉高压。门静脉与肝静脉小支间形成分流。

(二)声像图表现

1. **肝脏大小、位置**　结节性肝硬化肝脏缩小,肝右叶上下径变短,肋间厚度变薄,肝左叶缩小常较显著,检查时需深吸气方能显示左叶全貌。缩小的肝脏向右季肋部上移,肝上界较正常位置抬高一个肋间,左半肝被牵拉至右侧肋软骨处,结肠肝曲上移至肋弓以内。

2. **肝包膜、边角和形态**　肝包膜增厚,失去光滑的纤维亮线,回声增高,厚薄不均,肝表面凹凸不平,呈锯齿状、小结节状或粗结节状,出现腹水时更为清晰(图12-8-1)。肝边缘变钝或不规则。肝横切面失去楔形,矢状切面不呈三角形,似椭圆形。

3. **肝实质**　回声弥漫性增高,如散在的粟粒、小米粒至高粱米大的粗颗粒样的高回声斑点、斑片条索样回声。

4. **肝内外的血管**　肝硬变后期由于纤维结缔组织收缩牵拉,肝内外血管粗细不均匀,纹理紊乱,可因血管扭曲、闭塞而看不到。肝内肝静脉主干变细,分支狭窄。

5. **脾大、腹水**　脾大极为常见,增大程度与肝硬化严重程度一致。出现腹水时可见缩小的肝脏似岛状被液性暗区包围,并衬托出肝表面高低不平的各种结节。大量腹水脾周围或腹腔内液性暗区最大径可达 10 cm 左右,肠管似海藻样在腹水中飘荡。

6. 胆囊　肝硬化时,胆囊可随肝缩小、向右上后移位至腋前线,或游离在肝下缘飘荡在腹水中。胆囊壁增厚,或呈双层,其间为低回声或高回声。但非急性胆囊炎,可能因肝纤维化血管萎缩,胆囊静脉回流受阻,胆囊静脉压增高,引起胆囊壁水肿,或与肝功能障碍血浆蛋白降低有关(图 12-8-2)。

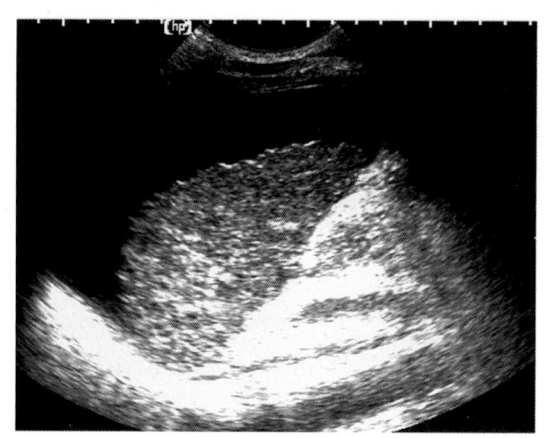

图 12-8-1　肝硬化声像图

肝脏缩小,表面呈锯齿状,肝内回声粗大不均,
肝周可见腹水暗区

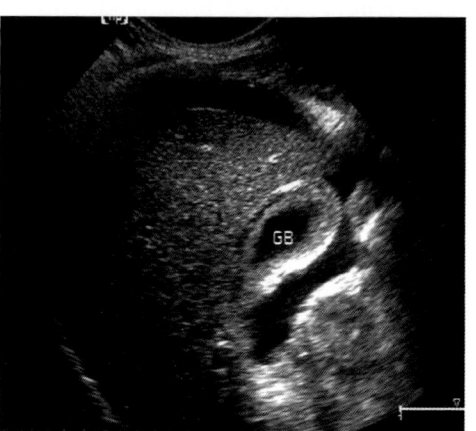

图 12-8-2　肝硬化胆囊壁水肿声像图

胆囊壁增厚,呈双层

(三)鉴别诊断

1. 弥漫性肝癌　肝脏体积明显增大,部分病例可见门静脉内瘤栓。CDFI:可检出高速的动脉血流信号。

2. 布-加综合征　多表现为肝硬化的症状,肝脏的声像图表现大致相同,但前者肝尾叶明显增大,多见肝静脉扩张,肝静脉间交通支形成,副肝静脉开放扩张,下腔静脉可见局限性狭窄,远端扩张,下腔静脉狭窄处近侧呈花彩血流,速度增快(图 12-8-3 至图 12-8-6)。

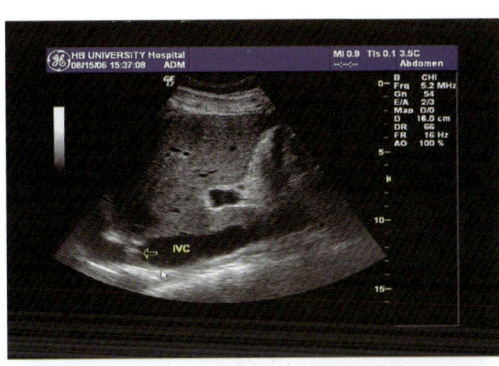

图 12-8-3 布-加综合征声像图:下腔静脉局限性狭窄

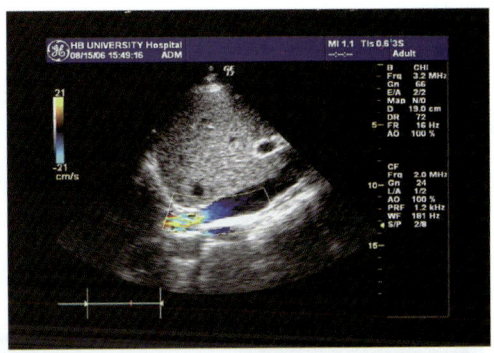

图 12-8-4 布-加综合征声像图:下腔静脉狭窄处血流呈花彩血流

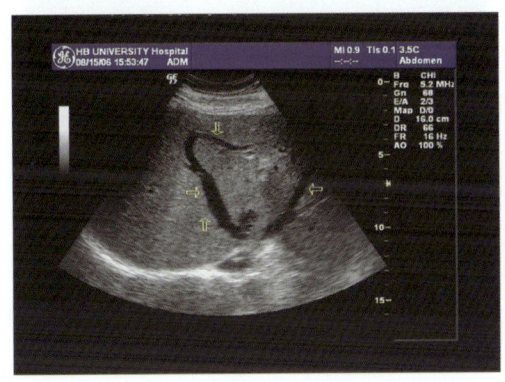

图 12-8-5 布-加综合征声像图:肝静脉扩张、肝静脉间交通支形成

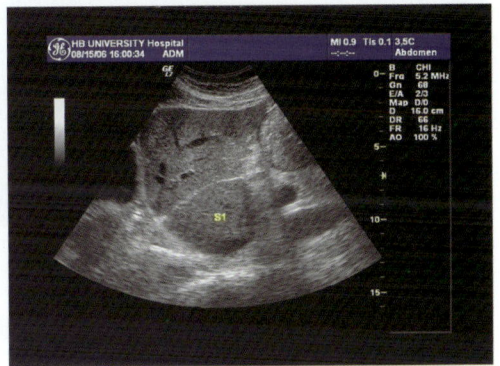

图 12-8-6 布-加综合征声像图:肝尾叶肿大

二、脂肪肝

正常肝脂肪含量约 5%,肝内脂肪的含量增加至 40%~50%,或全肝脏 1/3 肝小叶脂肪沉积,称脂肪肝。主要为中性脂肪,其余为卵磷脂和少量胆固醇。长期营养不良、慢性感染或中毒、肥胖病、内分泌失常、糖尿病、酒精中毒性肝病或高脂肪、高胆固醇饮食均可引起脂肪肝。

(一) 均匀性脂肪肝

1. 肝脏左右叶呈弥漫性、密集的细小光点,比脾、肾回声增高,称明亮肝。肝区回声分布不均匀,近场回声增高,远场回声衰减,整个肝区透声性差,似有一层"薄雾"(图 12-8-7)。

2. 肝内血管明显减少,纹理不清,肝静脉门脉分支回声减弱。

3. 肝大小可正常,或轻至中度增大,质地正常或稍硬,无压痛。边缘变钝,呼吸时上下移动幅度小。

(二) 非均匀性脂肪肝

1. **局灶浸润型** 好发于肝左叶,多呈片状致密的强回声,无明显的占位效应(图12-8-8)。

2. **叶段浸润型** 脂肪浸润的强回声沿叶段分布,边界清晰,亦无明显的占位效应。

3. **弥漫非均匀浸润型** 显示为肝实质回声弥漫性增强,仅见残存小片状正常肝组织的低回声区,多见于左肝内侧叶或右肝前叶胆囊床附近。

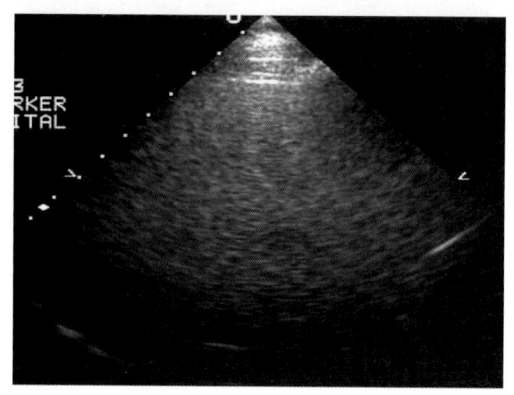 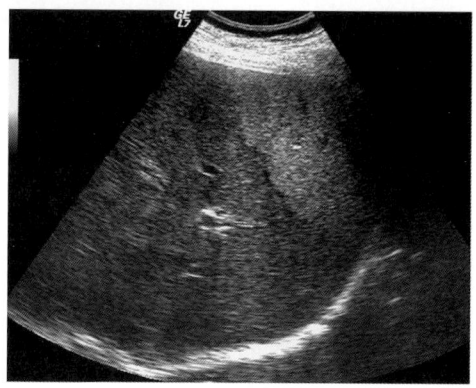

图 12-8-7 均匀性脂肪肝声像图　　　图 12-8-8 非均匀性脂肪肝声像图
　　　　　　　　　　　　　　　　　　　　局灶浸润型 呈片状中强回声

(三) 鉴别诊断

非均匀性脂肪肝应与肝癌及肝血管瘤鉴别,前者最大的特征为无占位效应,且该区域可见正常的血管通过;对周围结构无挤压现象,CT检查有助于诊断。

三、淤血肝

(一) 病理基础及临床表现

有急性或长期慢性心脏病史,心力衰竭使肝静脉系统淤血、增粗、肝大。肝静脉淤血的严重程度随心力衰竭变化,并能反映心功能的状态。风湿性心脏瓣膜病、动脉硬化性心脏病、肺源性心脏病及缩窄心包炎、急性心包填塞、心力衰竭时,右心扩大,右房压力增高,下腔静脉压力亦增高,故肝静脉回流受阻,造成肝内中心静脉被动充血,进一步肝静脉压力升高,静脉扩张。右心衰竭致肝内长期慢性淤血、缺氧,导致肝小叶中心区肝细胞萎缩、消失、网状支架塌陷、坏死,纤维组织增生,引起肝功能失常,肝小叶纤维化,形成心源性肝硬化。

(二) 声像图表现

1. 肝脏增大、变厚,边缘圆钝。

2. 三支肝静脉扩张,直径达 1.1~2.0 cm,呈明显增粗的无回声管腔,透声性增加,各级分支均易显示,纹理清楚,三支扩张的肝静脉在第二肝门呈花瓣样进入下腔静脉(图 12 -8 -9)。

3. 下腔静脉明显增粗,最大者内径达 2.5~4.4 cm,随心搏及呼吸运动,管腔变化的幅度均明显减弱(图 12 -8 -10)。

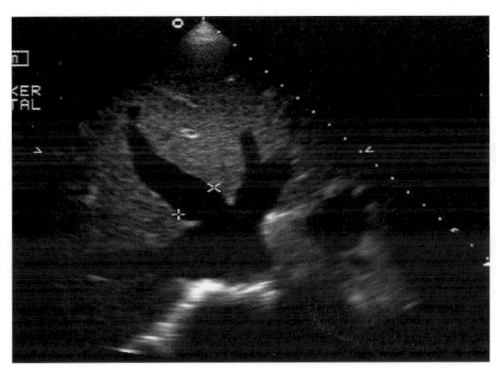

图 12 -8 -9　肝淤血声像图
三支肝静脉增宽

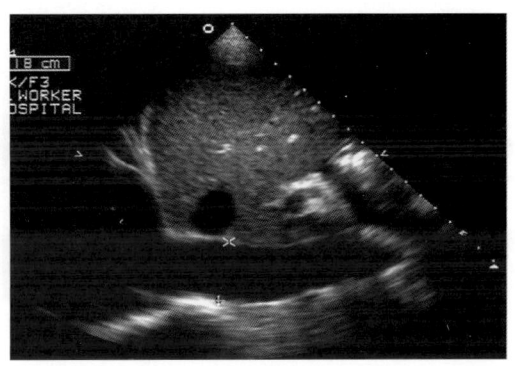

图 12 -8 -10　肝淤血声像图
下腔静脉肝后段增宽

4. 淤血肝脏实质回声均匀,肝静脉与门脉均易显示,纹理清楚,衬托出全肝的透声性增强,但门脉血管大小无明显变化。

5. 彩色多普勒超声显示三支肝静脉血流彩色充盈饱满,收缩、舒张期肝静脉、下腔静脉的血流随心脏搏动呈红、蓝色交替变化。

6. 心脏超声检查可发现相应的导致心力衰竭的心脏或心包原发性病变。

第九节　肝脏损伤

肝脏损伤临床上多有明显的外伤或肝脏穿刺检查史,少数患者可因肝脏肿瘤自发破裂而无明显的外伤史。

一、声像图表现

(一)肝包膜下血肿

于肝包膜与肝实质之间见带状或梭形无回声,若病史较长时,血肿机化则出现较强回声;肝脏局部膨出,肝实质出现受挤压现象(图 12 -9 -1)。

(二)肝中央破裂(肝挫伤)

肝包膜连续性好,肝实质损伤区早期出现片状不规则回声增强区为新鲜出血,可迅速变成不规则液性回声区(图12-9-2、图12-9-3)。

（三）肝破裂伴肝包膜撕裂（真性肝破裂）

肝包膜连续性中断，并可见伸向肝实质内的不规则液性暗区；血液流入腹腔时，于腹腔内可见游离性液性暗区(图12-9-4)。

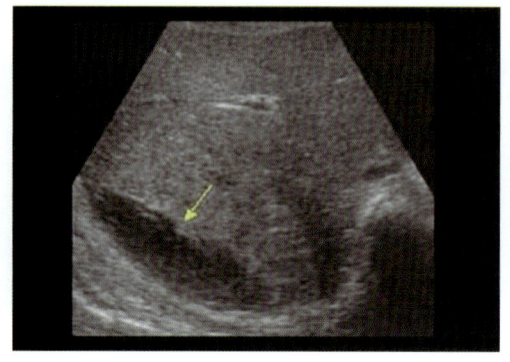

图12-9-1　肝包膜下血肿声像图

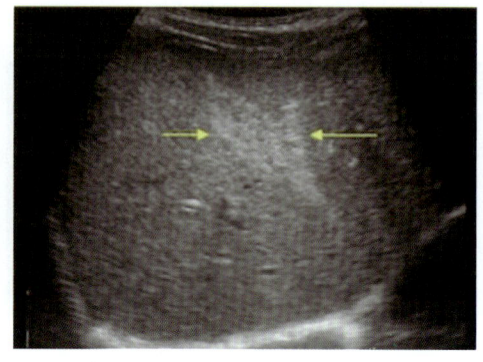

图12-9-2　肝挫伤早期声像图

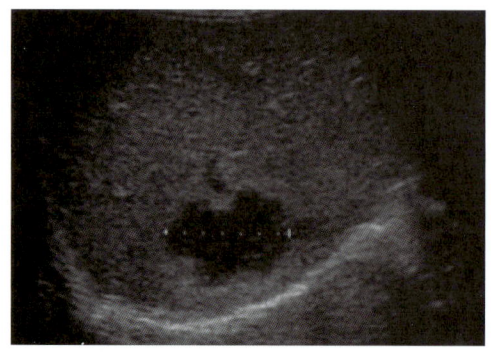

图12-9-3　肝挫伤声像图

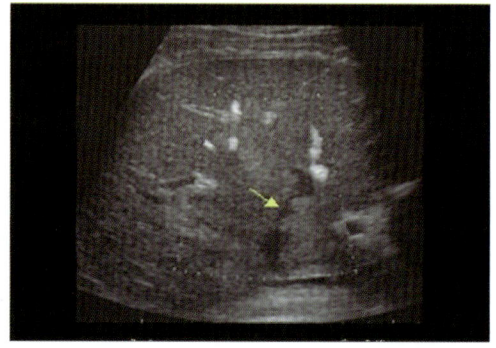

图12-9-4　真性肝破裂声像图

二、临床价值

根据声像图特征结合外伤史，可对本病作出诊断；超声检查可动态观察肝脏损伤患者的病情变化，有助于治疗方案的选择。

第十节　肝脏疾病超声检查时操作手法

1. 为了更清晰地显示肝脏的病变，尤其是边缘部的病变，在检查时可嘱患者吸气后屏气，然后探头在病变处做连续横切面和纵切面的扫查。

2. 右膈顶部病变容易受肺脏气体干扰,必须嘱患者左侧卧位,然后在患者右后部胸壁做肋间扫查,同时结合右肋弓下指向膈顶的斜切面扫查,可最大限度地减少漏诊。

3. 有些患者左肝外侧叶体积小或缺如,吸气后屏气也不清晰,可从左肝内侧叶向左外侧方向扫查,以确定边缘在哪里。

第十一节　易误诊病例分析

误诊情况:布-加综合征误诊为肝炎后肝硬化。

简要病史:患者男,42岁,腹胀、纳差、胸闷伴恶心、呕吐、双下肢水肿就诊。超声检查肝、胆、胰、脾。

超声表现:见图12-11-1。

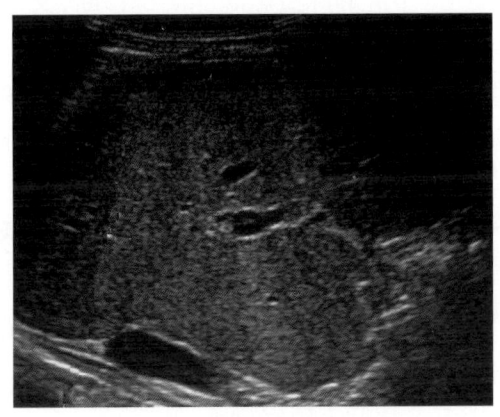

图12-11-1　被误诊病例声像图

肝脏形态饱满,体积增大,实质回声增粗不均匀,肝内管道走行清晰,肝静脉及门静脉扩张,肝内外胆管未见扩张。胆囊形态大小正常,壁厚约0.5 cm,呈双边,内未见明显异常回声。胰腺未见明显异常。脾厚约5.4 cm,长约15.2 cm,回声均匀,脾门处脾静脉扩张,宽约1.0 cm。

超声提示:肝脏弥漫性病变。考虑肝硬化、胆囊壁水肿、脾大。

患者经下腔静脉造影检查后诊断为布-加综合征:下腔静脉内陈旧血栓。

误诊分析:本例误诊的原因是因为肝脏增大,右肝后部的门静脉内的实性回声显示欠清,只注意了肝内的实质回声情况和肝静脉、门静脉情况。布-加综合征是由于肝静脉或其开口以上的下腔静脉受邻近病变侵犯、压迫或腔内血栓形成等原因引起的部分或完全性阻塞,下腔静脉血液回流因之障碍而出现以门静脉高压或门静脉和下腔静脉高压为主要特征的一系列临床症候群,这是一种血管源性疾病,因其临床症状及其转归酷似肝炎后肝硬化,故有人称该病是肝炎的"姐妹"病。尽管布-加综合征与肝炎症状十分相似,但前者症状较重,而肝功能损害却往往较轻,另外,两者的发病机制与治疗方法截然不同,所以还是可以鉴别的。例如肝炎是由病毒感染侵及肝脏,造成肝细胞损害,需要依靠药物治疗;而布-加综合征则是由于肝脏和下腔静脉回流受阻、肝内淤血肿胀,造成肝细胞损害,需要依靠介入或手术解除静脉血回流受阻才能得到有效的治疗。超声声像图上肝炎后肝硬化肝静脉往往因为假小叶的形成而扭曲变细,而布-加综合征因肝静脉回流受阻,肝静脉表现为扩张、肝静脉间交通支形成;副肝静脉扩张、肝尾状叶肿大等特点。布-加综合征具有中青年发病多见、男性发病多、肝脏和下腔静脉同时阻塞的特点。故诊断要点为:"一黑"——下肢皮肤色素沉着;"二大"——肝、脾淤血性肿大;"三曲张"——胸腹壁静脉、精索静脉、大隐静脉曲张;"二多"——中青年发病多、男性发病多。肝脏超声检查是无创伤且能最早、最快发现本病的方法,故称为"前哨检查"。下腔静脉造影既能明确诊断,又能分清类型,且能为设计治疗方案提供良好依据,故称其为"黄金检查标准"。

综上所述,对布-加综合征和肝炎后肝硬化鉴别,采用彩色多普勒超声检查,应重点观察肝静脉及下腔静脉管径、管腔内回声及有无侧支血管形成、副肝静脉有无扩张。

第十二节　肝脏疾病超声报告范例

一、脂肪肝(中度)

超声表现:肝脏形态饱满,实质回声致密增强,肝后缘回声衰减,网络走行不清晰,肝内外胆管及门脉未见扩张(图12-12-1)。

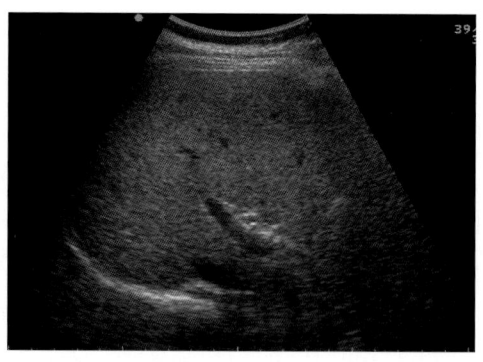

图12-12-1　脂肪肝声像图

胆、胰、脾未见明显异常。

超声提示:中度脂肪肝。

报告时间:2016/5/26 15:25　　　报告医师:唐××　邸××　　审核医师:唐××

二、肝硬化

超声表现:肝脏体积变小,形态欠规整,包膜不光滑,左肝厚约6.5 cm,右肝厚约8.2 cm,肝实质回声不均匀,网络走行紊乱,肝内外胆管未见明显扩张,门脉扩张内径约1.4 cm(图12-12-2)。

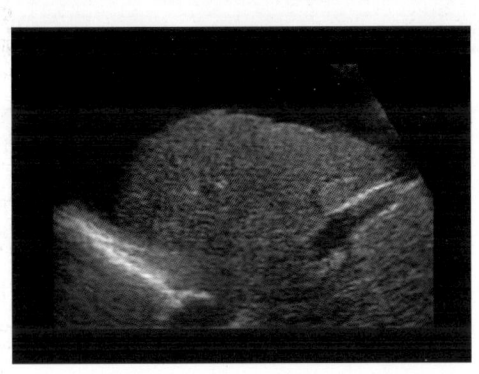

图12-12-2　肝硬化声像图

胆囊增大,8.2 cm×3.9 cm,壁厚0.6 cm,呈"双边征",其内未见明显异常。

胰腺形态大小正常,腺体内回声均匀。

脾长约21 cm,厚约5.8 cm,实质内回声均匀,脾门静脉内径宽约1.1 cm。

肝周、脾周及腹腔内可见大量无回声暗区,未见明确的分隔回声,最大深度8 cm。

超声诊断:肝实质弥漫性病变:肝硬化

　　　　　门脉高压

　　　　　脾大

　　　　　腹水(大量)

　　　　　胆囊壁水肿

报告时间:2016/5/26　16:12　　　报告医师:曹××,郝××　　审核医师:曹××

三、肝血管瘤

超声表现:肝脏形态大小正常,实质回声均匀,于右肝可见一大小约2.0 cm×1.8 cm×1.7 cm的偏强回声团,边界清。肝内管道走行清晰,肝内外胆管及门脉未见扩张(图12-12-3)。

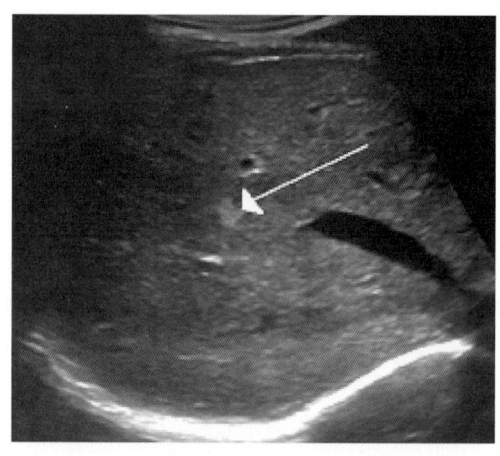

图 12-12-3　肝血管瘤声像图

胆囊大小正常,壁不厚,光滑,其内未见异常回声。

胰脾未见异常。

超声提示:肝内偏强回声团,考虑血管瘤。

报告时间:2016/5/26 16:20　　　报告医师:崔××　赵××　　　报告审核:崔××

四、肝脏多发占位病变

超声表现:肝脏略饱满,左肝厚 8.5 cm,右肝 13.8 cm,表面尚光滑,实质回声不均,其内可见多个大小不等的中低回声结节,最大者约为 6.5 cm×6.0 cm,边界尚清晰,周边可见低回声晕。CDFI:结节周边及内部可见较丰富血流信号;肝内管道走行紊乱(图 12-12-4)。肝内、外胆管及门脉无扩张。

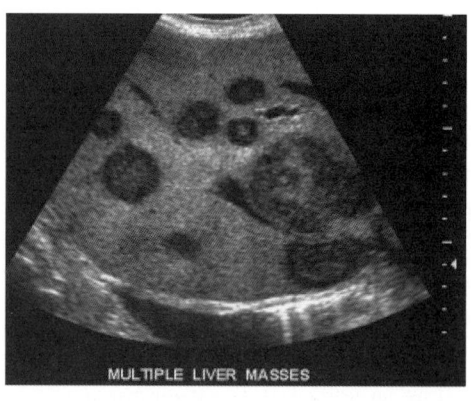

图 12-12-4　肝脏多发占位病变声像图肝血管瘤声像图

胆囊不大,壁不厚、光滑,内为无回声区。

胰腺、脾未见明显异常。

超声提示:肝内多发性实质性占位性病变,考虑为肝癌。

报告时间:2016/5/26 16:20　　报告医师:崔××　赵××　　报告审核:崔××

（唐晓辉　栗雯霏）

第十三章 胆道疾病

第一节 解剖概要

胆道是指运输肝脏排泌的胆汁至十二指肠的管道结构。胆道系统的超声显像可分为胆囊和胆管两大部分,胆管以肝门为界,分为肝内及肝外两部分。肝内部分由毛细胆管、小叶间胆管以及逐渐汇合而成的左右肝管组成;肝外部分由肝总管、胆总管、胆囊及胆囊管组成。

一、胆囊

胆囊位于肝右叶脏面下方的胆囊窝内,呈梨形,为中空器官,长 7~9 cm,宽 2~3 cm,容量 35~50 ml。分为底、体、颈三部分。胆囊底部微露于肝脏下缘,其体表投影的位置相当于右上腹腹直肌外缘和右肋弓交界处或右侧第 9 肋软骨处。胆囊体是胆囊底向左后上方逐渐缩窄的部分,在近肝门右侧与胆囊颈相接。胆囊管长 3~4 cm,内径 0.2~0.3 cm,常以接近平行的锐角从右侧汇入胆总管(图 13-1-1)。胆囊颈膨出的后壁形成一个漏斗状的囊,称为哈氏(Hartman)囊,胆石常嵌顿其内,是超声探测须注意的部位。

二、肝外胆管

肝总管:长 3~4 cm,直径 0.4~0.6 cm。肝总管在十二指肠韧带外缘走行,位于肝固有动脉的右侧和门静脉的右前方,肝总管背侧有右肝动脉横行通过,肝总管与胆囊管汇合成胆总管。

胆总管:长 4~8 cm,直径 0.6~0.8 cm。胆总管依行程分为十二指肠上段、十二指肠后段、十二指肠下段(胰腺段)和十二指肠壁内段四部分。

1. **十二指肠上段** 自胆囊管汇合处至十二指肠上缘,在肝十二指肠韧带右缘向下走行,位于门静脉右前方,肝固有动脉右侧。

2. **十二指肠后段** 紧贴在十二指肠第一段的后面,位于门静脉前右侧、下腔静脉前方。胃十二指肠动脉在其左伴行。此段下行时逐渐向右弯曲,离开门静脉。

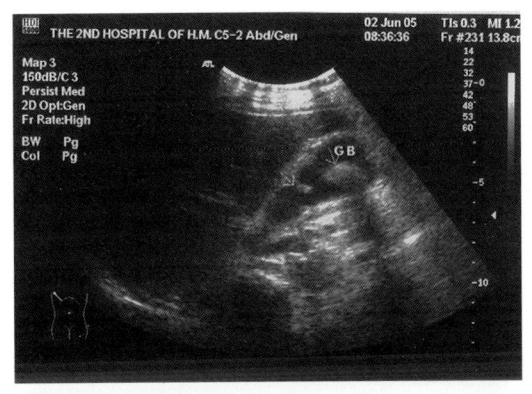 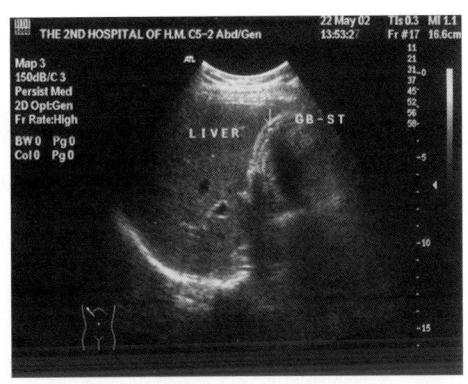

图 13-4-1 胆囊结石　　　　　　图 13-4-2 充满型胆囊结石

(二) 鉴别诊断

典型的胆囊结石声像图特征明显,诊断不难,但有些情况仍需注意以下几点。

1. 十二指肠气体重叠于胆囊内易误认为胆囊结石,但气体形成的强回声后方声影轮廓不清,多伴有多重反射("彗星"征),变动体位强回声可与胆囊分开。

2. 正常胆囊颈管部螺旋瓣为线状强回声,此强回声后方可伴声影,易误诊为颈部小结石,变动体位或旋转探头观察可以鉴别。

3. 胆囊切除术后局部瘢痕及网膜被覆,在胆囊床形成强回声,后方可伴有声影,易误诊为充满型胆囊结石,需密切结合病史。

4. 沉积于胆囊后壁的胆泥有时误认为泥沙样结石,胆泥有漂浮感。

5. 陈旧性胆汁团有时误认为胆囊结石。

二、肝胆管结石

肝胆管结石多为胆色素混合结石,常多发,形态不整,质软易碎,大小及数目不定,有的呈泥沙状,称之为泥沙样结石;有的积聚成堆或填满扩张的胆管呈柱状、梭状或囊状即为铸形结石或管状结石。好发部位是左右肝管汇合部和左肝管。

(一) 声像图表现

1. 在肝胆管走向的管腔内出现强回声团,其形状、大小差异较大,可表现为斑点状、条索状、圆形或边界不规则的片状区域。

2. 强回声团后方伴有声影。

3. 结石强回声团具有沿左右肝管及段间肝管走向分布的特点(图 13-4-3),呈孤立型、散在型或融合型表现。当有淤滞的胆汁充盈肝胆管时,可显示出典型的图像,即在扩张的胆管腔内有结石强回声团,周围有宽窄不等的液性暗区。

4. 结石阻塞部位以上的胆管扩张(图 13-4-4),多与伴行的门脉分支形成"平行管征"。

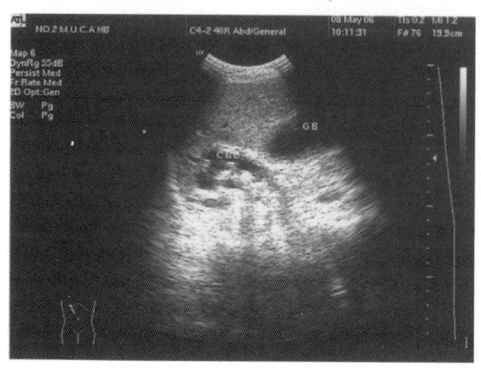
图 13-4-3 右肝内胆管多发结石

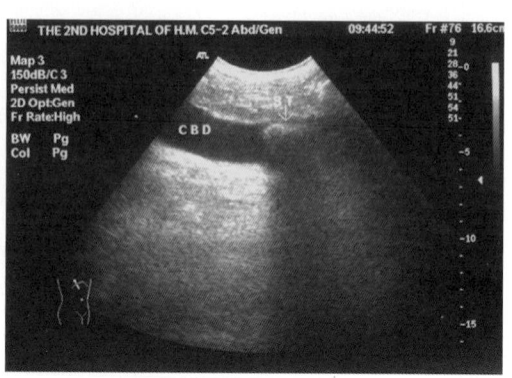
图 13-4-4 胆总管结石

5. 肝内合并胆汁淤积或炎症感染时,肝脏肿大、边缘变钝、肝实质回声粗大不均或可见多发脓肿。有时可见结石梗阻的叶、段肝胆管以上的肝实质萎缩,而其余肝叶代偿性增大,整个肝脏变形。

(二) 鉴别诊断

1. 正常的肝圆韧带在横断或斜断时表现为肝左叶内的高回声团块,后方常伴声影,然而纵断时显示为自门脉左支矢状部向前下方延伸出肝的高回声带,故不难鉴别(图 13-4-5)。

2. 肝内胆管积气,常有胆道手术或胆系感染史。超声表现为沿胆管分布的线状及斑状强回声,需与肝内胆管结石鉴别。胆管积气时,胆管扩张不明显,强回声形态不稳定,后方伴多重反射而无声影。改变体位时,其形态位置可发生变化(图 13-4-6)。

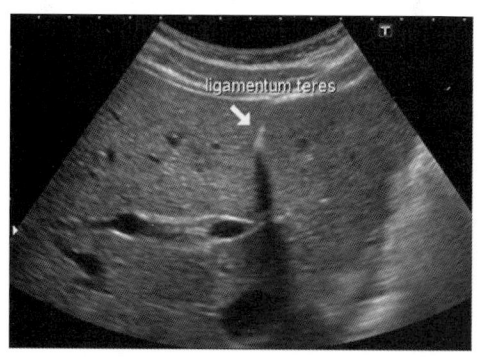
图 13-4-5 肝圆韧带

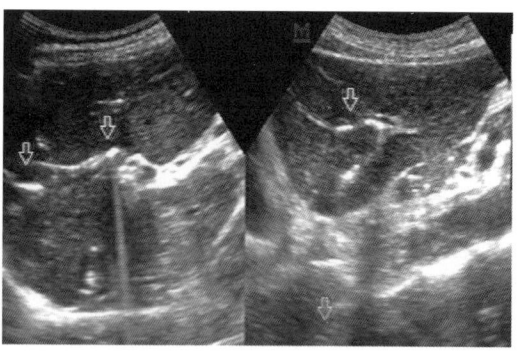
图 13-4-6 肝内胆管积气

3. 肝内钙化灶,为肝实质内局限强回声斑后伴声影,其位置与胆管走行无关系,也不伴胆管扩张。

第五节 胆囊炎

一、急性胆囊炎

本病为常见急腹症之一,患者表现为右上腹疼痛,常向右肩胛骨下角和肩部放射,伴有发热、恶心、呕吐、胆囊区压痛、Murphy征(+)、黄疸、白细胞增高。急性胆囊炎多由细菌感染、结石、胰液反流等原因引起。病理上根据炎症轻重程度分为:①单纯性胆囊炎,胆囊稍肿胀,壁增厚,黏膜充血水肿,胆汁正常或稍混浊。②化脓性胆囊炎,胆囊肿大,囊壁充血、水肿、明显增厚,胆汁混浊呈脓性,胆囊与周围组织粘连或形成胆囊周围水肿。③坏疽性胆囊炎,胆囊出现囊壁坏死、穿孔,形成包裹性积液或急性腹膜炎。

(一)声像图表现

1. 单纯性胆囊炎 胆囊形态饱满,轻度增大,以横径增加为重,胆囊壁轻度增厚或模糊,囊内透声尚好,探头加压时胆囊有触痛。

2. 化脓性胆囊炎

(1)胆囊显著增大。

(2)胆囊壁增厚、模糊或呈"双边征",即胆囊内外壁呈强回声,中间为连续或间断的弱回声(图13-5-1)。

(3)囊内胆汁透声差,可出现稀疏或粗大的斑点状回声或形态不规则的絮状回声,其后无声影,不随重力作用形成沉积带。

(4)用探头加压,胆囊区触痛。

3. 坏疽性胆囊炎

(1)胆囊增大,穿孔后扩张的胆囊可缩小,形态不规整。

(2)囊壁模糊不清,可有局部膨出、缺损或与周围形成模糊的炎性肿块,或形成脓肿。

(3)胆囊内回声增多。

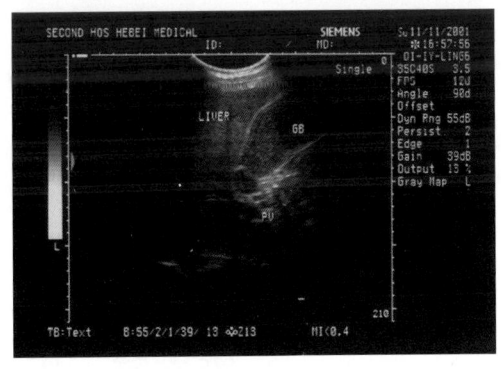

图13-5-1 急性胆囊炎伴囊内絮状胆盐回声

(二)鉴别诊断

1. 非炎症性胆囊肿大:胆囊水平以下任何部位的胆道梗阻及长期不能进食者均可使胆囊内胆汁引流不畅,引起胆囊增大及胆汁淤积。非炎性胆囊增大时,胆囊壁薄而光滑,胆囊区无压痛。胆囊内可见均匀的细点状回声呈层状沉积,后无声影。

2. 各种原因所致低蛋白血症时,胆囊壁可增厚,呈"双边征",但囊壁光滑,多伴有腹水,胆囊区无压痛。

二、慢性胆囊炎

70%慢性胆囊炎由结石引起,部分可以是急性胆囊炎后遗而来。慢性胆囊炎女性多见,表现为持续性右上腹钝痛,进油腻食物后症状加重,常伴有恶心、腹胀。本病病程较长,有急性发作和缓解交替的特点。

(一)声像图表现

1. 早期表现为胆囊大小、形态正常,仅有胆囊壁增厚、毛糙,囊壁厚 >3 mm,胆囊区可有深压痛,胆囊收缩功能降低。

2. 晚期发展为萎缩性胆囊炎,典型声像图表现为胆囊缩小,壁明显增厚、毛糙,腔内透声差甚至胆囊腔消失,常伴有多发性胆结石或充满型胆结石(图13-5-2)。

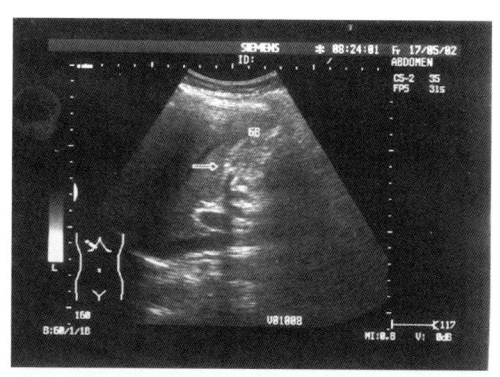

图13-5-2 慢性萎缩性胆囊炎合并胆囊结石

(二)鉴别诊断

1. 胆囊癌 胆囊炎囊壁增厚应与厚壁型胆囊癌鉴别,慢性胆囊炎时黏膜面连续性完整,囊壁厚度较一致,回声较均匀;胆囊癌则多为黏膜面破坏,囊壁不规则增厚,且回声较低、与周围组织分界不清。

2. 胆囊腺肌症 表现为胆囊壁局限性或胆囊壁节段增厚。增厚的胆囊壁是由于黏膜下阿氏窦扩张,其内可有胆固醇结晶沉着,形成点状强回声,后方伴"彗星尾"征。

第六节 胆囊息肉样病变

胆囊息肉样病变系指不同病因引起的以胆囊壁黏膜面小隆起为主要特征的一组病变。此类病变多为良性增生,如胆囊炎性息肉、胆固醇性息肉、胆囊小腺瘤、胆囊腺肌症等,但有少数病例可能为胆囊癌早期。息肉样病变可单发或多发,一般无临床表现,常在查体或合并其他胆囊病变检查时被发现。

一、声像图表现

(一) 胆囊炎性息肉

胆囊壁上单个或多个乳头状实性回声突入囊腔,其基底略窄,有的形成较窄的蒂,不随体位活动,其后无声影,大小一般在0.2~0.6 cm,大的可达1.0 cm(图13-6-1)。

(二) 胆固醇性息肉

系血液中过多的胆固醇被胆囊壁组织细胞吞噬,引起组织细胞过度膨胀,形成小球样隆起。按胆固醇沉积的多少、大小和形态可将胆固醇性息肉分为两型。

1. 孤立型　胆囊壁无增厚,可见一个或多个孤立结节突入囊腔内,其基底较窄或有蒂。胆固醇性息肉回声较强,可伴"彗星"征,但无声影,不随体位活动。此型胆固醇息肉可较大,但一般不超过1 cm。

2. 弥漫型　胆囊壁增厚,不光滑,囊壁黏膜层可见广泛分布的粟粒样大小、中等强回声,随呼吸时隐时现,多伴有"彗星尾"征(图13-6-2)。

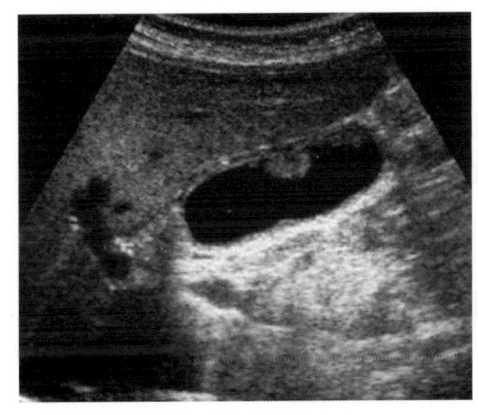

图13-6-1　胆囊息肉

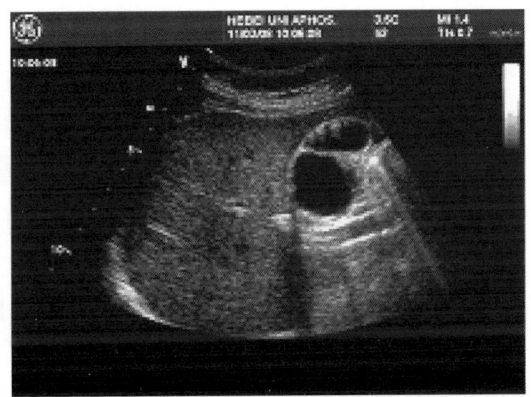

图13-6-2　胆囊多发胆固醇息肉

(三) 胆囊小腺瘤

为胆囊壁实性隆起,基底部可较宽,也可有蒂,单发或多发,一般>1.5 cm(图13-6-3)。

(四) 胆囊腺肌症

是一种以腺体和肌层增生为主的良性胆囊疾病,由于上皮组织下陷而形成罗阿窦,它一般不到达肌层,在有腺肌增生病时可见黏膜肥厚增生,罗阿窦数目增多,扩大成囊状,深入肌层,甚至可深达近浆层,形成黏膜内憩室。囊内易淤积胆汁,继发感染可产生囊内微结石,又称壁内结石。

1. 胆囊壁增厚,可呈弥漫性、节段性改变或局限性改变。
2. 增厚的胆囊壁内,可见无回声暗区或回声增强区(胆固醇沉积)。
3. 合并壁间结石和胆囊结石,可出现相应的改变(图13-6-4)。

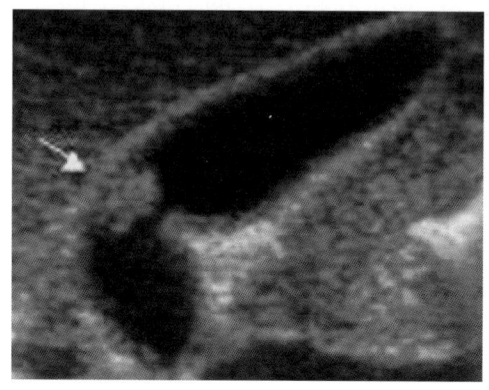

图13-6-3 胆囊腺瘤

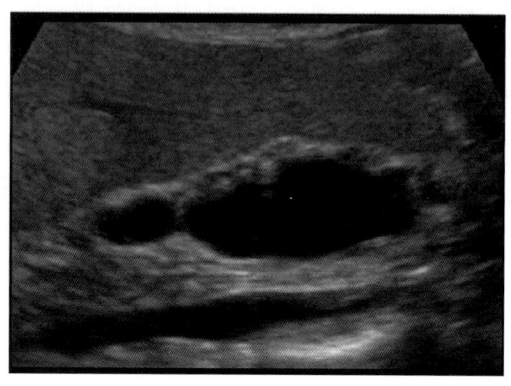

图13-6-4 胆囊腺肌症

二、鉴别诊断

本病主要与胆囊小结石鉴别,后者可随体位活动,其后伴声影,变换体位扫查有助于鉴别诊断。其次,较大的息肉样病变应与胆囊腺癌鉴别。一般认为单发性直径>1 cm,结节基底宽,回声较低,或伴结石者提示恶性可能性大。息肉样病变>1.0 cm时应考虑手术治疗。

第七节 胆囊癌

原发性胆囊癌是一种恶性程度较高的肿瘤。由于早期无特殊症状和体征,诊断往往被延误。胆囊癌在X线造影时多不显影,其他检查方法仅能发现一些晚期征象,并无特异性。超声检查能直接显示胆囊壁的增厚、胆囊腔内的肿块以及肝脏和淋巴结的转移灶,显著提高了胆囊癌的临床诊断水平。

一、声像图表现

胆囊癌声像图根据其不同的癌变特点和不同的发展阶段可分为五种类型,即小结节型、蕈伞型、厚壁型、混合型、实块型。

1. **小结节型** 为胆囊癌的早期表现。病灶一般较小,直径1.0~2.5 cm。典型的呈乳头状中等回声团块,自囊壁突向腔内,基底较宽,表面不平整(图13-7-1)。好发于胆囊颈部,合并多量结石时可能漏诊。

2. 蕈伞型 为基底宽、边缘不整齐的蕈伞型肿块突入胆囊腔,呈弱回声或中等回声(图13-7-2),常为多发,可连成一片;单发的病灶以乳头状为基本图像。肿块周边常可见胆泥形成的点状回声。本型特征明显,不难诊断。

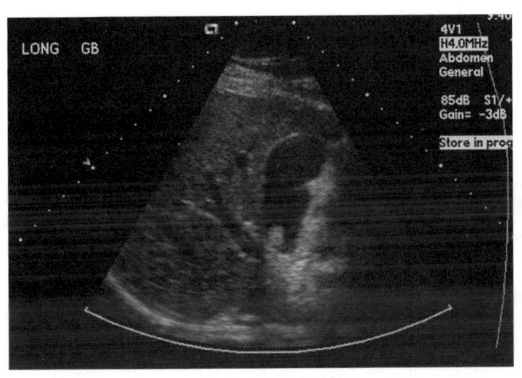
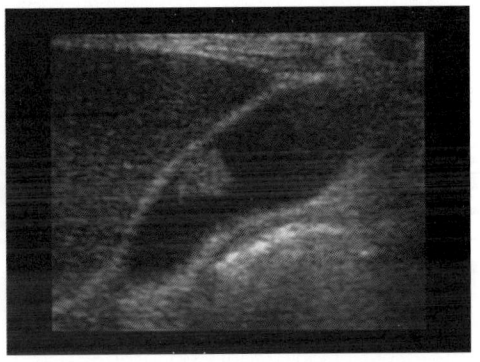

图13-7-1 胆囊癌(小结节型)　　　　图13-7-2 胆囊癌(蕈伞型)

3. 厚壁型 胆囊壁呈不均匀增厚,可以呈局限型或弥漫型,表面多不规则,往往以颈部、体部增厚显著(图13-7-3)。早期仅轻度增厚时诊断较困难,与慢性胆囊炎不易鉴别。

4. 混合型 胆囊壁显示有不规则的增厚,并且伴有乳头状或蕈伞状突起物,突入胆囊腔,为蕈伞型和厚壁型的混合表现,此型较多见(图13-7-4)。

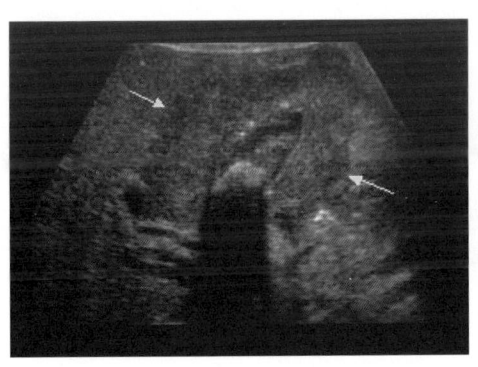
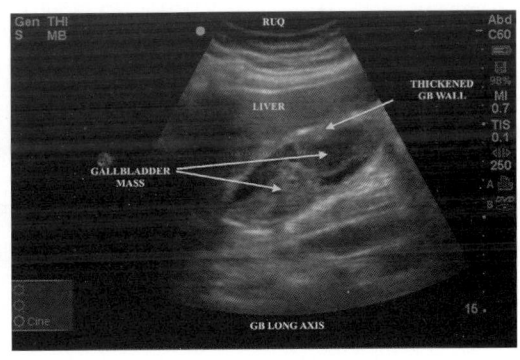

图13-7-3 胆囊癌(壁厚型)　　　　图13-7-4 胆囊癌(混合型)

5. 实块型 胆囊肿大,液性腔消失,为一个弱回声或粗而不均的实性肿块,或胆囊内充满不均质的斑块状回声(图13-7-5),有时可见结石的强回声团伴声影。因癌肿浸润肝脏,使肝与胆囊之间的正常高回声带被破坏、中断甚至消失;癌肿侵及周围组织和肠襻时,则胆囊轮廓不清。本型易误诊为肝内肿瘤,若发现其中有结石强回声团,则有助于鉴别。本型为晚期表现,绝大多数已不能切除。

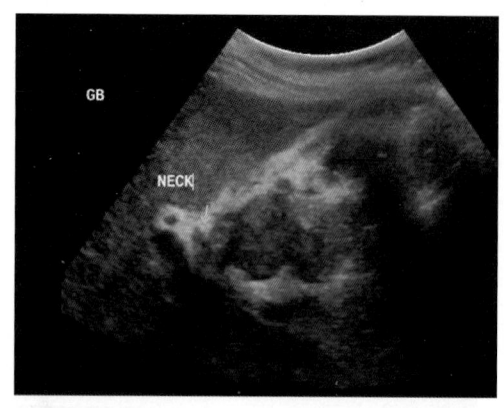

图13-7-5 胆囊癌(实块型)

二、鉴别诊断

需与胆囊癌鉴别的病变主要可归结为两类:一类是胆囊壁本身良性病变形成的增厚或隆起增生病变,如慢性胆囊炎、腺肌增生症、良性腺瘤、胆固醇息肉、炎性息肉、肉芽肿等。慢性胆囊壁增厚多属均称性增厚,内壁也较规则,其厚度也不如厚壁型胆囊癌显著。其中腺肌增生症在壁内显示出小囊状结构是其特征;息肉一般均<1 cm,可资鉴别。

另一类是胆囊腔内回声性病变形成的肿块伪象,如:无声影或声影不明显的堆积状泥沙样结石、陈旧性的稠厚胆汁团或脓团、凝血块等。这些异物与胆囊壁均有分界线,且当改变体位时观察,多可见其移动,易于作出鉴别。

实块型胆囊癌须与肝脏或横结肠肿瘤相鉴别。实块型虽然丧失了正常胆囊的形态特征,但其解剖学标志——肝中裂由门脉右支根部指向胆囊颈部的高回声线仍然存在是其重要特征。当肿块内有结石的强回声和声影时,则可靠地证实肿块来自胆囊。结肠肿块有含气体强回声的黏膜腔是其特征。有时尚须与右肾肿瘤或胰头癌鉴别。厚壁型往往较慢性胆囊炎的增厚更显著,内壁线多不规则,但早期无鉴别特征。

三、临床价值

超声检查对发现胆囊壁隆起性病变有重要的临床价值,早期胆囊癌在形态上呈隆起性病变者占80%~90%。超声显像对胆囊良、恶性肿瘤鉴别诊断有重要作用。良性病变多数在1 cm以内,而恶性肿瘤大多数超过1 cm。肿瘤形态、对胆囊壁有无浸润以及单发或多发等,也有助于胆囊恶性肿瘤的诊断。

第八节 胆道蛔虫症

胆道蛔虫病是肠蛔虫病的并发症。多发于儿童和青壮年。蛔虫多在肝外胆管,但也可钻入肝内小胆管,很少钻入胆囊。多数病例仅有1条蛔虫,一般不超过10条,但也有多达百余条者。蛔虫经Oddi括约肌钻入胆道,刺激胆总管括约肌阵发性痉挛而产生剧痛,临床表现为突然发生的剑突右下方阵发性"钻顶样"剧烈绞痛,向右肩放射,疼痛亦可突然缓解。同时多有恶心呕吐,吐出物为胃内容物、胆汁,亦可吐出蛔虫。可发生寒战、发热等胆道感染症状,如有胆道阻塞,可出现黄疸。

一、声像图表现

1. 肝外胆管呈不同程度的扩张,胆总管常呈明显扩张。
2. 扩张的胆管内有数毫米宽的双线状长条形的高回声带(图 13-8-1),前端圆钝,形态自然,边缘清晰、光滑。光带间暗区是蛔虫的假体腔,其内可见间断的点线状高回声。蛔虫死亡后,其中心暗带逐渐变得模糊甚至消失。
3. 有多条蛔虫时胆管内可见多条双线状平行高回声带,如几十条蛔虫绞成团,堵塞胆管时可见到胆管有极度扩张。
4. 实时超声探测看到虫体在胆管内蠕动是具有诊断意义的特异性表现。
5. 肝内胆道蛔虫,可见肝内胆道的明显扩张,及其中平行双线状高回声带。存活蛔虫可见蠕动。
6. 胆囊蛔虫病,在胆囊内呈现双线状高回声平行光带,多呈弧形或蜷曲状。
7. 如蛔虫死亡则虫体萎缩,渐裂解成段,不易识别。

二、鉴别诊断

活蛔虫诊断不困难,蛔虫死后,虫体萎缩,破碎时看不到平行强回声带,与胆道结石不易鉴别,但后者胆道扩张较重,范围广泛,并常引起黄疸等可以区别。应注意观察易造成假阳性的因素,加以鉴别:①肝动脉有时穿行于胆管和门静脉之间,而酷似扩张胆管内的双线状伪像,但肝动脉壁具管壁搏动,彩超检查,更易于识别;②肝总管与胆囊管汇合前,其隔壁可显示为胆管腔内的高回声线,应注意鉴别。

三、临床价值

超声显像诊断胆道蛔虫病是简便、实用而有效的方法,其准确率高达95%以上,如胆管扩张,胆汁充盈,可见到特征性双线状高回声带可作本病诊断的依据,如显示活蛔虫蠕动即可确诊。

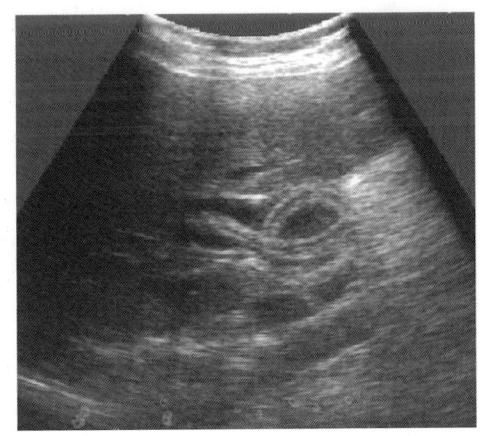

图 13-8-1　胆道蛔虫症

第九节 先天性胆系疾病

一、先天性胆囊异常

胆囊皱褶畸形最常见。正常胆囊颈部可见螺旋瓣,皱褶畸形系指螺旋瓣过大且位置异常。超声图像可见从胆囊壁向腔内突入的强回声皱襞,使胆囊形成两个腔,变动体位,可见两腔相通(图13-9-1)。异常皱襞使胆汁排出不畅,故易发生胆囊底部结石及胆囊炎。

其他胆囊异常,包括双胆囊、胆囊憩室、胆囊位置异常、胆囊缺如等均较少见。

二、先天性胆管囊状扩张症

为先天性胆管壁薄弱,受胆管内压作用扩张呈囊状。囊肿呈球形,小的直径2～3 cm,大者可达10 cm以上,囊肿内含胆汁,常继发感染、结石,故囊壁增厚。根据胆管囊状扩张的部位可分为三型:①发生于肝外胆管者称为胆总管囊状扩张症,此型最多见;

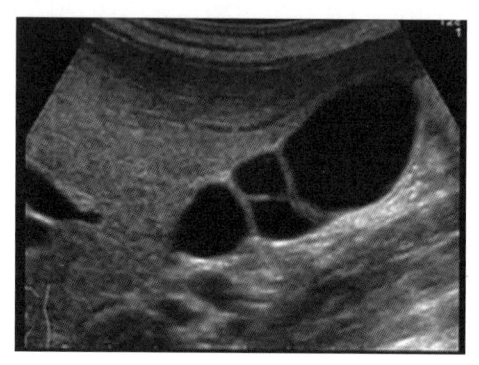

图13-9-1 胆囊皱褶

②发生于肝内胆管者称为肝内胆管囊状扩张症,又称Caroli病;③复合型为同时合并有肝内肝外胆管囊状扩张。胆总管囊状扩张好发于女性,Caroli病好发于男性,多为儿童或年青时期发病,临床表现为腹痛、腹部肿块、发热、黄疸等症状。

1. **先天性肝内胆管囊状扩张症** 为沿肝内胆管走行分布的不规则囊性肿物,彼此相通,可呈节段性或全肝分布(图13-9-2)。合并感染则表现为囊壁毛糙增厚,腔内有沉积物回声,合并结石则表现为腔内强回声,后方伴声影。恶变时,局部胆管壁增厚,可呈乳头状或实块状强回声突向腔内。

鉴别诊断:

(1)多囊肝:累及全肝的Caroli病应与多囊肝鉴别,多囊肝表现为肝实质内分布大小不等的多发无回声区,壁薄光滑,囊肿之间多不相通,囊肿分布无规律;而Caroli病表现为沿肝内胆管分布的囊状无回声,彼此相通,囊壁较厚,常合并结石。

(2)肝内胆管多发结石伴胆管扩张:肝

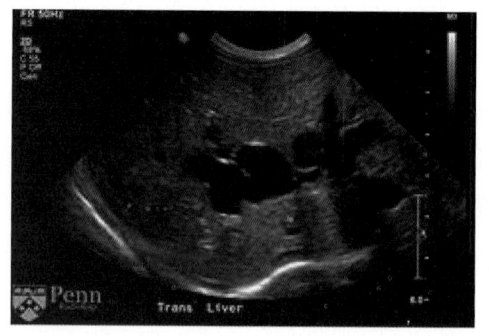

图13-9-2 先天性肝内胆管扩张症

内胆管结石可造成局部胆管梗阻，梗阻近端胆管呈均匀规则的扩张；Caroli 病的胆管囊状扩张合并结石时呈不均匀无规律的扩张，结石一般位于扩张的囊腔内，胆管扩张程度与胆道压力升高无直接关系。

2. 先天性胆总管囊状扩张症（胆总管囊肿） 本病分三型。

Ⅰ型：胆总管囊状扩张，表现为肝总管以下及胰腺段以上之间的胆总管呈囊形或梭形扩张（图 13-9-3）。此型占 90% 以上，可伴有结石。

Ⅱ型：胆总管憩室型，多起自胆总管侧壁，表现为胆总管局限性囊性膨出（图 13-9-4）。

Ⅲ型：胆总管末端囊状扩张，亦称胆总管膨出，此型少见，表现为囊肿位于胆总管末端，囊肿突入十二指肠内（图 13-9-5）。

3. 肝内外胆管囊状扩张 表现为肝内外胆管均呈囊状扩张（图 13-9-6）。若囊壁上有乳头或菜花状实性回声突入腔内，甚至引起胆道梗阻，则应怀疑囊肿恶变。

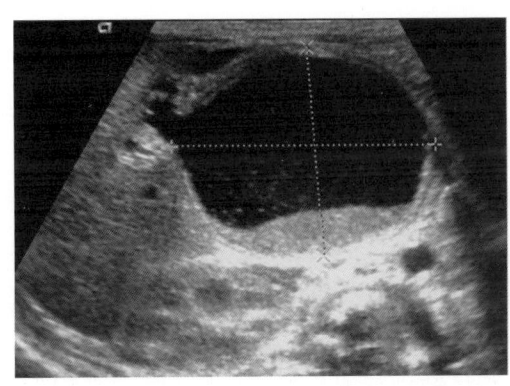

图 13-9-3 胆总管囊肿（Ⅰ型）

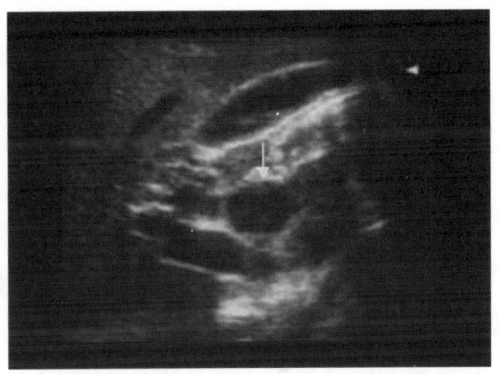

图 13-9-4 胆总管囊肿（Ⅱ型）

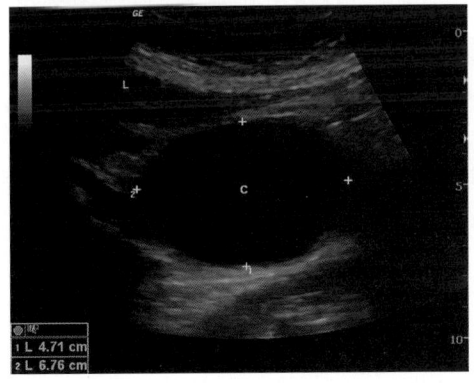

图 13-9-5 胆总管囊肿（Ⅲ型）

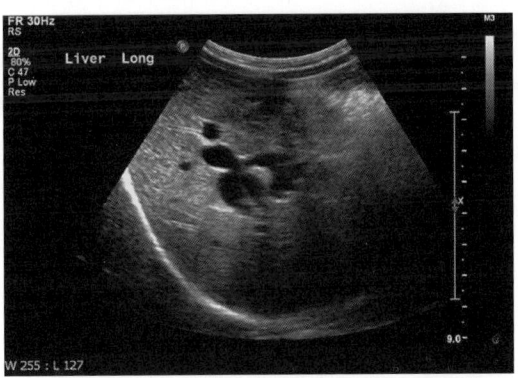

图 13-9-6 肝内外胆管囊状扩张

三、临床价值

超声显像能够清晰地显示肝内外扩张的胆管,能灵敏而准确作出先天性胆管囊状扩张的诊断。因而超声检查对先天性胆管囊状扩张症有重要的临床诊断价值。

第十节 胆管癌

胆管癌较胆囊癌少见,近年来发病率有增高的趋势。胆管癌好发于肝门部左右肝管汇合处、胆囊管与肝总管汇合处以及壶腹部。约80%是腺癌,偶见未分化癌和鳞癌。胆管癌的临床表现以阻塞性黄疸为最突出,如伴继发感染,可有高热、上腹剧痛、胃肠道症状。其他如体重减轻,身体瘦弱,乏力,肝大(有时能触及肿大胆囊),腹水,恶病质等。

一、声像图表现

可归结为两大类:一类在扩张的胆管远端显示出软组织肿块,另一类见扩张的胆管远端突然截断或细窄闭塞,但是见不到有明确边界的肿块。病理标本所见,前者多为乳头型和团块型,第二类则可分为狭窄型和截断型。

1. 乳头型 肿块呈乳头状高回声团,自胆管壁突入扩张的胆管腔内,边缘不齐,无声影(图13-10-1)。

2. 团块型 肿块呈圆形或分叶状堵塞于扩张的胆管内,与管壁无分界,并可见胆管壁亮线残缺不齐。

3. 截断型或狭窄型 扩张的胆管远端突然被截断或呈锥形狭窄,阻塞端及其周围区域往往呈现为较致密的高回声点,边界不清楚,系癌组织浸润所致。胆管癌一般无声影。当胆管癌自肝门侵及肝内胆管时,可出现多发性声影。

4. 超声所见胆管癌的间接征象

(1)病灶以上胆道系统明显扩张:显示胆总管扩张,其远端为乳头状强回声结节。

(2)肝脏弥漫性肿大。

(3)肝门淋巴结肿大或肝内有转移灶。

二、鉴别诊断

胆管癌患者一般均出现黄疸,须着重与胆管结石、肝癌或胰头癌等鉴别。高位胆管

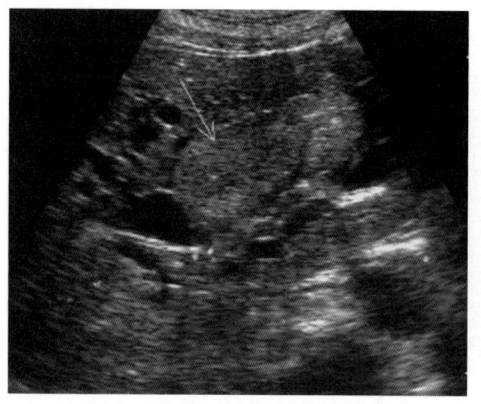

图13-10-1 肝外胆管癌,位于肝门处(箭头)

癌与肝癌、下端胆管癌与壶腹癌、胰头癌等的鉴别,主要依靠对于相应解剖结构的识别。当癌肿较大广泛侵犯时难以鉴别。关于胆管癌所致的狭窄与良性病变的鉴别,典型病例并不困难。某些硬化性胆管炎的病例与胆管癌难以鉴别。诊断有困难时应进一步在超声引导下作 PCT 及 ERCP 等检查再行综合判断。

三、临床价值

超声显像能够显示胆管形态及走行的改变,并可准确判断胆管内肿块的形态特征。超声检查对阻塞性黄疸的诊断和阻塞部位的确定均有重要的临床价值,并有助于确定治疗方案。

第十一节 胆道疾病超声检查操作技巧

1. 检查时嘱患者吸气后鼓腹、屏气,然后按常规切面扫查,图像较清晰,尤其是胆囊病变,可排除其左侧边缘肠气干扰造成的伪像。

2. 对于胆总管中下段的病变由于气体干扰显示不清者,可首先嘱患者坐位或站立位检查,图像将有改善;如果图像还不理想且患者允许饮水时,可嘱患者饮用温水 500～800 ml 充盈胃后,使其变成声窗,则图像可大大改善,一般可作出明确的诊断。

第十二节 临床易误诊的病例

<u>肝内胆管积气误诊为肝内胆管结石。</u>

简要病史:患者男,62 岁,腹胀、上腹部隐痛就诊,患者有胆道手术史。超声检查肝胆胰脾。

超声表现:肝脏形态饱满,实质回声不均匀,肝内管道走行清晰,肝内外胆管未见明显扩张,肝左、右叶内均可见沿胆管分布的串珠样强回声,后方呈"彗星尾"征,门脉未见扩张。胆囊切除术后。胰脾未见明显异常(图 13 -12 -1)。

超声提示:肝内胆管结石、胆囊切除术后。

<u>患者经增强 CT 检查后诊断为肝内胆管积气。</u>

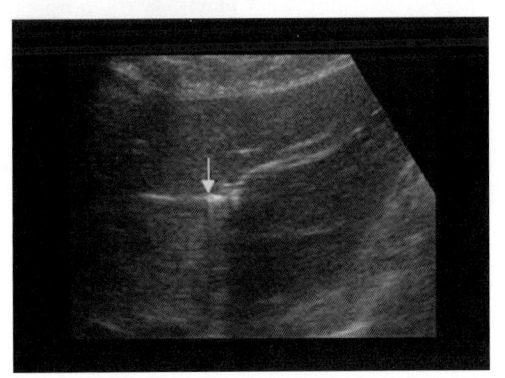

图 13 -12 -1 肝部声像图

误诊分析:肝内胆管积气超声表现为肝内胆管无扩张或无明显扩张,管腔内强回声光团、光带或呈树枝状,沿肝内胆管走行分布,形态不稳定,边界不清楚,游走不定,紧贴胆管前壁,呈局限或串珠样排列,后方声影模糊不干净,或呈"彗星尾"征声像,有时可见气体闪烁样回声,可随呼吸运动或体位改变出现移动声像。肝内胆管结石超声表现为肝内胆管结石形态稳定,边界清楚,填充于肝内胆管腔内强光团或强光条,呈簇状或柱状沿肝内胆管走行分布,也可呈泥沙样堆积在扩张的一、二级胆管内,常多支受累,后伴干净声影。未充满结石的远端小胆管扩张,与伴行的门静脉分支构成"平行管征"。

综上所述,对肝内胆管积气与肝内胆管结石的鉴别,采用彩色多普勒超声检查,应重点观察胆管内强光团、光带的形态、边界、后方声影特点。

第十三节　胆道疾病超声报告范例

一、胆囊结石

超声表现:肝脏大小形态正常,实质回声均匀,肝内网络结构走行清晰,肝内外胆管及门脉未见扩张(图13-13-1)。

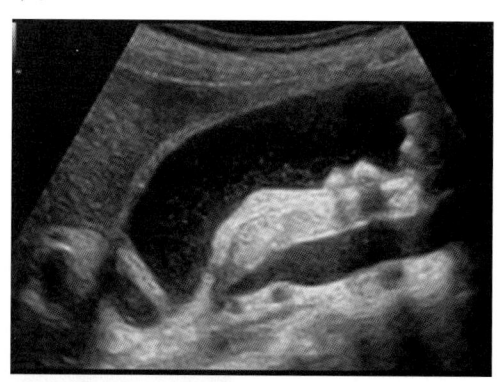

图13-13-1　患者肝部超声声像图

胆囊大小正常,6.7 cm×3.2 cm,壁厚0.3 cm,欠光滑,囊内可见多个强回声团,后伴声影,随体位改变移动,最大者约0.8 cm×0.7 cm。

超声提示:胆囊多发结石。

报告时间:2016/5/29 16:20　　报告医师:李××　栗××　　报告审核:李××

二、肝内外胆管结石

超声表现:左肝大小形态正常,左肝内胆管扩张,左肝横部胆管扩张,内径0.8 cm,其内可见一个强回声团,大小约0.4 cm×0.3 cm,其后略伴声影;右肝胆管轻度增宽,肝内胆管管壁回声增强,内可见气体样强回声。右肝回声尚均匀(图13-13-2)。

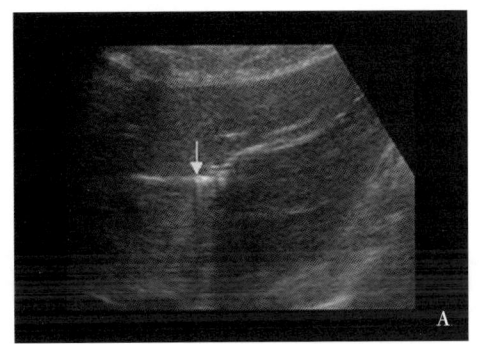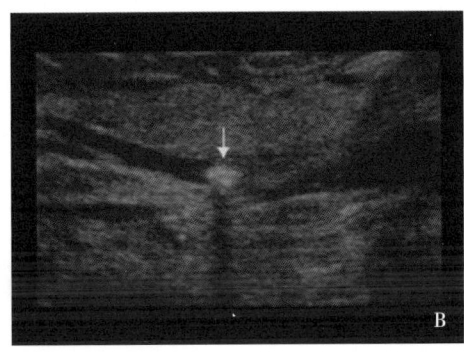

图13-13-2　患者肝部超声声像图

胆总管内径1.2 cm,内可见0.9 cm×0.8 cm强回声团,后伴声影。门脉未见扩张。

胆囊未探及。胰管未见扩张。

超声提示:1. 胆总管结石

2. 左肝内胆管结石伴左肝内胆管扩张

3. 肝内胆管积气

报告时间:2016/5/29 16:20　　　报告医师:唐××　栗××　　　报告审核:唐××

三、胆囊息肉样病变(多发)

超声表现:胆囊大小正常,6.5 cm×3.5 cm,壁厚0.2 cm,欠光滑,内壁上可见多个略强回声结节,不随体位改变移动,其后无声影,最大者约0.9 cm×0.8 cm,囊内未见其他异常回声(图13-13-3)。

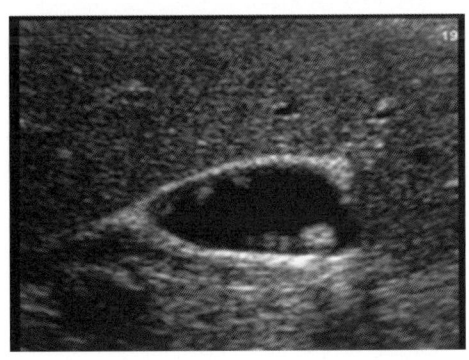

图13-13-3　患者胆囊超声声像图

超声提示:胆囊壁息肉样病变(多发)。

报告时间:2016/5/29 16:20　　报告医师:李××　栗××　　报告审核:李××

(唐晓辉　曹丽叶)

第十四章 胰腺疾病

第一节 解剖概要

胰腺横贴在上腹部腹膜后间隙,是一个无包膜的腹膜后脏器,呈蝌蚪型,长 12~13 cm,宽 3~4 cm,厚 1.5~2.5 cm,重量为 60~100 g,分胰头、胰颈、胰体、胰尾四部分。胰头包括钩突部,是胰腺的最长部分,整个胰头埋在十二指肠弯内。后面有下腔静脉通过;胰颈位于正中线的右侧,是胰腺的狭小部分,仅 2.5 cm 长,约 2.0 cm 宽,其前方为胃幽门,向右与胰头相连,后方为门静脉、肠系膜上静脉与脾静脉的汇合处;胰体离腹壁最近,最易被超声显示。胰体后方在正中线稍偏左有纵行的腹主动脉。在胰体上缘有腹腔动脉发出,并有三个分支,脾动脉沿胰体上缘向左行至脾。胰体定位常以腹主动脉的前方来确定。胰尾位于脾静脉的前方,其前方为胃。胰体向左的延伸部即为胰尾,其末端直达脾门。脾静脉是胰腺体尾的界标。

胰管位于胰腺实质内,从胰头至胰尾贯穿整个胰腺。胰管分主胰管和副胰管。主胰管从胰尾起,通过体部及部分头部,横贯整个胰腺,其内径不超过 2 mm,超声可显示。副胰管短而细,位于胰头部和主胰管前上方,超声难以显示。胰管进入胰头后可与胆总管汇合成共通管,开口于十二指肠,亦可分别开口。

第二节 检查方法

一、检查前准备

1. 检查前禁食 8 小时以上;应在晨起空腹时检查,以减少胃内食物引起过多的气体干扰超声的传入。
2. 胃肠气体较多者,可服轻泻剂及清洁灌肠等方法。
3. 检查中,必要时可饮温开水 500~1000 ml 作为声窗,观察其后方的胰腺。

二、检查方法

1. 仰卧位　是胰腺检查的常规体位。探测时,双手自然放于身体的两侧。
2. 半卧位　使上身与床面成 35°~45°,胃内气体浮于胃底,减少干扰,以便通过肝左叶观察胰腺。

第三节　正常声像图

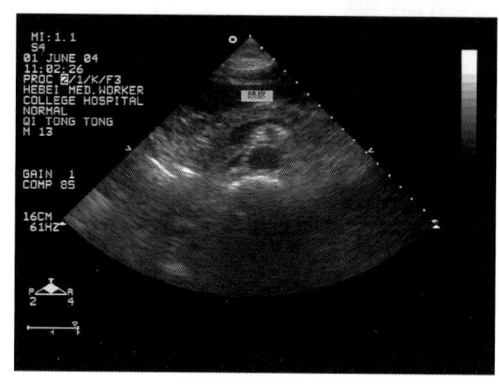

图 14-3-1　正常胰腺

正常胰腺的轮廓清晰而光滑,胰腺实质的回声应为稍弱或中等稍强的均匀回声(图 14-3-1),其回声强度取决于自腹膜后延伸入腺体小叶间的纤维和脂肪组织的含量。胰腺的测量以其厚度为主,正常胰腺长轴断面的形态可分为三型:蝌蚪型、腊肠型、哑铃型。胰头厚 1.5~3.0 cm,胰体厚度 1.0~2.0 cm,胰尾厚度 1.5~2.0 cm。正常胰管前后径不大于 0.3 cm。

第四节　胰腺炎

一、急性胰腺炎

急性胰腺炎是外科常见的急腹症之一,在病理解剖上可分为急性水肿型胰腺炎和出血坏死型胰腺炎。两种类型是同一病变的两个阶段。一般认为急性胰腺炎是由于胆石症、胆道感染、酒精中毒、外伤等造成胰管梗阻,同时胰腺分泌旺盛,使得被激活的消化酶原溢出胰泡和胰管,导致胰腺实质和周围组织发生自身消化的过程。临床特点为急性持续性上腹痛,中上腹为重,伴有血尿淀粉酶升高。出血坏死型,早期可出现休克,病情发展快,死亡率很高。

声像图表现：

1. **水肿型** 胰腺呈弥漫性肿大，形态饱满，实质回声多减低，可有细小点状回声，分布较均匀(图14-4-1)。

2. **出血坏死型** 胰腺肿大，形态不规则，边界不清，实质回声强弱不均匀，可见粗大斑点及片状无回声区，胰管无明显扩张(图14-4-2)，胰腺周围可见不规则液性暗区(图14-4-3)。

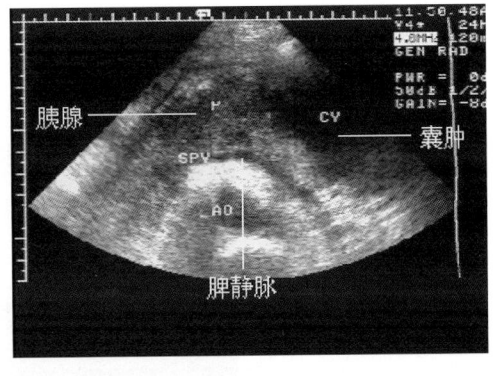

图14-4-1 急性水肿型胰腺炎

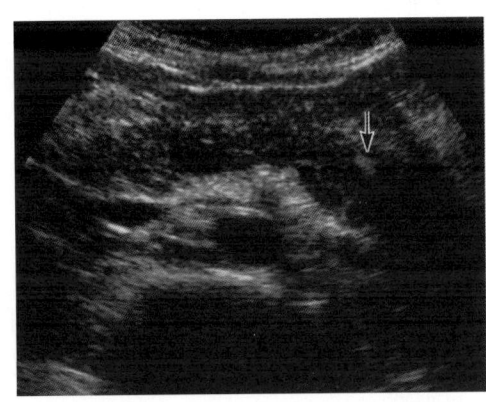

图14-4-2 急性出血坏死型胰腺炎

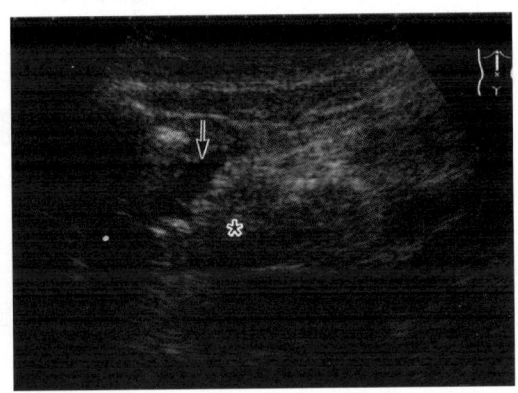

图14-4-3 急性出血坏死型胰腺炎伴胰周积液

二、慢性胰腺炎

慢性胰腺炎约半数患者由急性炎症反复发作演变而成。系多种病因导致胰腺细胞破坏、纤维组织广泛增生的一类病变，30%～60%病例是由急性胰腺炎反复发作所致，临床表现为长期反复的上腹痛、腹胀、消化不良，重症者出现脂肪泻以及糖尿病。

声像图表现：

1. 胰腺腺体轮廓不清，边界常不规整，与周围组织界限不清。
2. 胰腺轻度增大或局限性增大，整个胰腺肿大不如急性炎症明显或严重。
3. 胰腺实质回声增强、分布不均、光点粗大呈簇状或片状(图14-4-4)。
4. 慢性胰腺炎常合并假性囊肿、胰管扩张、胰管内结石。

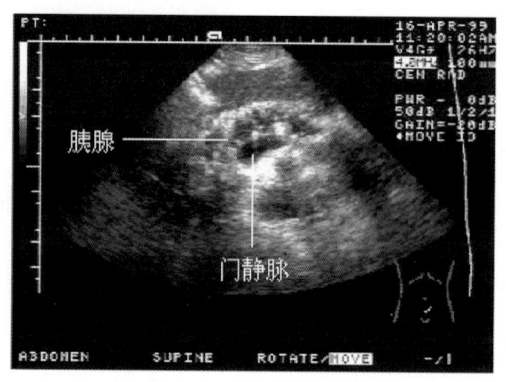

图 14-4-4 慢性胰腺炎

第五节 胰腺囊性疾病

一、胰腺假性囊肿

假性囊肿约占胰腺囊肿的一半,系继发于急、慢性胰腺炎或外伤后,由于胰腺渗液和血液聚集,刺激周围纤维组织增生包裹形成囊肿,囊壁上无上皮分泌细胞,故称假性囊肿,好发于胰体尾部。临床症状有腹胀,可于上腹部触及囊性肿物。

声像图表现:

1. 上腹部出现圆形或椭圆形无回声区,边界清楚,光滑,部分暗区内有强回声分隔,使囊肿呈多房性,其后方回声增强,无回声区内还可见沉积物样回声(图14-5-1)。

2. 囊肿与胰腺关系密切。

3. 可有急性或慢性胰腺炎病史。

二、胰腺真性囊肿

1. **先天性囊肿** 多见于儿童,常与多囊肾、多囊肝并发,声像图上显示为胰腺实质中单个或多个液性暗区,圆形或椭圆形,边界清,壁光滑,后方回声增强(图14-5-2)。

2. **寄生虫性囊肿** 细粒棘球绦虫偶可在胰腺内形成包虫囊肿,为圆形,囊壁较厚,可见囊中囊,或囊壁上有强回声突起征象。

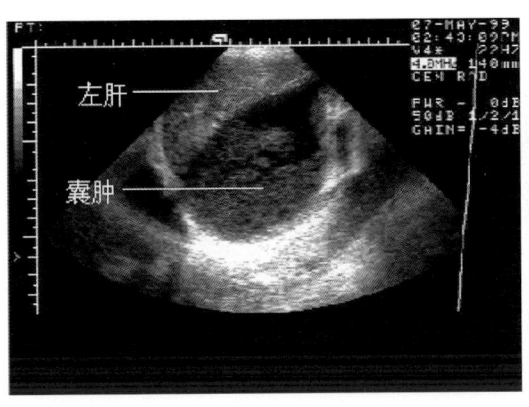
图14-5-1 胰腺假性囊肿

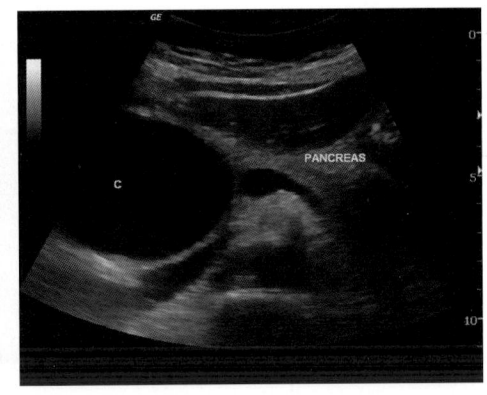
图14-5-2 胰腺先天性囊肿

第六节 胰腺癌

原发性胰腺癌是常见的消化道恶性肿瘤,多为腺癌。胰腺癌75%发生于胰头部,体尾部癌仅占25%。本病早期诊断较困难,一旦出现症状已属于晚期。患者早期症状不明显,可表现为食欲缺乏,进食后胀满感,其后出现腹痛、体重减轻、黄疸以及顽固性腰背疼痛。

一、声像图表现

1. **胰腺形态异常** 局限性增大、膨出,呈结节状,前后径一般>3 cm。

2. **胰腺内出现异常回声** 肿块以低回声型为主,夹杂有散在的、不均匀的光点、光斑,偶见略强回声结节。肿块向周围组织呈蟹足样浸润生长,或呈花瓣状与周围组织分界不清(图14-6-1)。肿块后方回声减低,甚至出现弱声影。

3. **胰管扩张** 胰头肿块阻塞胰管时,可见胰管全程扩张,体尾部癌时,可见胰管突然截断或节段性扩张(图14-6-2)。

4. **胆道系统扩张** 胰头肿块压迫或浸润胆总管引起肝内外胆管扩张,胆囊增大。

5. **胰腺周围的组织结构异常** 可见肿块周围静脉受肿块压迫,动脉移位,可有肝内及腹主动脉淋巴结肿大。

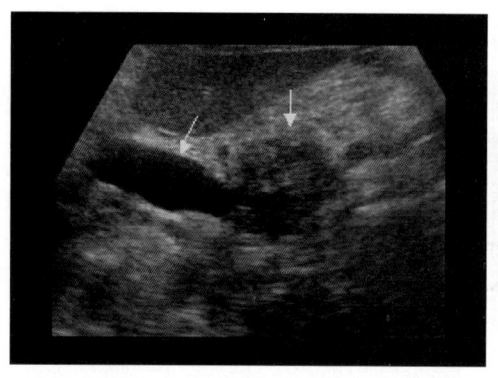 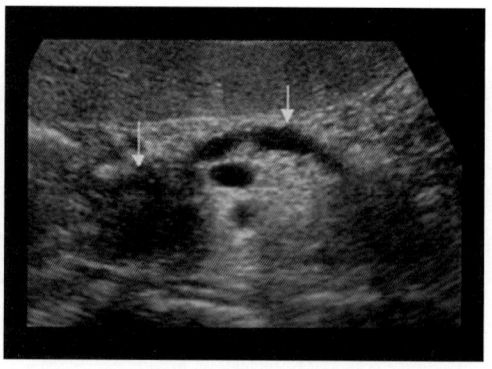

图 14-6-1 胰头癌,胰头部可见低回声结节,胆总管下段扩张　　图 14-6-2 胰头癌,胰头部可见低回声结节及胰体尾部扩张的主胰管(箭头)

二、鉴别诊断

胰腺癌的鉴别诊断常分为两大类:一类是与胰腺本身的疾病相鉴别,另一类是与胰腺邻近脏器的肿物相鉴别,分述如下。

1. **胰腺癌与慢性胰腺炎的鉴别**　见表 14-6-1。

表 14-6-1　胰腺癌与慢性胰腺炎鉴别

鉴别项目	胰腺癌	慢性胰腺炎
病史、化验	病史隐匿,逐渐加重	反复发作淀粉酶增高
胰腺增大	局部增大,向周围组织浸润	弥漫性轻度增大
内部回声	呈弱回声区	整个胰腺回声增强
胰管管径	多呈均匀性增宽	呈不均匀、串珠样增宽
转移	向肝及淋巴结转移	无

2. **胰腺癌与胰岛细胞瘤相鉴别**　功能性胰岛细胞瘤常有低血糖症状、肿瘤小,多位于胰腺体尾部,超声不易发现,两者易于区别。无功能性胰岛细胞瘤发现时,往往已生长较大,常常与胰体尾癌难以鉴别。但胰岛细胞瘤的病程长,症状轻,一般情况好,肿瘤多呈低回声与高回声混杂,边缘光滑,有包膜(图 14-6-3)。巨大胰岛细胞瘤可囊性变,呈无回声区。

第十五章 脾脏疾病

第一节 解剖概要

脾脏位于左季肋区,相当于第9～11肋深面的左侧膈和胃之间,其长轴自左后向右前斜行,与第10肋方向基本一致,脾脏内侧与胃、胰腺尾部、左肾和结肠脾曲邻接。在横膈的后方,左侧胸膜、左肺和肋骨(9～11肋)与脾相邻。脾脏下极可达腋中线。脾脏被第9～11肋所掩盖,在肋弓下难以触及(图15-1-1)。脾脏的大小和形态变化较大,但一般形似蚕豆,膈面膨隆光滑,脏面凹陷,近中央处为脾门(图15-1-2)。正常成人脾长10～12 cm,宽6～8 cm,厚3～4 cm。

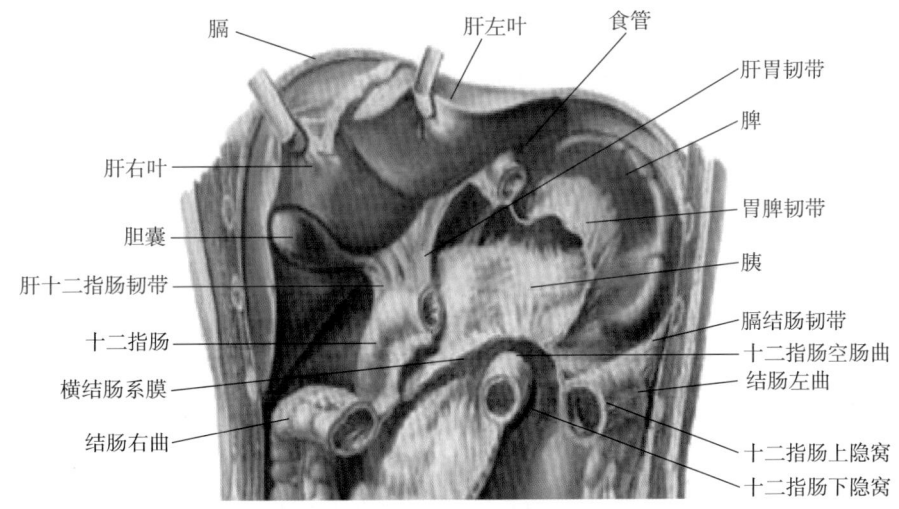

图15-1-1 脾脏的位置及毗邻关系

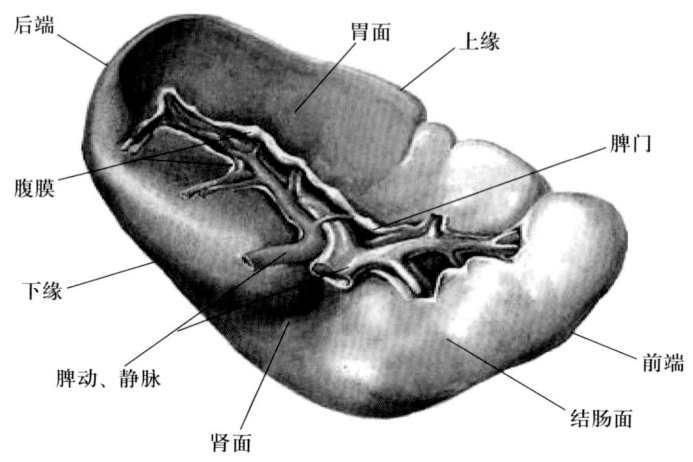

图 15-1-2 脾的脏面观及脾门

第二节 超声检查方法

患者无需特殊准备。多采用右侧卧位,嘱患者上举左上肢扩大肋间隙,探头置于左侧第 8~11 肋间隙上下滑动扫查脾脏,观察脾脏的数目(包括副脾)、位置、形态、大小、边缘、表面、内部回声,脾门的血管内径流速等,显示脾脏与胃、胰腺、肾上腺、肾上极的关系,必要时嘱患者深吸气,使脾脏下移,扩大显示范围。另外,如患者体位受限可采用仰卧位、左侧卧位等探头直接沿左侧肋间隙扫查。

第三节 正常声像图

脾脏的长轴断面呈类三角形,膈面向外膨凸呈弧形,整齐而光滑,脏面略凹陷,近中央有脾门切迹和血管。正常脾脏包膜呈细线状强回声,脾实质回声均匀,强度略低于肝脏,稍高于肾脏皮质回声(图 15-3-1);斜断面呈新月形,通常内侧部分体积较大。脾脏长轴断面,靠近内侧为脾脏上极。

1. **脾厚径** 左侧肋间斜断面显示脾门及脾静脉,移动探头至脾厚度最小的断面测量脾门至对侧凸面包膜的最小距离(图 15-3-1 的 1 线)。正常成人的测量值,男性 <4.0 cm,女性 <3.7 cm。脾门处脾静脉内径小于 0.8 cm。

2. **脾长径** 左肋间斜断面显示脾长轴切面,垂直于脾厚径线测量其上、下端距离(图

18-3-1的2线)。正常成人的测量值应<13 cm。有报道正常脾脏长径不应大于左侧肾脏长径,这种自身比较可能更为客观。

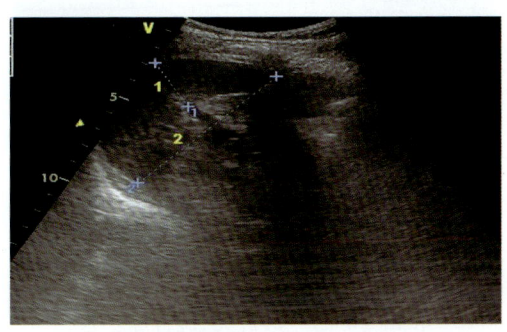

图 15-3-1　正常脾脏

第四节　脾肿大

一、病因病理

弥漫性脾肿大一般由全身性疾病引起。根据病因分为三类。

1. 感染性疾病　如急性肝炎、慢性血吸虫病。
2. 血液及免疫系统疾病　如白血病、恶性淋巴瘤。
3. 充血性脾肿大　如肝硬化门脉高压症、充血性心力衰竭。

二、声像图表现

肿大的脾脏边缘变钝,内部回声通常无明显变化,或仅有轻度回声增强、粗大,肝硬化时脾门部血管增宽。

脾脏肿大主要表现为超声测值增加,成年男女脾脏厚度或长径超过正常值,厚径测值男性>4 cm,女性>3.7 cm,长径测值>13 cm;或者在无脾下垂的情况下,肋缘下可探及脾脏;或者脾上极达到腹主动脉前缘(图15-4-1)。

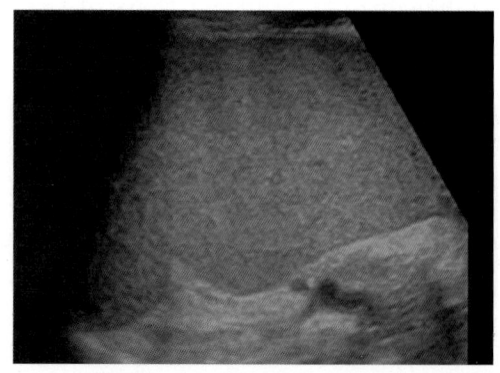

图 15-4-1 脾肿大,脾静脉扩张

第五节 脾破裂

脾脏是腹部最易因外伤而发生破裂的脏器,病理性肿大的脾脏质地脆弱,更易破裂。

一、病理及临床特征

脾脏破裂在临床上可以分为三种类型。

1. **中央型破裂** 包膜完整,破损在脾实质深部,局部形成血肿。
2. **包膜下破裂** 包膜完整,破损在脾实质周边部分,包膜下血肿形成并挤压脾实质。
3. **真性破裂** 又称完全性脾破裂。脾实质和包膜均破损,大量血液进入腹腔,发生腹腔内积血(液)。

脾破裂多有外伤史及左上腹痛,出血时,可出现全腹痛。自发性脾破裂也不少见。

二、声像图表现

1. **中央型破裂** 脾脏不同程度增大,脾实质内显示形态不规则的液性暗区,可单发或多发,其周围脾实质回声强弱不均(图 15-5-1)。
2. **包膜下破裂** 脾脏包膜完整,在脾脏包膜下出现半月形或不规则形液性暗区,多见于脾的膈面和外侧。改变体位后,病变区不消失。新鲜出血可见内部有散在分布的细小点状回声,并有漂浮现象;出血时间较长者可见凝血块形成的高回声团或机化形成的高回声条索。
3. **真性破裂** 脾脏包膜连续中断、缺失,连同脾实质形成楔形不规则缺口,其周围出现液性暗区及腹腔内有游离积液征象(图 15-5-2)。

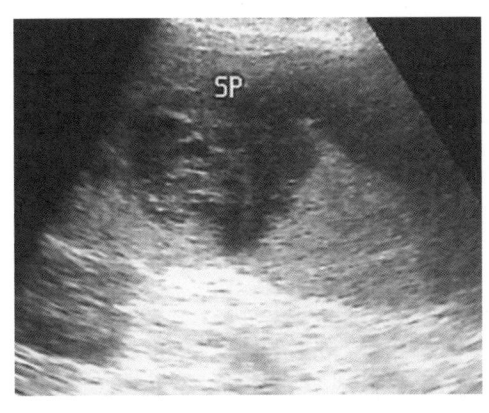
图15-5-1 中央型脾破裂(SP:脾脏)

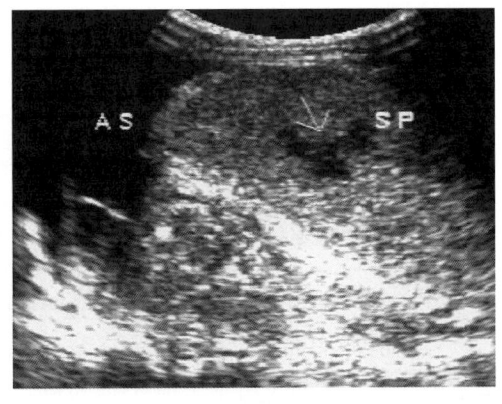
图15-5-2 真性脾破裂(AS:腹腔积血)

除非合并其他脏器破裂(如肝脏),中央型和包膜下脾破裂均无腹腔积液征象。

第六节 脾梗死

脾梗死为栓子阻塞于脾动脉及其分支,梗死区域为楔形,基底靠脾包膜,患者可无临床症状或出现左上腹痛。

声像图表现:

1. 急性期,脾脏多肿大,典型的脾实质内可见低回声楔形区,尖端指向脾门(图15-6-1),病变内部可见不均匀分布的线状、点状强回声,出现液化时,可见无回声区。周边为回声更低的晕环。梗死区与正常的脾组织分界清晰。多发时,受累区呈弥漫分布多个低回声,呈蜂窝状(图15-6-2)。

2. 慢性期病变回声增强,有时可见钙化,脾体积趋于缩小。

3. 彩色多普勒显示病变部位无血流信号分布。

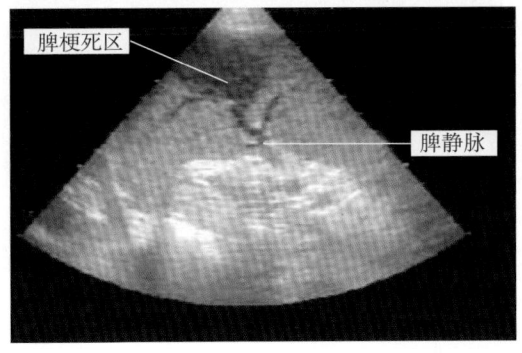
图15-6-1 脾梗死(楔形区域)

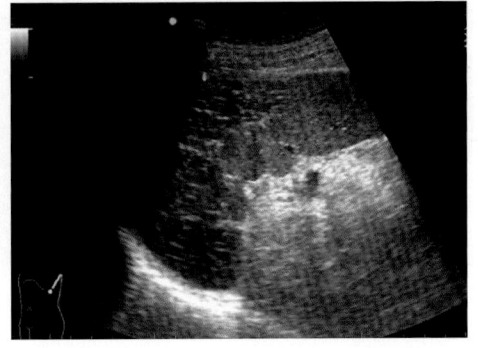
图15-6-2 脾梗死(弥漫分布)

第七节 脾肿瘤

一、病理及临床表现

脾脏肿瘤包括脾原发性肿瘤和继发性肿瘤,前者又分为良性肿瘤与恶性肿瘤。

脾脏良性肿瘤有脾淋巴管瘤、血管瘤、错构瘤及纤维瘤、平滑肌瘤、脂肪瘤等。小的肿瘤无症状体征,较大时表现为左上腹不适及脾大。脾淋巴管瘤最多见,其次为血管瘤,脾错构瘤罕见。

脾脏原发性恶性肿瘤较少见;继发性肿瘤以乳腺、卵巢、肺、胃和肠等脏器肿瘤的转移多见,可表现为结节状或弥漫性病变。

二、声像图表现

脾血管瘤与肝血管瘤声像图表现相似,结节型血管瘤在脾实质中呈强回声团,边界清晰,后方无声影(图15-7-1),其中可有不规则的小片状弱回声区。少数病例也可表现为混合回声或低回声团块,内部回声不均匀。弥漫型的血管瘤,脾脏呈强弱相间的杂乱声像图表现。

脾恶性淋巴瘤常为全身性淋巴瘤的一种表现。主要表现为脾肿大,脾内可见单个或多个圆形散在分布的无回声区或低回声区,边界清楚,较大瘤体相互融合呈分叶状(图15-7-2)。

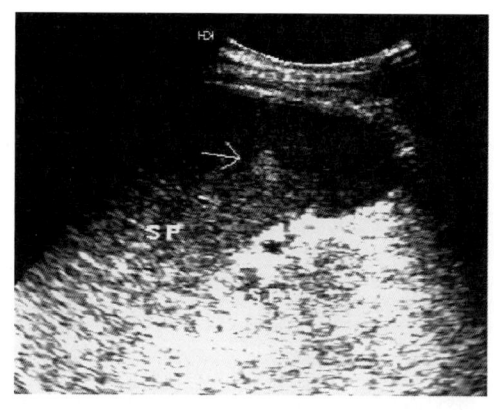

图15-7-1 脾血管瘤

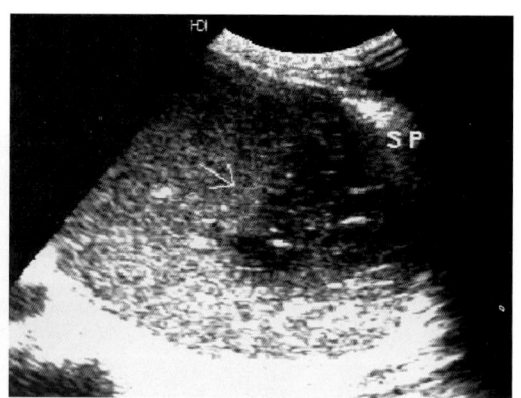

图15-7-2 脾淋巴瘤

转移性脾恶性肿瘤的声像图表现较复杂,其共同表现为不同程度的脾肿大和脾实质内团块状回声,其内部回声与肿瘤的病理结构有关。可表现为高回声(图15-7-3)、混合回声、低回声甚至无回声。如肿瘤内部发生出血、坏死、液化。可类似囊肿表现;周围有水肿或血管走行可见低回声晕。有原发病灶是诊断脾转移瘤的有力证据。

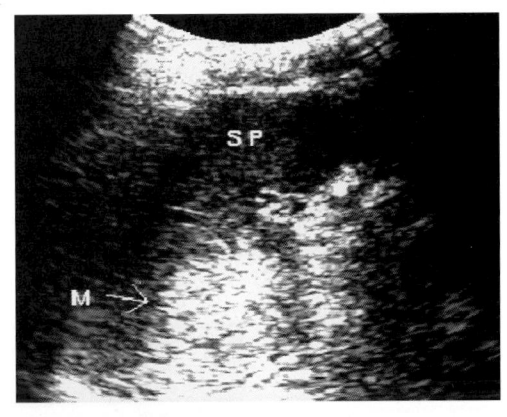

图15-7-3 胰腺癌脾内转移瘤(M:强回声)

第八节 脾脏超声检查操作手法

当肺气或肠气较多时均可影响脾脏的显示,可嘱患者吸气后屏气、鼓腹,然后检查,显像可明显改善。如果常规的左侧肋间隙显示不出来,可将探头向下、向前或向后移动,多可找到脾脏。

第九节 脾脏疾病超声报告范例

一、脾梗死

超声表现:脾脏厚约4.8 cm,实质回声不均匀,脾中间部可探及范围约3.9 cm×2.9 cm不均质低回声区,呈楔形,尖端朝向脾门。CDFI:其内未见明显血流信号,脾静脉内径约0.6 cm(图15-9-1)。

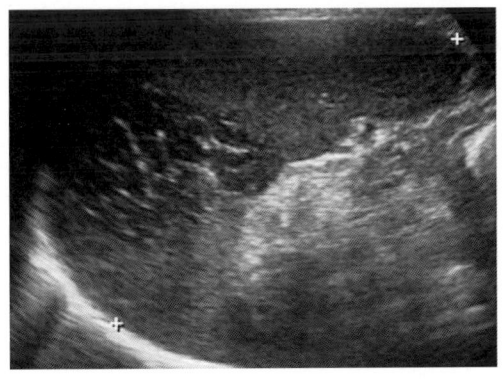

图15-9-1 患者脾脏超声声像图

超声提示:脾内不均质低回声区,脾梗死可考虑。

报告时间:2016/5/30 10:32　　报告医师:刘××　赵××　　　　审核医师:刘××

二、脾大

超声表现:脾肋下可探及,脾厚约5.8 cm,长径约17.5 cm,实质回声均匀,脾门处脾静脉走行迂曲,内径最宽处约1.0 cm(图15-9-2)。

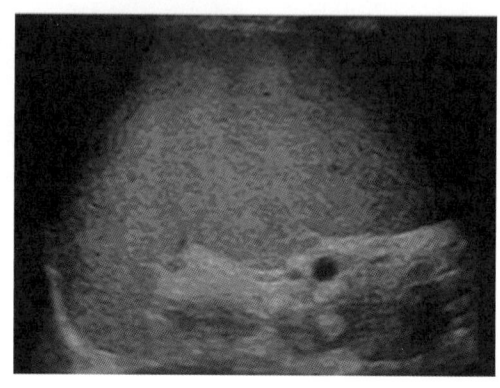

图15-9-2　患者脾脏超声声像图

超声提示:脾大,脾静脉迂曲扩张。

报告时间:2016/5/30 10:32　　报告医师:刘××　赵××　　　　审核医师:刘××

（郊秀丽　刘丽霞）

第十六章　胃肠道疾病

第一节　解剖概要

一、胃

胃是消化道中最大的部分,其上接食管,下续十二指肠。胃有"两口、两壁、两缘"。胃的入口为贲门,出口称幽门;两壁即为前壁和后壁;两缘是上、下两缘,上缘较短是胃小弯,胃小弯的最低处向右转成角,形成角切迹,是胃体和胃窦的分界标志;其下缘较长,呈胃大弯。胃按其解剖可分为四部,即贲门部、胃底部、胃体部、幽门部(图16-1-1)。胃具有运动和分泌功能。胃周围有五组重要的淋巴结,大致和胃动脉分布相似,即胃左、右淋巴结,胃网膜左、右淋巴结,贲门淋巴结,幽门上、下淋巴结,脾淋巴结(图16-1-2)。

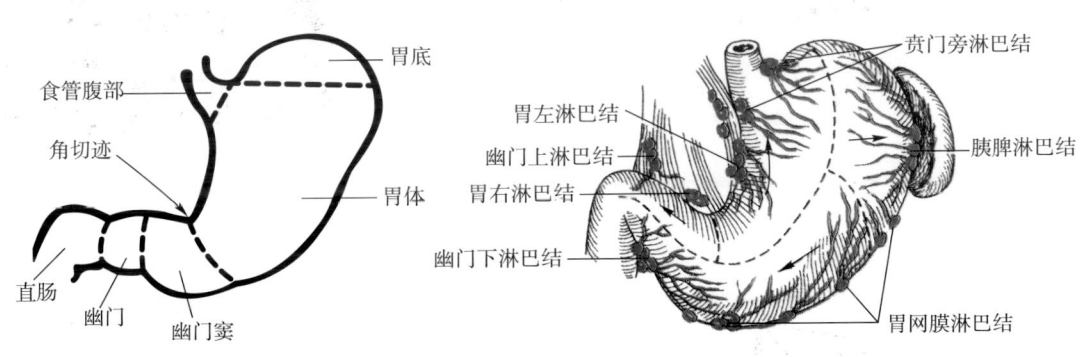

图16-1-1　胃的解剖分部　　　　图16-1-2　胃周围淋巴结

二、小肠

小肠是从幽门以下直至回盲瓣,平均长约6 m,是消化管中最长的一段,也是人体进行消化吸收的主要场所。小肠分为十二指肠、空肠和回肠三部分。十二指肠可分为四部:球部、降部、水平部和升部,降部有十二指肠乳头开口(图16-1-3)。

三、大肠

大肠是消化管的末端,包括盲肠、阑尾、结肠和直肠,全长约 1.5 m。前三者位于腹腔,后者位于盆腔。盲肠在右髂窝处,内侧与回肠末端相连,向上续于升结肠,结肠环绕空肠和回肠。盲肠和结肠肠壁上有三个特征性结构:结肠带、结肠袋、脂肪垂(图 16-1-4)。

在盲肠处,回肠壁向盲肠腔内突出,形成上、下两个水平位唇状瓣膜,称回盲瓣(图 16-1-5、图 16-1-6),它控制小肠内容物流入大肠的速度,还可防止结肠内容物逆流入小肠。阑尾为一条形似蚯蚓的细小盲管,一端连于盲肠的后内侧壁,呈阑尾的根部;另一端游离,称阑尾尖(图 19-1-5)。其长度变化较大,介于 2.0~20 cm,以 5.0~9.0 cm 者为多,阑尾尖的位置变化多端,根据其位置和指向,将阑尾分为以下几种方位:回肠前位、盆位、盲肠后位、回肠后位、盲肠下位、盲肠外位、盲肠内位、高位、腹膜后位(图 16-1-7)。结肠从近向远分为升结肠、横结肠、降结肠和乙状结肠四部。直肠是消化管的末端,全长 12~15 cm,位于盆腔后位部,骶骨和尾骨的前方。在第三骶椎水平续于乙状结肠。向下穿过盆膈连接肛管,终于肛门。

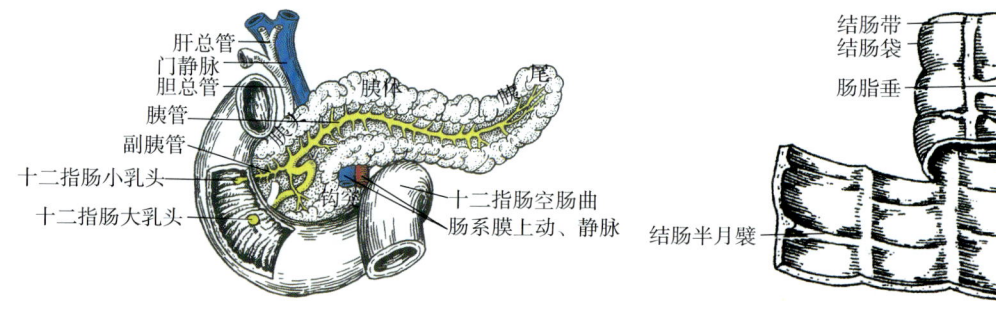

图 16-1-3 十二指肠分部和胰腺　　　　图 16-1-4 结肠的外形和黏膜

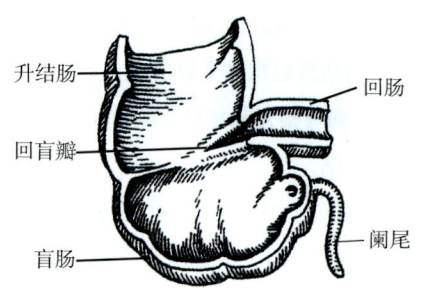

图 16-1-5 回盲部盲肠、阑尾及回盲瓣

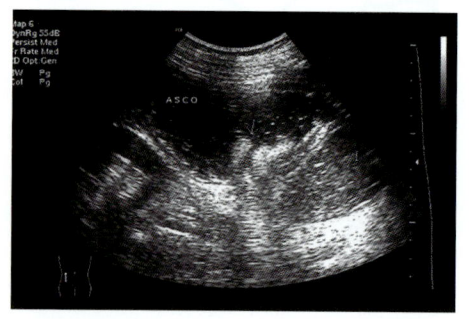

图 16-1-6 升结肠和回盲瓣

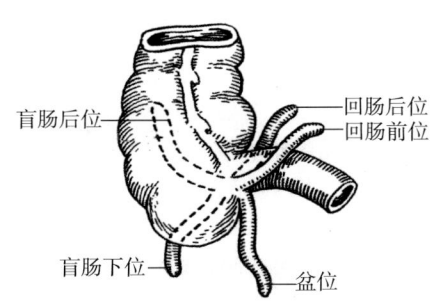

图 16-1-7 阑尾的方位

第二节 胃肠道正常声像图

一、胃十二指肠扫查切面(图 16-2-1)

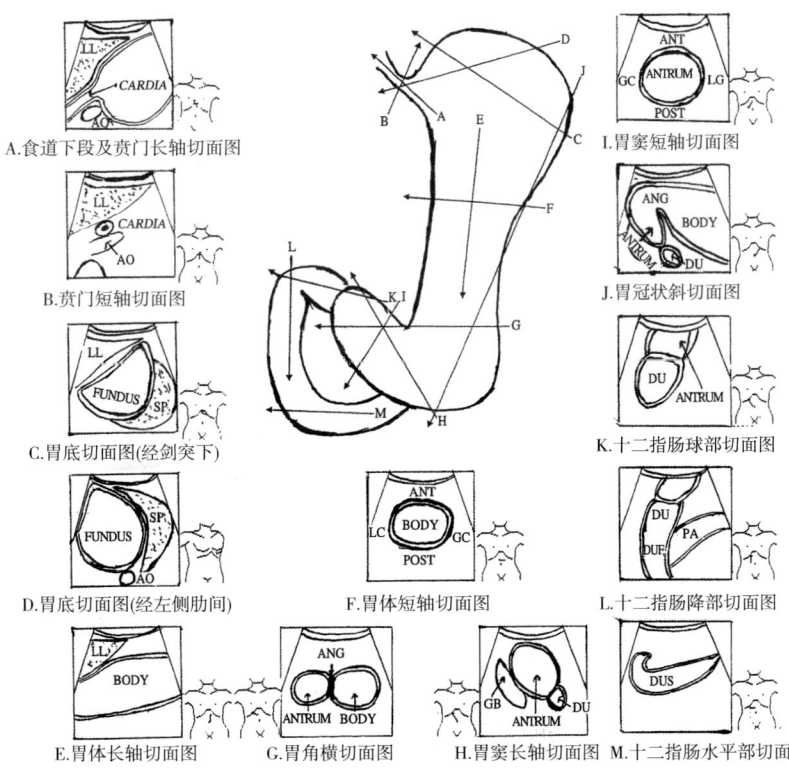

图 16-2-1 常用的胃十二指肠扫查切面

二、胃

1. 贲门短轴切面为圆形或椭圆形"钮扣"样结构,位于肝左叶后方及腹主动脉前方。中间强回声为管腔气体和黏膜界面,饮水时液体通过顺利。贲门直径 <25 mm,壁厚 3～5 mm(图 16-2-2)。

2. 空腹时,胃体胃窦呈圆形或椭圆形"靶环"样结构。中央为腔内气体强回声,胃壁厚度均匀。

3. 胃壁由三高二低五层相间平行排列结构,自内向外分别代表黏膜表面、黏膜肌层、黏膜下层、固有肌层及浆膜层。胃壁结构清晰,黏膜面光滑,壁厚 3～5 mm。

4. 胃功能检查,胃壁呈对称性、节律性自胃底至幽门运动,将液体排入十二指肠。蠕动频率 3～4 次/min,饮水 500～800 ml,1～2 小时基本排空。

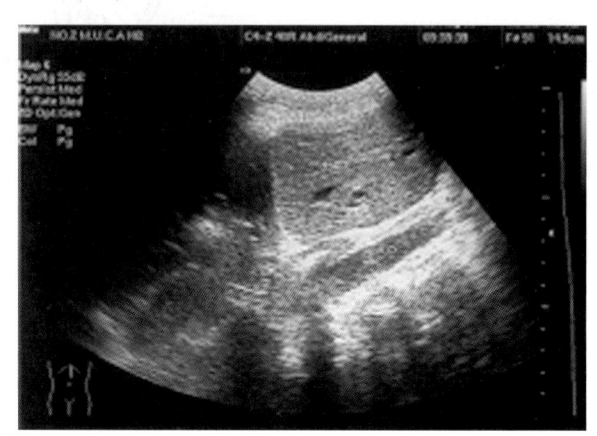

图 16-2-2　肝左叶与腹主动脉之间"钮扣样"结构为贲门

三、十二指肠

1. 空腹时,十二指肠球部呈圆形或三角形"靶环"样结构,自内向外为黏膜层强回声、肌层弱回声及浆膜层强回声(图 16-2-3)。

2. 饮水后肠腔显示为液性暗区,轮廓清晰,黏膜光滑,球部、降部及水平部包绕胰腺。充盈有回声型造影剂后十二指肠正常声像图(见图 16-2-3 至图 16-2-9)。

四、空肠、回肠、结肠

1. 肠腔未充盈时由于肠腔气体遮盖,肠管结构难以显示。肠腔充盈时,肠腔显示为液性暗区,内有点状或团状强回声移动。

2. 空肠位于左上腹,黏膜皱襞呈"鱼骨刺"样排列;回肠位于右下腹,黏膜光滑少皱襞,结肠环绕于小肠外围,肠壁结肠袋呈"串珠"样排列(图 16-2-5)。

3. 小肠充盈时内径一般 <3 cm,结肠内径 3～5 cm,肠壁厚 3～5 mm。

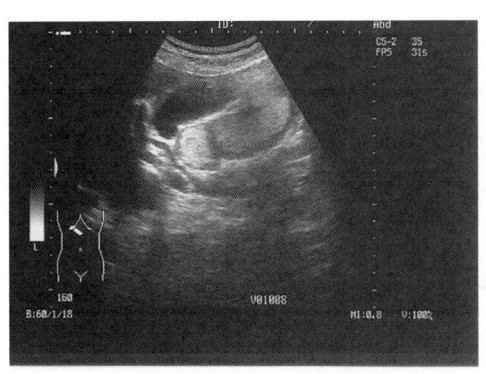 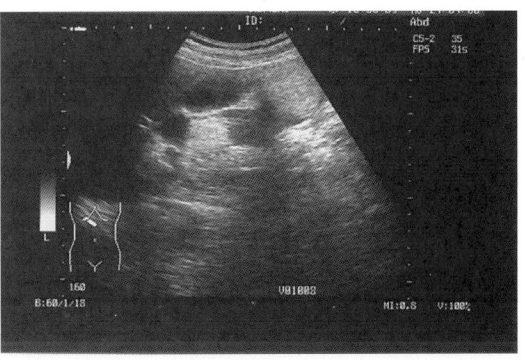

图 16-2-3　有回声型造影剂充盈后的胃的窦和十二指肠球　　　图 16-2-4　有回声型造影剂充盈后的十二指肠降部、水平部和升部

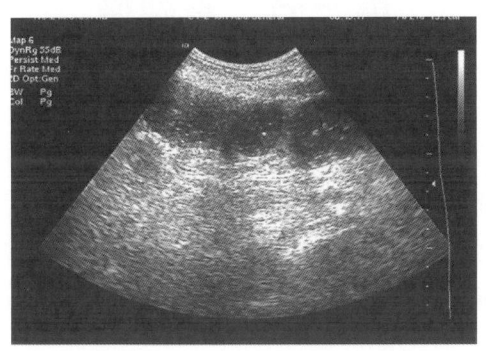

图 16-2-5　升结肠的结肠袋

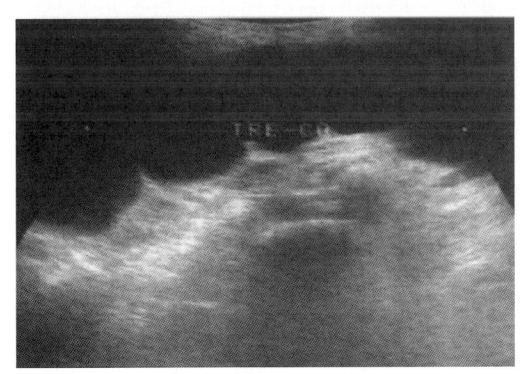 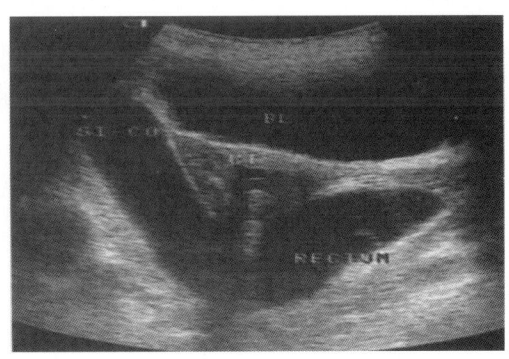

图 16-2-6　横结肠充盈水后　　　图 16-2-7　降结肠和直肠充盈水后

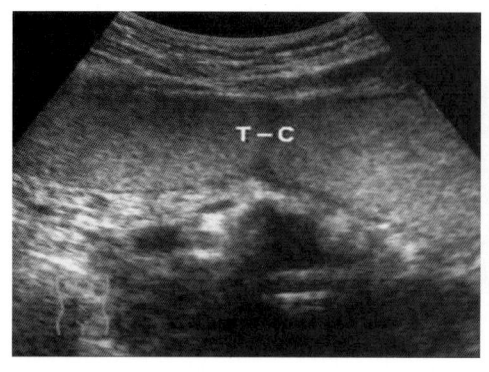
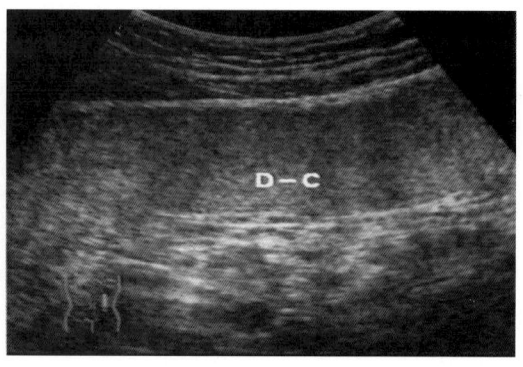

图 16-2-8　横结肠充盈有回声造影剂后　　图 16-2-9　降结肠充盈有回声造影剂后

第三节　胃肿瘤

一、概述

胃肿瘤在我国十分常见,其中恶性肿瘤占胃肿瘤的98%,其中97%为胃癌,其次为恶性淋巴瘤及平滑肌肉瘤。胃癌发病率居消化道恶性肿瘤的首位,在全部癌症中居第三位。良性肿瘤以平滑肌瘤和胃息肉常见,少见者为间质瘤。

二、声像图表现

(一)胃癌

胃癌好发于胃窦,其次是胃体、贲门、胃底及全胃。早期胃癌是指癌侵犯深度只限于黏膜层及黏膜下层者,进展期胃癌指癌组织浸润深度突破黏膜下层,到达肌层甚至更深者。

1. 贲门癌:贲门靶环增大,靶心偏移,管壁不规则增厚,黏膜回声增粗、扭曲、不规整,胃底可受累致胃壁不规则增厚。

2. 胃体胃窦癌:胃壁局限性或弥漫性不规则增厚,癌肿可突入胃腔或向胃外生长,形态可分为五型,肿块型、溃疡型、浸润型、溃疡浸润型、弥漫型(图16-3-1、图16-3-2、图16-3-3、图16-3-4)。病变区胃腔可狭窄。

3. 胃壁层次结构破坏,早期胃癌显示黏膜层中断,黏膜表面回声减弱或不光滑,随着浸润深度不同,各层次结构相应破坏,并可向周围组织脏器浸润。

4. 病变胃壁僵硬,蠕动波消失。

5. 幽门梗阻时胃腔扩大,可见胃内容物潴留。

6. 胃周及腹腔血管周围可见淋巴结肿大。肝脾可出现转移灶。

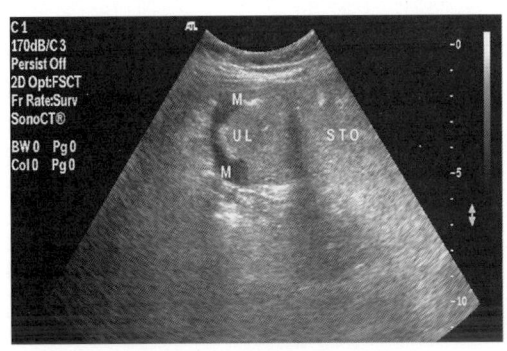

图16-3-1 溃疡浸润型胃癌(M)
UL:溃疡;STO:胃

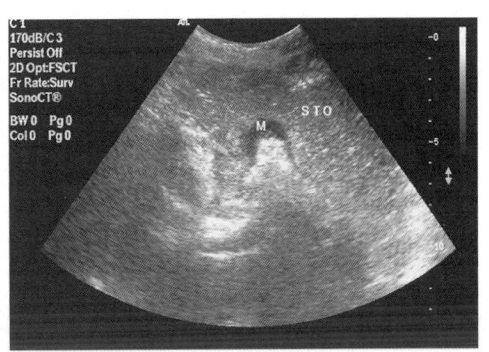

图16-3-2 胃角浸润型癌(M)

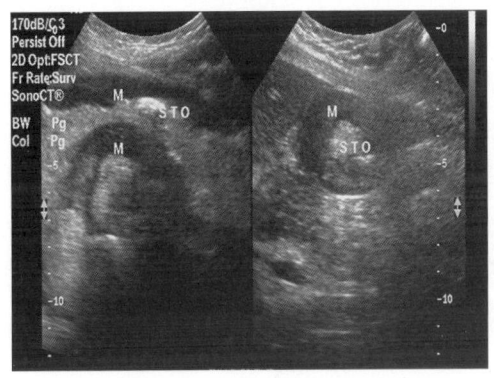

图16-3-3 弥漫型胃体癌

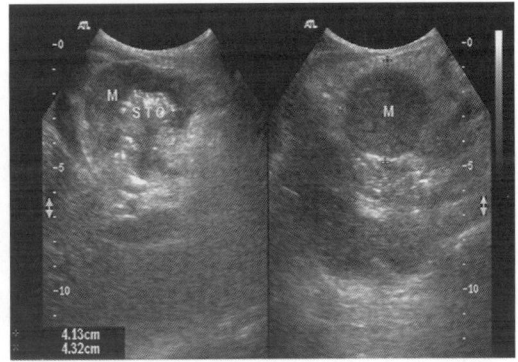

图16-3-4 胃窦溃疡浸润型癌伴周围淋巴结肿大

(二)胃平滑肌瘤及肉瘤

胃平滑肌瘤起源于胃壁肌层,好发于胃窦及幽门部,约20%可恶变为平滑肌肉瘤。

1. 胃壁局限性肿物呈圆球形、分叶形,可向胃腔内或胃腔外突出(腔内、腔外型),或胃壁局限性增厚呈梭形,位于肌层(壁间型)。形态不规则者多为恶性。

2. 肿块多呈低回声,回声增强或出现液化多考虑恶变。

3. 黏膜层多完整,有隆起或抬高,表面不平或出现溃疡者多考虑恶变。

4. 平滑肌瘤直径一般<5.0 cm,平滑肌肉瘤一般>5.0 cm(图16-3-5)。

5. 合并周围淋巴结肿大或出现肝转移者多考虑恶性。

(三)胃息肉

大部分胃息肉属腺瘤,60% 为单发,好发于胃窦部,肿物一般 <2.5 cm,少部分息肉为炎症增生性,胃黏膜肥厚粗糙,可有局部小隆起。

1. 胃黏膜层有局限性肿块突入胃腔,多呈球形或半球形,边界清楚规则,内部回声均匀,<2 cm。

2. 带蒂肿块可显示有一定活动度。胃窦部较大肿物可随胃蠕动而堵塞幽门管。

3. 部分较大肿物表面可发生溃疡或糜烂。

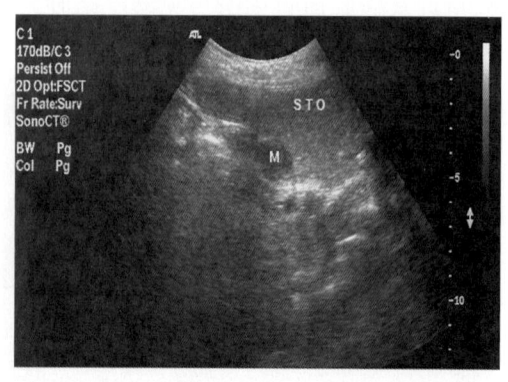

图 16-3-5　胃平滑肌瘤

三、操作手法经验介绍

检查时必须和患者的体位、呼吸密切配合,检查贲门及食管下段时以平卧为主,检查胃底以平卧位及左侧卧位为主,检查胃体、胃角及胃窦以右侧卧位为主。各个切面必须连续扫查,不能间断。由于 X 线及胃镜检查时对胃底、贲门下右侧缘、高位胃体小弯侧后壁显示不理想,容易发生漏诊,超声检查时应特别重点扫查,以免漏诊。

四、鉴别诊断

1. 胃良、恶性肿瘤鉴别　见表 16-3-1。

表 16-3-1　胃良、恶性肿瘤鉴别

鉴别项目	良性	恶性
肿瘤形态	规则	不规则
肿瘤基底	窄	宽
黏膜表面	连续、光滑	间断、不平
周围胃壁	正常	多浸润增厚
周围淋巴结	无肿大	多肿大
远隔脏器	无转移	可有转移

2. 与胃部非肿瘤性疾病鉴别

（1）胃溃疡：溃疡边缘整齐锐利,底部由于炎性渗出、瘢痕形成,可有较厚的强回声覆盖（图16-3-6）,大部分溃疡胃壁较柔软,蠕动正常。

（2）胃黏膜巨大肥厚症及胃黏膜脱垂：胃黏膜层完整,胃壁隆起随蠕动波变形或移位（图16-3-7）。

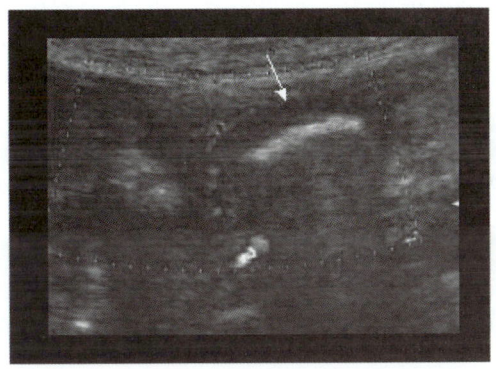 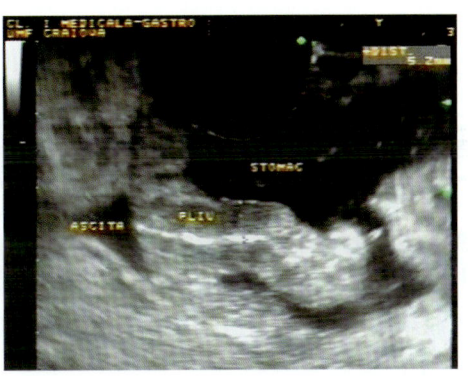

图16-3-6　胃较大溃疡,表面由强回声覆盖　　　图16-3-7　胃黏膜肥厚,胃壁隆起

（3）胃石症：胃内强回声后方伴声影,随重力改变或手加压推移在胃腔内移动(图16-3-8)。

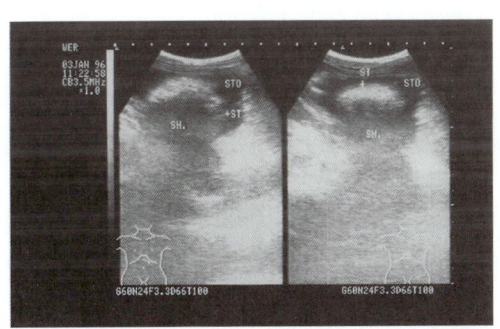

图16-3-8　胃石症　胃内可见较大强回声团

五、临床意义

1. 超声对胃壁隆起性病变检出率>90%,故可作为普查或筛选的方法之一。对黏膜层完整的胃肿瘤(如平滑肌瘤),X线和胃镜有时难以判断其为黏膜下肿瘤或为胃外压迫所致,而超声则可以确定。

2. 超声不仅可了解肿瘤的部位、范围及形态,还可判断肿瘤的浸润深度、与周围组织脏器的关系以及淋巴结、远隔脏器转移情况,对胃癌术前分期及临床选择治疗方案有重要意义。

第四节 肠道肿瘤

一、概述

小肠肿瘤较少见,且以良性肿瘤多见,大肠肿瘤多见,且以大肠癌为多,其次是大肠息肉。

二、声像图表现

(一)大肠癌

大肠癌好发于直肠和乙状结肠,其次为升、横、降结肠。形态分为肿块形、溃疡形、浸润形。

1. 空腹时探及结肠区有形态不规则的低回声,中心有气体强回声,呈"假肾征"。
2. 肠壁充盈时可见肠壁局限性不规则增厚,内部呈低回声,肠壁层次结构紊乱(图16-4-1)。
3. 管腔狭窄或梗阻。
4. 肿瘤近端肠管扩张。
5. 肠壁僵硬,蠕动消失。
6. 部分可见肠套叠征象。

(二)大肠息肉

包括炎性息肉、腺瘤及先天性腺瘤样息肉,大部分息肉有恶变倾向。

1. 肠壁一处或多处黏膜层呈乳头状突起,有蒂或无蒂,回声低或稍强,表面光滑(图19-4-2)。

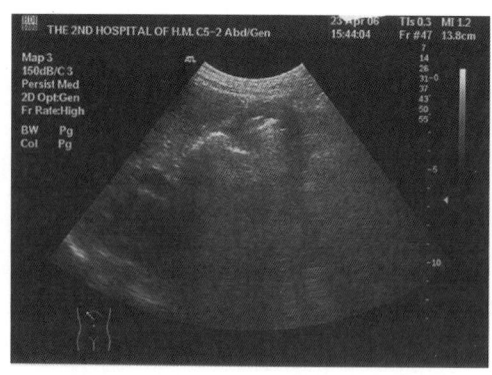

图16-4-1 乙状结肠癌的"假肾征"

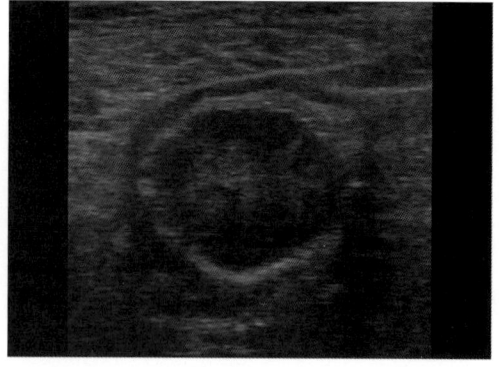

图16-4-2 结肠息肉,边界清楚,表面光滑,有蒂

2. 病变处肠壁结构层次正常,蠕动正常。

(三) 小肠恶性淋巴瘤

1. 小肠壁呈环形不均匀增厚或实性肿块,呈"假肾征",其内部回声很低,近似无回声(图16-4-3)。

2. 病变处肠腔变窄,肠壁蠕动僵硬或消失。

3. 其近端小肠常扩张。

(四) 平滑肌瘤

小肠较结肠多见,可分腔内、腔外及壁间型。

1. 肿物呈类圆形位于固有肌层或突入肠腔内或外,边界尚清,内部回声较低(图16-4-4)。

2. 黏膜层多抬高,尚光滑。

3. 肠腔可变窄。

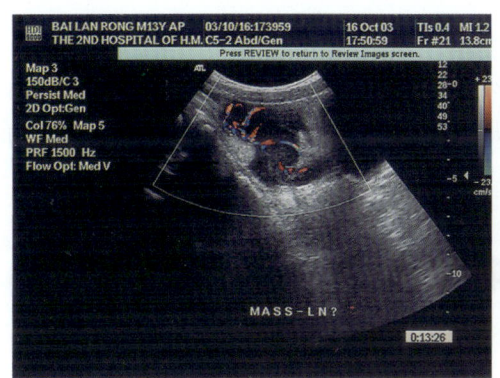

图16-4-3 小肠恶性淋巴瘤

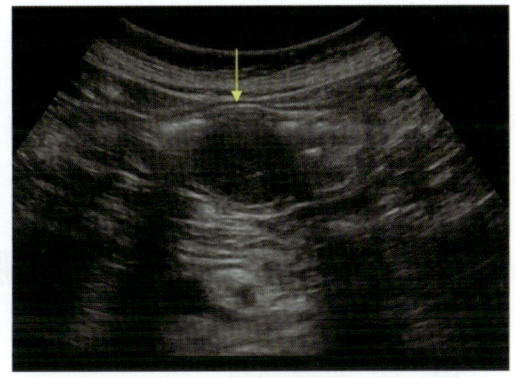

图16-4-4 小肠平滑肌瘤,边界清

三、鉴别诊断

1. **良恶性肿瘤的鉴别** 恶性肿瘤肠壁多呈不规则增厚,黏膜面破坏。良性肿瘤(如平滑肌瘤、脂肪瘤)一般形态比较规则,黏膜面光滑,大肠息肉多为带蒂、形态规则的团块,肠壁结构清晰。

2. **肠结核** 好发于回盲部,肠壁增厚范围广,周围肠系膜可同时受累,肠间淋巴结肿大;常伴腹水(图16-4-5)。

3. **Crohn病** 多发生于回盲部,阶段性肠壁不规则增厚(图16-4-6)。

4. **肠套叠** 肿块短轴切面呈"同心圆"结构(图见下一节)。

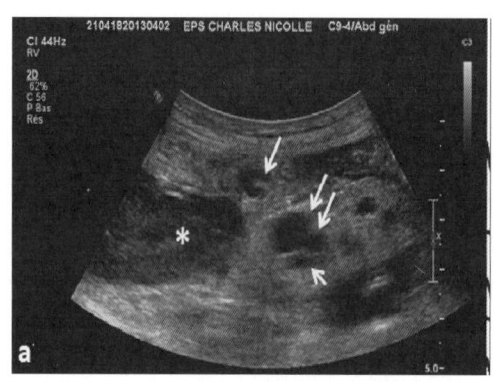
图16-4-5 肠结核,回肠管壁增厚(星号),肠间淋巴结肿大(箭头)

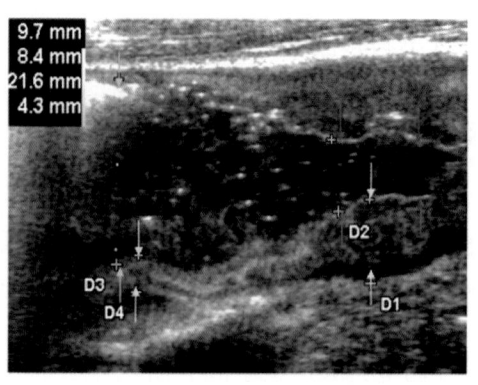
图16-4-6 Crohn病,肠管壁增厚,管腔狭窄

四、临床意义

超声检查不仅可了解肿瘤的部位、范围及形态,还可判断肿瘤的浸润深度、与周围组织脏器的关系以及淋巴结、远隔脏器转移情况,对大肠癌术前分期及临床选择治疗方案有重要意义。

第五节 非肿瘤性疾病

一、胃、十二指肠溃疡

胃溃疡多见于胃小弯及幽门管,十二指肠溃疡多见于球部,两者同时存在称复合性溃疡。溃疡形态可分为浅表性及深凹性,前者局限于黏膜肌层及黏膜下层,后者多深达固有肌层,周围组织水肿、增生。一般十二指肠溃疡比胃溃疡浅小,直径多在1 cm以内;胃溃疡直径一般小于2.5 cm,偶见更大者。溃疡可合并穿孔、幽门梗阻,部分胃溃疡可癌变。有回声型造影剂充盈后,溃疡病声像图可有如下表现:

1. 浅表性溃疡黏膜表面可见局限、恒定不变的强回声斑,胃肠壁可轻度增厚,层次结构清晰。

2. 胃肠壁局限性凹陷,较大溃疡黏膜凹陷可向腔内突起。其周围胃肠壁呈均匀性增厚(图16-5-1、图16-5-2)。

3. 病变区蠕动波存在。

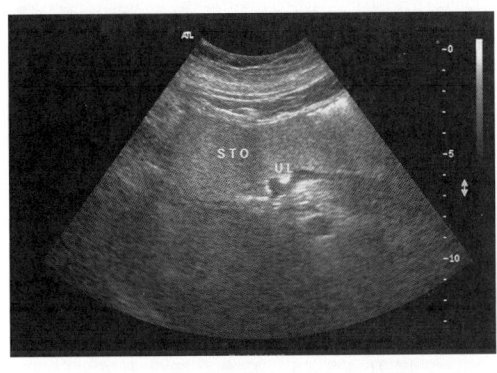

图 16-5-1 胃溃疡黏膜凹陷呈强回声斑

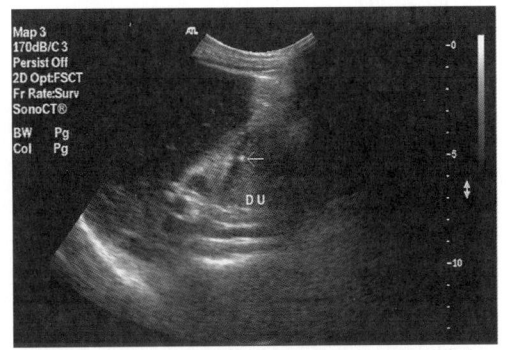

图 16-5-2 十二指肠黏膜凹陷呈强回声斑

二、肠套叠

原发性肠套叠多见于小儿,多为肠蠕动紊乱或肠痉挛所致;继发性肠套叠多见于成年人,是由于肠壁内原发性病变(如肿瘤、易位胰腺或息肉)所诱发。

声像图表现:

1. 在套叠部位可探及肿物,横切呈"同心圆"征或"靶环征",纵切呈"套筒征"或"假肾征",强回声为黏膜表面及气体回声,低回声为水肿之肠壁或肿瘤。

2. 近端肠管扩张。

3. 肠套叠早期肠壁可见短线状彩色血流,当发生绞窄时,血流信号消失(图16-5-3、图16-5-4、图16-5-5)。

4. 超声监视下水压灌肠复位中可观察到液体逐渐增多,套头向一侧移动,逐渐复位。

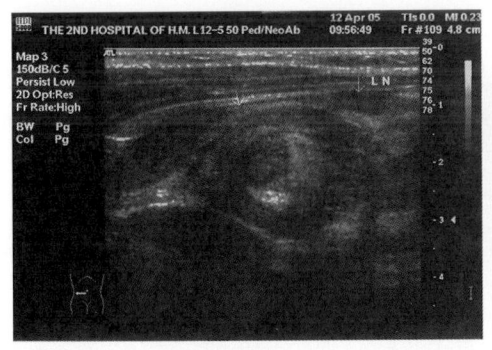

图 16-5-3 肠套叠横切呈"同心圆"征

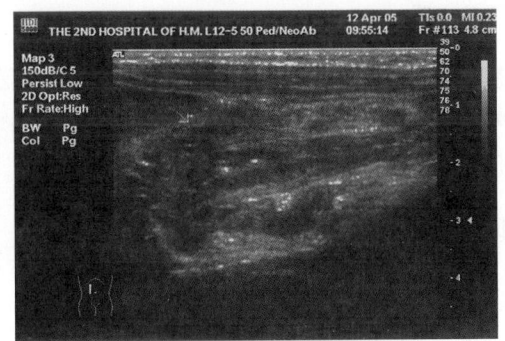

图 16-5-4 肠套叠纵切呈"套筒"征

三、肠梗阻

(一)病因

1. **机械性** 包括各种原因引起的肠腔阻塞,如肿瘤、粘连、嵌顿、扭转等。
2. **动力性** 包括麻痹性和痉挛性。
3. **血运性** 包括动、静脉血栓形成。

按部位可分为高位小肠梗阻、低位小肠梗阻及结肠梗阻三类。按程度可分为完全性和不完全性梗阻。

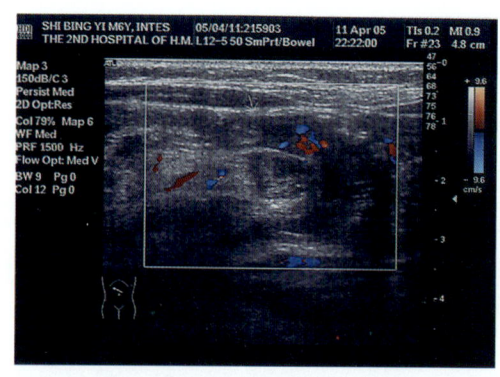

图 16-5-5 肠套叠肠壁血流

(二)声像图表现

1. 梗阻以上肠管扩张,小肠 >3 cm,大肠 >5 cm。
2. 扩张肠管积气积液,肠壁显示清楚,并可依据扩张肠管部位及管壁结构判断梗阻部位(图 16-5-6、图 16-5-7、图 16-5-8)。

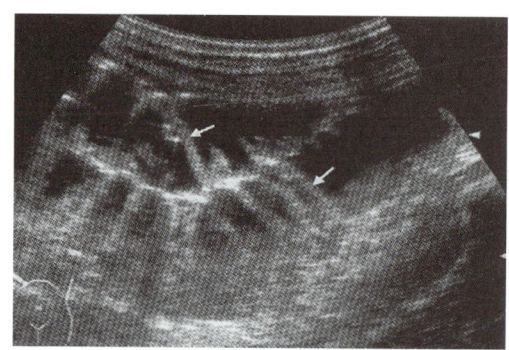

图 16-5-6 空肠梗阻呈"键盘"征

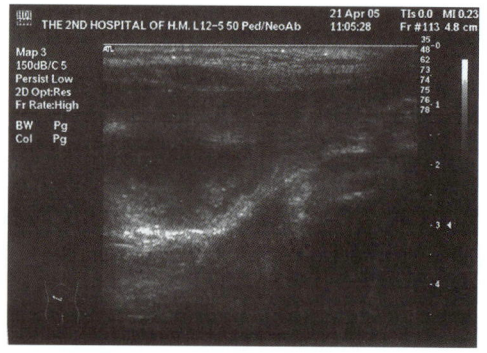

图 16-5-7 回肠梗阻

3. 机械性肠梗阻肠蠕动加强,可见肠内容物逆流,麻痹性肠梗阻则蠕动减弱。

四、急性阑尾炎

急性阑尾炎分为单纯性、化脓性和坏疽性三型。前者病变较轻,超声诊断较困难;后两者阑尾肿胀明显,多伴有腔内积脓、粪石,易造成穿孔,形成阑尾周围脓肿或弥漫性腹膜炎。

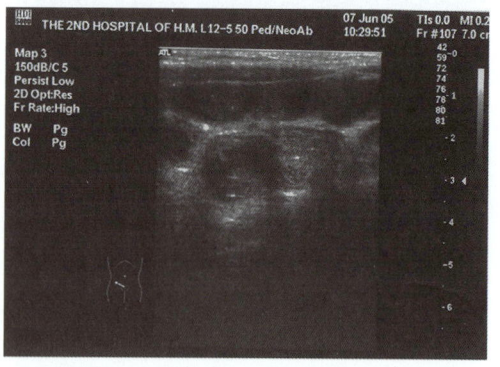

图 16-5-8 结肠梗阻

声像图表现:

1. 右下腹回盲部探及"腊肠"样肿大阑尾,横切面呈"靶环"或"同心圆"结构(图 16 - 5 - 9、图 16 - 5 - 10)。

2. 阑尾管壁增厚,管腔增大,阑尾腔内可见液体、粪石或气体强回声(图 16 - 5 - 11 至图 16 - 5 - 14)。CDFI:阑尾壁及系膜血流信号增多(图 16 - 5 - 15)。

3. 阑尾活动度及可变性降低或消失,表现为僵硬。

4. 局部探头加压,患者感到明显疼痛。

5. 右下腹阑尾周围可探及淋巴结肿大。

6. 急性化脓性阑尾炎周围见或多或少的团状高回声组织包绕。

7. 坏疽性阑尾炎肿大明显(图 16 - 5 - 16),并发穿孔时,于阑尾附近肠间隙或下腹部见少量或大量液性暗区,内有细小点状回声(图 16 - 5 - 17)。

8. 周围肠管扩张及内容物淤滞。

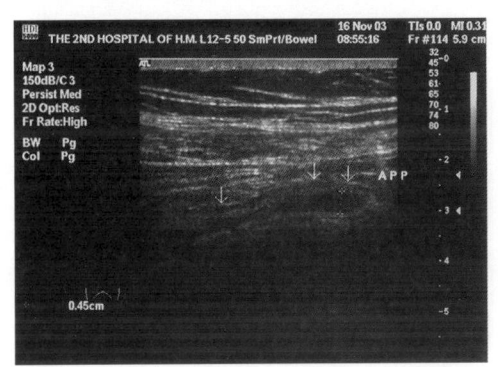

图 16 - 5 - 9　单纯性阑尾炎腔内少量积液

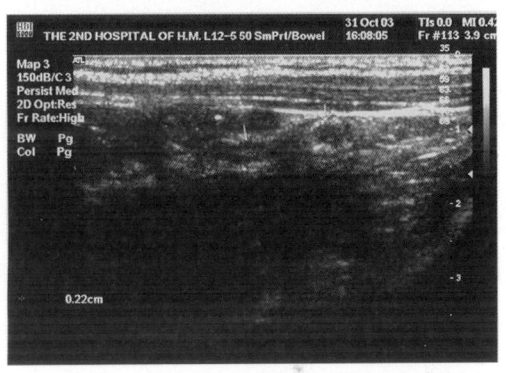

图 16 - 5 - 10　单纯性阑尾炎盲端腔内少量积液

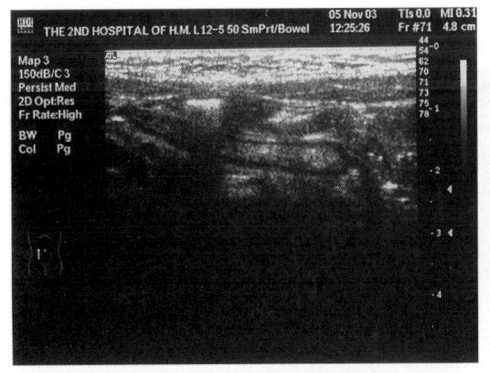

图 16 - 5 - 11　单纯性阑尾炎腔内少量积液

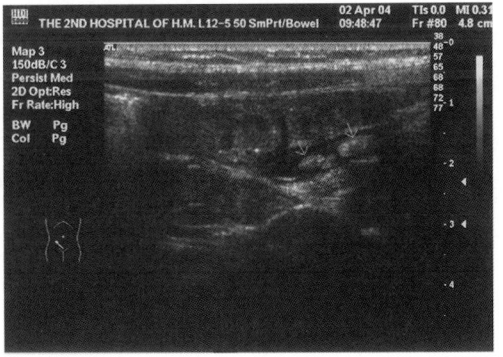

图 16 - 5 - 12　单纯性阑尾炎腔内粪石

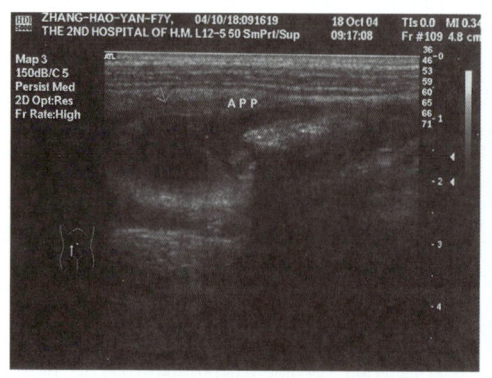

图16-5-13 化脓性阑尾炎腔内积液和粪石

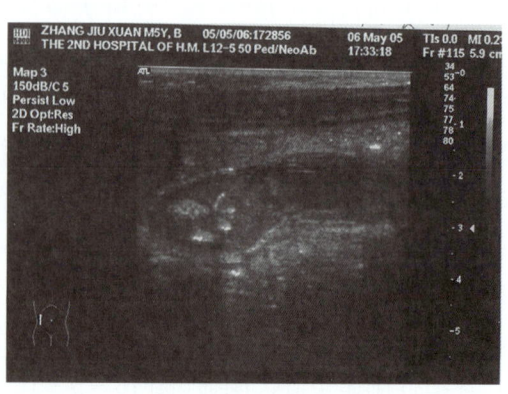

图16-5-14 化脓性阑尾炎腔内少量积液及粪石

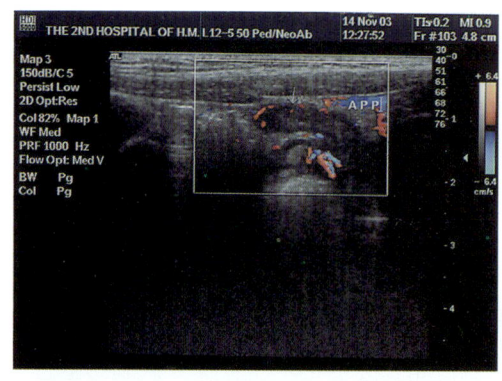

图16-5-15 单纯性阑尾炎壁及系膜内血流增多

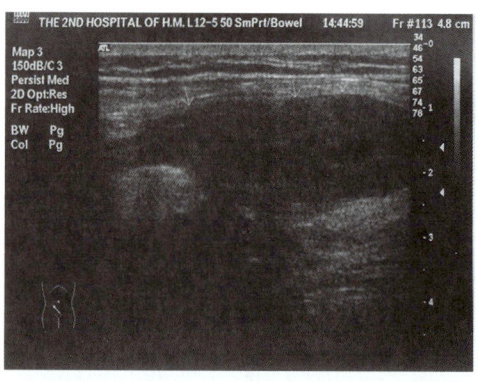

图16-5-16 急性坏疽性阑尾炎

五、小儿先天性幽门肥厚梗阻

婴儿常见病,系先天性幽门环形肌肥厚,造成幽门肥厚狭窄而发生不全梗阻。

超声表现:

1. 幽门肌增厚,短轴呈环状低回声,长轴呈梭形低回声,幽门肌厚度>4 mm,增厚的肌层长度>18 mm。

2. 幽门管长度较周围增厚的肌层长度

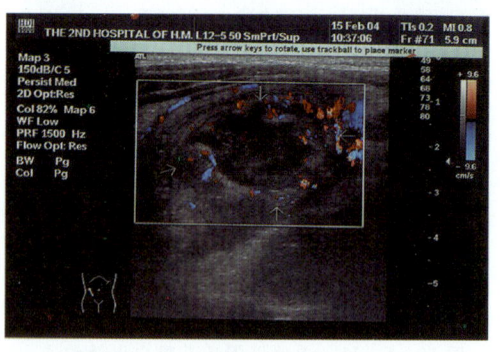

图16-5-17 阑尾周围脓肿

短,幽门管长度 11~16 mm。

3. 幽门管变窄,呈高回声带,胃内容物滞留(图 16-5-18 至图 16-5-20)。

六、胃黏膜脱垂

胃窦部黏膜松弛,经幽门管腔进入十二指肠球部。

超声表现:

胃窦部黏膜局限性增厚,折叠成结构松散的团状物,随蠕动进入十二指肠,蠕动波消失后,黏膜光团又回到胃窦而消失(图 16-5-21)。

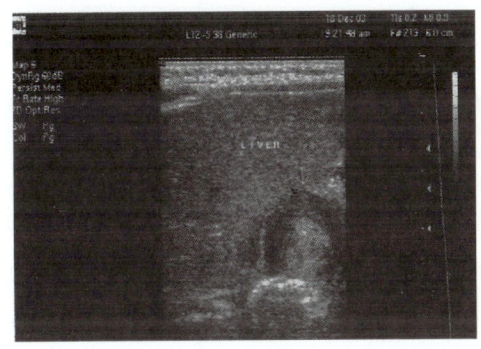

图 16-5-18 幽门肌增厚,短轴呈环状低回声

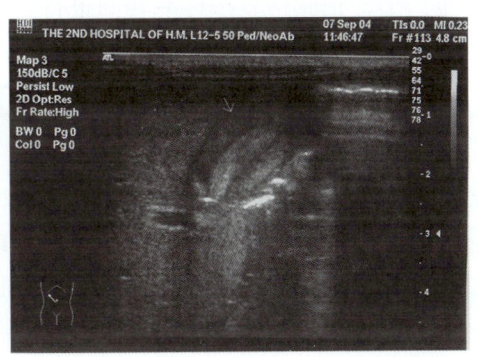

图 16-5-19 幽门肌增厚,长轴呈梭形低回声

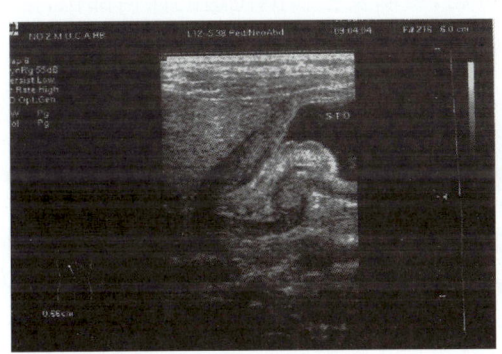

图 16-5-20 幽门管变窄,呈高回声带,胃内容物滞留

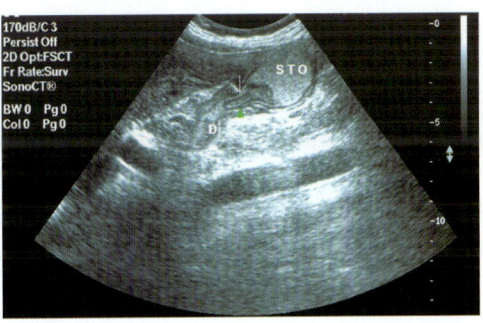

图 16-5-21 胃黏膜脱垂

第六节　胃肠道疾病操作手法

1. 一般患者应该应用胃肠道造影剂充盈胃肠后检查，尤其是应用有回声型造影剂，此类造影剂充盈时间长，消除胃肠气体效果较好，但应注意禁忌证：急性胃扩张、胃肠穿孔、消化道梗阻等，这类疾病可直接扫查。

2. 按部就班逐步扫查每个部位，不能有遗漏，注意配合患者的体位、呼吸、屏气等动作进行扫查。

3. 胃、十二指肠检查按标准切面进行。

第七节　临床误诊案例

胃间质瘤误诊为左上腹肉瘤。

患者女，67岁，左上腹不适、恶心、呕吐、食欲缺乏3个月。超声发现：左上腹实性为主肿物，大小约7.8 cm×6.9 cm×6.5 cm，边界尚清，形态尚规整，有薄包膜，内部回声不均匀，有少许液性暗区（图16-7-1）。CDFI：肿物周边及内部可见少量血流信号。超声提示：左上腹实性为主肿物，考虑肉瘤。患者随后住院治疗，切除肿物后病理回报：胃间质瘤。

误诊原因：间质瘤是胃肠道少见瘤，起源于胃肠道壁的间叶性肿瘤，是具有多向分化潜能的原始间质干细胞及潜在恶性生物学行为的肿瘤，可以发生在消化道的任何部位，但最常发生于胃。间质瘤危险分级标准基于肿瘤大小及核分裂数目。体积<2 cm，生物学属性倾向良性，预后良好。此病例瘤体较大，且向胃外生长，与周围的脾、肾、胰腺均有相连，呼吸时与上述器官无法分开，疑为在上述器官周围之间的上腹部间隙处生长的肉瘤。

软组织肉瘤来源于脂肪、筋膜、肌肉、纤维、淋巴及血管，每种都有不同的组织学、生物学特性和不一样的局部浸润、血行和淋巴转移倾向。肺转移较常见，按身体不同部位的发病几率排列为下肢、躯干、头颈、上肢，后腹膜也可出现脂肪肉瘤和纤维肉瘤。本病中老年人发病率较高，无性别差异。软组织肉瘤可发生于任何部位，约75%的病变位于四肢（最常见于大腿）。软组织肉瘤多为恶性。在超声上肉瘤也有包膜，内部回声不均，可有内部囊变（图16-7-2），因此认为此例是老年性腹膜后肉瘤，造成误诊。

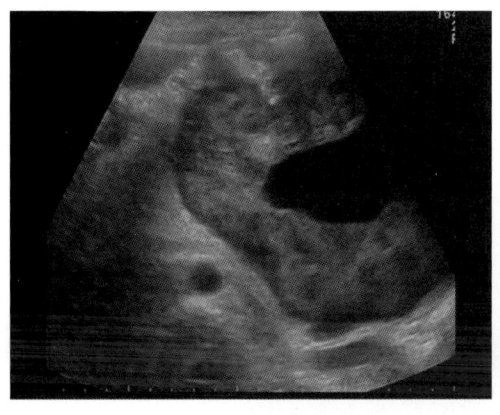

图 16-7-1 胃间质瘤

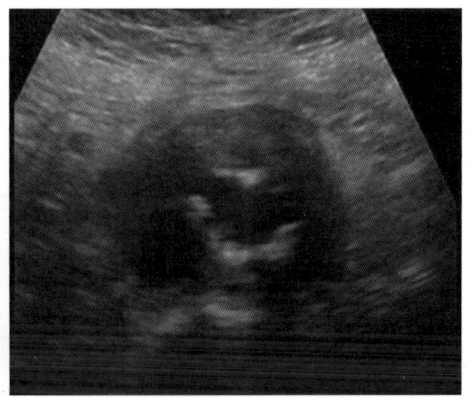

图 16-7-2 腹膜后肉瘤

第八节 胃肠道疾病超声报告范例

一、肠套叠

超声表现:回盲部肠管可见肿物样回声,横切面呈"同心圆"征,纵切面呈"套筒征",周边为低回声,中间部为强回声。此处的近端肠管轻度扩张(图 16-8-1)。

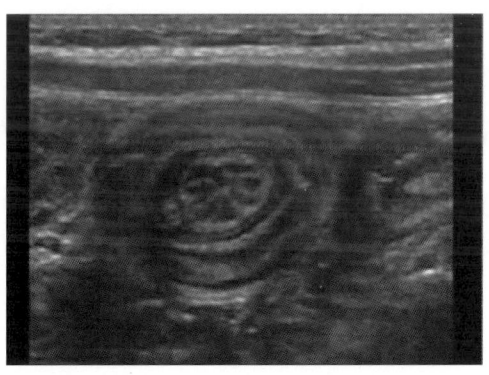

图 16-8-1 患者回盲部肠管声像图

超声提示:符合肠套叠超声表现。

报告时间:2016/3/29 8:35　　报告医师:赵×× 吕××　　　　医师签字:赵××

二、急性阑尾炎

超声表现:右下腹阑尾区可探及长条形管状回声,其边缘部为低回声,中间部为强回声,长 4.8 cm,宽 1.1 cm,动态观察无明显蠕动。其周围未见明显异常液性暗区(图 16-8-2)。

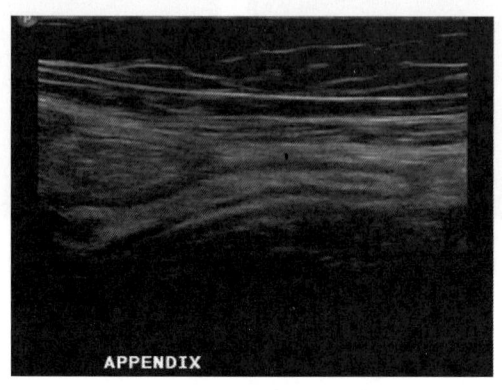

图 16-8-2　患者阑尾区声像图

超声提示:右下腹阑尾区长条形管状回声,符合阑尾炎超声表现。

报告时间:2016/3/29 8:35　　　报告医师:崔××　段××　　　医师签字:崔××

(栗建辉　王　燕　崔亚男)

第十七章 肾上腺疾病

第一节 解剖概要

肾上腺位于腹膜后、肾脏上极上方,左右各一,右侧呈三角形,前临肝脏和下腔静脉;左侧呈月牙形,临近胰尾和腹主动脉左侧(图 17-1-1)。每侧长 4~6 cm,宽 2~3 cm,厚 0.2~0.8 cm,外层为皮质,约占重量的 90%,内层为髓质,约占重量的 10%。皮质分泌醛固酮、皮质醇和少量性激素,髓质分泌肾上腺素和去甲肾上腺素。

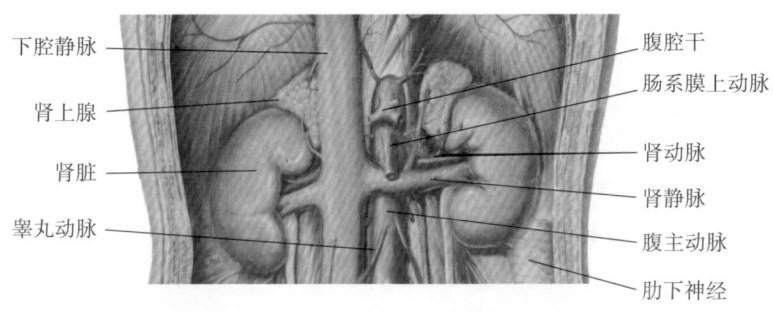

图 17-1-1 肾上腺解剖图

第二节 检查方法

一、仪器

实时凸阵超声仪;探头频率 3.5~5.0 MHz。

二、体位和检查方法

空腹,有腹胀时,可服缓泄剂或消胀片。

(一)仰卧位(侧卧位)检查

在腋前线7~9肋间做斜切扫查,或侧卧位腋前线和腋中线之间扫查,左侧以脾脏为声窗,右侧以肝脏为声窗,在肾上极上方寻找。

(二)俯卧位检查

在背部肾区做纵向扫查。

(三)前腹部检查

可采用坐位、站位或饮水后以胃做声窗扫查。

第三节 正常声像图

右侧肾上腺显示率大于左侧,呈"Y"形、"V"形、三角形或带状低回声。大小很少超过3cm。新生儿肾上腺约为肾的1/3,成人的肾上腺仅为肾脏的1/13(图17-3-1),故新生儿的易显示(图17-3-2)。晚近报道左侧肾上腺显示率达83%,右侧达97%,但与患者的肥胖程度有关,胖者不易显示。

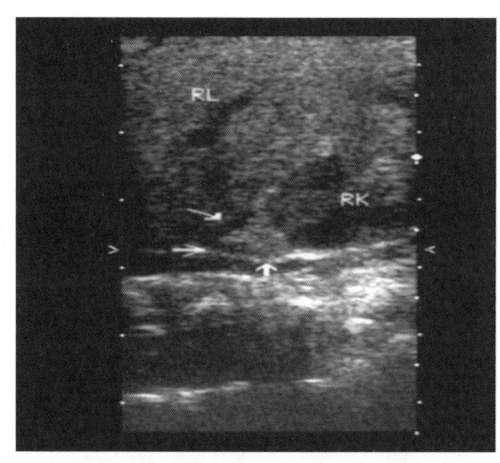

图17-3-1 成年人右肾上腺图

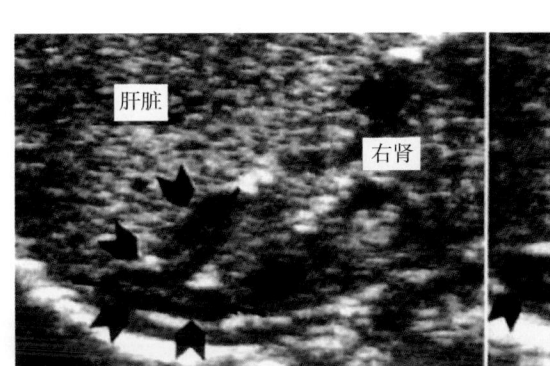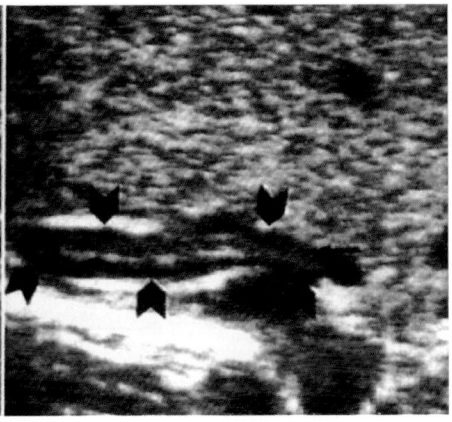

图 17-3-2 新生儿肾上腺(黑箭头)

左图示肾上腺呈倒"Y"形,右图示肾上腺呈长条形

第四节 肾上腺皮质腺瘤和腺癌

一、临床概述

良性的皮质腺瘤多为单侧单个,一侧发生腺瘤,另一侧萎缩,瘤体有完整的包膜,呈圆形,因大多有分泌功能,可引起库欣综合征、原发性醛固酮增多症、肾上腺性征异常等。亦有无分泌功能的腺瘤和腺癌无临床症状,不易发现。腺癌少见,生长快,可有坏死、出血和钙化。无分泌功能的腺癌可仅有腹痛、乏力、食欲缺乏等症状,由于发现晚,局部可及肿物。

二、超声表现

1. 腺瘤 表现为圆形或椭圆形低回声团,边界清晰、规整,一般直径约3 cm(图17-4-1)。

2. 腺癌 早期发现体积小,如发现晚,瘤体直径可达6~8 cm。呈圆形或椭圆形或分叶状,边界尚清,不规整,内部回声不均匀,可有囊变(图17-4-2)。其边界明亮,与肝有明亮的分界。与肾的关系:一部分有明亮的分界线,在后方的另一部分无明显分界。

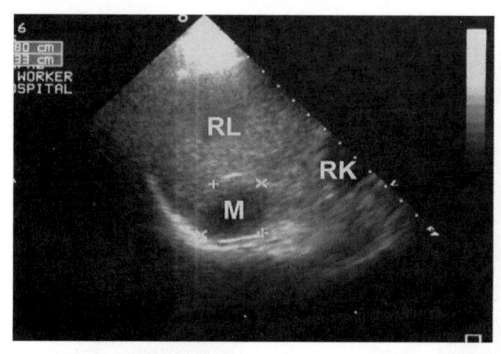 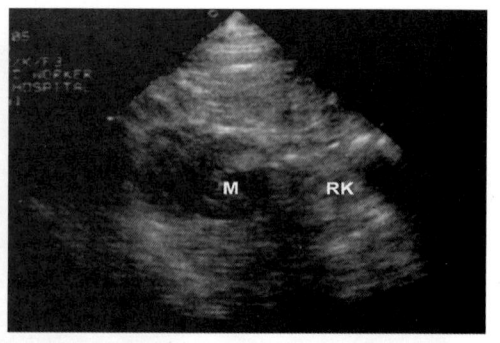

图17-4-1　右肾上腺腺瘤　　　　　　图17-4-2　右肾上腺癌
（M：腺瘤；RK：右肾）　　　　　（M：癌肿，回声不均匀；RK：右肾）

三、鉴别诊断

1. <3 cm 的皮质腺瘤和皮质癌几乎无法区别，但癌多 >3 cm，边界不整齐，内部回声不均。

2. 皮质腺增生：多为双侧受累，且为腺体弥漫增大。

3. 肾上极肿瘤：多个切面扫查均与肾脏无分界，而与肾上腺不连接。

四、临床价值

肾上腺瘤（癌）早期很小，超声不易显示。CT 对小肿瘤显示率高，尤其是肥胖者。对有症状而超声检查阴性者应进一步行 CT 检查。

第五节　嗜铬细胞瘤

一、临床概述

本病90%发生在肾上腺髓质，10%发生在肾外。绝大多数为单侧性，有包膜，内部常有囊变，偶有出血。恶性者可有转移。典型临床表现有阵发性高血压或持续性高血压阵发加剧。突然心悸、气短、头痛、出汗，有时有恶心、呕吐、腹痛、视物模糊等症状。按压刺激肿瘤可诱发。

二、声像图表现

1. 肾上腺区可探及圆形、椭圆形或分叶状中等回声团，包膜清晰，体积可大可小，但多数为4～5 cm。如有囊性变、出血时表现为液性暗区（图17-5-1）。

2. 肾上腺外嗜铬细胞瘤可在肾门处、下腔静脉与腹主动脉之间及膀胱内找到相应的回声团(图17-5-2)。

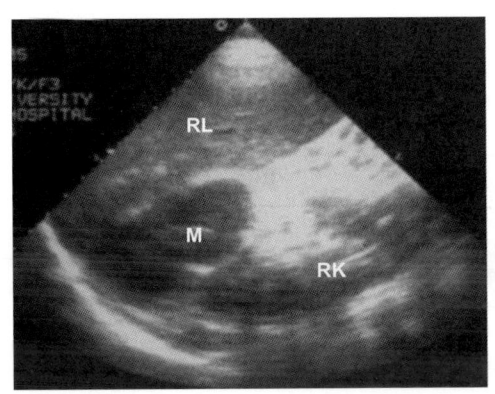
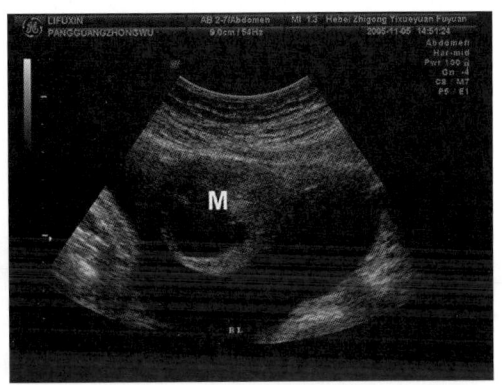

图17-5-1　右肾嗜铬细胞瘤
(M:瘤体;RK:右肾)

图17-5-2　膀胱嗜铬细胞瘤
(M:瘤体,呈囊实性回声)

三、鉴别诊断

1. **皮质腺瘤及癌**　嗜铬细胞瘤瘤体较大,边缘光滑,回声稍高,内部常有囊变。多有儿茶酚胺升高,皮脂腺瘤或癌大多(80%)有醛固酮增多症及性征异常。

2. **腹膜后实性及囊实性肿瘤**　此类肿瘤发现时均较大,深呼吸时与肾上腺及肾脏不一致运动。

四、临床价值

多数报道认为,超声能显示肾上腺处的嗜铬细胞瘤,可确定大小、形态、内部出血、囊变等情况,及与周围脏器的关系。对异位嗜铬细胞瘤也有较高的检出率。

第六节　肾上腺皮质增生

一、临床概述

本病病因复杂,可为原发,也可为继发,继发者多为脑垂体病变分泌促肾上腺皮质激素(ACTH)过多,致双侧受累,腺体增大一倍以上,但也可在正常范围。增生多为小结节样,呈圆形或椭圆形,直径为数毫米,很少超过1.5 cm。由于增生的皮质细胞分泌功能不同,可导致不同的疾病。最多见的是皮质醇增多症(库欣综合征),临床表现为向心性肥胖、皮肤紫纹、多毛等;其次为肾上腺性征异常症(早熟、第二性征异性化);再其次为醛固酮症(周期性麻痹、高血压、多尿及水电紊乱)。

二、声像图表现

轻度增生超声难以显示,少数增生较明显的可显示为均匀中等回声。结节性增生可见到等回声小结节,多数直径为数毫米(图17-6-1)。

三、鉴别诊断

1. 肾上腺皮质小肿瘤　此病可引起皮质功能亢进,当肾上腺呈结节样增生时极易误诊为皮质小腺瘤,鉴别点为肿瘤为单侧、瘤体呈低回声、未长瘤一侧的肾上腺萎缩。

2. 肾上腺浸润性病变　某些肿瘤(如髓样脂肪瘤、淋巴瘤、支气管癌、肾细胞癌)或感染(如结核、组织胞浆菌病)可波及肾上腺,使其增大,回声增强(图17-6-2),易被误认为增生时的高回声髓质,但这些病无皮质亢进。

3. 曲张的肾上腺静脉　其内显示为血流。

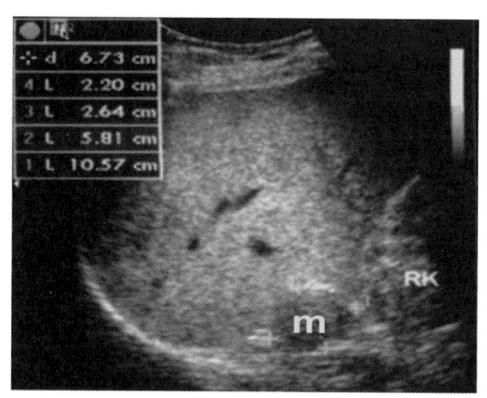
图17-6-1　肾上腺结节性增生

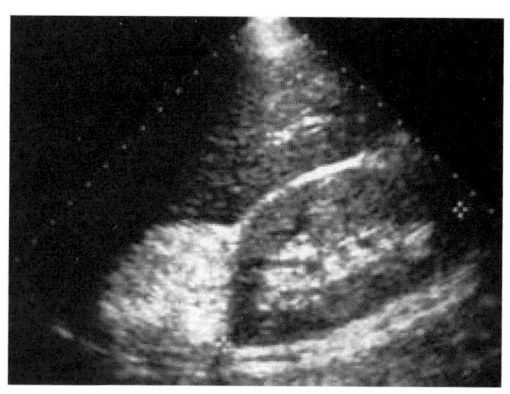
图17-6-2　肾上腺髓样脂肪瘤(强回声结节)

四、临床价值

超声对肾上腺皮质增生诊断敏感性低,但结合临床对鉴别皮质醇增生症和肾上腺性征异常的病因有一定价值。阴性结果虽不能排除皮质增生,但可排除恶性肿瘤,而阳性结果一般均能肯定是增生或是肿瘤。

第七节 肾上腺囊肿

一、临床概论

本病少见,多为内皮性,起源于淋巴管瘤或血管内皮。一般无症状,多在体检时发现。

二、声像图表现

肾上腺区可见圆形无回声区,边界清,壁薄,其内透声好,大小一般 3~5 cm。有时液性暗区内可见散在光点,或囊壁回声增强等钙化征象(图 17-7-1)。

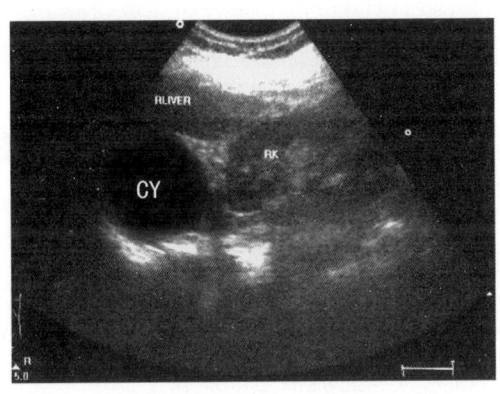

图 17-7-1 右肾上腺囊肿
CY:囊肿

三、鉴别诊断

小囊肿易确诊,如病变过大易误诊为肾囊肿、胰尾囊肿或脾囊肿,可多个切面扫查,加用深呼吸法,发现囊肿随原发脏器活动,多可鉴别。

四、临床价值

超声对肾上腺囊肿有很高的敏感性和鉴别能力,优于其他检查方法。

第八节　肾上腺疾病超声检查注意事项及操作手法

1. 正常肾上腺的声像图因不同断面而有很大变异,不可能在一个切面上显示全貌。扫查时必须按其解剖关系搜索,即:右肾上极、右膈肌脚、下腔静脉是识别右肾上腺的重要标志;左肾上极、左膈肌脚、腹主动脉、胰尾和脾门是识别左肾上腺的重要标志。

2. 检查断面应灵活多变,以显示清楚为目的,不可能标准化。

3. 检查时还要与下列疾病鉴别:①右肝后叶肿瘤:令患者做深呼吸,肝肿瘤与肝呼吸动度一致,与肾上腺不一致;②胰尾肿瘤:胰尾肿瘤位于脾静脉前方,而肾上腺肿瘤在脾静脉后方;③肾癌:肾上腺肿瘤过大时可将肾脏推挤移位,不易找到肾脏,应向下方仔细寻找,并确定肾上腺肿瘤与肾脏之间的界限,以防将肾上腺肿瘤当成肾癌。

4. 对体积大的嗜铬细胞瘤,不要反复加压扫查,以免诱发高血压危象。

第九节　肾上腺疾病超声报告范例

一、肾上腺嗜铬细胞瘤

超声表现:右肾上腺区可探及椭圆形实性回声团,大小约4.8 cm×4.5 cm,边界清楚,内部回声欠均匀。CDFI:其内可见微弱血流信号。左肾上腺区未见明显异常回声(图17-9-1)。

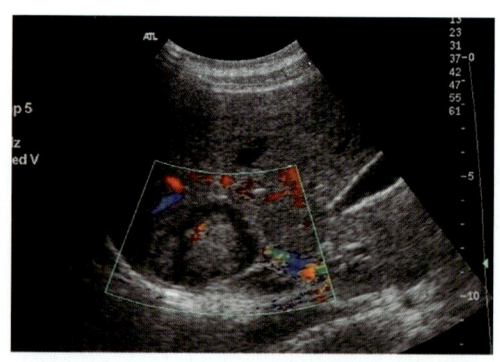

图17-9-1　患者右肾上腺区声像图

超声提示:右肾上腺区实性占位病变,结合临床情况考虑为嗜铬细胞瘤。

报告时间:2016/6/1 12:01　　　报告医师:齐××　范××　　　审核医师:齐××

二、肾上腺囊肿

超声表现:左肾上腺区可见一囊性回声团,边界清楚,包膜完整光滑,其内透声好。
CDFI:其内未见血流信号。右肾上腺区未见明显异常回声(图17-9-2)。

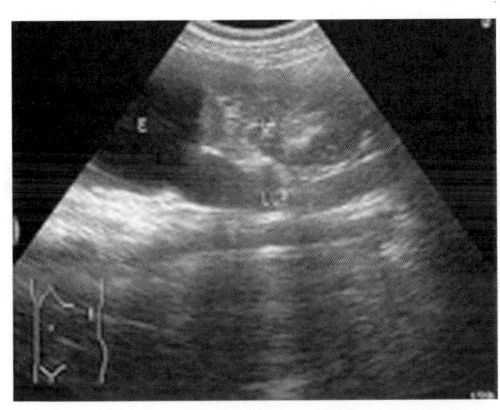

图17-9-2　患者肾上腺区声像图

超声提示:左肾上腺区囊肿。

第十节　临床误诊案例

简要病史:患者女性,年龄42岁,平素无不适,于体检时发现左侧肾上腺区无回声结节。
超声表现:左侧肾上腺区可见无回声结节,大小约3.5 cm×3.0 cm,壁薄,边界清晰,形态规则,内透声好,与左肾分界清晰(图17-10-1)。

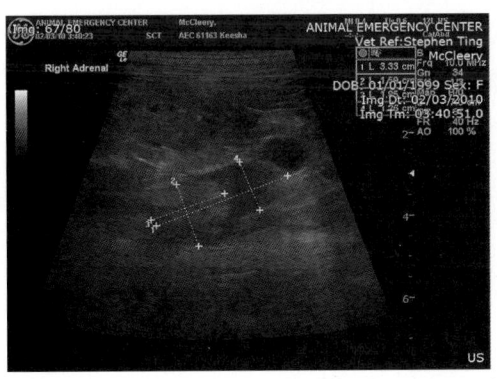

图17-10-1　患者左侧肾上腺区声像图

超声提示：左侧肾上腺囊肿。

临床术后病理诊断：胰尾囊肿。

误诊分析：对肾上腺囊肿诊断的关键是判断其是否来自肾上腺。多切面扫查，可以发现这些囊肿与其来源脏器有附着关系，表现为附着处脏器包膜回声中断。

肾上腺囊肿声像图表现：边缘光滑的圆形无回声区，壁薄，单房或是多房，后方回声增强。超声引导下穿刺抽吸，可根据抽吸液的皮质醇和/或胆固醇等不同成分进一步明确肾上腺囊肿的性质。一般认为囊肿内的皮质醇及胆固醇结晶是从相邻的肾上腺组织中弥散出来的。

胰腺囊肿声像图表现：大多发生于胰腺体尾部的单房性无回声，壁可轻度增厚，呈增强的回声，囊肿的后壁及后方回声均增强。部分可见囊肿与胰管相交通；超声引导下穿刺抽出的囊液淀粉酶值增高则可确诊为胰腺囊肿。

（田　燕　侯　敏）

第十八章 肾脏疾病

第一节 解剖概要

　　肾脏位于腰柱两侧,腹膜后的肾窝中。因受肝脏影响,右肾比左肾低1～2 cm。肾纵轴上端向内,下端向外,略呈"八"字形排列。左肾约平第11胸椎至第3腰椎,右肾比左肾低1～2 cm(图18-1-1)。正常肾上下移动1～2 cm。肾长10～12 cm,宽5～6 cm,厚3～4 cm,左肾较右肾稍长。肾脏外形像蚕豆,可分为上下两极、内外两缘和前后两面。内缘凹陷处构成肾门,是肾动脉、肾静脉、输尿管、神经及淋巴管出入的门户,出入肾门的这些组织总称肾蒂。肾脏又分实质部分及集合系统部分,实质又可以分为皮质及髓质。肾皮质位于浅层,占1/3,富于血管,皮质内有肾小体、肾小管。肾髓质位于深部,占2/3,主要由小管结构组成。肾髓质的管道结构有规律地组成向皮层呈放射状的条纹,称髓放线,向内侧集合组成15～20个肾锥体,每2～3个肾锥体的尖端合成一个肾乳头,其顶端有许多小孔,称乳头孔,是尿液流入肾盏的通道。肾皮质包绕肾髓质并伸入肾锥体之间,称为肾柱。2个或2个以上肾乳头伸入1个肾小盏,两三个肾小盏合成一个肾大盏,肾大盏约2～3个,集合形成一个前后扁平的漏斗状的肾盂,肾盂出肾门后逐渐变细形成下行的输尿管(图18-1-2)。

　　肾脏表面被覆一层较坚韧的薄膜,由纤维组织构成;纤维膜外面为肾周脂肪囊,是肾周围的脂肪层,对肾脏有弹性垫样保护作用。包绕在肾周围脂肪囊外的是一层坚韧的结缔组织形成的筋膜,称肾周围筋膜,分前后两层,包绕肾和肾上腺。

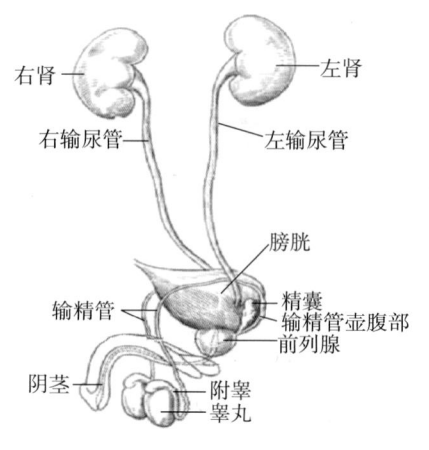
图18-1-1 泌尿系统解剖示意图

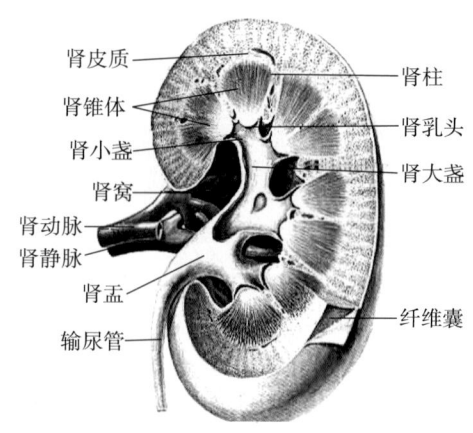
图18-1-2 肾脏解剖示意图

第二节 检查方法

一、检查前准备

单纯检查肾脏一般无需憋尿等特殊准备,随时都可检查。

二、肾脏探测体位及手法

1. **侧卧位** 为常用体位,从侧腰部探测,做肾脏冠状切,探头长轴后上至前下方,观察肾纵切面,然后探头逆时针旋转90°,做肾脏横切面观察,或做斜切面观察。

2. **仰卧位** 同样做肾脏的纵、斜切或横切面扫查。

3. **俯卧位** 受肋骨声影干扰,上极显示不清时,用此体位,做肾脏的纵切、斜切或横切面观察。观察肾外形、肾皮质及髓质情况,背侧较腹侧显示清楚。

4. **坐位或立位** 从背部探测,适用于肾盂中心定位和肾下垂的活动度测定。

探测手法:在做肾脏的纵、斜切或横切面的同时,侧动、滑动并适当旋转探头,以求清晰切面,并观察肾脏全貌。

第三节 正常肾脏声像图

1. **正常肾脏声像图** 正常肾脏长轴呈蚕豆形,横断面上为椭圆或卵圆形。肾被膜:呈明亮回声线,清晰、光滑。肾被膜周围有回声稍低的肾周脂肪层,厚度不一。肾皮质位于肾外周区域,呈低回声,肾髓质即肾锥体,位于肾皮质内侧,肾柱之间,显示底向外、尖向内的三角形暗区,呈放射状排列,内部回声较肾皮质更弱,有时误认为囊肿(图18-3-1)。

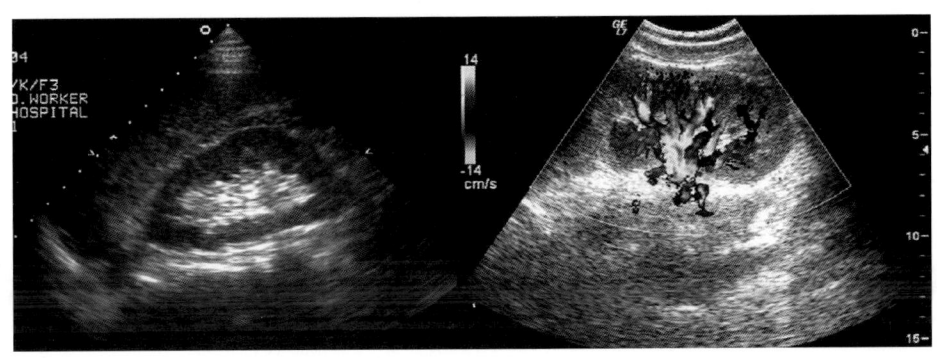

图18-3-1　正常肾脏(右图为肾血流图)

肾集合系统又称肾窦,呈不规则密集的强回声区,为肾盂、肾盏、血管及脂肪组织的复合性回声。二维超声可显示肾静脉;肾动脉较细,一般不容易显示。彩色多普勒可显示肾动脉和肾静脉。

肾有分叶时,表面不平整,有凹入和凸出,但该处的内部回声与其附近的肾实质回声相同,可与占位病变区别。

单个肾锥体体积较大时,声像图显示的肾实质暗区注意与囊肿、淋巴瘤及肾内浸润性病变鉴别,前者无清晰的边界,彩色多普勒可见其内及周围血管走行自然。

肾柱肥大时可伸入集合系统,常位于中上1/3处的外侧,有时误认为肾盂占位。肾柱肥大与肾皮质相连,且回声与皮质相似,彩色多普勒可见其内部及周围血管走行自然,无受压迹像。

2. 肾脏测值　超声测量肾脏,由于切面不同,常有一定的误差,测量长径时应调整探头以显示肾脏的最大长径,可从横切面测量宽度和厚度。正常肾脏一般长径为10~12 cm,宽为5~6 cm,厚径为3~4 cm。肾脏大小的判定应结合患者的身高、体重等,一般长径>13 cm为增大,<9 cm为缩小。

肾脏大小对临床的指导意义:

(1)对肾炎患者,如双肾各径线均大于正常,常提示为急性期,预后较好。如发现双肾各径线明显小于正常,常提示为肾病晚期,预后不良。

(2)对无临床症状的患者,发现一侧肾明显缩小,另一侧明显增大,常提示患者为一侧肾先天性发育异常。

(3)高血压患者,如一侧肾的长轴较另一侧肾<1.5~2.5 cm,则可能是肾性高血压,可

进一步检查肾动脉。

(4)肾移植患者,测量肾的大小及肾动脉血流阻力指数对确定有无排异反应有重要诊断意义。

第四节　肾脏弥漫性病变

一、概述

肾脏弥漫性病变包括急性肾衰竭、慢性肾衰竭、肾小球肾炎、急性肾盂肾炎、慢性肾盂肾炎、间质性肾炎、肾淀粉样变性等。

二、声像图特点

急性肾炎时,可有肾外形增大、饱满,实质增厚,回声减低。当髓质低回声明显时,往往提示其内有水肿。

慢性肾小球肾炎、慢性肾盂肾炎或高血压病晚期,可表现为肾外形缩小,轮廓不规则,皮质变薄,回声增强,甚至与集合系统分界不清(图18-4-1)。

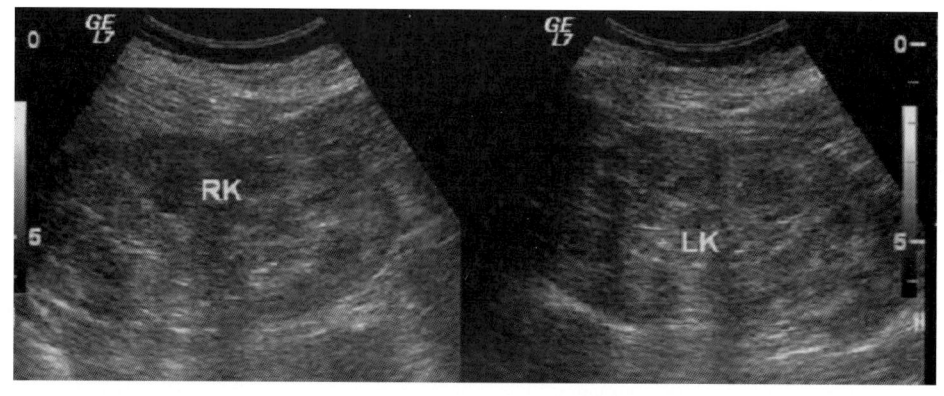

图18-4-1　肾弥漫性病变(多为双侧发病)

肾皮质回声强度的判定:一般与肝脾比较,正常肾皮质回声低于肝、脾。当肾皮质与肝脾相等时,可认为回声轻度增强,高于肝脾时,可确认回声增强。一些身材较瘦者的肾皮质回声往往与肝脾相似,此时应结合临床和化验结果,判定肾脏是否有病变。

对肾内弥漫性病变早期,超声可无变化,有时临床和化验均有明显的表现,而声像图上无异常发现,缺乏特异性。

第五节 肾囊肿

一、概述

单纯性肾囊肿极为常见,病因不明,囊肿可单发或多发,内有浆液,壁薄并内衬不连续上皮。临床多无症状。体积较大者肾区可触及弹性肿块。肾动脉受压者出现肾性高血压。

二、声像图特点

1. 肾实质内见单发或多发类圆形无回声区,壁薄,光滑,少数囊壁可见钙化,内透声好,有时可见分隔,后壁回声增强,两侧壁可呈现"侧壁效应"(图 18-5-1)。合并感染或出血时,内透声差。囊肿向处发展,肾脏表面可显示无回声暗区,向外凸出,有时囊肿几乎完全位于肾轮廓外。无囊肿的肾实质回声正常。

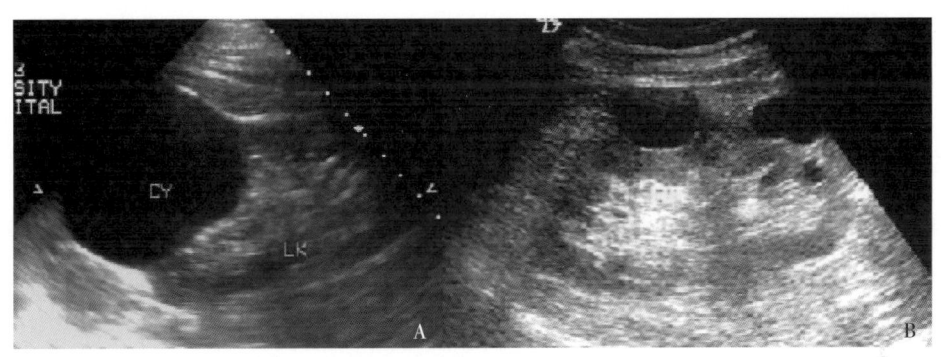

图 18-5-1 肾囊肿
A. 单发;B. 多发

2. 特殊类型的肾囊肿:

(1)肾盂旁囊肿:为位于肾盏周边的肾盏憩室,与肾盏相通,多单发,一般 <2 cm,很少 >3 cm。与向肾窦生长的单纯性囊肿不易鉴别,X 线肾盂造影可见显影。

(2)肾钙乳囊肿:囊肿内出现块状或泥沙样结石者称为肾钙乳囊肿,多位于靠近肾窦的部位(图 18-5-2)。

(3)肾盂源性囊肿:位于集合系统内部或边缘。

三、鉴别诊断

1. 囊性肾癌 壁不规则,厚薄不均,可有实性回声区,彩色多普勒可见实性区内有血流信号(图18-5-3)。

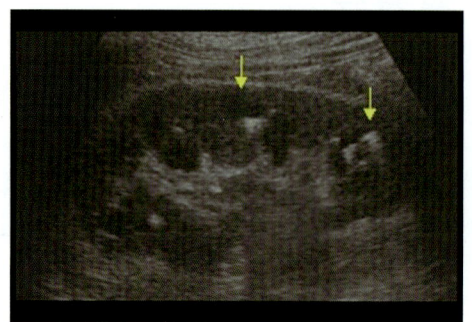
图18-5-2　钙乳囊肿

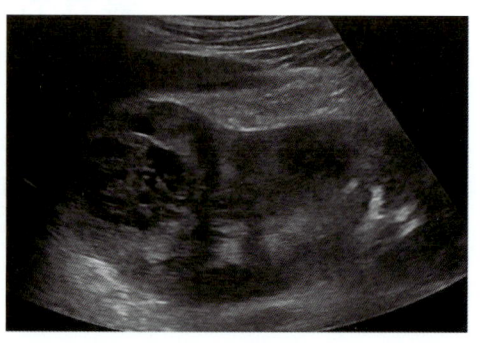
图18-5-3　囊性肾癌

2. 多囊肾　全肾布满大小不等的囊肿,无法数清,早期囊肿未布满整个肾脏时,无囊肿部位的肾皮质回声较强。多发肾囊肿囊肿数目有限,无囊肿部位皮质回声正常。

第六节　多囊肾

一、概述

多囊肾是遗传性疾病,又称肾囊性变。根据遗传学特点,分为常染色体显性遗传性多囊肾和常染色体隐性遗传性多囊肾两类。常染色体显性遗传性多囊肾常见,又称成人型多囊肾,是常见的多囊肾病。成人型多囊肾具有家族聚集性,男女均可发病,受累机会相等,连续几代均可出现患者,常见于成年时出现症状,但囊肿在出生时即已存在,随时间推移逐渐长大,绝大多数为双肾发病,两侧病变程度不一致。30%~40%患者伴肝囊肿,10%患者有胰腺囊肿,5%左右有脾囊肿。染色体隐性遗传性多囊肾,又称婴儿型多囊肾,父母几乎都无同样病史,为多囊肾中少见类型。常于出生后不久死亡,只有极少数较轻类型,可存活至儿童期甚至成人。

临床表现:早期无症状,多数患者在40岁左右才出现症状。腰背部或上腹部胀痛、钝痛或肾绞痛。另外可有血尿、上尿路感染、肾结石等伴随的症状。肾动脉受压者出现肾性高血压。

二、声像图特点

1. 成人型　通常两侧肾脏均有病变,左右肾增大不一致,亦有仅累及一侧者。肾脏体积增大,轮廓不规则、肾包膜不光整。全肾布满或几乎布满大小不等的囊肿,直径由刚能分辨至数厘米不等,壁薄,光滑,较大者形态规整,内透声好,相互不通,后壁回声增强,囊内可有出血或感染时透声差。集合系统受压变窄,常难以辨认(图18-6-1)。早期肾皮质未完全受累时,无囊肿部位肾皮质回声较强。部分患者可合并其他脏器多囊变。

2. 婴儿型　婴儿型表现为双肾肿大,由于囊肿较小(扩张的集合管小于2 mm),所以构成丰富的声学界面,致使肾脏实质回声增强,有些也表现为可见的多发囊性回声。产前检查在24周可做出诊断。

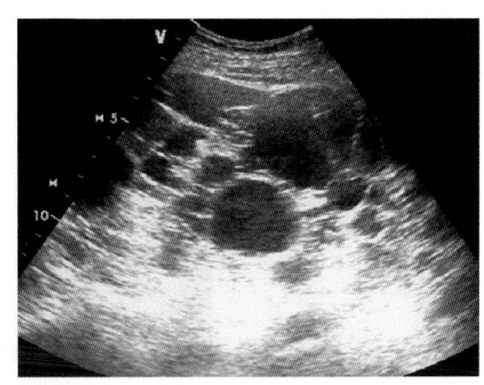

图18-6-1　多囊肾

三、鉴别诊断

见表18-6-1。

表18-6-1　多发性肾囊肿与多囊肾超声鉴别要点

鉴别项目	多发性肾囊肿	多囊肾
肾脏形态轮廓	囊肿向肾表面突起	形态不规则,轮廓不光整
肾脏大小	呈局限性增大	双侧肾呈不对称增大,或失去常态
肾实质回声	非囊肿部位肾实质回声正常	肾实质部位散在性光点较多、较亮
其他	常单侧发病,不合并多囊肝	常为双侧性,有家庭史,常合并多囊肝

第七节　髓质海绵肾

一、概述

髓质海绵肾是由于肾锥体的肾盏周围区肾小管扩张及发育不良所致的肾集合管先天性扩张。海绵肾导致尿液滞留和肾钙质沉积。本病多数无症状,有些出现尿路结石肾绞痛、血尿、感染等症状。

二、声像图特点

因为扩张的集合管较小且位于髓质深层,故超声检查往往无法发现。内出现钙化时可见多个髓质部位出现钙化强回声斑,甚至后伴声影(图18-7-1)。

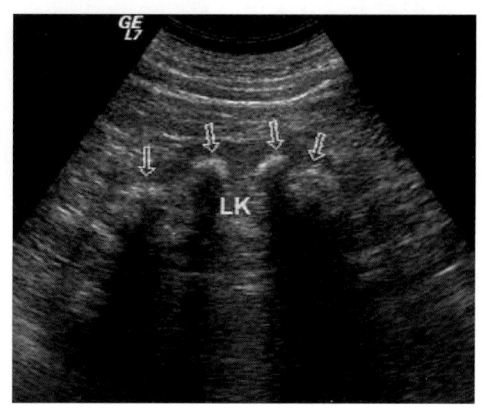

图18-7-1 髓质海绵肾

第八节 肾肿瘤

肾肿瘤分为肾实质肿瘤和肾盂肿瘤。肾实质良性肿瘤有血管平滑肌脂肪瘤(错构瘤)、肾腺瘤和移行细胞瘤等,以错构瘤较常见。恶性肿瘤有肾细胞癌、肾肉瘤、恶性淋巴瘤。儿童主要为肾母细胞瘤(Wilms瘤)。肾盂肿瘤有移行细胞癌和鳞状细胞癌。肾转移性肾肿瘤少见。

一、肾恶性肿瘤

(一)病理基础及临床表现

肾癌来自肾小管上皮,生长速度一般较慢,但有时可很快,绝大多数有一层纤维包膜包裹,可生长于肾实质的任何部位。大多单发,少数多发,发现时体积大小不一。较大的肿瘤常可见到有坏死区,呈囊状。有时肿瘤中有血肿。少数肿瘤可见到不规则散在的钙化区。病理学上,肾癌包括透明细胞癌、颗粒细胞癌和未分化癌,以透明细胞癌最为多见。未分化癌恶性程度很高,组织学呈肉瘤样结构。

肾癌可逐步向邻近组织和器官侵犯而播散,可侵入肾集合系统,也可浸润肾包膜并穿入肾周围脂肪及邻近器官,其中较常见者为结肠,此外,尚可侵入肝、脾、胰腺、肾上腺及横膈等。通过淋巴管或静脉向外转移。低度恶性的肿瘤常保持完整的包膜,虽然体积巨大,仍可没有转移。恶性较高的肾癌,虽肉眼看来肿瘤包膜完整,但在显微镜下癌细胞往往已浸润和穿出包膜,随着肿瘤的长大而侵入肾周围脂肪。

肾癌淋巴结转移,主要是经肾蒂、主动脉及下腔静脉周围的淋巴结(区域淋巴结)。肾癌有向静脉侵入的倾向,在静脉(肾内静脉、肾静脉及下腔静脉)内形成癌栓,并可通过静脉向远处转移。肾癌远处转移常见有肺、肝、骨、脑、心等。

(二)临床表现

1. 血尿 常为无痛性间歇发作肉眼可见全程血尿,有时可表现为持久的镜下血尿,但血尿的出现必须在肿瘤侵入肾盂后方有可能,因此已不是早期症状。

2. 腰痛 腰痛为肾癌另一常见症状,多数为钝痛,局限在腰部,疼痛常因肿块增长充胀肾包膜引起,肾癌出血多时可能伴肾绞痛,常因血块通过输尿管引起。肿瘤侵犯周围脏器和腰肌时疼痛较重且为持续性。

3. 肿块 肿块亦为常见症状,有1/4~1/3肾癌患者就诊时可发现肿大的肾脏。肾脏位置较隐蔽,肾癌在达到相当大体积以前肿块很难发现,一般腹部摸到肿块已是晚期症状。

4. 其他症状 不明原因的发热、乏力、体重减轻、食欲缺乏、贫血等症状。另外,肾腺癌的内分泌活动可引起红细胞增多症、高血压、低血压、高钙血症、发热综合征。

(三)鉴别诊断

1. 肾母细胞瘤(Wilms tumor) 是小儿最常见的腹部恶性肿瘤,主要发生在生后最初5年内,特别多见于2~4岁。左、右侧发病数相近,3%~10%为双侧性,或同时或相继发生,男女性别几无差别,个别病例发生于成人。肿瘤从胚胎发生上由后肾发展而成,且肿瘤由类似肾母细胞的成分所组成。肿瘤位于肾包膜内,压迫和推移周围脏器,但很少侵入附近脏器。瘤栓时常直接侵入肾静脉、下腔静脉乃至右心房。远处常见转移部位是肺,其次为肝、骨和脑。最常见的临床表现为腹部肿块、血尿、高血压,腹痛和肠梗阻也可为首发症状。

2. 移行细胞癌 肾盂肿瘤以移行细胞癌最为常见,在肾肿瘤中肾盂癌一般占10%以下,尿路上皮肿瘤有多器官发病倾向,常是顺尿流方向发病。鳞癌和腺癌也偶有发生。发病相关因素包括吸烟和接触化学性致癌物(纺织、印刷所用的染料,橡胶、电缆、塑料工业所用的试剂等)。男性多于女性,高龄人群多发。始发症状多为无痛性血尿。血行转移多及肺、肝和骨,淋巴道转移多见于腹膜后和主动脉周围的淋巴结。

(四)声像图特点

1. 肾实质肿瘤声像图特征 肾外形异常,局限性肿大。有蒂的肾肿瘤,可在肾旁出现异常回声,可随呼吸移动,有时可显示与肾组织相连的蒂。儿童肾母细胞瘤可长得很大,正常肾脏组织受压显示不清。

肿瘤内部回声:肾实质肿瘤的病理改变复杂,其内部回声可分为以下几型。

(1)低回声型:肿瘤内部回声弱,点状回声少,呈分布均匀的均质性暗区。多见于少血管性肾细胞癌、转移性肾肿瘤、淋巴瘤等(图18-8-1,图18-8-2)。

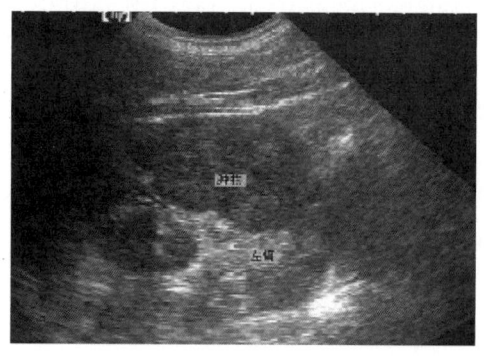

图 18-8-1　肾实质肿瘤——肾透明细胞癌

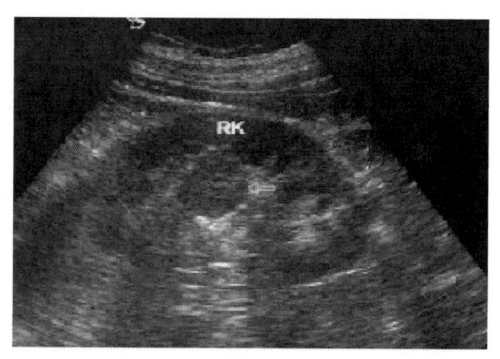

图 18-8-2　肾盂肿瘤——肾移行细胞癌

(2) 强回声型：肿瘤区显示密集而增强回声，有时呈边界清晰的强团块状回声（图 18-8-3）。

(3) 囊肿型：肿瘤区为无回声暗区，形态不规则，壁厚薄不均，内部有散乱及粗细不一的点状回声。有时可见肿瘤组织，呈菜花样突向暗区，肿瘤边界不整齐，不清楚。

(4) 不均质型：肿瘤内部回声强弱不均，有散在点状回声，其回声强度较正常肾实质强，常见于肾细胞癌与 Wilms 瘤（图 18-8-4）。

彩色多普勒：肾恶性肿瘤血流一般较丰富，少数呈少血流。

其他：集合系统回声异常，肿瘤侵犯肾盂肾盏时，集合系统回声可出现移位、变形和消失等到改变，或出现局限性肾积水。

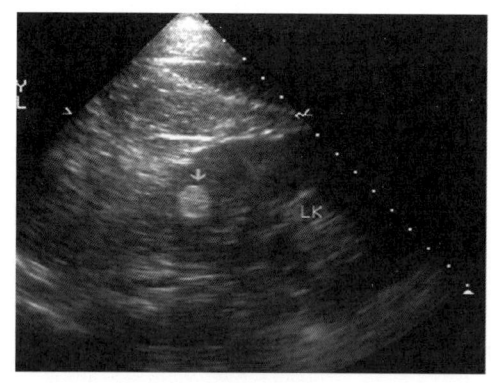

图 18-8-3　肾实质肿瘤——肾错构瘤

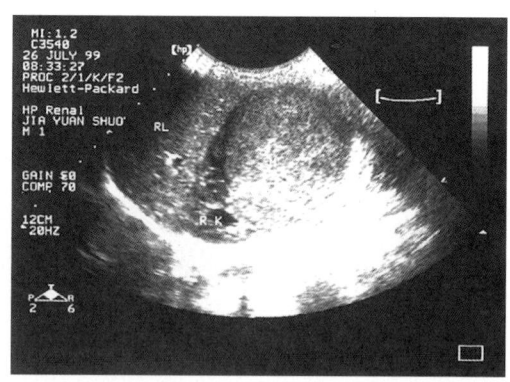

图 18-8-4　肾实质肿瘤——肾母细胞瘤

转移征像：恶性肾实质肿瘤，常有肾门淋巴结和腹膜后淋巴结转移，于肾门区或腹主动脉旁可探及低回声团块和结节。出现肾静脉或下腔静脉转移时，在肾静脉或下腔静脉内可见癌栓呈条状、团状低回声，有时可达右房内。

2. 肾盂肿瘤声像图特点 集合系统内出现轮廓不清晰、边界不规则的低回声区,集合系统回声增宽变形。并可伴肾盂积水或局限性肾积水(图18-8-5)。肿瘤太小时,不易与肾盂、肾盏点状回声鉴别,容易漏诊。肾盂肿瘤常发生输尿管、膀胱处种植转移,应注意输尿管和膀胱内有无低回声肿块。彩色多普勒:肿瘤部位血流信号失去正常枝状形态,呈点状或条状。

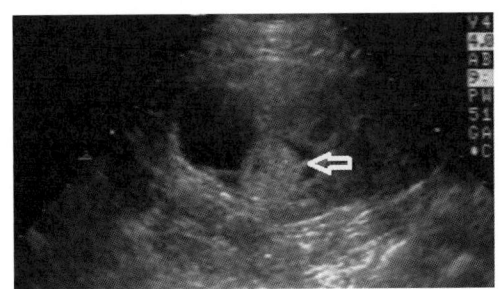

图18-8-5 肾盂内肿瘤

(五)鉴别诊断

1. 肾柱肥大 正常肾柱在不同断面上酷似肾实质中的局限异常回声区,当肾盂、肾盏变形时尤易误诊。肾柱肥大一般位于肾中上1/3处,与肾皮质相连,内回声较均匀,与皮质回声相似,内部血管走行自然。

2. 肾脓肿 在声像图上两者难以鉴别,但脓肿内部无血流。结合临床症状及检验结果一般不难鉴别。

3. 肾盂内血块 肾脏出血性病变,可在肾盂内凝固成血块,呈低回声,合并肾积水时更为清楚,与肾盂肿瘤不易鉴别。彩色多普勒观察内部无血流信号。

二、肾良性肿瘤——肾错构瘤

(一)病理基础及临床表现

肾错构瘤又称肾血管平滑肌脂肪瘤,女性多见,是常见的肾脏良性肿瘤,是由多种分化良好的组织交织而构成的肿瘤,包括血管、平滑肌及脂肪组织。肾错构瘤是染色体显性基因的遗传性疾病,80%患者脸部有蝴蝶状皮脂腺瘤,其他器官如脑、眼、骨、心、肺亦有病变。临床多无明显症状。

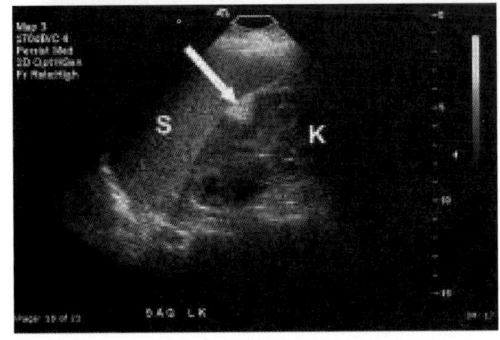

图18-8-6 肾错构瘤(箭头)

(二)声像图特点

多位于肾实质内,也可向肾外生长,小者呈强回声,边界清晰,形态规整。肾外生长者,体积可长得很大,肿瘤边缘不清,回声强弱不均,在强回声区内有低回声区或液性暗区(图18-8-6),肾有受压变形迹像。内部血流信号较少。

(三)鉴别诊断

肾错构瘤应该与其他肾恶性肿瘤相鉴

别：错构瘤呈强回声，边界清楚，其内探及不到明显的血流信号；恶性肿瘤多呈低回声结节，边界欠清，周边及内部可见血流信号。

第九节　肾结石

一、病理基础及临床表现

肾结石在尿路结石中居首位，多发于 20～50 岁，尤多见于男性。病因包括新陈代谢紊乱和局部因素，前者包括肾小管病变、酶的紊乱、高血钙、药物因素等，后者包括尿路梗阻、感染和异物等。肾结石主要分布在肾集合系统内，位于肾盂者居多，肾盏次之，肾实质内结石十分罕见。肾结石的化学成分有草酸钙、磷酸钙、尿酸胱氨酸及感染石等。临床表现为肾绞痛或钝痛，常向会阴部放射，并有镜下或肉眼血尿。

二、声像图特点

单侧或双侧肾发病，绝大多数的肾结石位于肾盂或肾盏内，极少数可位于肾实质内。表现为集合系统内单个或多个强回声斑，少数呈珊瑚状强回声斑，后伴声影。小于 0.5 cm 的结石后声影不明显。肾结石位于肾盏口可伴局限性肾积水，位于肾盂出口可伴整个肾盂积水（图 18-9-1）。

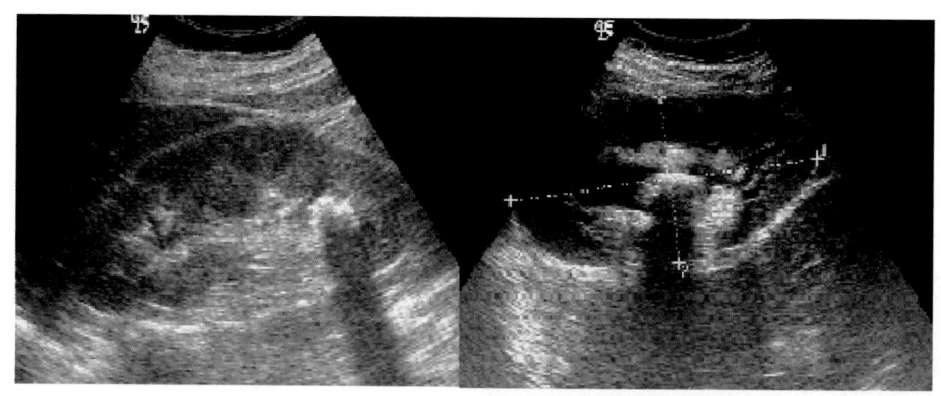

图 18-9-1　肾结石
右图为肾结石伴局限性积水

三、鉴别诊断

1. **肾结石与肾结核相鉴别**　肾结石位于肾盂肾盏内，边界较清楚、规整，而结核的钙化边界不规整,可位于肾盂肾盏内,也可位于肾实质部。

2. 肾结石与肾内非结核钙化相鉴别　有些炎症或代谢造成的钙化斑也容易和肾结石混淆,前者多位于肾实质部(图18-9-2)。

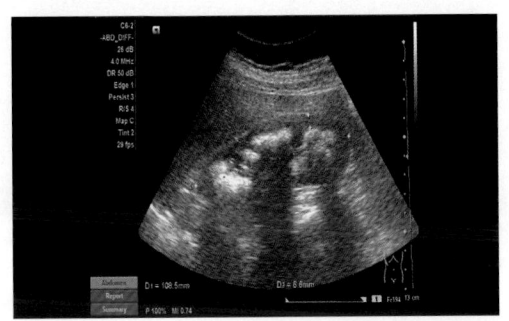

图18-9-2　肾髓质钙沉着症

第十节　肾结核

一、病理基础及临床表现

肾结核是全身病变的一部分,绝大多数继发于肺结核。可为一侧或两侧发病。肾结核早期位于肾皮质内,向髓质内蔓延,逐渐发生溃疡、坏死和空洞,并蔓延至肾盏和肾盂,进一步到输尿管、膀胱和尿道。晚期肾结核,肾实质破坏严重者可出现积水,冷脓肿空洞、钙化,甚至变为脓肾或肾钙化,出现肾衰竭。

二、声像图特点

肾结核声像图复杂,变化多样,无特异性。早期肾结核在声像图上无变化。空洞形成后,肾体积增大,可见圆形低回声区,多位于肾髓质部位,稀薄脓液透声良好,干酪样脓液透声较差。钙化形成时,壁回声增强,且伴声影。肾结核可伴肾积水,集合系统出现分离。肾结核完全钙化,表现为肾区团块状或弧带状强回声,表面不规则,后伴浓密声影(图18-10-1)。输尿管和膀胱可同时受侵。

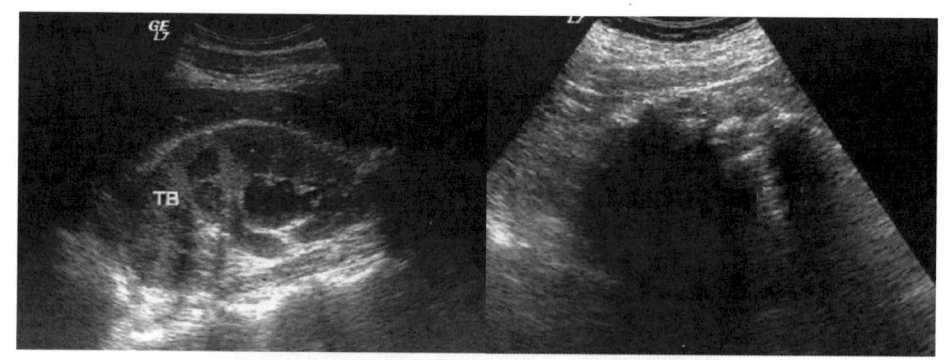

图 18-10-1 肾结核

（左图为肾结核空洞，右图为肾结核完全钙化）

三、鉴别诊断

肾结核积水型应该与普通肾积水相鉴别：肾结核积水型多呈肾盂中部粘连状，而肾盏部扩张积水（图 18-10-2）；而普通肾积水则肾盂、肾盏均扩张，呈调色板样（图 18-10-3）。

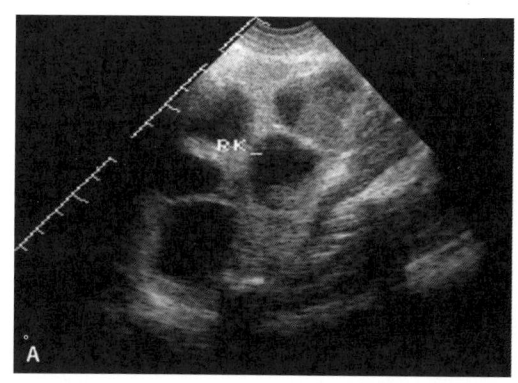

图 18-10-2 肾结核肾积水型（肾盂中部粘连）

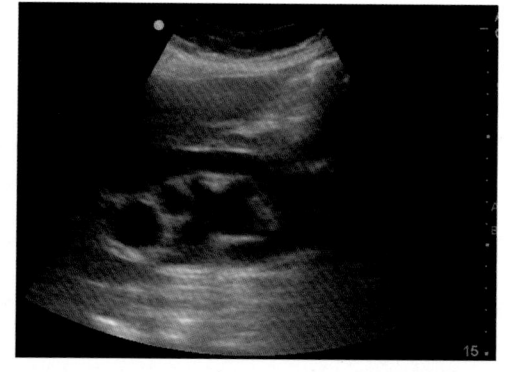

图 18-10-3 普通肾积水

第十一节 脓 肾

一、病理基础及临床表现

脓肾为肾脏严重化脓性感染，肾实质广泛破坏，严重时全肾成为一脓囊，此症多发于肾结石、肾结核、肾盂肾炎及肾积水感染等。

二、声像图特点

肾外形明显增大,整个肾脏呈多个无回声暗区,有时内有点状回声漂浮,暗区之间可见分隔。如脓肾为肾积水引起,可见暗区与肾盂暗区相通(图18-11-1)。

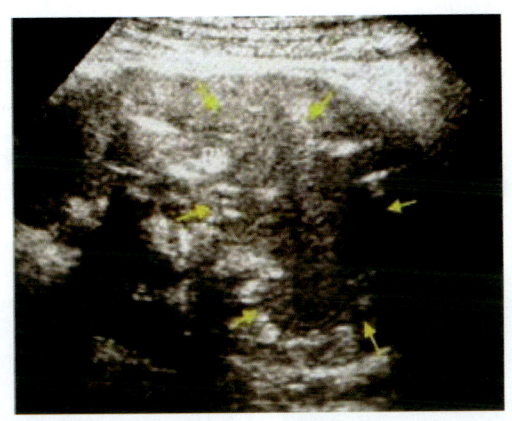

图18-11-1 脓肾

三、鉴别诊断

脓肾与结核性肾积水的鉴别:前者肾的无回声暗区内多有点状回声漂浮,再者可通过病史进行鉴别。

第十二节 肾积水

一、病理基础及临床表现

各种先天性或后天性因素导致尿路梗阻后发生的肾盂肾盏内尿液滞留、肾盂扩大及肾实质变薄叫做肾积水。除积水巨大时在腹部出现肿块外,并无典型症状,但造成肾积水的各种原因如结石、肿瘤、感染等均会导致各种症状的出现,如肾绞痛、血尿、发热等。尿路梗阻的原因有机械性和动力性的。单侧肾积水多是由上尿路梗阻引起,双侧肾积水一般由下尿路梗阻引起,但也不排除两侧上尿路梗阻。

二、声像图特点

轻度肾积水肾脏大小无变化,只是集合系统轻度分离,其内出现少量液性暗区,中度以上肾积水有肾形增大,肾窦(集合系统)回声分离,其内出现液性暗区,液腔相互通连,且液性暗区的大小、形态与肾积水的容量、类型和严重程度密切相关,中度肾积水扩张的肾盂呈烟斗状或花瓣状(图18-12-1);重度肾积水整个肾脏肾实质变薄,呈囊袋状(图18-12-2)。肾结石、肾盂肿瘤、肾盂感染等可造成局限性肾积水,表现为肾上极或下极局限性分离,应与肾髓质内囊肿相鉴别。梗阻部位在输尿管或输尿管以下者,合并输尿管积水,且肾盂积水与输尿管积水相连续。

三、鉴别诊断

肾积水变化多端,容易与肾囊性疾病混淆。但肾积水的液性暗区互相通连,而肾囊肿和多囊肾的液性暗区不通连。

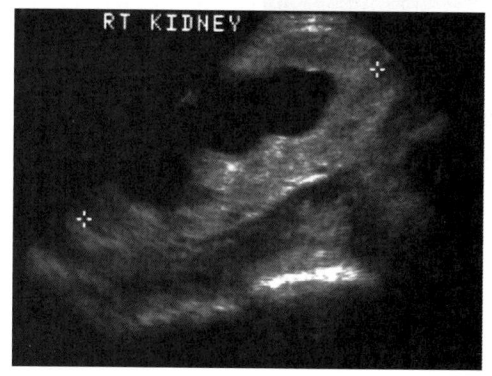

图18-12-1 中度肾积水

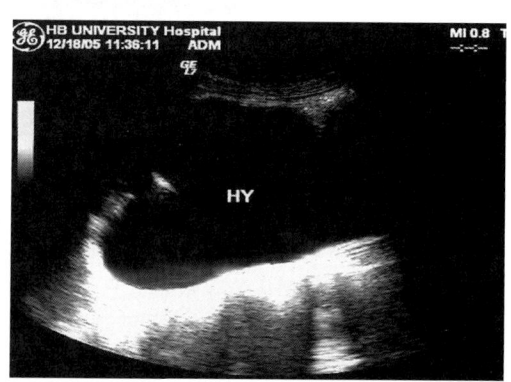

图18-12-2 重度肾积水

第十三节 肾脏先天性病变

一、异位肾

(一)病理基础及临床表现

由于胚胎时期血管的遗留,阻碍肾脏上升到正常位置,常位于下腹部或盆腔,肾脏位置固定,不易推动,可位于同侧或越过中线达到对侧。患者大多无明显症状,或有局部疼痛及腹部肿块。

(二)声像图特点

正常肾脏位置不能显示肾脏回声,常于下腹部或盆腔内探及。由于异位肾常伴有发育不良和形态上改变,常可出现相应的声像图改变。如肾较正常小,外形呈三联单角形、盘形或椭圆形,肾实质回声呈分叶状,合并肾积水等(图18-13-1)。

(三)鉴别诊断

与腹部肿物相鉴别:发现异位肾时仔细辨认内部结构,大多数能看出肾脏内部的皮髓质分界,借此能与肿物相鉴别。

二、肾下垂和游走肾

(一)病理基础及临床表现

肾下垂和游走肾因解剖支持组织松弛,站立位时肾脏可部分或完全脱离肾窝,

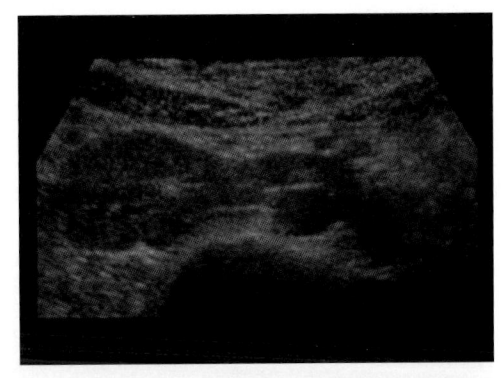

图18-13-1 右侧异位肾,肾脏异位至右下腹伴局限性积水

引起肾位置异常,但输尿管长度、肾动脉位置均正常,有别于异位肾;仰卧位后肾脏可返回肾窝。

(二)声像图特点

超声表现:先仰卧位观察,肾脏大小形态正常,先标记肾下极的位置,然后站立位或坐位观察,肾下极向下移动大于3 cm或超过一个椎体者,应考虑肾下垂。游走肾可完全脱离肾窝和回到肾窝。

(三)鉴别诊断

游走肾与移位肾的鉴别:游走肾的位置不定,可到一侧腹的任何位置,也可回到肾脏的原位置;而异位肾是离开肾脏原有位置,移位至其他部位,不回到肾窝位置。

三、重复肾

(一)病理基础及临床表现

重复肾多数融合为一体(极少完全分开),但肾盂、输尿管的上端及血管明显分开。

(二)声像图特点

如果重复肾伴输尿管部分重复,则声像图可表现肾脏体积增大,中部可见肾皮质回声将集合系统分为上下两部分(图18-13-2),彩超可见两套肾血管分别上下两部分相连。如果输尿管完全重复,并有异位开口时,上肾段肾盂常有肾积水现象。

(三)鉴别诊断

重复肾与肾局限性积水鉴别:首先仔细辨认肾盂是否分为上下两部分,再观察积水的情况。重复肾多伴有重复输尿管,仔细观察可见有两个输尿管从肾脏发出。

四、马蹄肾（融合肾）

（一）病理基础及临床表现

两侧肾的下极或上极在身体正中线融合，称为马蹄肾，或完全融合呈块状，以下极融合多见。这种反常是在胚胎早期两侧肾脏的胚基被紧挤而融合的结果。下极融合多见。

（二）声像图特点

肾脏的位置和形态失常，仰卧位探测，沿一侧肾的肾轴追踪，其下极或上极在下腔静脉和腹主动脉前与对侧肾脏融合（图18－13－3）。下极融合时，背部观察双肾位置呈倒"八"字形排列。

马蹄肾峡部测量方法：探头置于人体正中纵切，在脊柱前方显示出峡部的纵切面，分别测量峡部的上下距离和前后距离，即为峡部的长径和前后径。

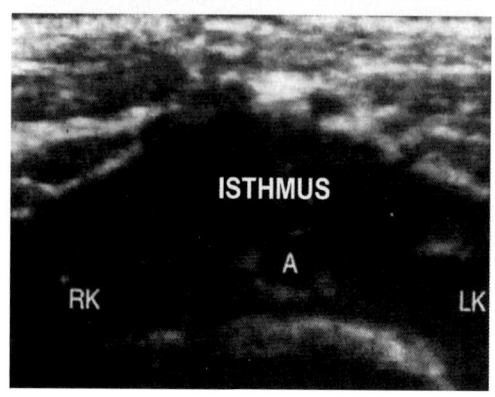

图18－13－3　马蹄肾，左右肾由中间的峡部相互连接起来

（LK：左肾；RK：右肾；ISTHMUS：峡部；A：腹主动脉）

（三）鉴别诊断

马蹄肾与腹部肿物相鉴别：发现腹主动脉前方的肿物（峡部）应该向左侧腹及右侧腹探查，看能否发现左、右侧肾脏的解剖结构，以资鉴别。

五、孤立肾（一侧肾缺如）

（一）病理基础及临床表现

在胚胎时期，一侧生肾组织或输尿管芽因生长的紊乱不能发育，结果对侧只有一个孤立肾，致使该侧肾代偿性增大。这类畸形临床上常无症状。

（二）声像图特点

患侧常不能显示正常肾脏，对侧肾脏体积增大，肾实质和肾窦回声均增厚。在诊断肾缺如时须谨慎，应仔细检查腹盆腔，排除异位肾，另外应注意与肾结核完全钙化鉴别，后者肾区无正常肾回声，可见强回声团，后伴浓密声影。

（三）鉴别诊断

孤立肾与一侧肾发育不良相鉴别：肾发育不良时肾脏有时很小，甚至探及不到正常肾脏的轮廓，此时与肾缺如鉴别困难，可做泌尿系造影进行鉴别。

第十四节　肾外伤

一、病理基础及临床表现

肾损伤大致可分为四类。
1. **肾挫伤**　组织损伤较轻,肾被膜和肾盂均完整,有少量血液进入肾盂。
2. **肾部破裂伤**　肾实质破裂,肾被膜或肾盂黏膜亦破裂,但两者之中尚有一层较完整。
3. **肾全层裂伤**　肾被膜、肾实质和肾盏均破裂,大量血、尿液渗入肾周围组织。
4. **肾蒂裂伤**　肾蒂血管破裂,大量血液流入肾周围组织中。

二、声像图特点

轻度肾挫伤时,肾包膜线尚光整,仅在肾实质局部显示片状不规则低回声。肾脏破裂时,肾包膜线显示不清,或出现中断,中断处可见无回声裂隙向肾内延伸。肾盂、肾盏点状回声散乱(图18-14-1)。肾盂积血时可见肾脏集合系统分离。肾周围血肿一般位于肾被膜下或肾周围,肾脏的一侧面可显示低回声,或无回声暗区。肾蒂裂伤时肾周可出现大量无回声暗区。

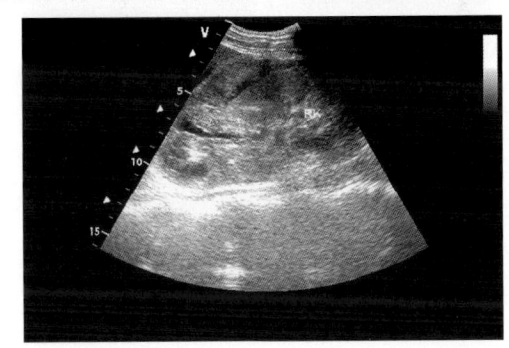

图18-14-1　右肾上极破裂伤

第十五节　移植肾

一、病理基础及临床表现

所有终末期肾衰竭的患者,除非有其他危及生命的情况,均应考虑做肾移植。移植肾通常置于腹膜后髂窝内,肾动静脉与髂动静脉做血管吻合,一般肾动脉与髂内动脉吻合,肾静脉与髂静脉吻合,并连接输尿管。

二、声像图特点

1. **正常图像**　正常移植肾的超声表现与普通肾脏相似,肾的各径线随移植时间可以轻度和缓慢增长,集合系统的宽度也可增加。彩色多普勒易显示动静脉血管,结合频谱多普勒可观察肾动脉有无狭窄、肾静脉有无血栓等。

2. 肾移植并发症　肾移植手术后可发生多种并发症,如尿路阻塞、肾周围积液、肾血管病变、肾排异等。

(1) 肾积水:输尿管梗阻所致的肾积水为常见的并发症,超声显示集合系统分离,输尿管增宽,但对轻度肾积水诊断时应谨慎。

(2) 肾周围积液:肾周围积液包括血肿、脓肿、尿液囊肿和淋巴囊肿等。超声表现为包绕肾脏的无回声区或低回声区,超声引导液体抽吸检验可明确其性质。

(3) 肾排异:急性肾排异常发生在术后 6 个月内,少数可在术后 48 小时内和第 1 周内(超急期)发生。超声表现:肾体积在短期内急剧增长,短时间内增加超过 25%,厚径≥宽径,横断面呈球形。肾实质肿胀,肾集合系统回声区域缩小。肾锥体明显增大,回声减弱。肾皮质回声增强。彩色多普勒显示肾内血流信号减少;频谱多普勒显示肾动脉阻力指数增加(RI > 0.7,PI > 1.5),舒张期血流可以消失(图 18 - 15 - 1)。

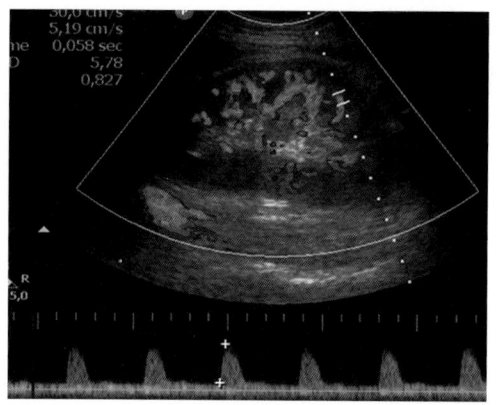

图 18 - 15 - 1　肾移植急性排异反应,肾内动脉血流频谱阻力指数增高

慢性肾排异:慢性肾排异超声表现为肾体积渐进性增大,肾锥体回声明显减低,肾皮质回声增强或减弱,皮髓质可分界不清,结构紊乱。晚期肾皮质回声明显增强,肾实质与肾窦分界不清。

第十六节　肾血管性病变

一、肾动脉狭窄(RAS)

(一) 病理基础及临床表现

多由动脉粥样硬化引起,多发大动脉炎等也可引起,少数为先天性肾动脉狭窄。≥60% 的狭窄为临床有意义的肾动脉狭窄。

(二) 声像图特点

只有较瘦者可直接观察到肾动脉管腔,临床主要用频谱多普勒结合彩色多普勒进行诊断。

RAS 超声诊断标准:

1. 肾内各段动脉频谱图异常:收缩期加速度时间延长>0.07秒,收缩期斜率<3 m/s²。
2. 狭窄处肾动脉最高流速Vp≥180 cm/s,肾动脉与主动脉最高流速比≥3.5(图18-16-1)。

此外,RAS超声检查对操作者技术要求也较高。迄今为止,超声诊断RAS尚有一定的争论,肾血管X线造影依然是RAS诊断的金标准。彩色多普勒超声诊断RAS,在肯定其实际应用价值的同时,仍需看到它的局限性。其原因是:检测主肾动脉常有困难,对于肥胖和多气患者甚至不可能;另有14%~24%的患者有副肾动脉,而声像图通常难以检测,或产生假阴性。

(三) 鉴别诊断

肾动脉狭窄与高血压动脉硬化患者鉴别:后者肾动脉起始端血流速度较快,但一般不超过150 cm/s,且阻力指数增高(图18-16-2)。

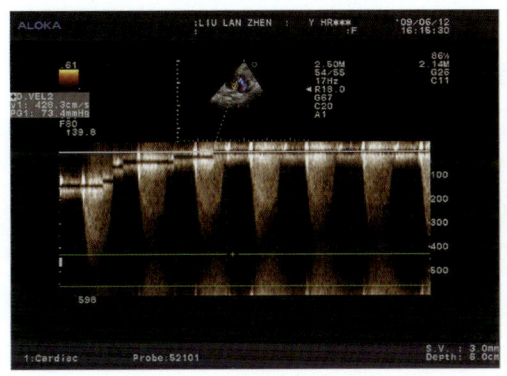

图18-16-1 右肾动脉起始段狭窄产生的高速血流频谱

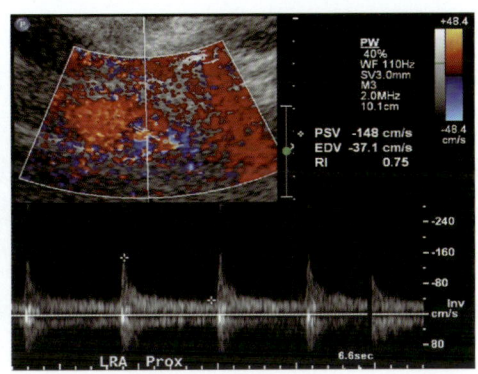

图18-16-2 高血压动脉硬化患者肾动脉血流频谱阻力指数增高,速度稍快

二、肾静脉栓子(RVT)

(一) 病理基础及临床表现

肾肿瘤和左肾上腺肿瘤可引起肾静脉的侵犯导致瘤栓。肾静脉血栓继发于脱水、高凝血状态、外伤、胰腺炎、外来肿瘤压迫或腹膜后纤维化等。在成人,RVT最常见的病因是膜性肾小球肾炎,50%的患者有之。急性期常有腰痛和血尿症状、体征;慢性期因侧支循环建立,症状常不明显。

(二) 声像图特点

肾体积显著增大,回声减低(水肿),皮髓质界限不清。肾静脉内血栓偶可见到,亦可能因低回声显示不清。彩色多普勒:肾静脉内血流信号消失或变细。

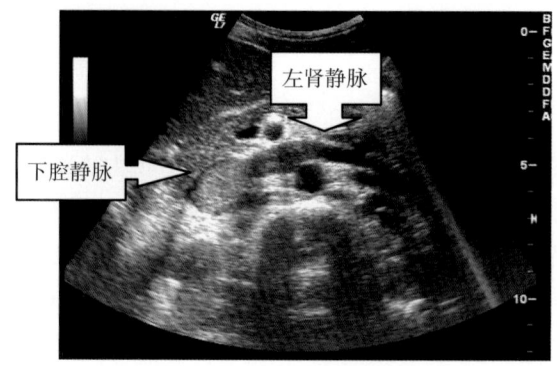

图 18-16-3 肾静脉血栓

三、急性肾动脉栓塞

(一)病理基础及临床表现

包括主肾动脉栓塞和分支动脉栓塞。后者产生周围节段性或局部的梗死灶。

(二)声像图特点

段动脉栓塞急性期呈低回声楔形病变,病变较长者呈强回声,梗塞区域内无信号。肾动脉主干栓塞者,常规灰阶超声无异常,彩色多普勒发现肾内无血流信号,有副肾动脉者,肾局部可见血流信号。

(三)鉴别诊断

肾动脉栓塞与腹主动脉段肾动脉水平以上段狭窄鉴别:后者肾动脉内血流频谱也可出现速度低的"小慢波",仔细观察肾动脉管腔不窄。

第十七节 肾脏超声检查操作手法

1. 肾脏扫查宜在侧腰部进行。检查左肾时嘱患者右侧卧位,检查右肾时嘱患者左侧卧位。
2. 嘱患者吸气屏气鼓腹后探查肾脏较清晰。肠气干扰时探头向背部移动,肺气较多时,探头向腹部移动,以排除肠气和肺气对肾脏的干扰。

第十八节 肾脏疾病超声报告范例

一、肾结石

超声表现:双肾大小正常,皮质回声均匀,左肾集合系统内可见强回声团,后伴声影,大

内下方向,适当用力显示输尿管壁内段及其附近节段。也可将探头放在怀疑结石的对侧,探头朝向结石侧,以膀胱作声窗,观察输尿管盆腔段。

受腹腔及盆腔肠道内气体干扰,输尿管某些节段常无法显示,影响输尿管结石的检出,因而适当憋尿或活动一段时间后重新观察是非常有必要的。

第二节　输尿管结石

一、病理基础及临床表现

输尿管结石(ureteral calculus)90%以上是在肾内形成而降入输尿管内,极少数由于长期输尿管梗阻,结石原发于输尿管。输尿管结石的病因与肾结石相同,但结石进入输尿管后,逐渐变成枣核形。超声发现的结石大部分位于三个狭窄处,尤以第三个狭窄处即膀胱壁内段最多见。男性多于女性,20~40岁发病率最高。输尿管上中段结石临床表现为一侧腰痛和镜下血尿。疼痛可放射到下腹部、睾丸或阴唇,可伴有恶心、呕吐。输尿管膀胱壁内段结石,除引起小腹剧烈疼痛外,还有尿急、尿频、尿痛。

二、声像图特点

肾积水:表现为肾集合系统分离,一般为轻至中度分离,结石长时间嵌顿于输尿管者可为重度(图19-2-1A)。位于盆腔段或膀胱壁内段的结石有时无肾积水,高度怀疑输尿管结石时,应注意观察这些部位。

输尿管扩张:正常人的输尿管由于管腔细,位置深,又受胃肠道气体的干扰,超声不易显示。在结石的排出过程中,致使输尿管梗阻,结石以上段扩张。

如果可直接观察到输尿管结石,诊断非常容易,超声表现与肾结石一样,表现为强回声斑,后伴声影(图19-2-1B),大小不一,多为单发,少数为多发,碎石后有时可见输尿管某一节段内呈串状分布的多个结石或呈泥沙样结石。

三、鉴别诊断

适当充盈膀胱对显示输尿管末端的结石很有帮助,还可以利用彩色多普勒对结石进行辅助诊断,结石会有花色伪彩出现;另外输尿管末端的结石有时似位于膀胱内,位置不随体位改变而改变,可与膀胱结石鉴别。输尿管内血块:临床症状与输尿管结石相似,超声也可见肾积水和输尿管积水,超声表现输尿管内低回声,后无声影。若未观察到血块,与结石不易鉴别。输尿管肿瘤:无急腹症症状,超声可见输尿管内实性回声,可沿输尿管腔向上下两端生长,或侵及输尿管周围,彩超可见输尿管实性回声内有血流信号,肿瘤以上段输尿管及

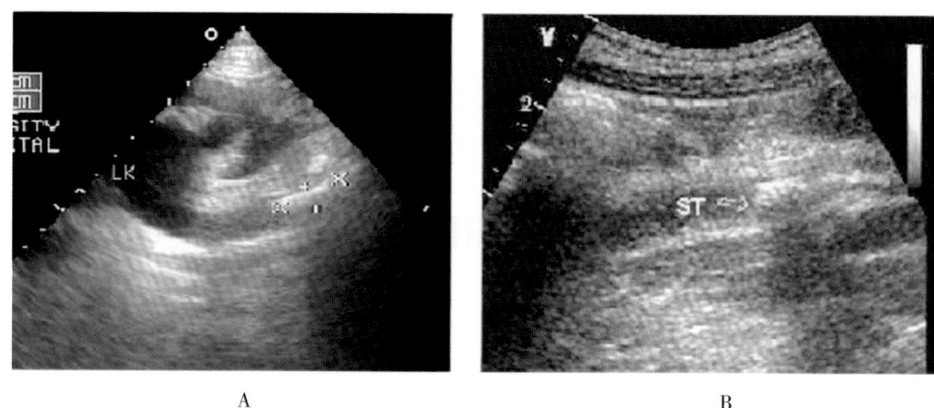

图 19-2-1 输尿管结石

A. 输尿管上段结石伴肾积水；B. 为第二狭窄处结石；ST：结石

肾积水较重。

第三节 输尿管肿瘤

一、病理基础及临床表现

输尿管肿瘤(tumor of ureter)少见,多为移行细胞癌,大部分位于输尿管下段,位于输尿管膀胱入口处附近者,可长入膀胱内。主要症状是无痛性全程肉眼血尿,伴有血块和腰痛。

二、声像图特点

超声可见输尿管内实性回声,沿输尿管腔向上下两端生长,甚至累及几乎整个一侧输尿管,并可侵及输尿管周围,局部输尿管壁显示不清,彩超可见实性回声内有血流信号,肿瘤以上段输尿管及肾积水较重。位于输尿管膀胱入口处附近者,可长入膀胱内,需与膀胱占位鉴别,输尿管肿瘤长入膀胱者呈条状,基底较窄,与输尿管开口部相连,同时可发现输尿管末端内有实性回声(图19-3-1)。

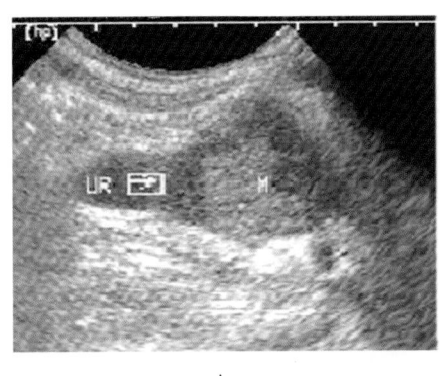 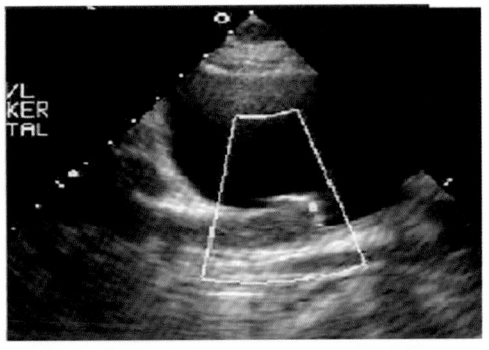

图 19-3-1 输尿管占位

A. 输尿管上段占位；B. 输尿管末端占位

三、鉴别诊断

1. 输尿管肿瘤与结石的鉴别　结石的回声较强，后伴声影，急性发作，疼痛明显，可有血尿，而肿瘤发病缓慢，初期疼痛不明显，可反复出现血尿。

2. 输尿管肿瘤与黄色肉芽肿性肾盂肾炎的鉴别　肉芽肿是由巨噬细胞局部性浸润和增生所形成的结节状病灶，为巨噬细胞如上皮样细胞、多核巨细胞的聚集，同时也可伴随其他炎症细胞，形成炎性肿块，可引起严重的慢性肾脏炎症，产生弥漫性肾实质破坏。其病因不明，大多数患者只累及一侧肾脏。主要特征是肾脏肿大，肾包膜和周围组织粘连增厚，尤其是肾盂周围的组织被橙黄色的炎症组织包裹，肾盂肾盏扩张，含有脓样液体及结石，较严重病变形成低回声肿块堵在肾门处或输尿管处（图19-3-2），造成肾积水或输尿管炎症

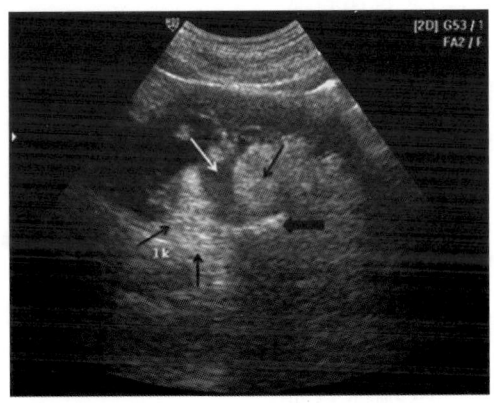

图 19-3-2　黄色肉芽肿性肾盂肾炎

炎性肿块（白色箭头）堵塞肾门引起肾积水，整个肾门及周围包膜受累粘连（黑色箭头）

狭窄。早期病变时肿块不明显，可致输尿管管壁增厚，不光滑，局部管腔狭窄等，患者可有不规则发热。而肿瘤可见到明确的结节或肿块时，发热不明显，也无脓性物排出。

第四节 先天性输尿管疾病

一、输尿管开口异位

(一)病理基础及临床表现

输尿管开口异位(ectopic opening of the ureter)是较多见的泌尿道畸形。正常输尿管开口于膀胱三角区,而异位输尿管口则位于三角区以外的膀胱内或膀胱外,约80%病例患侧是双输尿管,常并发其他泌尿系畸形,如完全重复肾、马蹄肾、异位肾等,重复肾的异位开口的输尿管引流上段肾盂的尿液。女性异位输尿管口可位于尿道、阴道、子宫颈及前庭,常在括约肌控制之外,故有滴尿现象。男性多异位于后尿道的输精管口,少数异位于输精管、精囊,开口在括约肌的近端,故无滴尿现象。如并发感染,则可有发热、脓尿。

输尿管开口异位常合并输尿管开口狭窄,输尿管常有不同程度的扩张及蠕动障碍,肾出现积水。一般情况下,异位输尿管口距正常位置越远,肾的病理变化也越大。患侧肾常见发育不全,有小囊肿或胎儿型结构。

(二)声像图特点

异位开口于膀胱外者,输尿管下段不向膀胱靠拢,而向后方移位,再向下向内通入前列腺、尿道、阴道等异位开口处。异位于输精管或附睾管者可引起附睾炎,异位于精囊者可使精囊增大。

(三)鉴别诊断

输尿管位于开口与输尿管末端狭窄鉴别:前者一般伴有同侧肾脏的重复畸形,双输尿管畸形,上肾段输尿管扩张,开口异位。而输尿管末端狭窄一般仅见一根输尿管,不同程度扩张,多能看到狭窄部位。

二、巨输尿管症

(一)病理基础及临床表现

先天性巨输尿管(megaloureter)症的特点是没有机械性梗阻,输尿管远段扩张而输尿管无伸长,无屈曲。环行肌纤维多于纵行肌纤维,妨碍该段输尿管的正常蠕动,造成尿液引流障碍。此外,有学者认为,输尿管膀胱交界处副交感神经节细胞减少或缺如,输尿管蠕动到此处终止,致近端输尿管扩张。扩张开始于远端,呈纺锤状,逐渐向上发展,肾脏受损较轻,输尿管口和膀胱三角区都属正常。本症多见于男性,左侧常见,两侧性占14%~24%。可合并其他尿路畸形,如患侧并发肾盂输尿管连接部梗阻、肾发育异常以及隐睾等。本症多并发感染及结石。

临床症状多以感染、血尿及疼痛为主。如系单肾或两侧病变则有尿毒症。

(二) 声像图特点

输尿管显著扩张,以中下段为著,内径可达数厘米,管壁光滑,内为无回声区(图 19 - 4 -1)。合并结石时,内可见强回声斑。合并感染或出血时,内可见絮状回声,管壁不光滑。肾盂出现轻度或中度的积水,与输尿管的扩张程度不成比例。

(三) 鉴别诊断

巨输尿管症与输尿管末端狭窄鉴别:前者病变较重,输尿管扩张更甚;而后者上段扩张较轻,下段靠狭窄较近处扩张明显。

三、输尿管囊肿

(一) 病理基础及临床表现

输尿管囊肿(ureterocele)是输尿管末端的囊性扩张。胚胎发育期输尿管与尿生殖窦之间的隔膜未吸收消退,形成输尿管口不同程度的狭窄,也可由输尿管末端

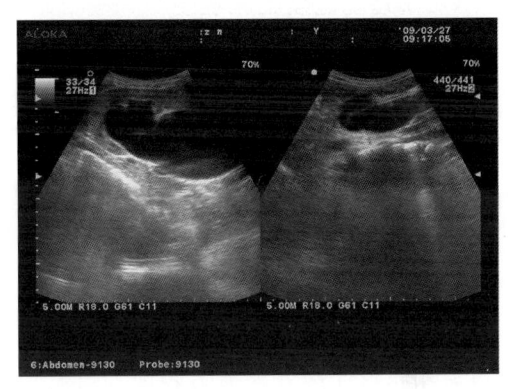

图 19 - 4 - 1 巨输尿管的上段(A)和下段(B)

纤维结构薄弱或壁间段的行径过长、过弯等因素引起,经尿流冲击后形成囊性扩张突入膀胱。

早期临床上可无症状,常在诊断重肾畸形时始被发现。出现的症状主要是尿路梗阻,引起反复尿路感染。由于囊肿开口细小,输尿管口持久的梗阻可导致输尿管和肾积水、肾功能丧失、囊肿堵塞膀胱颈而发生排尿困难或尿流中断,以及复发性尿路感染。由于异位输尿管囊肿位于膀胱颈或及后尿道,故在女孩排尿时,部分囊肿可脱垂至尿道口外。如尿路梗阻严重,双侧肾受回压及感染影响,可导致尿毒症。

(二) 声像图特点

在膀胱三角区可探及到囊状回声由输尿管开口处进入膀胱内(图 19 - 4 -2),单侧或双侧发病,囊肿内尿液逐渐增多,体积慢慢增大,有时可见到囊肿向膀胱内喷尿的线状回声,喷尿结束后,体积慢慢缩小。输尿管囊肿内可合并结石,可见强回声斑和声影。输尿管囊肿较小者一般无肾积水,较大者常合并肾积水,合并感染时,输尿管壁毛糙,内可见絮状回声沉积。

(三) 鉴别诊断

与输尿管末端狭窄鉴别:当膀胱过度充盈时而输尿管囊肿不大,可压迫囊肿呈扁塌状而不易看到囊肿,从而误诊为输尿管末端狭窄,此时应排尿至轻度充盈,囊肿可显现出来。

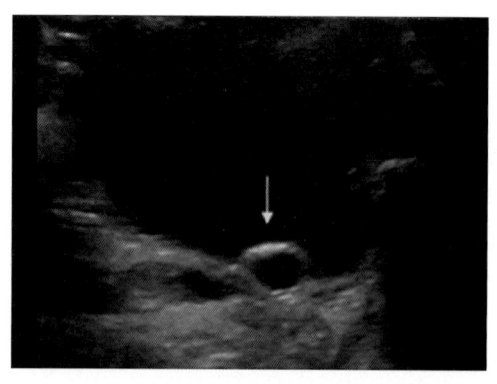

图19-4-2 输尿管囊肿

四、输尿管狭窄

(一)病理基础及临床表现

输尿管狭窄(ureterostenosis)可由多种原因引起,常见的病因有先天性、结核性、手术或损伤瘢痕形成、放射性、输尿管口处膀胱憩室、输尿管多发性憩室、输尿管炎症、外压性狭窄、输尿管扭曲及折叠等。先天性输尿管狭窄可发生在输尿管任何部位,最常见于肾盂与输尿管连接部,其次为输尿管膀胱连接处。

临床表现以肾区阵发性绞痛,血尿为主,肾区绞痛及叩击痛伴放射到下腹部,个别病例出现输尿管行程压痛。

(二)声像图特点

肾盂输尿管连接处狭窄者表现为肾盂明显积水,肾皮质明显变薄,肾盂输尿管连接处逐渐变细,或突然中断,下方的输尿管显示不清(图19-4-3)。输尿管膀胱连接处狭窄者与巨输尿管表现相似,表现为整个输尿管扩张,肾积水程度较肾盂输尿管连接处狭窄轻。狭窄部位与肾盂越近,时间越长,狭窄近端输尿管和肾盂扩张的程度越重。

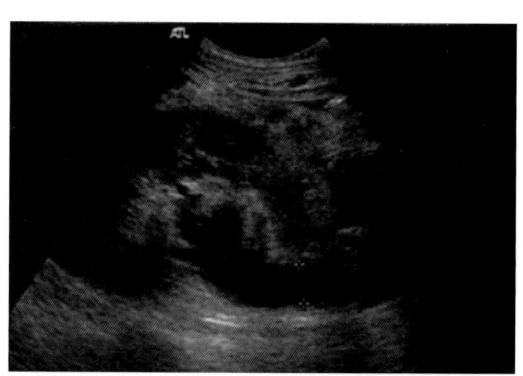

图19-4-3 输尿管上段狭窄伴肾积水

(三)鉴别诊断

输尿管狭窄与输尿管末端小结石的鉴别诊断:有时高度充盈膀胱时末端小结石不容易显示出来,而输尿管又有扩张,易误认为是末端狭窄,此时可适当排尿至中度充盈膀胱,一般可发现小结石。

第五节 输尿管疾病超声检查操作手法

1. 适度充盈膀胱,过度充盈及充盈不足均可造成漏诊误诊。
2. 对于输尿管下段的病变,可将探头移至对侧腹部探查,利用充盈的膀胱做透声窗,将方向偏向病变处扫查,可防止病变侧气体干扰而造成无法显示的状况。

第六节 输尿管疾病超声报告范例

一、左输尿管结石

超声表现:右肾大小 10.8 cm×5.2 cm,皮质回声均匀,集合系统分离 1.0 cm。左肾大小正常,皮质回声均匀,集合系统清晰无分离(图 19-6-1)。

右侧输尿管上段扩张,内径 0.7 cm,于上段可见 0.7 cm×0.5 cm 的强回声团,后伴声影,距肾门约 3.5 cm。

左侧输尿管未见扩张。

膀胱充盈可,其内未见明显异常。

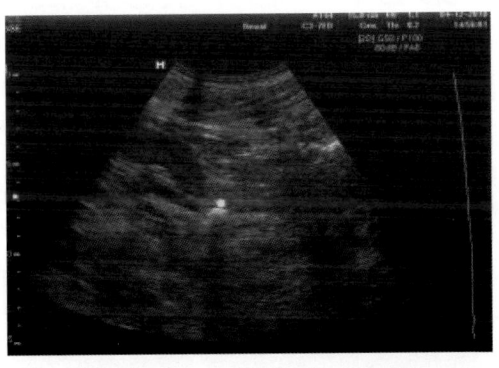

图 19-6-1 患者肾区声像图表现

超声提示:右输尿管上段结石伴右肾积水。

二、输尿管占位病变

超声表现:右肾大小 11.6 cm×5.5 cm,皮质回声均匀,集合系统分离 1.9 cm。左肾大小正常,皮质回声均匀,集合系统无分离(图 19-6-2)。

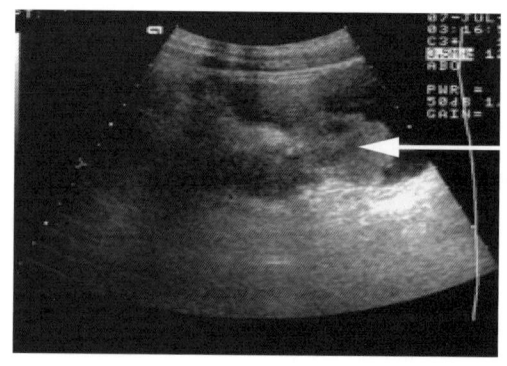

图19-6-2　患者肾区声像图表现

右侧输尿管全程扩张,较宽处内径约1.3 cm,于下段至膀胱开口处可见不规则低回声团,大小约3.7 cm×2.2 cm,边界欠清晰,向膀胱内凸出。CDFI:内可见少量血流信号。

左侧输尿管未见扩张。

膀胱充盈尚可。

超声提示:右输尿管下段实性占位性病变。

第七节　临床误诊病例

简要病史:患者女,42岁,近来右侧腰区轻度疼痛就诊,查尿常规示血尿,无高血压,无痛风。

超声表现:双肾大小形态正常,皮质回声均匀,右肾集合系统分离约0.8 cm,右侧输尿管扩张,较宽处约0.9 cm,于输尿管上段探及一偏强回声结节,大小约0.5 cm×0.4 cm,后方声影不明显。左肾集合系统未见分离,左侧输尿管未见扩张(图19-7-1)。

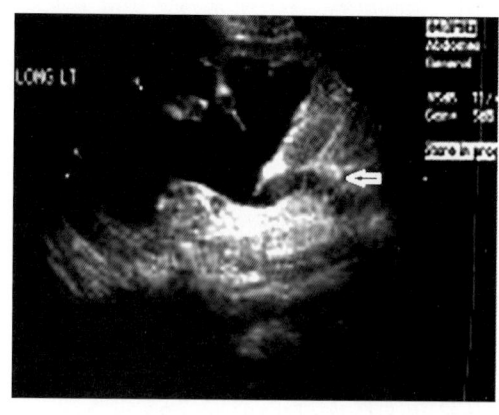

图19-7-1　患者肾区声像图表现

表 20-4-1　膀胱肿瘤与血块的超声显像鉴别

鉴别项目	膀胱肿瘤	膀胱内血块
形态	呈海藻样或菜花样	扁平且大,边缘光整
回声	多低回声,有少部分肿瘤表面钙化伴轻度声影	低回声,无声影
改变体位	移动不明显	沿重力方向在膀胱内滚动或漂浮移动
蒂	部分有蒂	无蒂
CDFI	可看到血流从基底部进入	无血流信号

第五节　膀胱结石

一、病理基础及临床表现

膀胱结石多为原发性,在膀胱内形成,体积较大,为单个性,呈卵圆形。少数为肾结石经输尿管落入膀胱内,体积较小。

主要症状是:尿频、尿痛、排尿中断和血尿等。

二、声像图特点

充盈尿液的膀胱腔内见有强回声斑,原发性结石体积较大,输尿管落入的结石体积较小。强回声斑后伴声影,可随体位的改变而移动(图20-5-1)。

膀胱手术缝线可形成结石,可呈吊灯状悬挂在膀胱前壁,体位改变时结石声像图可呈钟摆样移动。缝线结石需与膀胱占位表面钙盐沉积相鉴别,后者钙化后方可见实性低回声,改变体位时不出现摆动,彩色多普勒基底部可见血流进入。

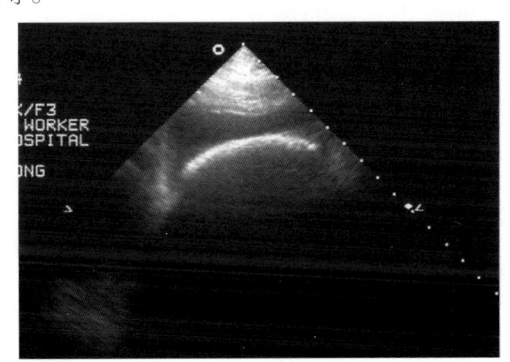

图 20-5-1　膀胱结石

第六节 膀胱异物

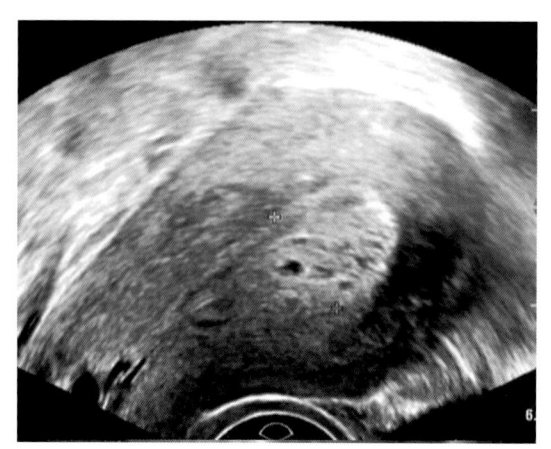

图 20-6-1 膀胱内异物（盘曲的塑料管）

一、病理基础

膀胱异物包括导管、缝线、子弹头、蜡块、发卡、电线等，多为患者由尿道自己放入，少数为医源性，节育器有时穿透子宫肌层和膀胱壁进入膀胱内。

二、声像图特点

膀胱异物回声的强弱和声像图的形态以及声影的有无，完全取决于异物的性质。金属异物均有点状或团块的回声，并伴有"彗星尾"征，线条状异物在盘曲时的切面为多个点状回声，有时可见线条样回声（图 20-6-1）。实时超声可见异物在膀胱内移动的情况。

第七节 膀胱结核

一、病理基础及临床表现

膀胱结核多继发于肾结核，少数由前列腺结核或精囊结核直接蔓延所致。起初膀胱黏膜充血发红呈炎症改变，以后发生溃疡，并向肌层扩展，形成肉芽肿或纤维化，输尿管口发生狭窄，引起上尿路积水。待膀胱结核进一步发展，广泛纤维化时，可形成挛缩性膀胱，容积不足 50 ml。膀胱结核溃疡向深层发展，可穿透膀胱壁，形成膀胱直肠瘘或膀胱阴道瘘。肾结核多见于青壮年，男性比女性多 1 倍左右，儿童和老年人较少见，儿童大部分在 10 岁以上。

临床表现：取决于膀胱结核的严重程度。早期膀胱结核并不引起症状，但是尿中可发现结核杆菌，影像学检查也不能发现任何改变。典型症状有尿频、尿急、血尿、脓尿以及低热等结核感染的全身症状。

二、声像图特点

早期超声无异常发现。发生纤维组织广泛增生后,膀胱壁增厚,>3 mm,内膜毛糙,回声增强(图20-7-1),有时可见钙化强回声斑。病变进一步发展发生挛缩,膀胱壁增厚更明显,内径明显缩小,饮水后不能扩张,内透声差,可见絮点状回声沉积。累及输尿管开口时可出现肾、输尿管积水。

检查其他部位可见肾结核或前列腺结核、精囊腺结核等表现。

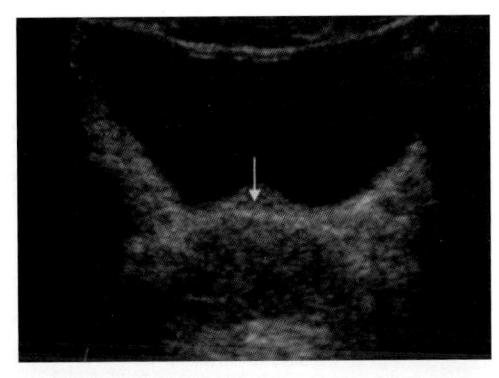

图20-7-1 膀胱结核,内膜增厚,毛糙

第八节 腺性膀胱炎

一、病理基础及临床表现

腺性膀胱炎是1899年Stoerk首先描述的一种膀胱黏膜增生性病变。最常见累及膀胱颈和三角区,亦可累及全膀胱黏膜,是慢性膀胱炎中的一种特殊类型。腺性膀胱炎是膀胱黏膜增殖性非肿瘤性病变,病因目前仍不清楚,该病发生可能与膀胱慢性炎症、结石、梗阻、神经源性膀胱、膀胱外翻等原发病有关。膀胱黏膜受长期的慢性炎症刺激,上皮增生首先形成上皮芽,上皮体积不断增大,与表面黏膜连续的上皮愈来愈少,以致完全脱离而在固有层内形成腺腔,并可由于上皮细胞分泌黏液形成含有黏液的腺体,即膀胱黏膜上皮的腺性化生——腺性膀胱炎。由于上皮细胞分泌物不断增多和淤积,致腺腔逐渐扩大而成小囊肿,即囊性膀胱炎。膀胱黏膜上皮以上的一系列病理变化过程决定了腺性膀胱炎的声像图表现特征。目前多数人认为是癌前病变。根据目前研究可以认为,腺性膀胱炎是一种增生与化生同时存在的病变。腺性膀胱炎好发于膀胱三角区和膀胱颈部。

临床表现多为尿频、尿急、尿痛及无痛性血尿或镜下血尿。

二、声像图特点

膀胱壁弥漫性或节段增厚伴局部突起,多位于三角区和膀胱颈部,有时膀胱壁内可见小的液性暗区(图20-8-1),基底部或隆起内有血流信号。有学者将其分为五型。

1. **孤立结节型** 表现为膀胱三角区壁呈结节状向膀胱腔方向隆起,基底较宽,局部膀胱壁连续。表面光滑或呈细锯齿样。

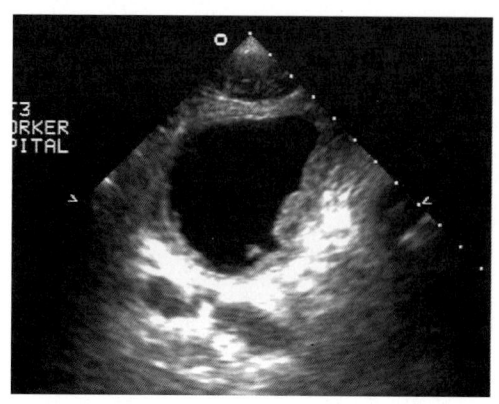

图 20-8-1 腺性膀胱炎

2. **多发乳头型** 表现为膀胱三角区及周围壁呈多个乳头状或指状向膀胱腔方向隆起,隆起部分呈较强回声,基底较窄,局部膀胱壁连续。

3. **节段增厚型** 膀胱壁节段性(主要在膀胱三角区)增厚,增厚部分回声较均匀,表面稍粗糙,局部膀胱壁连续,黏膜下层可以分辨。

4. **弥漫增厚型** 膀胱壁弥漫性增厚、连续,增厚部分回声较均匀,以等回声为主,内部可见多个小的无回声区。

5. **混合型** 表现为膀胱壁在弥漫性或节段性增厚的基础上合并有乳头状突起物。

其他表现:弥漫增厚型膀胱腔可缩小,输尿管入口受累时可伴双肾积水。

CDFI 显示:腺性膀胱炎病变部位血流稀少,多为静脉频谱,弥漫增厚型腺性膀胱炎显示基底部与膀胱壁平行,呈星点状红色或蓝色单色血流。

三、鉴别诊断

早期肌层回声尚无中断的膀胱肿瘤与孤立结节型、混合型相似,其突起部分表面均可光滑或略不光滑,基底均可较宽或窄,但突起部分内部回声在腺性膀胱炎较"疏而松",甚至可见细小的低无回声区,而后者较"密而紧"。弥漫增厚型与膀胱结核的声像图表现在本组中无明显的特征性差异,且均伴有膀胱腔缩小,故仅凭声像图难以鉴别,结合病史或其他部位如肾脏、前列腺、精囊腺、睾丸、附睾等有助于鉴别。

第九节 神经源性膀胱

一、病理基础及临床表现

正常膀胱功能的实现依赖于躯体神经和自主神经的运动与感觉成分相互协调。控制排尿功能的中枢神经系统或周围神经受到损害而引起的膀胱功能障碍称为神经源性膀胱。病因包括:脊髓损害,如脊膜膨出、脊髓损伤、脊髓灰质炎、腰椎间盘突出等脊髓和腰椎病变;脊髓以上的损害,如颅脑损伤、脑血管疾病等;外周神经损害,如糖尿病、盆腔广泛手术等;药物作用,患者使用对交感、副交感神经功能有影响的药物,如普鲁本辛、阿托品以及用于降血

压、脱敏、抗组胺等药物,均可影响排尿中枢神经。国际上多根据膀胱功能障碍类型分成两类:

1. 逼尿肌反射亢进　逼尿肌对刺激有反射亢进现象,在测量膀胱内压时出现无抑制性逼尿肌收缩,可伴或不伴尿道括约肌的功能障碍,多为骶髓排尿中枢以上的损害引起。具有如下特征:膀胱容量的减少;不自主的逼尿肌收缩;排尿时膀胱内高压;膀胱壁显著肥大。临床主要表现为不自主的排尿造成尿失禁(冲动性尿失禁),这种排尿是经常的、自发的、不充分的。

2. 逼尿肌无反射　逼尿肌对刺激无反射或反射减退,在测量膀胱内压时不出现无抑制性逼尿肌收缩,可伴或不伴尿道括约肌的功能障碍,多为骶髓排尿中枢或以下的损害引起。具有如下特征:大的膀胱容量;缺乏自主逼尿肌收缩;膀胱内低压力;轻度的膀胱壁小梁形成(肥大)。临床主要表现为尿潴留和充盈性尿失禁,男性患者会出现阳痿。可发生伴有肾脏损害的膀胱输尿管反流,慢性患者常发生尿路感染及尿路结石。

二、声像图特点

1. 逼尿肌反射亢进型　膀胱容积减小,横切面呈圆形,纵切面呈梭形或椭圆形。膀胱壁增厚,内膜粗糙,有较粗大的小梁形成,常合并多个膀胱憩室。膀胱颈部扩张呈漏斗状。排尿后无残余尿或有少量残余尿,一般<100 ml。肾脏无积水表现。

2. 逼尿肌无反射型　膀胱容积最大,横切面呈圆形,纵切面呈椭圆形或圆形,膀胱上界较高。膀胱壁相对较薄,内膜毛糙,有时可见小梁、小室形成(图20-9-1)。

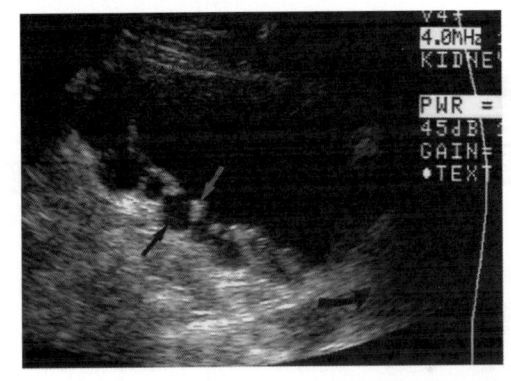

图20-9-1　神经源性膀胱
小梁(白箭头)、小室(黑箭头)形成

排尿后膀胱上界变化不大。膀胱残余尿量明显增多,一般>500 ml。膀胱颈部无异常,双肾多合并积水。

第十节　膀胱憩室

一、病理基础及临床表现

膀胱憩室有先天性和后天性两种,后天性多为前列腺增生引起,有单发也有多发,其大小悬殊很大。临床表现为持续性尿路感染,有终末脓尿,常伴下尿路梗阻和结石形成。

二、声像图特点

在膀胱侧面、后面或上方见到一个囊状暗区,壁薄光滑,与膀胱相通,膀胱充盈时体积增大,排尿后体积缩小。憩室内有感染时,壁毛糙,内可见到暗区内有点状回声漂动。憩室内有结石时,可见强回声团斑,后伴声影(图20-10-1)。

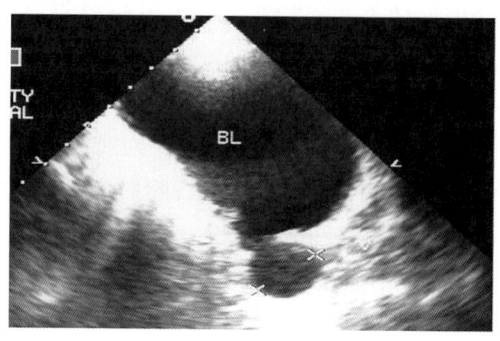

图20-10-1 膀胱憩室

第十一节 膀胱疾病超声报告范例

一、膀胱结石

超声表现:膀胱充盈好,壁不厚,内壁尚光滑,其内可见一2.0 cm×1.8 cm的强回声团,其后伴声影,可随体位改变而移动(图20-11-1)。

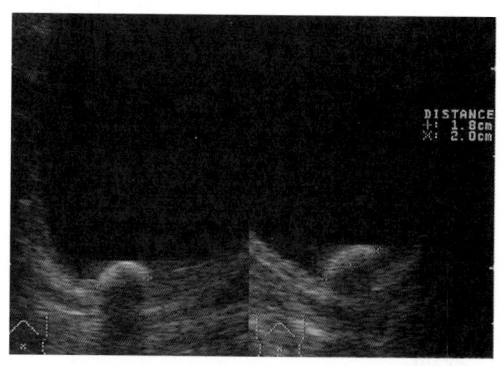

图20-11-1 膀胱结石声像图

超声提示:膀胱结石。

二、膀胱实性占位病变

超声表现:膀胱充盈尚可,膀胱三角区可见一菜花样略强回声团,大小约 4.2 cm ×3.1 cm,边界尚清,不规整,其内回声不均匀,CDFI:可见少许血流信号(图20-11-2)。

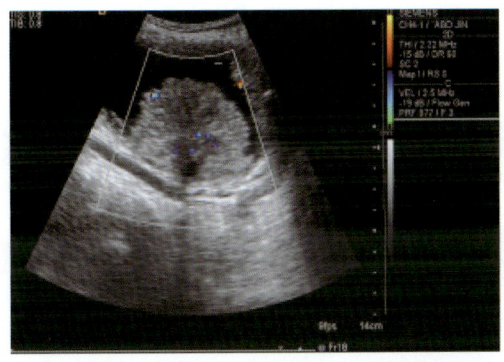

图20-11-2　膀胱实性占位声像图

超声提示:膀胱实性占位病变,考虑膀胱癌。

第十二节　临床误诊病例

简要病史:患者男,47岁,以血尿就诊,平素无不适。

超声表现:双肾大小、形态正常,皮质回声均匀,集合系统未见分离。双侧输尿管未见扩张。膀胱内可见强回声斑块,大小约3.3 cm ×2.3 cm,后伴声影,不随体位改变移动(图20-12-1)。

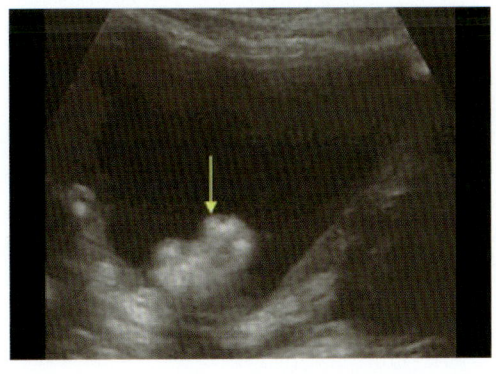

图20-12-1　患者双肾区声像图

超声提示：膀胱结石。

临床术后病理诊断：膀胱肿瘤伴钙化。

误诊分析：当膀胱肿瘤合并钙化时，易将肿瘤误认为结石。对于不随体位改变发生变化的"结石"，应高度警惕肿瘤合并结石的可能。若CDFI能探及肿瘤内的血管，则有助于作出明确诊断。

（侯　敏　郄秀丽）

第二十一章　前列腺疾病

第一节　应用解剖与生理

一、前列腺

前列腺位于盆腔底部,其上方是膀胱,下方是尿道,前方是耻骨,后方是直肠。前列腺外形如栗子,底向上,尖向下,位于膀胱颈部下方,包绕着膀胱口与尿道结合部位,前列腺与输精管、精囊紧密相邻,射精管由上部进入前列腺,并开口于前列腺中间的隐窝之中。前列腺外有被膜包绕,由前列腺韧带和侧韧带固定于耻骨后。前列腺底部横径 4 cm,纵径 3 cm,前后径 2 cm。

以往习惯上将前列腺分成五个叶,即前叶、中叶、后叶及两个侧叶(图 21 - 1 - 1)。前叶很小,位于尿道前方、两侧叶之间,临床上无重要意义;中叶称为前列腺峡,呈楔形,位于尿道后方,即两射精管及尿道之间的腺体组织;两侧叶紧贴尿道侧壁,位于后叶侧部前方,前叶和中叶的两侧;后叶位于射精管、中叶和两侧叶的后方。中叶和两侧叶易发生增生。

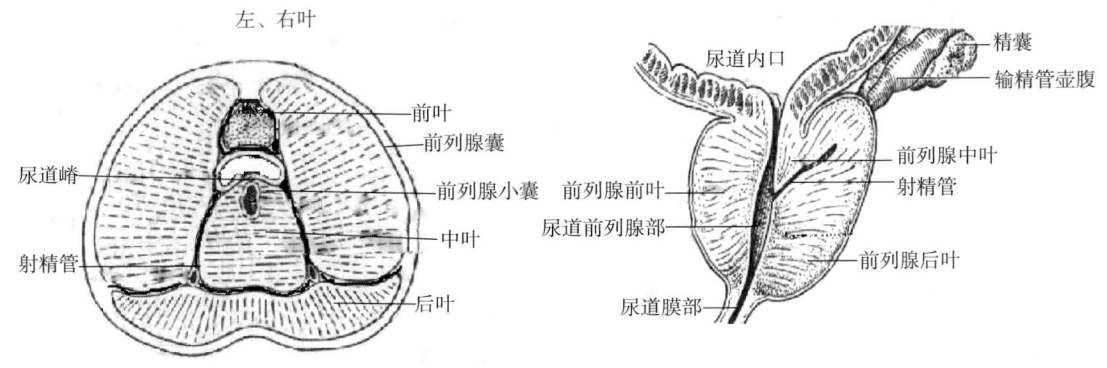

图 21 - 1 - 1　前列腺五叶分法

Frank 法:在组织切片上,前列腺可分为两个明显的腺组,即外腺组和内腺组,两组腺体之间有一层肌纤维组织隔开(图21-1-2)。外腺组较大,构成前列腺的主体部分,称固有前列腺或真性前列腺,包含有分支腺和主腺;内腺组集中在尿道黏膜和黏膜下层,分为黏膜腺和黏膜下腺。黏膜腺环绕于尿道前列腺部的周围,黏膜下腺位于黏膜腺和肌纤维组织之间。

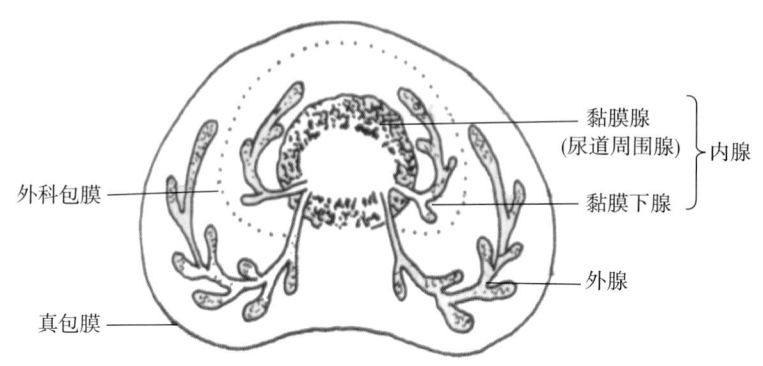

图 21-1-2　前列腺 Frank 分法(内腺与外腺)

McNeal 分区法:把前列腺划分为前列腺前区(包括移行区和前列腺周围组织)、中央区、周缘区和前列腺前纤维肌肉基质区(图21-1-3,图21-1-4)。前列腺前区易发生增生,中央区、周缘区易发生炎症和肿瘤。

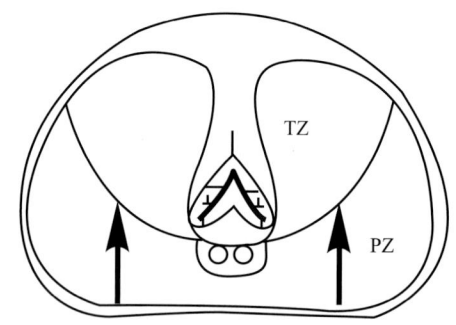

图 21-1-3　前列腺 McNeal 分法(横断面)
TZ:移行区;PZ:周缘区

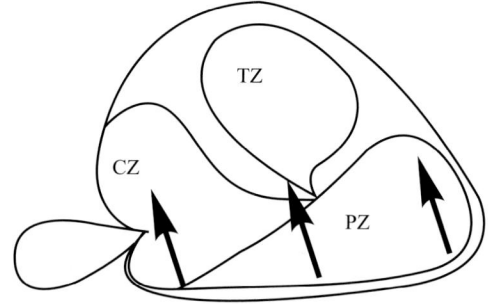

图 21-1-4　前列腺 McNeal 分法(纵断面)
TZ:移行区;PZ:周缘区;CZ:中央区

前列腺前纤维肌肉基质区(简称基质区)由非腺性组织构成,为前列腺最大的组织部分,约占1/3,主要位于前列腺的腹侧。

移行区:位于精阜之上、尿道周围,在前列腺各区中所占区域最小,约占前列腺的5%。此区是前列腺增生的好发部位。以往所称的前列腺两侧叶增生实际上是移行区腺体增生。

原来所谓的中叶增生实际上是尿道周围腺体增生,多数突入膀胱。

中央区:两个射精管和尿道内口至精阜之间的前列腺组织为中央区,呈圆锥状,约占前列腺体积的 25%;与外周区合占 95%。中央区与外周区之间有明显的界限,中央区腺管分支复杂,细而密,上皮细胞密集。此区一般不发生前列腺癌和前列腺增生。

周缘区:中央区周围的组织为外周区,约占 70%,此区组成了前列腺的外侧、后侧部分。其形态类似一漏斗。外周区腺管分支粗而简单,上皮细胞较稀疏。此区是前列腺炎和前列腺癌最好发的部位。

前列腺解剖分区及其临床意义见表 21-1-1。

表 21-1-1 前列腺解剖分区及临床意义

	McNeal 分区法			腺组织含量	Frank 法	临床意义
腺组织区	前列腺前区	移行区	精阜近端尿道两侧	5%	内腺区	前列腺增生的好发部位
		尿道周围腺	尿道近端周围			
	中央区		基底部的锥体结构有射精管穿过	25%	外腺区	前列腺炎症、肿瘤的好发部位
	周缘区		位于前列腺后方两侧及尖部	70%		
非腺组织区	前纤维肌肉基质区		前表面呈盾形结构			原发病少见

二、精囊腺

精囊位于前列腺后上方,左右各一,为扁长形囊袋,长 4.0~5.0 cm,厚 1.0~2.0 cm,上宽下窄,前后稍扁,上端游离,膨大部为精囊底,下端细直为排泄管,与输精管末端汇合成射精管,穿过前列腺,开口于前列腺尿道部后壁的精阜处(图 21-1-5)。

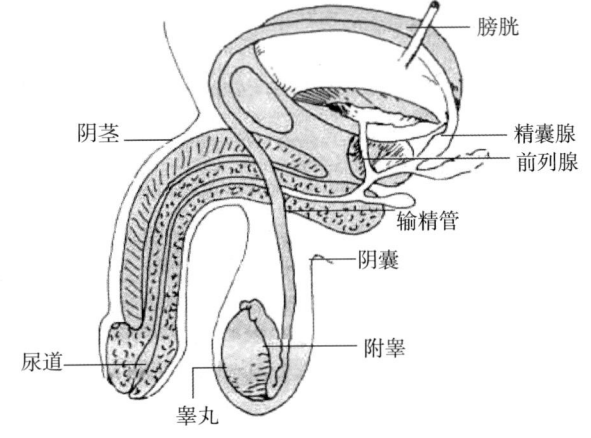

图 21-1-5 精囊腺及其比邻关系

第二节　检查方法

1. **检查前准备**　检查前应适当憋尿,但尿量不要过多,否则影响前列腺和精囊腺的显示。

2. **检查方法**　前列腺超声检查包括经腹壁检查、经会阴检查、经直肠检查、经尿道检查四种方式。前三种为常用的方法,经尿道检查较少用。

常用切面有纵切、横切和斜切三个切面。经耻骨上腹壁横切,探头向下方倾斜,可测量横径和厚度;经耻骨上腹壁纵切,可测量长径,也可测量厚度。经腹壁斜切把探头放在耻骨上一侧,斜向后观察前列腺,可获得清晰的精囊长轴断面及其与前列腺的关系,有时正中横切面前列腺显示不清者,由此切面可显示前列腺。

有时前列腺部分被耻骨遮挡,不能完整显示,纵径测值小于前列腺的实际纵径。过度肥胖者在耻骨上往往无法显示前列腺,探头位置上移至肚脐下方,增加图像显示深度,探头向下倾斜,朝向耻骨后方方向,可显示前列腺。

在做经腹前列腺扫查后略将探头向左后方或右后方倾斜,即可获得左右精囊腺的声像图。

第三节　正常声像图

一、前列腺

正常前列腺横切面呈左右对称的栗子形或椭圆形,纵切面呈慈菇形或近三角形,包膜回声光滑、整齐、完整,大小约 4 cm × 3 cm × 2 cm。内部回声为分布均匀的稀疏细点状回声,内腺较外腺回声更低一些,在前列腺中心附近常可见尿道回声(图 21-3-1)。

二、精囊腺

精囊腺纵切面呈梭形低回声,横断面两侧精囊呈"领结样"在中线汇合,边界清楚,内部透声较差,有纤细回声结构,呈网格状(图 21-3-2)。

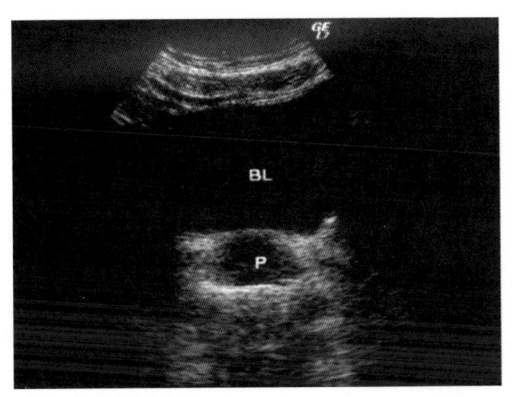

图 21-3-1　正常前列腺
BL:膀胱;P:前列腺

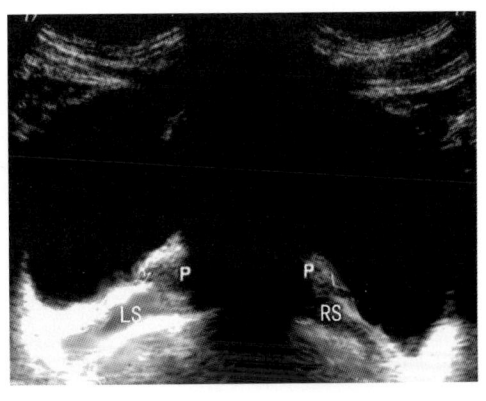

图 21-3-2　正常精囊腺
LS:左精囊;RS:右精囊

第四节　前列腺增生

一、病理基础及临床表现

前列腺增生多发生于 50 岁以上男性。前列腺增生常发生在移行区,少数发生在尿道周围组织,即内腺区,从不发生于后叶。增生结节的不断生长,使其周围真正的前列腺组织受挤压,并被推向外围而形成所谓外科性包膜。增生部分可突入膀胱内。前列腺增生的主要危害是尿道梗阻,但梗阻的程度与前列腺增生的大小不一定成正比,而主要取决于增生的前列腺对尿道压迫的程度。梗阻早期膀胱有代偿功能,并不出现残余尿。晚期由于膀胱代偿功能衰竭,膀胱残余尿越来越多,使膀胱内压增高引起膀胱壁增厚,小梁小室形成,膀胱憩室形成,输尿管扩张和肾积水,严重者可出现慢性肾衰竭。

临床表现有尿频、尿急、排尿费力、尿线变细或夜尿次数增多。

二、声像图特点

前列腺形态饱满,体积增大,呈椭圆形,双侧多对称,前列腺断面各径线测值均增加,以前后径更显著,可部分突入膀胱内。内腺明显增大,外腺可呈不同程度受压变薄,两者之间分界清晰。前列腺包膜回声连续完整,界限清楚。腺体回声均匀或不均,少数呈高回声或等回声,也可呈结节状改变,结节多呈略强回声或等回声,结节周围可见声晕。前列腺增生常伴结石,呈多发的点状强回声,分布于内外腺交界处(图 21-4-1)。

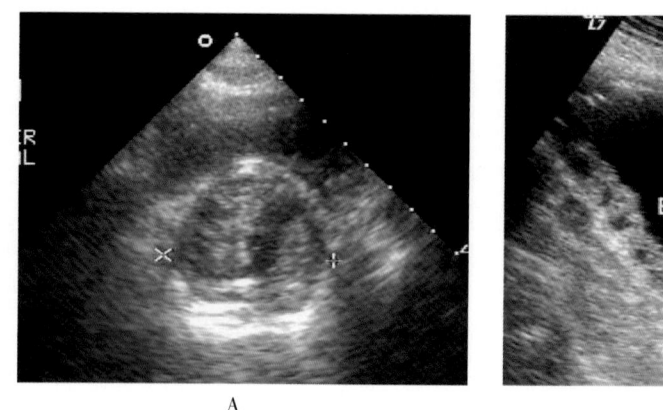

图 21-4-1 前列腺增生
A. 增生的前列腺；B. 膀胱小梁、小室形成

间接征象：膀胱残余尿增多，膀胱壁增厚，膀胱壁小梁小室形成，膀胱憩室形成，输尿管扩张和肾积水，肾积水多为双侧性。严重者可出现慢性肾衰竭，表现为皮质回声增强。

在声像图测量各径线可用椭圆球体公式计算出前列腺的体积和重量，即：$V = 0.52(L \times W \times H)$。V = 体积，W = 纵径，L = 横径，H = 前后径。前列腺的比重平均为 1.140。

第五节 前列腺癌

一、病理基础及临床表现

前列腺癌是男性生殖系统常见的恶性肿瘤。我国的发病率较欧美各国为低，但近 20 年有上升趋势。50 岁以下男性很少发生，随着年龄的增加发病率增高。前列腺癌的病因可能是体内雌激素与雄激素的比例失调，特别是雄激素的变化。雄激素水平高者前列腺癌发病率较高，雌激素水高者发病率低。此外还有资料表明，环境污染、淋球菌感染、前列腺增生、过量饮用咖啡和酒类等也与前列腺癌发生有关。

前列腺癌多发生于后叶，但两侧叶亦偶有发病。前列腺癌中主要是腺癌，约占 97%，而鳞状上皮细胞癌则少见。前列腺癌在早期阶段可完全没有症状，当肿瘤发展长大使前列腺腺体增大到一定体积，以及膀胱颈部发生梗阻时才出现症状。此时有尿频、尿急、尿流缓慢、排尿困难，甚至发生尿潴留等症状，少数患者可有血尿或出现转移的症状。当压迫或侵犯周围淋巴结或血管时，则可能出现下肢水肿，有骨转移者则可发生腰背痛、下肢瘫痪等。

前列腺癌恶性程度较高，早期即可有明显局部浸润及淋巴转移，肿瘤常侵犯精囊及两侧盆壁,很少侵犯直肠。沿淋巴道转移至附近盆腔淋巴结,继而转移至髂内动脉旁、髂总动脉旁、腹主动脉旁、纵隔淋巴结,以至锁骨上淋巴结。前列腺癌还可经血道转移至骨骼,最常见的是骨盆、腰椎、股骨及肋骨,还可以由血道转移至肺、肝、肾、脑等器官。

二、声像图特点

经直肠观察较经腹壁观察清晰。

早期表现:腺体基本上左右对称或轻度不对称,前列腺外腺区等回声结节,多位于被膜下,边界模糊不清,较大结节前列腺包膜隆起(图21-5-1)。结节内血流信号丰富。

进展期表现:前列腺外形不规则,局部隆起,两侧不对称,包膜不完整,连续性中断。内部回声不均,病变区呈强弱不等回声,内外腺分界不清。病变区血流信号明显增多。

侵及临近器官时,膀胱颈部回声不规则增厚、隆起;精囊腺形态失常,双侧不对称。

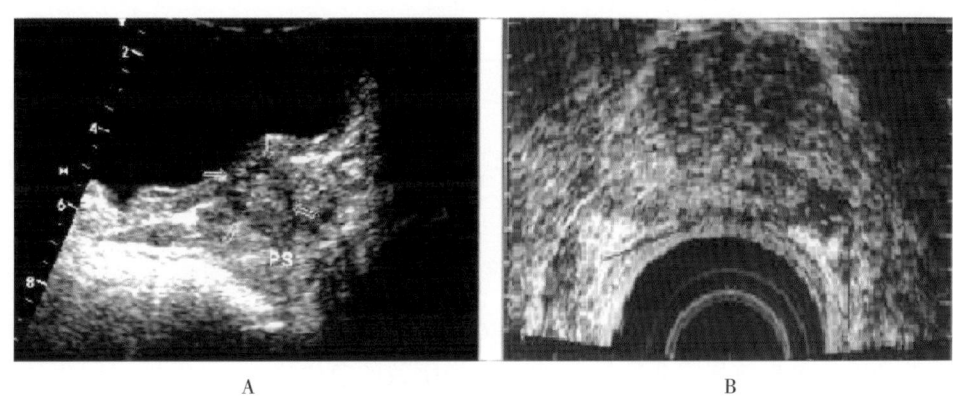

图21-5-1 前列腺癌
A. 经腹壁观察;B. 经直肠观察

三、鉴别诊断

1. 前列腺肉瘤 多发生于中青年男性,前列腺体积弥漫性极度增大,形态不规则,向膀胱内突出,被膜连续性中断,内部呈不均质低回声,血流信号丰富。

2. 前列腺增生 见表21-5-1。

3. 慢性前列腺炎 见表21-5-1。

表 21-5-1　前列腺增生和前列腺癌超声鉴别

	前列腺增生	前列腺癌	慢性前列腺炎
好发部位	内腺	多位于外腺	外腺
内外腺回声	内腺增大,外腺受压变薄,两者分界清	内腺受压,内外腺分界不清	内外腺比例多无异常
包膜	完整光滑,回声较强	不完整,模糊不清,表面隆起	完整清晰,有的呈波浪状
形态	饱满,双侧多对称	不规则,双侧多不对称	多对称或稍不对称
内部回声	欠均匀,可见高回声或等回声小结节	不均匀,肿物回声较弱或高低不均	不均,有片状强回声或钙化,少数回声正常
彩色多普勒	结节内无血流或少量血流	肿物内血流较丰富	血流无明显增多
周围器官情况	无侵犯周围器官表现,但可突入膀胱	常侵犯精囊腺、膀胱和尿道	无受侵表现
腹盆腔淋巴结情况	无淋巴结肿大	可有淋巴结肿大	无淋巴结肿大

第六节　前列腺炎

一、病理基础及临床表现

急性前列腺炎是指前列腺非特异性细菌感染所致的急性炎症,是男性泌尿生殖系常见的感染性疾病,致病菌以大肠埃希菌为主,约占 80%。细菌感染途径为血行感染或直接蔓延。其中经尿道直接蔓延较多见,血行感染常继发于皮肤、扁桃体、龋齿、肠道或呼吸道急性感染,细菌通过血液到达前列腺部引起感染。急性前列腺炎常与精囊炎和附睾炎合并发生。临床症状有发热、会阴部剧痛伴尿频、尿急、尿痛、排尿困难等。

慢性前列腺炎多发生于中年男性,少数由急性前列腺炎未能彻底治愈迁延而来,绝大多数患者则未经历过明确的急性阶段,继发于尿道、精囊腺等临近部位的感染。临床症状可有下腹部或腹股沟部隐痛,睾丸或会阴下坠感,尿道流白,性功能障碍等。

二、声像图特点

1. **急性前列腺炎**　前列腺形态饱满,体积轻或中度增大,双侧不完全对称,包膜完整,界限清楚,内部回声均匀性减低(图 21-6-1)。若合并脓肿时可有不规则液性暗区。脓肿向

超声提示:结合临床资料,考虑双侧精囊腺炎。

第十二节　临床误诊病例

简要病史:患者男,68岁,以排尿不畅半年余就诊。

超声表现:前列腺大小约4.3 cm×3.5 cm×3.3 cm,腺体回声不均匀,内可见低回声结节,大小约0.7 cm×0.5 cm×0.5 cm,边界尚清,形态尚规整,CDFI:未见明显血流信号(图21-12-1)。

超声提示:前列腺增大,前列腺内低回声结节,占位性病变可能。

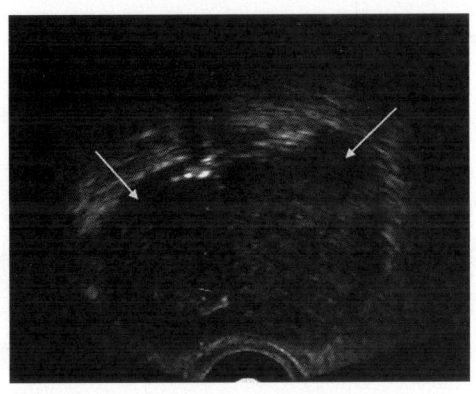

图21-12-1　前列腺增生结节

临床术后病理诊断:前列腺增生结节。

误诊分析:前列腺增生时病变部位为内腺,包膜完整,左右叶对称,但失去正常的三角形形态,呈类圆形改变,腺体回声增强、不均匀,内部可见增生结节;前列腺癌时病灶位于外腺者多见,腺体内部可探及不均质低回声,形态不规则,边界模糊,CDFI内部见较丰富血流信号。然而较小的前列腺肿瘤或早期病例的声像图缺乏特征性,应注意相互鉴别。

(侯　敏　田　燕)

第二十二章 阴囊疾病

第一节 解剖概要

一、男性生殖系统的胚胎发育

1. 睾丸附睾的分化　人胚胎第6周时,产生两套生殖管道:中肾导管(Wolf导管)和副中肾导管(Muller导管)。主要分化为附睾、附睾附件、睾丸附件、输精管、射精管、精囊腺等。人胚胎第7周时形成生殖嵴,主要分化为睾丸。

2. 睾丸的下降　胎儿第3个月至第6个月,睾丸一直处在腹股沟管内口附近,从第7个月开始沿腹股沟管下降,第8个月可降至阴囊,97%足月新生儿,其双侧睾丸已降至阴囊。与睾丸下降的同时,腹膜及腹壁各层结构沿腹股沟向阴囊突入一囊状结构,称睾丸鞘突。当睾丸降至阴囊不久近端鞘突闭锁,远端鞘突包绕该睾丸,形成鞘膜腔。

二、阴囊及其内容物的解剖

1. 阴囊　为一皮肤囊袋结构,共分六层,包括:皮肤、肉膜、精索外筋膜、提睾肌、精索内筋膜和睾丸固有鞘膜壁层。厚度<5 mm。正中线上有一阴囊隔将阴囊分为左右两部。

2. 睾丸　呈卵圆形,左右各一,长3.5~4.5 cm,宽2~3 cm,厚1.8~2.5 cm。分前后两缘、内外两面和上下两端。后缘较平直,与附睾相连(图22-1-1)。睾丸被膜共有三层:鞘膜脏层、白膜和血管膜。白膜在睾丸后缘增厚,形成睾丸纵隔。由睾丸纵隔发出一系列小隔伸入睾丸实质。在睾丸上端,常有一带蒂的卵圆小体,即睾丸附件。

3. 附睾　为一对长而粗细不等的扁圆形器官,分为头部、体部和尾部。头部圆钝附着于睾丸的上端,厚度<1 cm;体部细扁圆,位于睾丸后外侧缘;尾部圆扁,贴于睾丸下端,厚度<0.8 cm。主要由附睾管组成。在附睾头部常有一带蒂的小体,即附睾附件。

4. 精索　为一对柔软的条状结构,始于腹股沟管腹环,经皮下环止于睾丸上端,直径<1 cm。内有输精管、动脉及蔓状静脉丛。

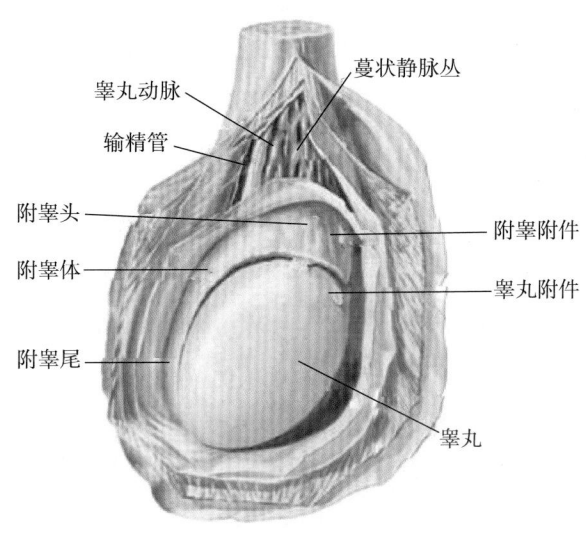

图 22-1-1 睾丸、附睾解剖图

三、阴囊血供

1. 动脉　精索内有三类动脉。①精索内动脉(睾丸动脉):营养睾丸和附睾。②输精管动脉:主要营养输精管、附睾体尾部和睾丸下部。③提睾肌动脉:主要营养提睾肌及其筋膜。

2. 静脉　①蔓状静脉丛起源于睾丸背侧及附睾,由10~12支小静脉相互吻合而成,并围绕精索内动脉,向上汇合成2~3条精索内静脉。左侧汇入肾静脉,右侧汇入下腔静脉。②精索外静脉→腹壁下静脉→股静脉→髂外静脉。③输精管静脉→膀胱上静脉→髂内静脉。

第二节　检查方法

检查阴囊一般选用频率5~10 MHz线阵探头。隐睾患者需适当充盈膀胱。患者受检时,取仰卧位或立位,暴露外阴部。用B型超声观察阴囊及其内容物;彩色多普勒显示睾丸和附睾的血供,观察精索血管的分布及血流方向;脉冲多普勒检测动、静脉的血流动力学参数。在检查精索静脉前,给患者示范屏气试验的动作要领。

第三节　正常阴囊及其内容物的超声表现

1. 二维声像图表现　正常睾丸纵切面呈卵圆形,横切面呈近圆形。睾丸表面光滑,实质回声均匀、细密。睾丸纵隔位于睾丸后外侧缘,纵切呈强回声条索。附睾紧贴于睾丸纵隔侧,纵切呈电话状,头、尾部大,体部小,回声欠均匀、接近于睾丸。精索位于睾丸上方,纵切呈条索状,可见数条管状样结构,走行平直或弯曲;横切呈圆形,可见数个管腔断面,直径<1 cm。精索的回声稍高于周围组织。阴囊壁回声均匀,厚度<5 mm,壁内膜光滑。鞘膜腔内可有少量液体(图22-3-1)。

2. CDFI表现　精索内动脉血流信号较强,位于静脉丛内,走行迂曲。睾丸实质内血流有三种表现:Ⅰ型,血流信号呈点状,散布于睾丸实质内;Ⅱ型,血流信号呈条状,从边缘向实质延伸,一般可见1~4条、呈扇型分布(图22-3-2);Ⅲ型,动脉从一侧边缘穿行过睾丸实质到对侧边缘。以前两型多见。附睾尾部可见点状血流信号,头、体部不易显示。正常蔓状静脉丛在声像图上表现为多条走向弯曲的管状结构,精索内静脉走行较平直,内径<1.8 mm。在平静呼吸时不易显示血流。精索外静脉位于精索内静脉及静脉丛后方走行平直,平静呼吸时不易显示血流。

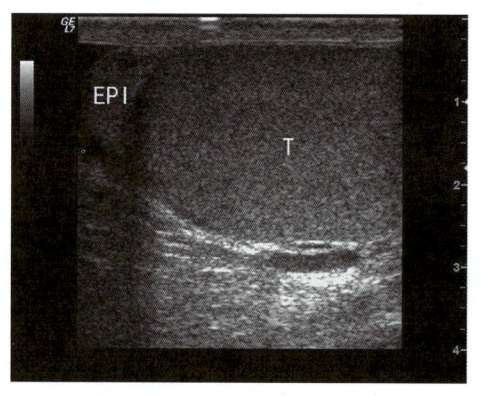 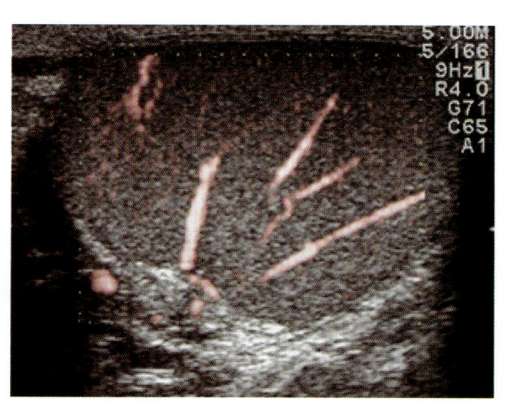

图22-3-1　正常睾丸及附睾　　　　图22-3-2　睾丸内血流分布
T:睾丸;EPI:附睾(头)

第四节　炎性病变

一、急性睾丸附睾炎

1. **病理基础及临床表现**　睾丸富有血管及淋巴管,具有较强的抗感染能力,因此睾丸的单独发炎是不常见的。急性睾丸炎常继发于附睾、输精管、精囊及前列腺等的炎症。发病时,一侧或双侧阴囊红肿剧痛,并可向腹股沟区放射,有的伴有全身感染症状,睾丸、附睾水肿,增大,质硬。

2. 声像图特点 睾丸、附睾不同程度肿大,包膜尚清楚,实质回声增粗、不均匀。出现脓肿时可见低回声肿块呈蜂窝状,边界欠清晰(图22-4-1)。多数伴有鞘膜积液。部分病例精索增粗,阴囊壁增厚。

CDFI 示:睾丸、附睾内血流信号明显增多(图22-4-2),有的睾丸血流呈"彩球状"。出现脓肿时血流不丰富,PW:流速加快,阻力降低。

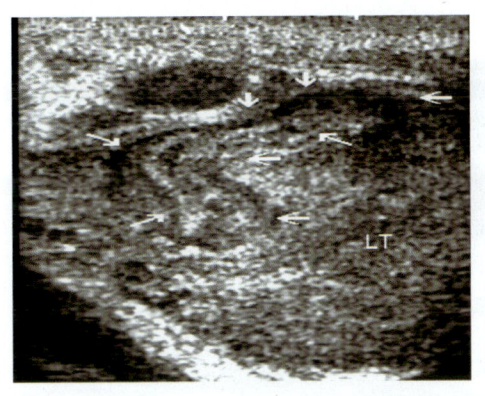

图22-4-1 睾丸脓肿形成(箭头)

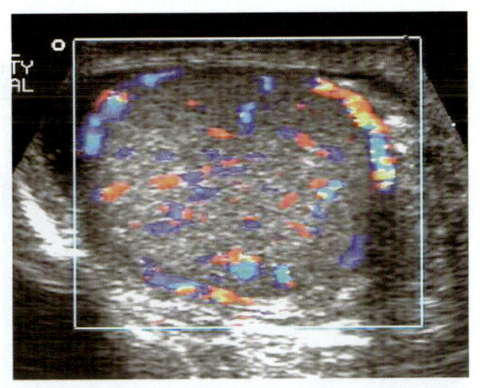

图22-4-2 急性睾丸炎症

二、慢性附睾炎

1. 病理基础及临床表现 一般由急性附睾炎迁延而来,常表现为局部硬结和隐痛,有轻微触痛。

2. 声像图特点 附睾局部轻度增大,常见于尾部。病灶多呈低回声、不均匀结节,边界欠清晰(图22-4-3)。CDFI 示:大多结节无明显血供。

三、睾丸附睾结核

1. 病理基础及临床表现 本病大多数继发于泌尿系结核,感染往往由前列腺、精囊开始以后蔓延到输精管,再从输精管管腔或管壁淋巴管蔓延到附睾,在附睾尾部发生病变后再扩展到附睾的其他部分和睾丸。

表现为阴囊肿胀,疼痛不明显,病程缓

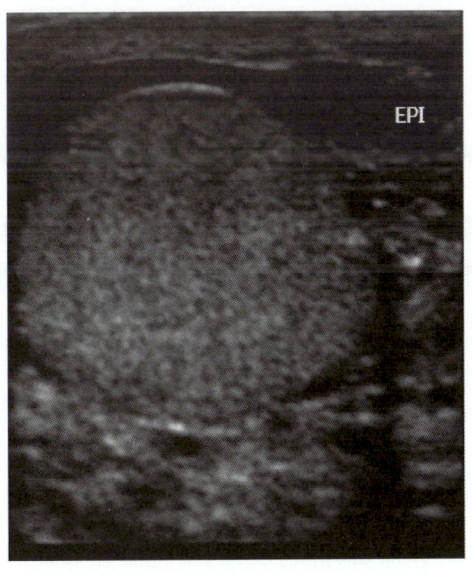

图22-4-3 慢性附睾炎
EPI:附睾

慢,附睾可触及结节,常局限于尾部,冷脓肿可向阴囊壁破溃形成窦道。

2. **声像图特点** 睾丸、附睾不规则增大,边界欠清晰,内部回声不均,可见钙化强回声,附睾尾部易形成病灶(图22-4-4)。脓肿形成时,可见细点样回声。脓肿破向鞘膜腔时,于腔内可见大量细点样回声的液体(图22-4-5),破向阴囊壁时,可见阴囊壁增厚、回声不均及无回声区。病灶可局限于附睾尾部,呈低或稍高回声,境界尚清晰。

CDFI示:局限性小病灶血供不丰富,多发病灶、大病灶血供常增多,血流速度可加快。

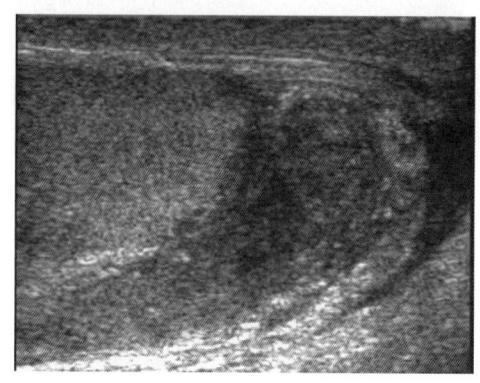
图22-4-4 附睾尾部结核

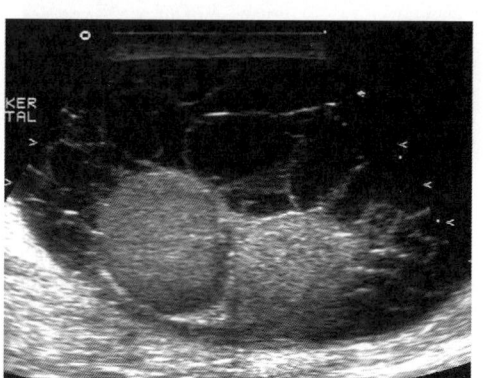
图22-4-5 附睾结核伴鞘膜积液

第五节 阴囊肿瘤

一、睾丸肿瘤

1. **病理基础及临床表现** 原发性睾丸肿瘤可分为生殖性睾丸肿瘤和非生殖性睾丸肿瘤,前者占睾丸肿瘤的95%。生殖性睾丸肿瘤主要有:①精原细胞瘤占35%~71%,多发生于30~50岁。②胚胎癌占20%,多发生于15~29岁。肿瘤体积小,可侵犯附睾及精索,预后差。③畸胎瘤占4%~9%,多发生于年轻人。④绒毛膜上皮癌占0.4%,多发生于10~29岁。恶性度高。

临床表现:睾丸肿大为主要症状,伴有阴囊坠胀,部分患者有隐痛。当肿大的睾丸扭转或肿瘤出血、坏死时,可出现阴囊剧痛、红肿。触诊时睾丸坚硬,有的表面凹凸不平。

2. **声像图特点** 小的睾丸肿瘤表现为局部回声异常,大的肿瘤如精原细胞瘤、白血病浸润等表现为睾丸弥漫性肿大,内回声不均,失去正常睾丸组织回声(图22-5-1)。胚胎癌、绒毛膜上皮癌大多数为回声强弱不等,部分伴有无回声区,常为混合性回声(图22-5-2)。肿瘤突破包膜时,睾丸轮廓模糊。畸胎瘤回声复杂,有囊性和实性回声,以及钙化等。

肿块内血供一般较丰富。

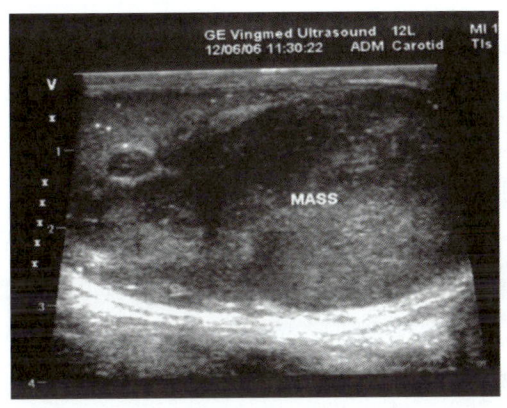

图 22-5-1 精原细胞瘤

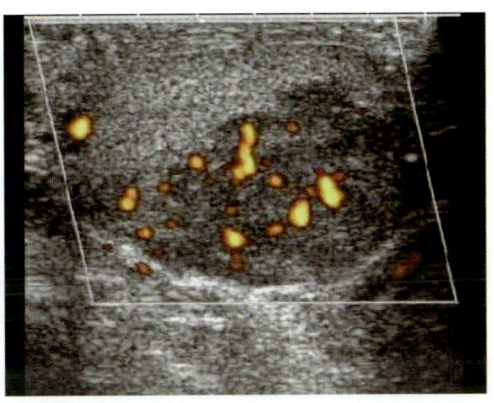

图 22-5-2 胚胎癌

二、附睾肿瘤

1. **病理基础及临床表现** 附睾肿瘤不常见,多为良性,约占 2/3。单发为主,以附睾尾部多见,肿瘤直径一般在 2 cm 以下。临床表现为附睾无痛性肿块,生长缓慢。常见的良性肿瘤有囊肿、腺瘤样瘤、间皮瘤、平滑肌瘤。恶性肿瘤有附睾癌、肉瘤等。

2. **声像图特点** 附睾局部肿大,内见圆形或类圆形团块,呈低至稍高回声,均匀或欠均匀,边界清楚。若为囊肿或囊变,内部可见无回声区(图 22-5-3)。若瘤体内回声不均,边界欠规整应该考虑恶性肿瘤的可能(图 22-5-4)。

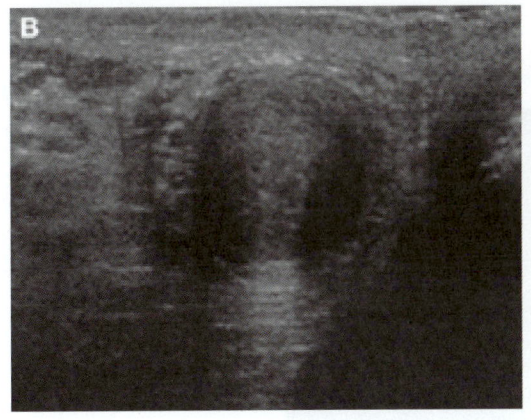

图 22-5-3 附睾平滑肌瘤

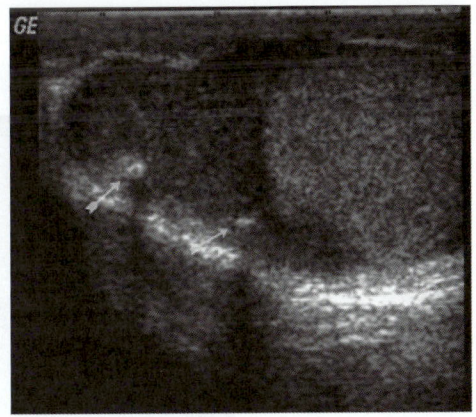

图 22-5-4 附睾横纹肌肉瘤(箭头为钙化灶)

三、精索肿瘤

1. **病理基础及临床表现** 约2/3为良性,肿瘤形态不一,可为圆形、条索状或不规则形,位于腹股沟或阴囊内。主要表现为腹股沟或阴囊内无痛性肿块。主要病理类型:脂肪瘤、纤维瘤、肉瘤、精索细胞瘤等。有时因不好确定来源,冠以"睾丸旁肿瘤"之称,70%~90%的睾丸旁肿瘤来自精索。当确定睾丸、附睾大小及形态未见明显异常时,一般多来自精索。

2. **声像图特点** 常于腹股沟或阴囊内见一实性肿块,以低至等回声多见。体积小者回声均匀,体积大者回声则不均匀。肿块形态不一,沿腹股沟管生长,可呈条索状,上端至腹内环,下方可达睾丸上方,如脂肪瘤、精索细胞瘤;而纤维瘤为圆形,常位于精索的下端(近附睾处)。瘤样增生性精索炎可呈囊实性肿块(图22-5-5);横纹肌肉瘤可为不均质实型肿块(图22-5-6);脂肪肉瘤为含脂肪样回声较多的不均质实性回声团块(图22-5-7)。

CDFI:良性肿瘤少血供,恶性肿瘤血供丰富。

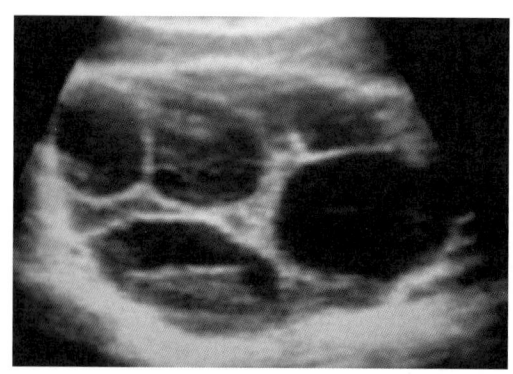

图22-5-5 瘤样增生性精索炎 精索呈囊实性肿块

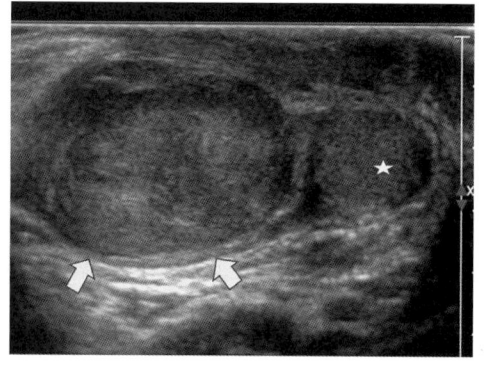

图22-5-6 精索横纹肌肉瘤(箭头),睾丸正常(星号)

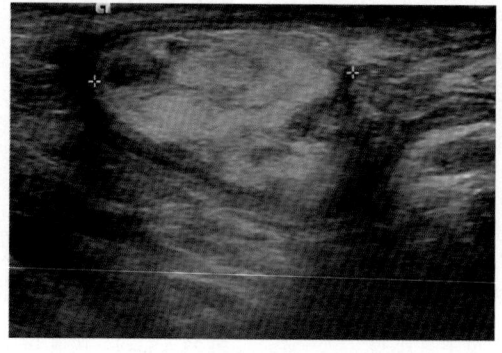

图22-5-7 精索脂肪肉瘤 可见较多脂肪样强回声

第六节 精索静脉曲张

一、病理基础及临床表现

精索静脉曲张是由于血液反流使蔓状静脉丛扩张、伸长、迂曲而形成的。反流的原因主要有静脉瓣缺如或关闭不全,外来的压迫(血管、肿瘤等),使静脉回流受阻,管腔扩大,导致瓣膜相对关闭不全。以青壮年多见,青壮年发病率10%~15%。临床表现为阴囊坠胀痛,站立时明显,平卧减轻。静脉曲张血液淤积,可使睾丸静脉压和温度升高,代谢产物(5-羟色胺、前列腺素等)淤滞,从而影响生精功能。

二、声像图特点

二维图像上,精索静脉丛扩张,内径超过2 mm,严重者形成"静脉湖",并累及附睾后方的静脉。血管走向迂曲、杂乱。严重曲张者(内径超过3 mm)常伴有精索外静脉的扩张,此血管位于静脉丛后方,走向平直。精索静脉曲张可使睾丸缩小,其程度随着反流程度增加而加重。

CDFI:静脉丛可见杂乱的逆向血流,屏气(Valsalva)试验时反流加重(图22-6-1)。一般直径2.5 mm以上都能看到反流。短暂的反流为生理性,1秒以上的反流有病理意义。从腹股沟内环口至阴囊根部均有反流为病理性反流。静脉反流分级:0级:Valsalva试验反流阴性;Ⅰ级,仅Valsalva试验反流阳性;Ⅱ级,深呼吸反流阳性,Valsalva试验时反流加重;Ⅲ级,平静呼吸反流阳性。

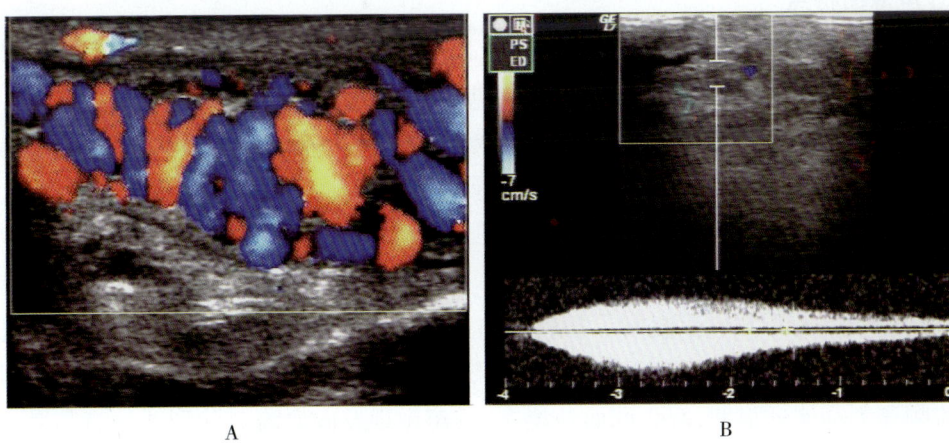

图22-6-1 精索静脉曲张
A. 精索静脉反流血流图;B. 精索静脉反流频谱图

精索静脉曲张结扎术疗效的超声评价：精索内静脉高位结扎术后，超声检测有下列三种表现：①静脉丛无扩张亦无反流，表明侧支循环已形成；②静脉丛有扩张、迂曲，但无反流，此型有待于侧支循环的建立；③静脉丛扩张、迂曲，并有反流，表明静脉漏扎或有导致反流的静脉分支存在。

第七节　睾丸及睾丸附件扭转

一、睾丸扭转（精索扭转）

（一）病理基础及临床表现

正常睾丸、附睾的后侧方无鞘膜包绕，裸露区附着于阴囊后壁。当睾丸、附睾完全被鞘膜包绕时，容易发生扭转。睾丸系膜过长、鞘膜壁层在精索的止点过高或睾丸下降不全均可引起睾丸扭转。

根据解剖，扭转可分为两类：①鞘膜内扭转，主要由于睾丸系膜过长，鞘膜壁层的止点过高使睾丸在鞘膜内处于游离状，而致扭转。②鞘膜外扭转，主要由于睾丸及精索的鞘膜与周围组织附着松弛而引起。

扭转时，精索内动、静脉血流受阻，导致睾丸缺血、坏死。扭转>360°或扭转时间超过6小时，睾丸不易被救活。扭转发作时，阴囊剧痛，可向腹股沟区放射，触痛明显，继而出现阴囊红肿。有的伴有恶心、呕吐或感染症状。随着病程的进展，阴囊红肿消退，睾丸变硬，体积逐渐缩小，少数病例可自行松解，但也可反复发作。

（二）声像图特点

1. 仔细观察精索，可发现精索下段有扭曲、打结样改变，横切时更明显（图22-7-1）。
2. 根据扭转的程度和时间，睾丸超声有下列四种类型。

（1）少血供型：见于不完全扭转（<360°）或早期扭转（<6小时）。睾丸大小正常或轻度增大，实质回声尚均匀，大多数睾丸内可探及点状血流。动脉血流频谱为低速低阻型（图22-7-2）。也有学者认为血流呈低速高阻型。认识此型是挽救睾丸的关键，应认真鉴别。

（2）多血供型：见于扭转后松解。扭转的血管松解时，缺血的睾丸血供突然增多，此现象为缺血组织血流再灌注的"反跳效应"。睾丸形态和回声尚无明显改变，血供则明显增多。动脉血流频谱为高速低阻型，舒张期血流增多，甚至出现反向血流。此型要注意与急性炎症相鉴别。

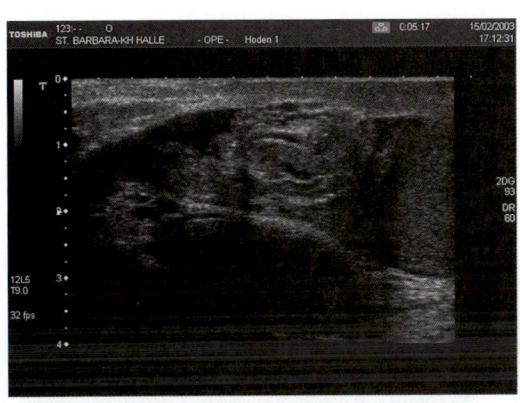
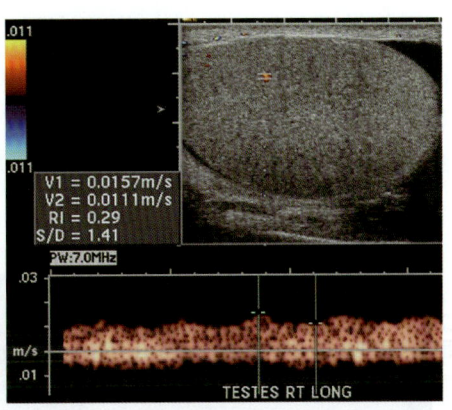

图22-7-1 精索扭转
精索下段呈扭转、打结样改变

图22-7-2 睾丸扭转少血供型
睾丸内血流减少,血流频谱呈低速低阻型

(3) 缺血型:亚急性期(6小时至2周),睾丸肿大,回声强弱不均,可呈轮辐状(图22-7-3A),常有鞘膜积液及血肿形成,睾丸内无血流信号(图22-7-3B),附睾肿大,回声不均。慢性扭转,睾丸缩小,实质呈低回声不均匀,可伴有钙化。

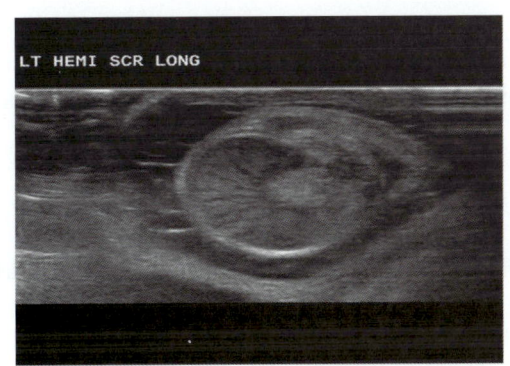
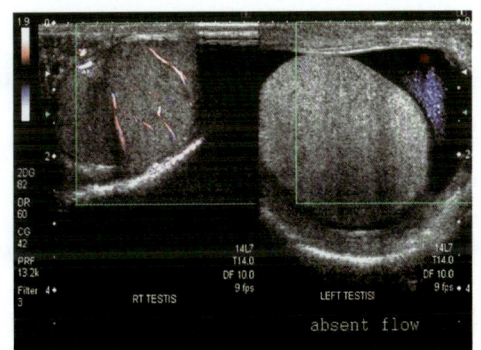

图22-7-3 睾丸扭转缺血型
A. 睾丸缺血时间较长,内部坏死呈轮辐状,可见鞘膜积液;B. 左侧睾丸增大,内部未见明显血流信号

(4) 血供环绕型:在亚急性期,部分病例睾丸周围可见一低回声晕,CDFI显示为"彩色晕环"。睾丸动脉阻断后,提睾肌动脉的分支形成侧支循环,以供应睾丸周围组织。这种迟发的侧支循环并不能使睾丸恢复正常。

二、附睾附件及睾丸附件扭转

(一) 病理基础及临床表现

是青春期前男孩的一种罕见病。睾丸附件和附睾附件是胚胎发育过程中残留下的结构,有蒂,旋转后可发生扭转。临床表现为阴囊疼痛和肿胀。早期在睾丸上极可扪及硬结节,晚期整个睾丸肿胀,但预后较好,属自限性疾病。

(二)声像图特点

附睾附件或睾丸附件增大,有学者认为直径 >1 cm 时有诊断价值,睾丸、附睾血流较丰富。可有少量睾丸鞘膜积液(图22-7-4、图22-7-5)。可伴有附睾头增大。

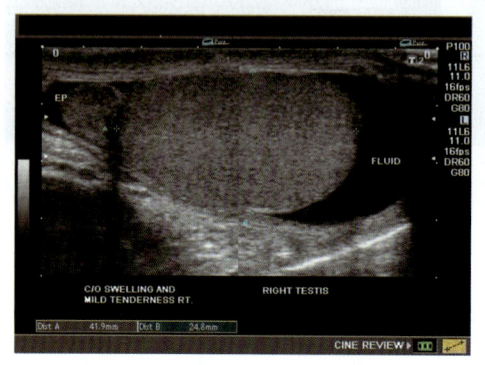
图 22-7-4　睾丸附件扭转

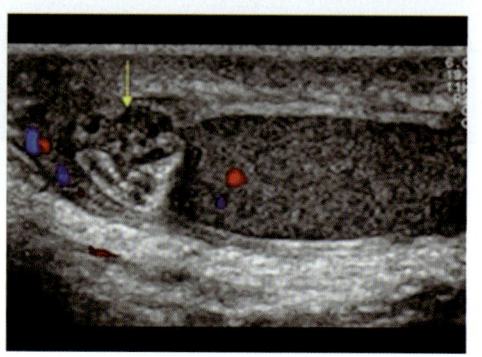
图 22-7-5　附睾附件扭转

第八节　阴囊及其内容物外伤

一、病理基础及临床表现

阴囊及内容物的损伤多为钝器所致,轻者引起阴囊壁血肿和鞘膜积液,重者可致睾丸挫伤、脱位或破裂。常同时合并附睾损伤。损伤后阴囊疼痛剧烈、肿胀,阴囊皮肤可见淤血斑。

二、声像图特点

阴囊壁增厚(>7 mm),回声强弱不均。睾丸鞘膜腔内可见含有细点状或絮状液性暗区。睾丸损伤有以下四种表现。

1. **钝挫伤**　睾丸大小、形态正常,包膜完整,包膜下局部实质回声不均,有的可有少量包膜下积液。

2. **挫裂伤**　睾丸包膜局部断裂,该处实质回声不均,含有无回声区(图22-8-1)。

3. **断裂伤**　睾丸一般形态不完整,轮廓不清,内部回声杂乱(图22-8-2)。

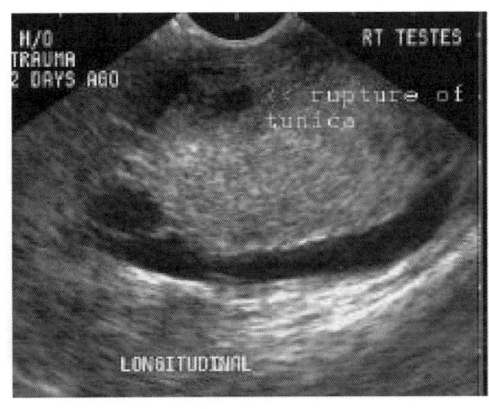

图 22-8-1 睾丸挫裂伤
睾丸包膜局部破裂

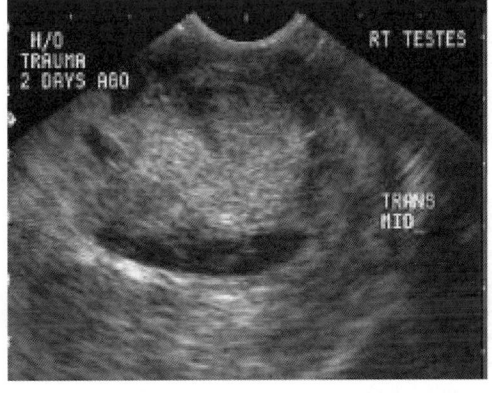

图 22-8-2 睾丸断裂伤

4. 破碎 睾丸增大,轮廓不清,内部无正常实质回声。

5. 睾丸脱位 是指睾丸在损伤性外力作用下,使其离开阴囊而异位于皮下组织、腹股沟、大腿内侧,甚至腹内。睾丸大小、形态正常,或稍增大,回声尚正常。CDFI:损伤区及其周围组织血供丰富,损伤区无血流信号者,则有坏死的可能。

第九节 睾丸及附睾先天异常

一、隐睾症

(一)病理基础及临床表现

绝大多数足月新生儿其双侧睾丸已降至阴囊,如果睾丸停留在腹股沟管外环以上的任何部位,则形成隐睾。引起隐睾的原因有:精索过短,睾丸引带畸形,腹股沟管发育不良及睾丸系膜粘连等。隐睾的位置70%位于腹股沟,25%位于腹膜后,其余还可位于下腹壁内、会阴部及对侧阴囊内。隐睾可导致不育、恶变或扭转,应尽早手术治疗(2~4岁)。

(二)声像图特点

单侧或双侧阴囊内未探及睾丸回声。于腹股沟或腹膜后探及一低回声、卵圆形团块,边界清楚。位于腹股沟内者可移动(图22-9-1,图22-9-2)。有的隐睾周围可见少量鞘膜积液。当合并炎症或扭转时,睾丸增大,回声不均,有明显触痛,常伴鞘膜积液。恶变时,睾丸增大,近圆形,实质回声强弱不均,有的可见低回声团块。CDFI:急性炎症可见血供增多,而扭转则无血流信号。恶变的睾丸血供丰富。<2 cm的单纯隐睾一般不易探及血流信号。

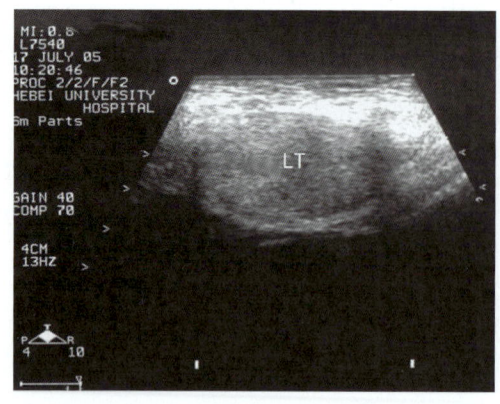
图 22-9-1　左侧隐睾
位于左侧腹股沟处

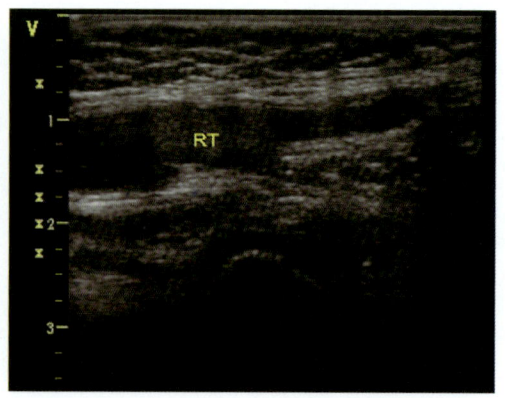
图 22-9-2　右侧隐睾
位于腹股沟管内,伴鞘膜积液

第十节　阴囊及其内容物的其他疾病

一、附睾及睾丸囊肿

(一)病理基础及临床表现

附睾囊肿临床较常见,一般位于附睾头及周围组织内,囊液内含有精子的称为精液囊肿。其病因不十分明确,可能与输精管感染、损伤而部分阻塞有关。

睾丸囊肿较少见,位于睾丸实质内,原因不明。

白膜囊肿发生于睾丸表面的白膜,更为少见。

(二)声像图特点

1. 附睾囊肿　常于附睾头部探及一圆形无回声区,囊壁薄,光滑,直径从数毫米至数厘米,多在 1 cm 以内,少数可长得很大。精液囊肿囊内可见细点状回声(图 22-10-1A、图 22-10-1B)。附睾囊肿少数位于体、尾部。

2. 睾丸囊肿　表现为睾丸内圆形无回声区,囊壁薄,光滑,内透声好(图 22-10-2)。

3. 白膜囊肿　表现为睾丸表面的无回声区,形态为长圆形或欠规则,囊壁薄,光滑(图 22-10-3)。

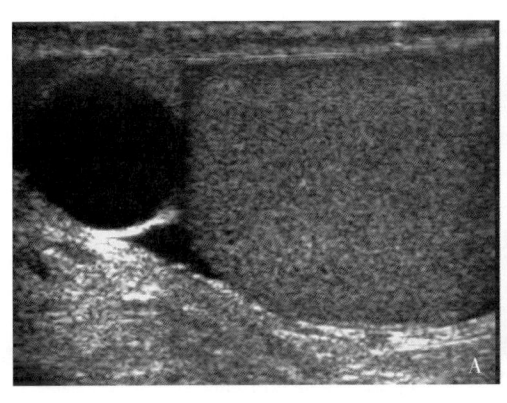
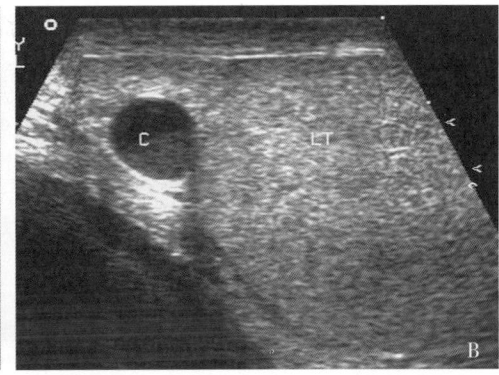

图 22 - 10 - 1 附睾囊肿
A. 附睾头部单纯囊肿；B. 附睾头部精液囊肿

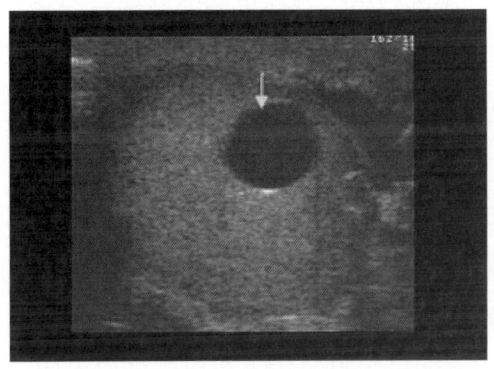
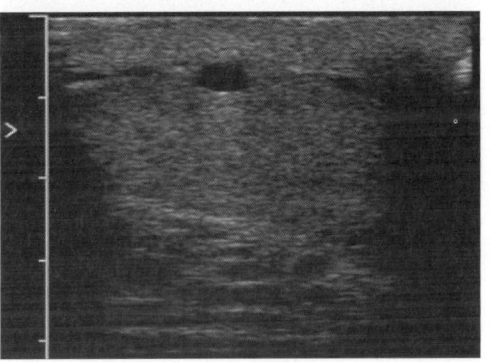

图 22 - 10 - 2 睾丸内囊肿　　　　图 22 - 10 - 3 睾丸白膜囊肿

二、阴囊结石（睾丸鞘膜腔结石）

（一）病理基础及临床表现

并不少见，结石位于睾丸鞘膜内，可由坏死组织机化或钙化引起。

（二）声像图特点

于鞘膜内探及少量无回声区，其内可见一个或多个强回声斑，可移动，大者后方伴声影（图 22 - 10 - 4）。

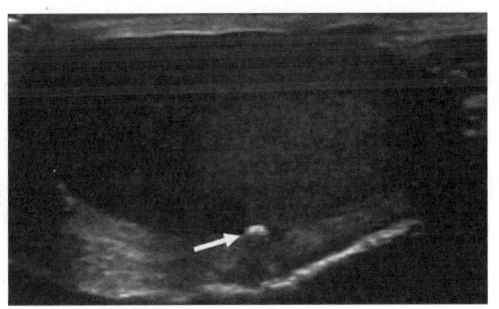

图 22 - 10 - 4 阴囊结石（箭头）

三、睾丸微石症(testicular microlithiasis, TM)

(一)病理基础及临床表现

是弥散分布于睾丸曲精小管内、直径 < 3 mm 的多钙化灶形成的综合征。TM 多与其他疾病同时被发现,然而 TM 与它们的因果关系尚不确定。已发现 TM 可与下列睾丸内外病变相伴:男性不育症、隐睾、萎缩性睾丸、睾丸发育不良、睾丸肿瘤、睾丸囊肿、睾丸及附睾炎、睾丸鞘膜积液、精索静脉曲张、腮腺炎后等。也有仅发现 TM 而无睾丸其他内外病变的报道。

(二)声像图特点

多数为双侧睾丸实质内弥散分布直径 <3 mm 的点状强回声,后方无声影,可在睾丸内呈均匀分布或以周边区为多(图22-10-5)。多双侧同时发生,也可单侧发生或累及附睾,CDFI:无特征性血流信号。

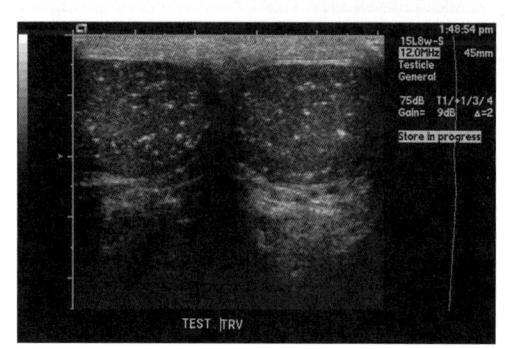

图 22-10-5 双侧睾丸微石症

四、鞘膜积液

(一)病理基础及临床表现

在正常情况下,这两层膜之间有少量液体,可以起到减少睾丸在阴囊里移动时的摩擦作用。在腹股沟内环以下、睾丸之上部分称为腹膜鞘状突,于出生前逐渐闭合形成一纤维索。如果腹膜鞘状突在出生以后未闭或睾丸部鞘膜囊内液体超过正常量,即可形成各种类型的鞘膜积液。鞘膜积液主要有以下几种类型:

1. 睾丸鞘膜积液 最常见,鞘膜常无明显病变,但囊内充满液体,阴囊呈球形或梨形。婴儿时期约1.75% 在刚出生时有睾丸鞘膜积液,1/4 为双侧性,多数随小儿生长逐渐消退。

2. 交通性鞘膜积液 是由于精索部位鞘突在出生后仍未闭合,造成腹腔内液体与鞘膜囊内液体相通,鞘膜积液时大时小。如果鞘突与腹膜腔相通的孔道较多,即可形成先天性腹股沟疝。

3. 精索鞘膜积液 积液局限在精索部位,常在阴囊上部即睾丸上方,也可在腹股沟管内,可为长卵圆形或棱形,和睾丸鞘膜及腹腔不相通,又称精索囊肿。

4. 婴儿型鞘膜积液(睾丸精索鞘膜积液) 睾丸鞘膜积液可能和精索鞘膜积液同时存在。有时偶可见到睾丸、附睾部位局限的囊性鞘膜积液。

(二)声像图特点

1. 睾丸鞘膜积液 阴囊内睾丸周围可见液性暗区环绕(图22-10-6),如阴囊上、下极同时出现积液,可作出诊断。

2. **精索鞘膜积液** 液性暗区位于腹股沟区精索内,两端封闭,不与腹腔及睾丸鞘膜相通(图 22 -10 -7)。

3. **交通型鞘膜积液** 鞘膜内液体可流入腹腔,液性暗区体积可变化,站立位时较大,仰卧位时可变小。

4. **婴儿型鞘膜积液** 睾丸鞘膜积液和精索鞘膜积液同时存在,但与腹腔不相通(图 22 -10 -8)。

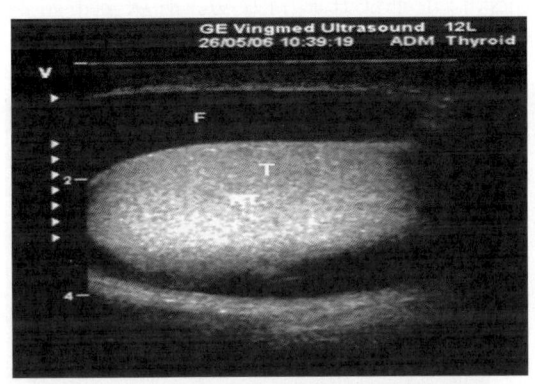

图 22 -10 -6 睾丸鞘膜积液

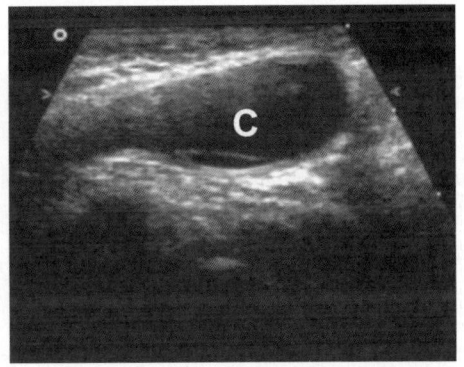

图 22 -10 -7 精索鞘膜积液

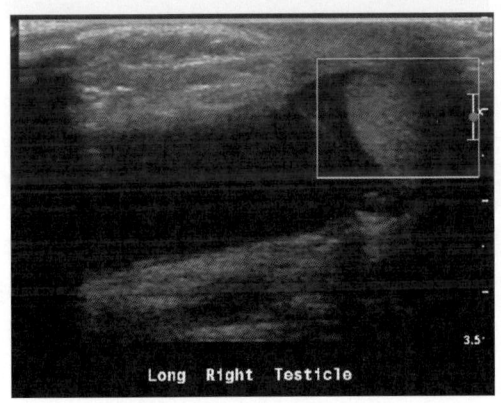

图 22 -10 -8 婴儿型鞘膜积液
精索、睾丸鞘膜腔内均有积液

五、腹股沟斜疝

(一)病理基础及临床表现

胚胎早期,睾丸位于腹膜后第 2~3 腰椎旁,以后逐渐下降,同时在未来的腹股沟管内环处带动腹膜、腹横筋膜以及各层肌肉经腹股沟管逐渐下移,并推动皮肤而形成阴囊。随之下移的腹膜形成一鞘状突,而睾丸则紧贴在鞘状突的后壁。鞘状突在婴儿出生后不久,除阴囊部分成为睾丸固有鞘膜外,其余部分即自行萎缩闭锁而遗留一纤维索带。如环不闭锁,腹腔内容物突出到鞘状突内就可形成先天性斜疝,而未闭的鞘状突就成为先天性斜疝的疝囊。有时,未闭的鞘状突只是一条非常细小的管道,在临床上并不表现为疝,仅形成交通性睾丸鞘膜积液。如果鞘状突下段闭锁而上段未闭,也可诱发斜疝;如两端闭锁而中段不闭,则在临床上表现为精索鞘膜积液。右侧睾丸下降比左侧略晚,鞘突闭锁也较迟,因此,右侧腹股沟疝较为多见。

后天性斜疝较先天性者多,其发病机制则完全不同。它是因为腹股沟区存在着解剖上的缺陷所致,主要是发育不良或腹肌较弱而腹横肌与腹内斜肌对内环括约作用减弱,以及腹横肌弓状下缘(或为联合肌腱)收缩时不能靠拢腹股沟韧带,均诱发后天性斜疝。

临床表现:临床症状可因疝囊大小或有无并发症而异。基本症状是腹股沟区出现一个可复性肿块,开始肿块较小,仅在患者站立、劳动、行走、跑步、剧咳或婴儿啼哭时出现,平卧或用手压时肿块可自行回纳。一般无特殊不适,仅偶尔伴局部胀痛和牵涉痛。随着疾病的发展,肿块可逐渐增大,自腹股沟下降至阴囊内,行走不便并影响劳动。肿块呈带蒂柄的梨形,上端狭小,下端宽大。

(二)声像图特点

腹股沟区可探及一杂乱回声团,其内可为大网膜或肠管,如为肠管可见肠管蠕动。上端较小,下段较大,下端可进入阴囊,与睾丸相邻(图22-10-9)。瓦氏动作时可见肿物与腹壁有相对移动。鼓起腹部或站立位时体积增大,放松后或仰卧位时体积缩小。疝囊内可有少量积液。彩色多普勒内可见血流信号,为肠系膜、肠壁或大网膜的血管。

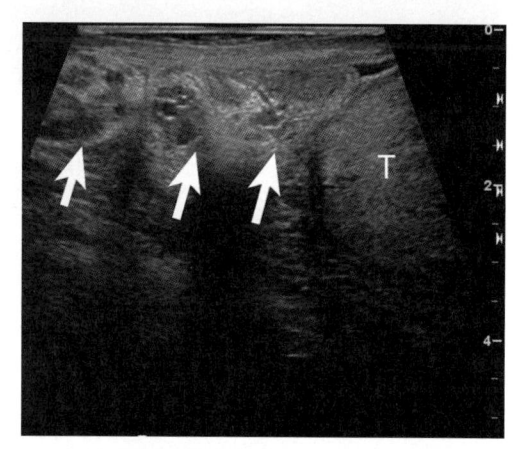

图22-10-9 腹股沟疝(箭头)

T. 睾丸

第十一节 阴囊疾病超声检查手法

1. 嘱患者用手将阴茎上提,将阴囊充分暴露,阴毛较多者可剪除部分阴毛或多涂抹些耦合剂,以免影响显示效果。

2. 进行阴囊扫查时纵切面和横切面同等重要,均要进行,这有助于体积较小的附睾的显示。

3. 对睾丸扭转的患者除进行双侧睾丸血流对比外,还要注意精索的横断扫查,尤其是从上至下、从下至上的来回横断面扫查,多可发现精索有扭转、打结现象,尤其是启动彩色多普勒观察精索动脉的血流走行则更为明显。

4. 对精索静脉曲张的患者做好屏气动作的示范,以达到有实际效果的反流信号检测。

第十二节　阴囊疾病的鉴别诊断

1. **急性睾丸附睾炎与睾丸扭转的鉴别**　在临床上两类患者均有突然发病,局部疼痛、肿胀等症状。超声扫查急性睾丸附睾炎显示病变处肿大、回声减低不均,血流信号明显增多,而睾丸扭转体积也增大(早期轻度的扭转也可不大,内部回声也无明显变化),应用彩色多普勒对比显示两侧睾丸内的血流有重要意义,患侧血流明显减少,甚至没有(图22-12-1)。还有一种情况就是有时急性睾丸炎由于炎症反应物、坏死物或小血栓堵塞睾丸内的小动脉,致使局部睾丸组织缺血,形成局限性梗死灶(图22-12-2),应当与睾丸扭转的无血流相鉴别,前者只是局部无血流,而后者往往是整个睾丸无明显血流信号。

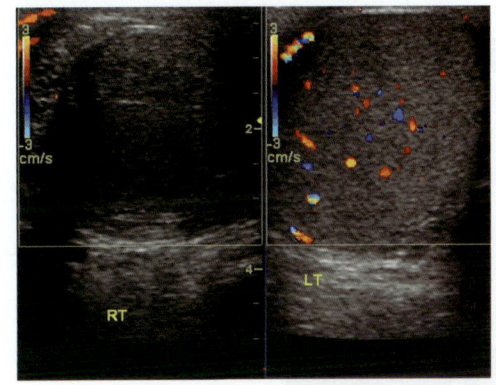

图22-12-1　睾丸扭转
右侧睾丸(RT)内未见明显血流

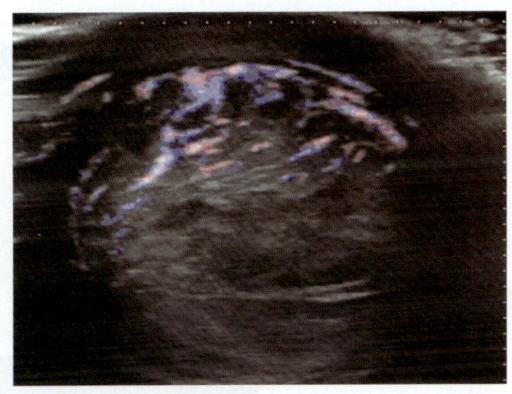

图22-12-2　睾丸炎伴中下部坏死
无明显血流

2. **较大的附睾囊肿与睾丸鞘膜积液相鉴别**　较大的附睾囊肿有时占据整个阴囊腔的一半或2/3,猛一看像睾丸鞘膜积液,仔细一看应发现前者虽然占据囊腔的1/2甚或2/3,但睾丸除了仅靠上部能看到液性暗区外,其余周围部分都没有液性暗区(图22-12-3),且睾丸是被较大的附睾囊肿挤压向下移位。而睾丸鞘膜积液至少是三面环绕液性暗区(图22-12-4)。

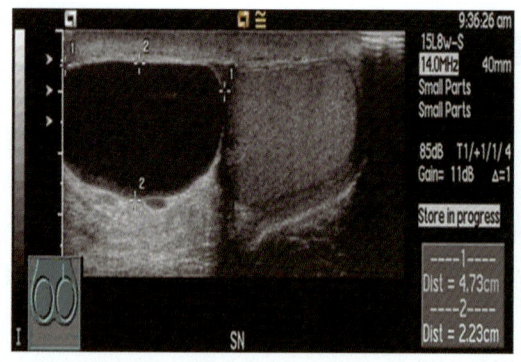 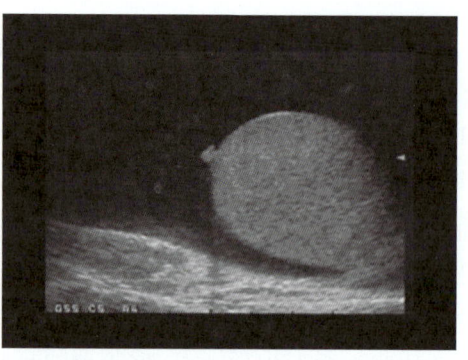

图22-12-3　附睾大囊肿　　　　　图22-12-4　睾丸鞘膜积液

挤压睾丸向下移位　　　　　　　　三面环绕液性暗区

第十三节　易误诊的病例

睾丸炎伴局部梗死误诊为睾丸扭转。

患者男性,23岁,左侧睾丸疼痛6小时来诊。体检:左侧睾丸肿大,表面发红,触之疼痛。超声检查发现左侧睾丸肿大,内部回声不均,其内上2/3血流信号增多,下1/3未见明显血流(图22-13-1)。

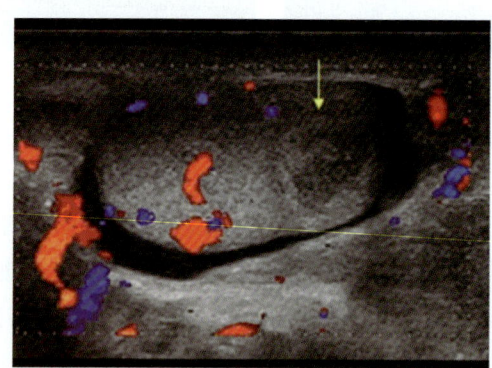

图22-13-1　患者左侧睾丸声像图

超声提示:左侧睾丸不全扭转。

手术所见:左侧睾丸大部呈炎性改变,下1/3可见梗死灶。

误诊分析:此患者应该为睾丸炎伴部分梗死。由于炎症可产生局部小动脉栓塞,加之局部肿胀,压力增高致使局部睾丸组织缺血坏死,而把局部血流不明显易误诊为睾丸扭转。对这种患者应仔细观察精索是否增粗、扭转等,可资鉴别。

第十四节　阴囊疾病超声报告范例

一、睾丸附睾炎

超声表现：左侧睾丸附睾增大，内部回声减低不均，CDFI：其内可见血流信号增多。左侧睾丸鞘膜腔内可见少量环带状液性暗区，最宽处0.8 cm（图22-14-1）。

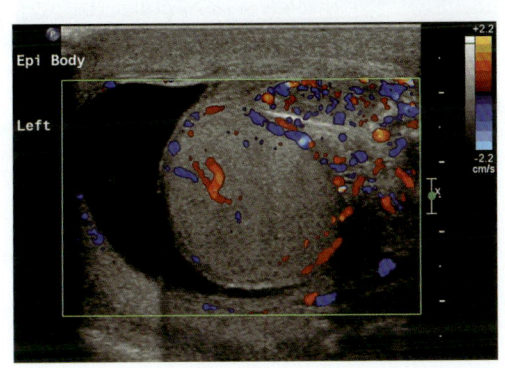

图22-14-1　睾丸附睾炎

图的右上部为附睾体尾部，回声减低，内部血流明显增多，靠近附睾体尾部的睾丸下极部也回声减低，血流信号增多，均是炎症明显区域。睾丸外周还可见半月形液性暗区（鞘膜积液）

超声提示：左侧睾丸附睾炎
　　　　　左侧睾丸鞘膜积液

二、附睾睾丸粟粒样结核

超声表现：左侧附睾头部及左侧睾丸增大，其内可见多发小低回声区，未见明显强回声斑，鞘膜腔内未见明显异常液性暗区（图22-14-2）。

17岁男孩，咳嗽，低热3个月，平片示双肺粟粒样结核，后睾丸肿大。

超声提示：左侧附睾头部及左侧睾丸增大伴多发小低回声区，结合临床情况，考虑粟粒样结核。

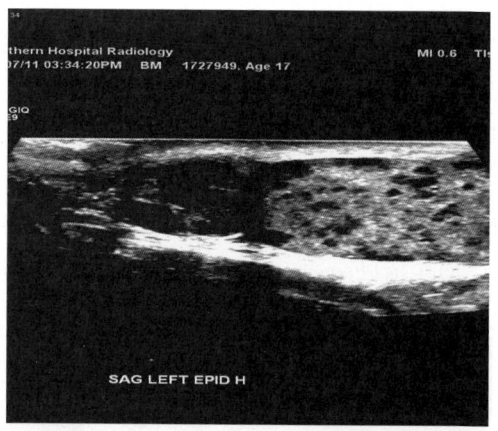

图22-14-2 左侧附睾睾丸粟粒样结核

(粟建辉 李 鹏)

第二十三章 妇科疾病

超声检查技术在妇科中应用非常广泛,它能清晰地显示女性内生殖器官的图像,可了解有无发育异常及肿瘤,并提示其性质及来源,是一种无创伤、简便快速的检查手段,目前已成为妇科疾病必不可少的诊断方法。

第一节 女性内生殖器官解剖概要

女性内生殖器官包括阴道、子宫、输卵管及卵巢,后两者常被称为附件。

一、阴道

阴道位于真骨盆下方的中央,其前方为膀胱和尿道,后方为直肠,上端包绕宫颈,称阴道穹隆,后穹隆较深,其顶端即子宫直肠窝,为腹腔的最低点。阴道后壁长 10~12 cm,前壁长 7~9 cm,正常阴道横断面呈空心 H 形。

二、子宫

1. 子宫上部较宽称宫体,其上端隆起部分称宫底,宫底两侧与输卵管相通为宫角,子宫下部较窄呈圆柱状称宫颈。子宫颈的下部伸入阴道内,称为子宫颈阴道部。体和颈之间狭窄,称为峡部。子宫及子宫与宫颈的比例随发育阶段、激素状态及生育状态有所差别:婴儿期为 1:2;儿童期:子宫形态呈管状,长 2.0~3.0 cm,子宫体与子宫颈长之比约 1:1;青春期:子宫形态仍呈管状,长 5.0~7.0 cm,子宫体与子宫颈长度之比变为 3:1;成年妇女子宫呈梨形,长径 5.5~7.5 cm,前后径 3.0~4.0 cm,横径 4.5~5.5 cm,子宫颈长 2.5~3.0 cm,子宫体长度和宽度分别约是子宫颈长度和宽度的 2 倍。应注意育龄期妇女子宫长径随生育状态有所不同。生育过 2~3 胎的子宫较生育 1 胎的子宫要长 1~2 cm。绝经后子宫萎缩,在绝经后的最初 10 年内子宫明显缩小,长径 3.5~6.5 cm,前后径为 1.2~1.8 cm,子宫颈长度几乎和子宫体长度相等;老年妇女为 1:1;幼稚型子宫,宫体与宫颈比例 1:1,前后径 2.5 cm 以下(正常 2.8 cm 以上)。

子宫体壁由三层组织构成,外层为浆膜层,中间层为肌层,内层为黏膜层即子宫内膜。

子宫肌层为子宫壁最厚的一层,非孕时厚约0.5 cm。子宫的内腔分两部分:在子宫体内呈上宽下窄的三角形腔称子宫体腔,子宫颈内腔呈梭形,称子宫颈管,成年妇女长约3 cm。三角形宫腔底向上,两侧角与输卵管相通,尖向下与子宫颈管相通。梭形颈管上口通宫腔,称子宫颈内口,下口通阴道,称子宫颈外口。宫体与宫颈之间最狭窄的部分称为子宫峡部,其上、下分别为子宫的解剖学内口及组织学内口。解剖学内口与膀胱腹膜反折相对应,此为超声测量宫体长径的解剖标志。子宫浆膜与黏膜之间为较厚的肌层(图23-1-1)。

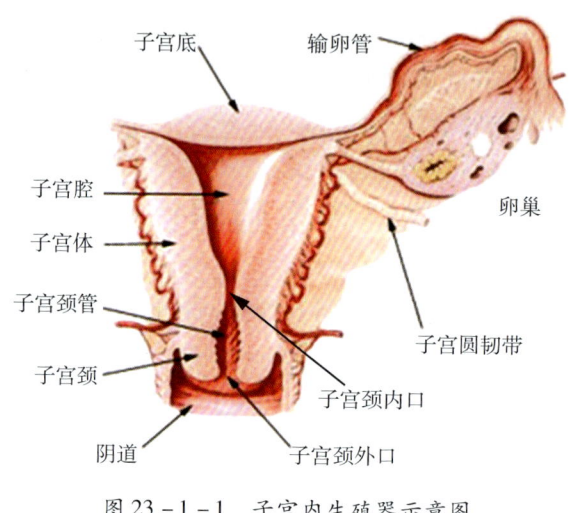

图23-1-1 子宫内生殖器示意图

2. 子宫的位置分前位、前倾前屈位、中位、后位、后倾后屈位等。

三、输卵管

输卵管位于子宫两侧,左右各一,为一狭长而弯曲的管道,长8~14 cm,由内向外分为四部分:间质部狭窄而短,为子宫壁内部分,长1.0 cm;峡部为间质部外侧的一段,其管腔较窄,长2~3 cm;壶腹部在峡部的外侧,管腔宽大,长5~8 cm;漏斗部(伞部)为输卵管末端,呈漏斗状,开口于腹腔,长1.0~1.5 cm。

四、卵巢

卵巢位于输卵管的后下方,悬于阔韧带的后叶。卵巢由生发上皮覆盖,其下的皮质内有数以万计的始基卵泡,中央为髓质。青春期前卵巢表面光滑,青春期排卵后,表面逐渐凹凸不平。成年女子卵巢约4 cm×3 cm×1 cm,绝经后卵巢萎缩变硬。

第二节 检查方法

一、仪器

可应用各种类型的灰阶实时超声诊断仪。凸阵、扇扫及线阵探头均可使用。阴道探头可不用充盈膀胱,直接显示被检器官,图像更加清晰。三维超声可以对子宫、宫颈进行立体成像,能够完整直观地显示子宫畸形的细节,是目前无可替代的新的检查手段。

探头频率:经腹扫查一般采用 2.5～3.5 MHz,经阴道扫查一般采用 5～7 MHz。

二、检查方法

(一)检查前准备

1. **充盈膀胱** 经腹壁扫查需要患者充盈膀胱,其目的为推开肠管,清晰显示后方子宫及卵巢。膀胱充盈度以恰好超过子宫底为宜。急诊或危重患者可经导尿管注入 0.9% 生理盐水 300～400 ml。

2. **排空大便** 防止粪块回声造成伪像。必要时可用通便药或清洁灌肠。

(二)扫查方法

患者仰卧位暴露下腹部,局部涂耦合剂,将探头置于耻骨联合上方进行纵向、横向、斜向及多角度扫查。

扫查子宫时自腹正中线分别向两侧移动探头纵向扫查,显示清晰的子宫图像,然后横切检查子宫体及左右两侧卵巢,遇到卵巢位置过高或过低,探头需做多角度扫查。对附件疾病的观测,应在子宫体两侧作对比观察,以了解其方位关系。

第三节 盆腔正常声像图

一、正常子宫声像图

1. **纵断面** 子宫为倒置的梨形,宫颈位置固定,宫体位置多变,根据宫颈与宫体的位置关系,可分前位、水平位及后位。膀胱腹膜反折对应子宫内口,是子宫长径测量的基点。子宫表面光滑清晰,肌层回声光点略暗、均匀,子宫内膜呈略强的线状回声,即宫腔线,可随月经周期出现增宽、增强、变细、减弱的改变。宫颈回声较宫体稍增强,颈管呈带状强回声(图 23-3-1)。

2. **横断面** 子宫呈椭圆形,近宫底可见两侧宫角如鸭嘴状;宫体水平中央可见子宫内膜回声。

3. 子宫的测量　纵切面测量子宫长径及厚径,横切面测量子宫横径。长径为宫底浆膜层至宫颈内口的距离,正常为 5.0～7.5 cm;厚径为纵切宫体时的前后最大距离,正常为 3.0～4.5 cm;横径测量取近子宫底部的横切面、两侧宫角横切面的稍下方,测量宫体两侧的最大横径,正常为 4.5～6.0 cm。未产妇为 12～15 cm,经产妇为 12～18 cm,青春期和绝经后的子宫较小。

4. 宫颈的测量　纵切面及横切面测量,宫颈长径为宫颈内口至外口距离,正常为 2.0～3.0 cm;前后径为垂直宫颈纵轴的最大前后距离,正常为 1.5～2.0 cm;横径为宫颈横切面最大宽径,正常为 2.0～3.0 cm。

二、正常卵巢声像图

正常卵巢呈椭圆形,大小约 3.0 cm×2.0 cm×1.0 cm,内部为实质性低回声,回声欠均匀,可有一个或数个无回声小暗区,为卵泡回声(图 23-3-2)。一般每个月只有一个卵泡发育成熟,排卵期卵泡直径 2.0～2.4 cm,排卵后消失,继之可观察到黄体形成,黄体囊肿为直径 3.0～5.0 cm 的无回声区,月经后消失,亦可持续较长时间。输卵管走行弯曲,一般探查不清,遇有盆腔大量积液时可以清晰显示,必要时可行双氧水声学造影。

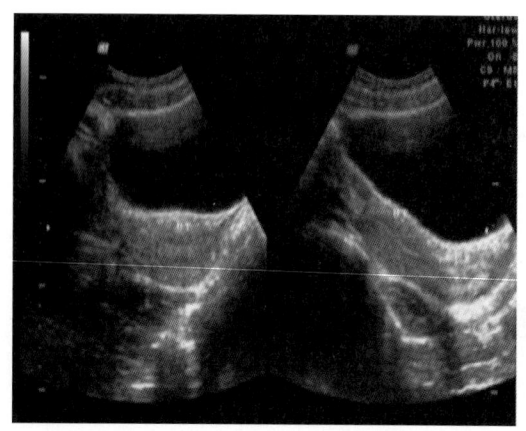

图 23-3-1　正常子宫(横切面/纵切面)

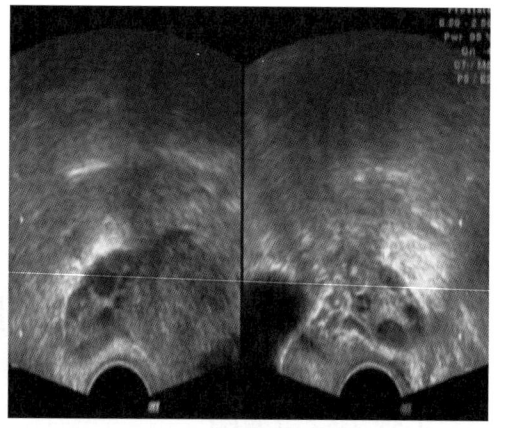

图 23-3-2　正常卵巢(经阴道超声)

三、阴道声像图

阴道壁为低回声,纵切时前后壁紧贴,中央为阴道腔内气体的亮线回声。

第四节 生殖器官发育异常

一、米勒管发育异常

胚胎时期,女性内生殖器受到某些内在或外在因素影响会导致发育异常,其中最常见的是米勒管发育异常(Müllerian anomalies),亦称先天性生殖管道发育异常。米勒管发育异常,分为Ⅰ至Ⅶ级。

(一) Ⅰ级——节段性发育不全

米勒管上段、中段或下段发育不全,输卵管、子宫、阴道分别或全部缺如。

1. **先天性无阴道** 两侧米勒管下段发育不全。临床表现为先天无阴道,原发闭经,卵巢功能和第二性征正常伴不同程度的子宫发育不全。

超声表现:横切、纵切均未见阴道回声,子宫很小或缺如。可见正常卵巢回声。

2. **子宫未发育或发育不全**

(1)先天性无子宫:两侧米勒管中、下段未发育和汇合。临床表现为原发闭经,第二性征和乳房发育正常。

超声表现:膀胱后方横切、纵切均未见子宫声像图。可见正常卵巢回声(图23-4-1)。

(2)始基子宫:两侧米勒管汇合后即停止发育,无宫腔或有宫腔无内膜。临床表现为原发闭经。

超声表现:子宫小,呈条索状肌性结构回声,无宫腔线和内膜回声。可见正常卵巢回声(图23-4-2)。

(3)幼稚子宫:两侧米勒管汇合后短时间内即停止发育。临床表现为初潮延期、痛经、月经量过少、不孕。

超声表现:盆腔显示子宫结构,但宫体与宫颈比为2:3或1:1,可见正常卵巢回声(图23-4-3)。

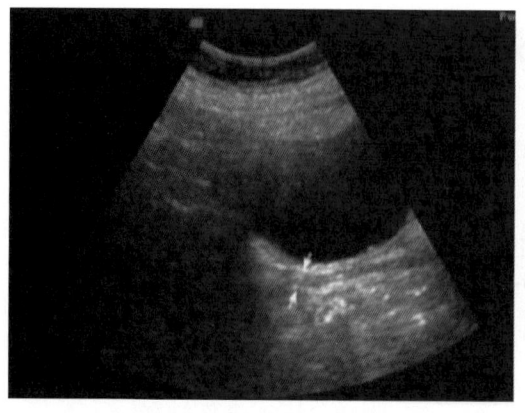
图23-4-1　先天性无子宫

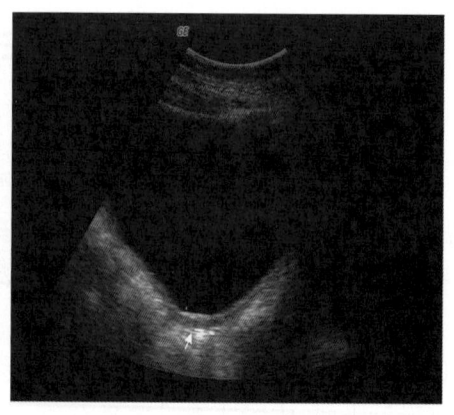
图23-4-2　始基子宫

(二) Ⅱ级

1. 单角子宫　一侧米勒管完全没有发育，另一侧发育完全。临床表现为不孕症、习惯性流产。

超声表现：子宫外形呈梭形，横径较小，宫腔内膜呈管状，向一侧弯曲。同侧可见正常卵巢回声（图23-4-4）。

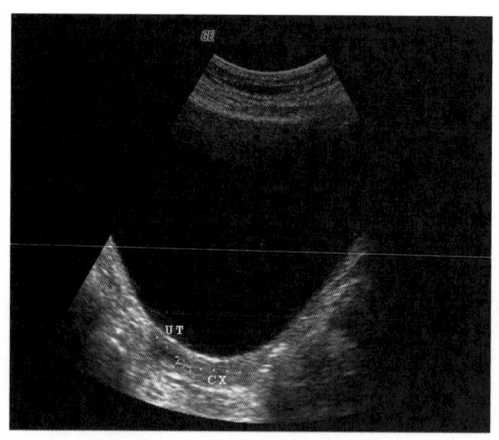
图23-4-3　幼稚子宫

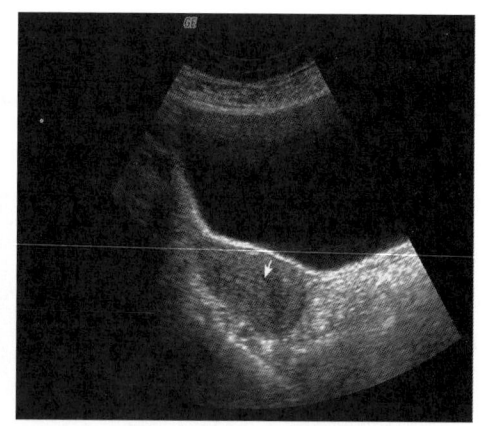
图23-4-4　单角子宫

2. 残角子宫　一侧米勒管中、下段发育不全，形成一侧小的子宫，另一侧发育完全。

超声表现：正常发育子宫一侧可见一肌性突起，回声与子宫相同，中央可有内膜回声。双侧可见正常卵巢回声（图23-4-5）。

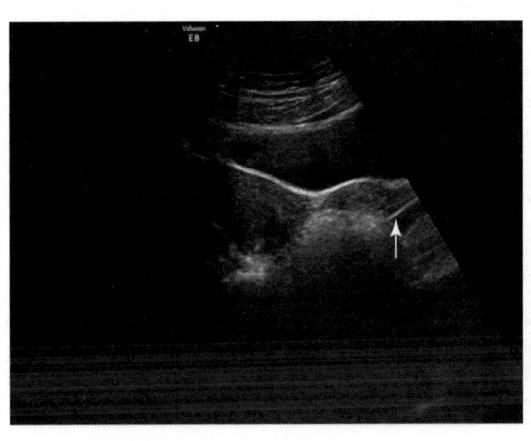

图23-4-5 左侧残角子宫

(三) Ⅲ级——双子宫

双侧米勒管完全未融合,各自发育成两个宫体、宫颈,常伴有阴道纵隔。临床表现为月经过多、痛经、不孕、流产、早产等。

超声表现:纵、横切面可显示两个子宫,宫体部呈哑铃状,可见两个内膜;宫颈水平可见两个宫颈管回声;阴道水平可见两条气线回声(图23-4-6)。

(四) Ⅳ级——双角子宫

双侧米勒管未完全融合,宫底部外缘凹陷呈双角。临床表现为月经过多、痛经等。

超声表现:子宫底部横切呈蝶状或分叶状,为两个子宫角,内分别可见内膜回声,至宫体中下段汇合(图23-4-7)。

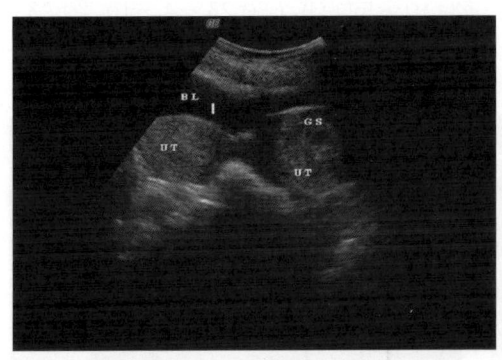

图23-4-6 双子宫、左侧宫腔妊娠

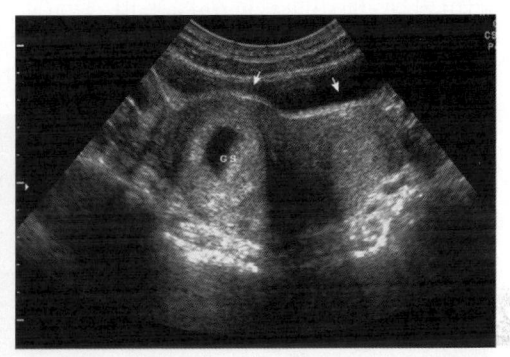

图23-4-7 双角子宫、右侧宫腔妊娠

(五) Ⅴ级——纵隔子宫

双侧米勒管融合后,中隔吸收受阻,形成不同程度的纵隔。临床易发生流产、早产和胎位不正等。

超声表现:子宫外形正常,宫底横径较宽,宫腔内中部分隔,两侧各有一内膜回声(图23-4-8,图23-4-9)。

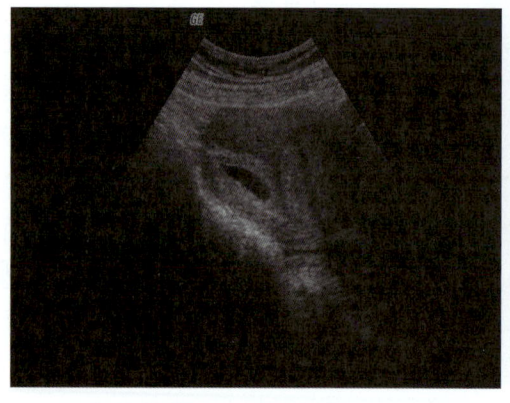 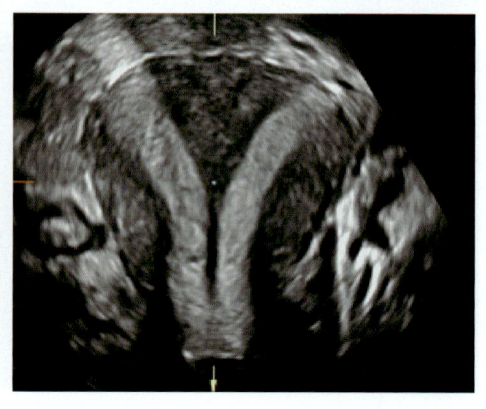

图 23-4-8 纵隔子宫　　　　图 23-4-9 纵隔子宫三维图像

(六) VI级——弓状子宫

子宫底部未完全融合,宫底部肌层局限性增厚。基本无任何临床表现。

超声表现:横切面宫底外缘平坦,宫底肌层增厚稍突向宫腔(图 23-4-10、图 23-4-11)。

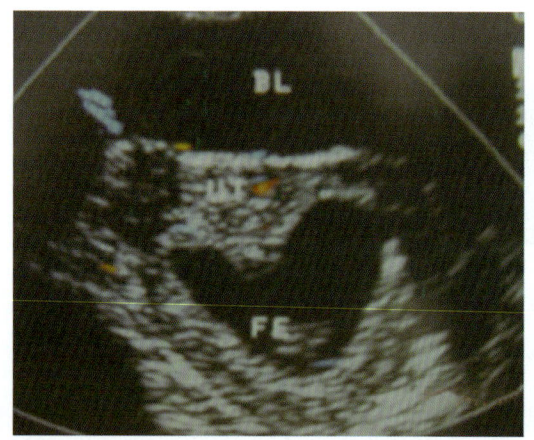 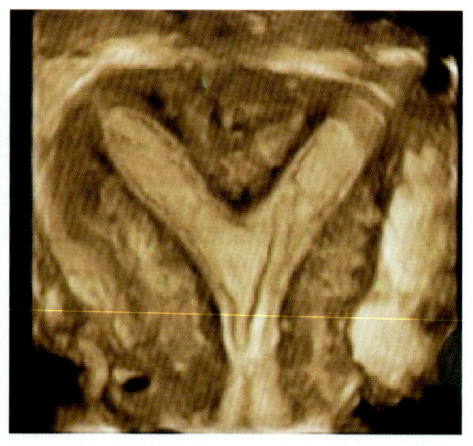

图 23-4-10 弓状子宫(宫内妊娠)　　　　图 23-4-11 弓状子宫三维图像

(七) VII级——DES 相关异常

DES(母体己烯雌酚)可引起米勒管下端发育障碍,子宫肌层形成收缩带样发育异常。此类在国内较少见。

二、外阴阴道先天发育异常

外生殖器由尿生殖窦分化发育而成，最常见的是处女膜闭锁，为阴道下极未贯穿成孔道与阴道前庭相通所致。临床表现为原发性闭经，伴有逐渐加重的周期性下腹坠痛、肛门坠胀、尿潴留、便秘等。

为处女膜褶过度发育而闭锁，形成无孔处女膜。青春期后，月经不能排出，导致阴道、宫腔及输卵管积血。

声像图表现：宫腔内子宫宫颈下方见囊状液性暗区，内为无回声或伴散在细密点状回声，子宫积血时可见阴道、宫颈、宫腔扩张并相互贯通，呈"葫芦状"，若伴随输卵管积血，可见子宫两侧如"腊肠"样液性暗区。需与阴道闭锁相鉴别（图23-4-12）。

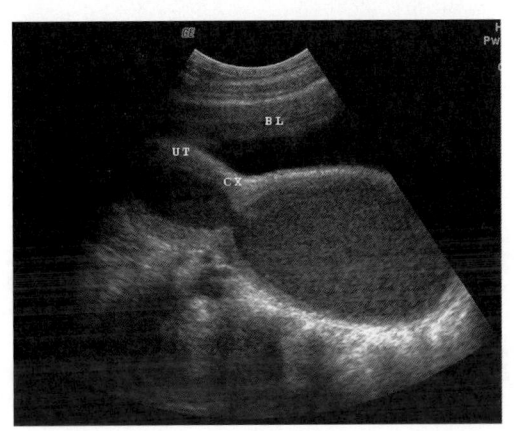

图23-4-12 处女膜闭锁，阴道宫腔积血

第五节 子宫肌层病变

一、子宫肌瘤

子宫肌瘤为女性生殖器官中最常见的良性肿瘤。多发生于35岁以上，宫体处多见，宫颈处亦可见，可为多发。按肿瘤生长部位可分为浆膜下肌瘤、肌壁间肌瘤、黏膜下肌瘤。

（一）病理及临床表现

子宫肌瘤由子宫平滑肌细胞增生而成，外观呈球形，实性，大小不一。肌瘤周围有被压缩的肌纤维形成的假包膜，切面呈白色，螺旋状线纹，为平滑肌与结缔组织交叉形成。包膜中有放射状血管，供给肌瘤营养，肌瘤中心血管较少，当直径 >4 cm，瘤体中央可因营养缺乏而发生一系列变性。

子宫肌瘤多数无症状，但较大的肌壁间肌瘤可引起月经过多，经期延长。黏膜下肌瘤可引起不规则阴道出血，也可引起宫缩性腹痛。浆膜下肌瘤蒂扭转及红色变性可引起剧烈腹痛。较大的肌瘤压迫直肠可引起便秘，压迫膀胱颈部可引起尿潴留。部分患者可伴发不孕。

（二）声像图表现

1. 子宫增大，形态可不规则，多发性肌瘤尤其多发性浆膜下肌瘤，可使子宫表面凹凸不平（图23-5-1、图23-5-2）。

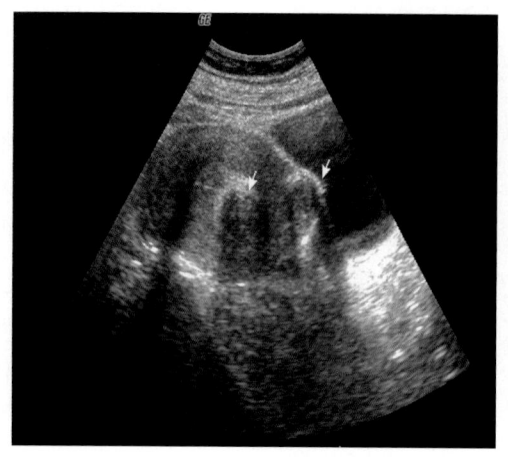

图 23-5-1 子宫多发肌瘤

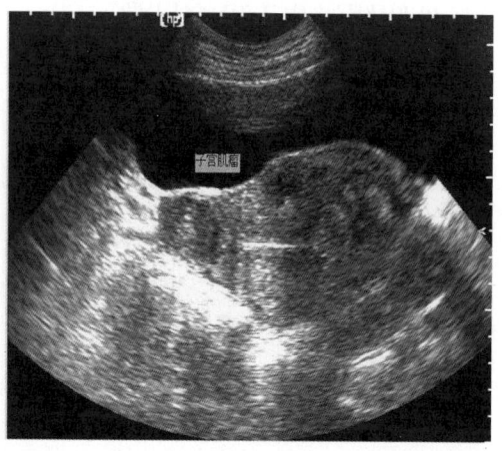

图 23-5-2 浆膜下肌瘤

2. 子宫内部回声不均,可探查到一个或多个不均质的低回声团。少部分肌瘤呈等回声或略强回声团,边界一般较清晰。较大肌瘤内部回声不均,后方多伴回声衰减。

3. 子宫肌瘤较大时可牵拉或压迫宫腔线变形移位,或显示不清。

4. 肌瘤变性的声像图表现

(1) 玻璃样变:因肌瘤内血供不足,部分肌瘤组织水肿变性,旋涡状结构消失,呈透明状物质,声像图表现为肌瘤内部呈现透声好的低回声,边缘不规则,后方回声稍强。

(2) 囊性变:玻璃样变性后进一步液化形成囊腔,声像图表现为肌瘤内部出现边缘清晰的无回声区,后部回声增强。暗区回声可为单个,也可为多个,可呈圆形或形态不一。

(3) 钙化:由于肌瘤变性坏死,血液循环障碍,钙盐沉积。声像图表现为肌瘤内部出现片状及斑块状强回声,后方伴声影。多发生在绝经后妇女。

(4) 红色样变:发生在妊娠及产褥期,是一种特殊的肌瘤坏死。多发生在较大的壁间肌瘤,由于血管栓塞,组织坏死,肌瘤内有出血或溶血,血红蛋白渗到肌瘤组织内而形成。肌瘤切面呈红色如"牛肉"状,声像图表现为瘤体内部回声不均,呈杂乱的低回声,需结合临床诊断。

(5) 肉瘤样变:肌瘤在短期内迅速增大伴有阴道出血,声像图表现为肌瘤边界模糊,内部回声杂乱不均,可见出血坏死性液化区,同时可伴发腹水。

5. 彩色多普勒超声表现:肌瘤周围有较丰富的环状或半环状血流信号,瘤体内血流信号较子宫肌壁丰富,浆膜下肌瘤及黏膜下肌瘤可显示与子宫相连通的供血血管。瘤体内部及周边可探及动脉和静脉血流频谱,动脉血流阻力指数在 0.50 左右,当肌瘤较大或合并感染时,瘤体血供丰富,RI 值可 <0.40。肌瘤发生囊性变、脂肪样变及钙化时,血流减少,血流频

谱呈高阻型;肉瘤样变时,血流异常丰富,RI 值 <0.40。

(三)鉴别诊断

1. 子宫肥大 声像图表现为子宫均匀增大,形态正常,宫腔线居中,宫壁内探查不到瘤结节回声。

2. 子宫肌腺病 声像图表现为子宫增大饱满,肌层弥漫性粗糙或局限性不均匀,但无包膜回声,应结合患者继发性进行性加重性痛经、月经过多等病史进行鉴别诊断。

3. 卵巢肿瘤 卵巢的实性肿瘤与浆膜下肌瘤易于混淆,需根据肿瘤的回声特征、与子宫间关系以及阴道内诊、病史进行鉴别诊断。

4. 盆腔炎性包块 当炎性包块与子宫粘连时,可误诊为浆膜下肌瘤,但炎性包块外形不规则,周边毛糙,其内回声不均匀,常伴有无回声区。患者常有感染史,下腹疼痛等症状。

5. 残角子宫 常误诊为宫旁肌瘤,不易鉴别。可根据回声特征,残角子宫与其相连单角子宫回声一致,有的残角子宫稍大时,于中央可有微小的内膜强回声,月经期可观察到少量积血。定期复查看不到肌瘤的增长现象。

二、子宫腺肌症

(一)病理及临床表现

子宫腺肌症即内在性子宫内膜异位症。子宫内膜可弥散性向子宫肌层内生长,导致肌纤维增生、粗厚或局限于肌层某一部位形成团块称腺肌瘤。异位的子宫内膜可随月经周期改变而发生出血,形成积血小囊,患者有继发性痛经,渐进性加重,伴有月经量过多,部分患者可有不孕。

(二)声像图表现

1. 子宫增大,饱满,外形规则,表面光滑。

2. 子宫肌层回声不均,可见散在粗大光点伴斑点状小暗区;或见局部肌层增厚,回声增强、粗糙,伴积血性小囊,无包膜,界限不清。

3. 病灶常使子宫前后壁呈不对称性增厚,若病灶发生在子宫后壁,宫腔线前移,反之则宫腔线后移(图 23-5-4)。

4. 子宫内血流信号较正常增多,呈星点状或放射状分布,RI 常大于 0.50。

(三)鉴别诊断

需与子宫肌瘤相鉴别。子宫肌瘤边界尚清,多呈局限性生长,可有假包膜,腺肌

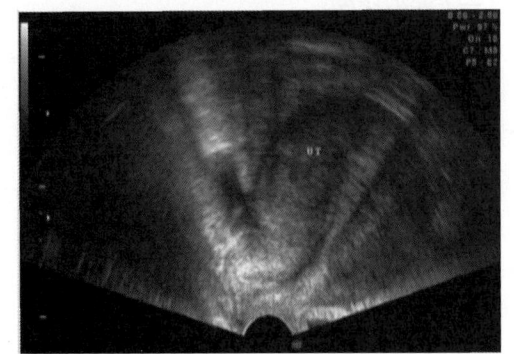

图 23-5-3 子宫腺肌症(经阴道)

病多呈大片状分布,边界不清。但腺肌瘤不易鉴别,需结合临床。

第六节 子宫内膜疾病

一、子宫内膜增生过长

(一)病理及临床表现

子宫内膜增生过长是由于大量雌激素刺激子宫内膜所致内膜增生的病理改变。多见于青春期和更年期,最常见的症状是不规则子宫出血,月经过频或者是月经期紊乱,经期缩短或明显延长,月经量多,伴贫血症状。

(二)声像图表现

1. 子宫内膜增厚,绝经前妇女子宫内膜厚度超过 12 mm,绝经期妇女内膜厚度超过 5 mm(图 23-6-1)。

2. 子宫内膜回声可表现为均匀回声、多小囊状回声和不均质斑块回声。

3. 内膜基底回声与子宫肌层回声分界清晰,内膜外形轮廓规整,内膜周边有时可见低回声晕。

4. 多数伴有单侧或双侧卵巢增大或卵巢内潴留囊肿。

5. 彩色多谱勒:轻度子宫内膜增生过长内无血流信号,或偶见星点状血流信号,重度增生时可见条状血流信号。

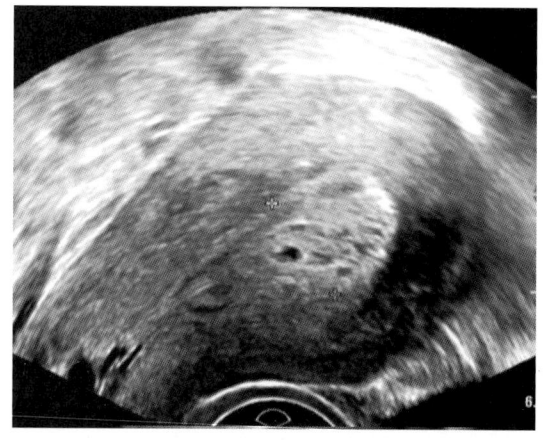

图 23-6-1 子宫内膜增生 内膜增厚,回声增强且呈多囊样改变,与肌层分界清晰

(三)鉴别诊断

需与子宫内膜息肉和子宫内膜癌鉴别。前者表现为宫腔内不均匀低回声团或增强回声团,呈水滴状,后者在早期不易鉴别,主要靠刮诊,晚期呈不规则的无回声区,伴有分布不均的光点、光团或光斑。

二、子宫内膜息肉

(一)病理及临床表现

子宫内膜息肉是由于子宫内膜腺体和纤维间质局限性增生隆起而形成的一种带蒂的瘤样病变。多发生在宫腔底部,质柔软,可变形,表面光滑,大小不等,也可继发和坏死,长蒂者可脱出宫颈口外。临床表现多为月经量多,经期延长或月经淋漓不断。

(二)声像图表现

1. 单发息肉表现为宫腔内不均匀低回声团或增强回声团,呈水滴状(图23-6-2)。

2. 多发息肉表现为子宫内膜增厚,回声不均,内膜内有不规则簇状高回声斑,与正常内膜界限模糊。

3. 子宫内膜基底层和肌层分界清楚,无变形,若合并宫腔积液时,显示更清晰。

4. 彩色多谱勒:少数病例可在息肉蒂部显示点状或短条状血流信号。

(三)鉴别诊断

需与黏膜下肌瘤、子宫内膜增生过长及子宫内膜癌相鉴别。

三、子宫内膜癌

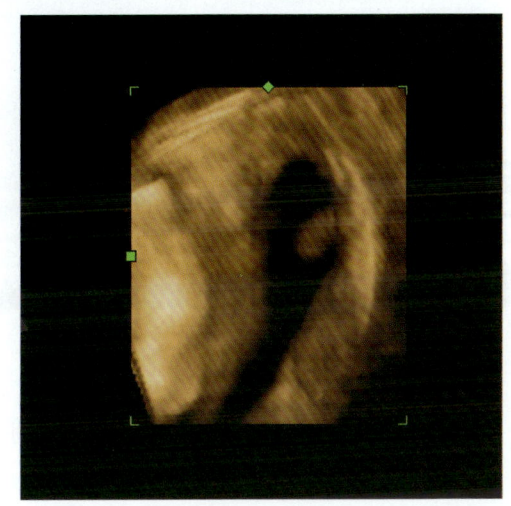

图23-6-2 子宫内膜息肉三维声像图

癌瘤起源于子宫内膜的腺体,又称子宫体癌。主要为腺癌。是女性生殖道常见三大恶性肿瘤之一,80%以上为绝经妇女。病因与长期雌激素刺激、子宫内膜增生过长及遗传等因素有关。

(一)病理及临床表现

可分为三型。

1. 弥漫型 全子宫内膜均发生癌变,表现为内膜的极度增厚、组织脆、易脱落,常有溃疡、出血、坏死及化脓性改变,很少侵及肌层。

2. 局限型 病变局限于内膜某一部分,常见于子宫底部的内膜,多侵犯肌层,可穿透子宫壁向周围浸润生长。

3. 息肉型 癌组织如菜花样向宫腔突出,如同普通的内膜息肉,刮宫诊断时易被刮出。临床以绝经前后患者有不规则阴道出血,血性白带、恶臭、晚期伴有下腹痛为特征。

(二)声像图表现

1. 早期宫体癌一般无改变,仅可见内膜增厚,回声增强,主要依靠诊刮确诊;中晚期,子宫增大。

2. 癌组织阻塞颈管或造成颈管粘连时可有宫腔积液、积血、积脓,表现为宫腔内不规则的无回声区,伴有分布不均的光点、光团或光斑。

3. 病变侵犯肌层时,可见肌层回声不均,呈现不规则低回声区,边界不清;或见肌层回声连续性中断现象(图 23-6-3、图 23-6-4)。

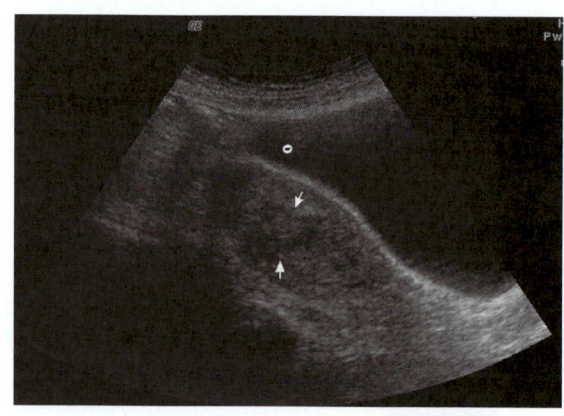
图 23-6-3　子宫内膜癌

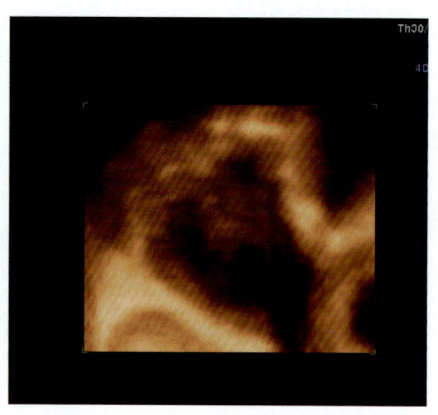
图 23-6-4　子宫内膜癌三维声像图

4.内膜可见短棒状、点状血流信号,受累肌层血流信号增多,呈低阻型动脉血流频谱,RI<0.40。

第七节　卵巢病变

卵巢肿瘤是妇科常见肿瘤,可发生于任何年龄,以生育年龄多见。卵巢肿瘤种类繁多,组织来源复杂,病理改变多样,因此声像图表现也较复杂,特别是实性肿瘤声像图缺乏特异性,难以作出病理诊断。但是 B 超可确定卵巢肿瘤的囊、实性,还可根据良、恶性肿瘤的回声特点,作出提示性诊断,为临床诊断治疗提供帮助。

一、卵巢肿瘤的声像图分类

1.囊性肿瘤　多数肿瘤呈圆形或椭圆形,边界清楚、壁光滑,内部为液性无回声暗区或伴有光点及分隔光带,后壁回声增强。

2.混合性肿瘤　以囊性为主的肿瘤形态较规则,体积大,壁光滑,内呈无回声暗区伴有团块状中强回声,仍有后壁回声增强特点。以实性为主的混合性肿瘤,其内可有大部分规则或不规则实性回声区及少量无回声区,后方回声多不增强。

3.实质性肿瘤　肿瘤边界可清晰或不清晰,形态可规则或不规则,内部回声均质或不均质,如有坏死出血,可出现不规则无回声区。

二、卵巢良、恶性肿瘤的声像图特征

1.良性肿瘤　肿瘤形态规则、边界清晰、壁光滑。多数为囊性或以囊性为主的混合性,

少数为实质性,其内回声均匀。

2. **恶性肿瘤** 肿瘤形态不规则,与相邻组织间界限不清,周边模糊。如为囊性,可见囊内分隔杂乱,厚薄不一,隔与隔交界处可见结节样实性回声,或有外生乳头状回声;如为实性,内部回声不均匀,多伴有出血、坏死形成的不规则无回声区,多数患者伴有腹水。

三、卵巢肿瘤的声像图表现

卵巢肿瘤可分为非赘生性和赘生性两类。

(一)非赘生性囊肿

1. **滤泡囊肿或黄体囊肿** 为来自卵巢的生理性囊肿,内径不超过 5 cm。声像图表现为:于附件区见圆形无回声区,壁薄光滑;滤泡囊肿于排卵后消失,黄体囊肿一般于月经后自行消失;妊娠黄体可延迟 3 个月后消失(图 23-7-1)。

2. **卵泡膜黄素囊肿** 为与滋养叶细胞肿瘤伴发的双侧卵巢病变,一般无临床症状,在葡萄胎或绒毛膜癌经治疗后,囊肿自行消失。声像图表现为双侧附件区见直径约 10 cm 的囊性肿瘤回声,壁薄光滑,内为液性暗区并有纤细光滑的分隔光带回声。

3. **巧克力囊肿** 系子宫内膜异位于卵巢并伴周期性出血形成的囊肿,其内为陈旧性咖啡样血液,多与周围组织粘连。患者可有痛经和不孕。声像图表现为盆腔内可见椭圆形或不规则囊性肿物回声,直径 5~10 cm,壁厚、毛糙不规则,其内可见液性暗区或伴有点状、絮状或局限性强回声(图 23-7-2)。

4. **多囊卵巢** 两侧卵巢增大,包膜增厚,切面皮质中可见多个大小不等囊泡。患者出现多囊卵巢综合征表现,呈多毛、肥胖、月经少、稀发或闭经、不孕。声像图表现为卵巢增大,包膜回声增强,其内可见多个细小卵泡回声呈车轮状排列于卵巢周边,直径一般为 2~8 mm,每切面至少 10 个,总数大于 12 个(图 23-7-3)。

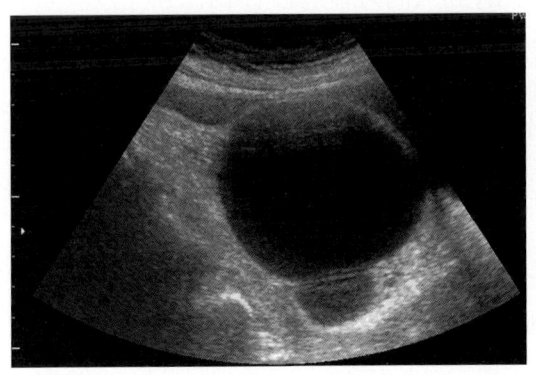

图 23-7-1 卵巢囊肿

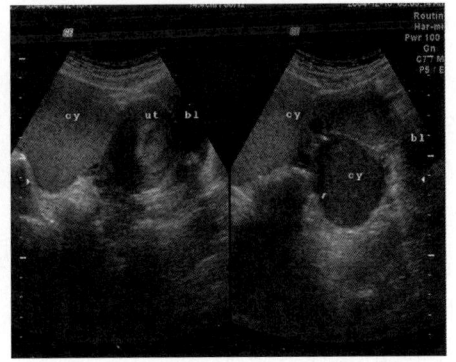

图 23-7-2 巧克力囊肿

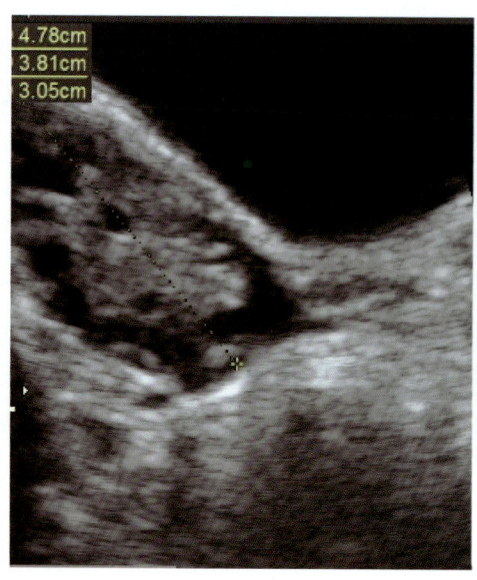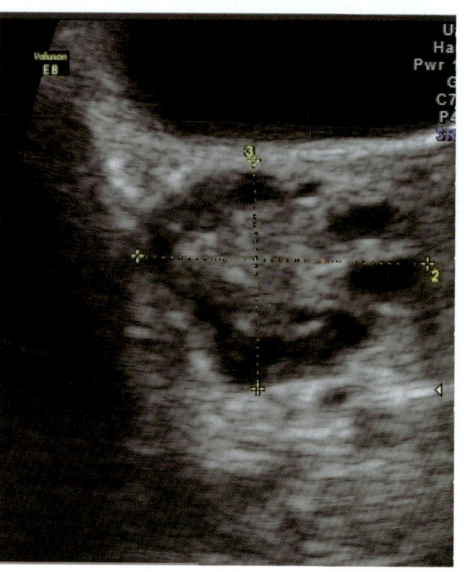

图 23-7-3 多囊卵巢

(二)赘生性肿物

1. 浆液性囊腺瘤 为卵巢最常见的良性肿瘤。主要发生在生育年龄,15% 为双侧,分为单纯性和乳头状两种。

声像图表现如下:

(1)单纯性浆液性囊腺瘤呈圆形或椭圆形,直径 5~10 cm,壁薄光滑,内部为无回声,肿瘤后方有增强效应。

(2)乳头状囊腺瘤呈圆形或分叶状无回声暗区,可为单房或多房(图 23-7-4),囊壁上可见乳头状或结节状中强回声光团向腔内突出,乳头间可伴有砂样钙化强光点。如有乳头向壁外生长,可致囊壁不规则。

(3)偶有肿瘤自行破裂,可引起腹膜种植,伴发腹水。

2. 浆液性囊腺癌 是一种较常见的恶性肿瘤,起源于良性肿瘤或为原发性恶性肿瘤,多为双侧。肿瘤可为多房性,体积较大者囊壁不规则,囊内多为质脆乳头。乳头穿破囊壁可发生盆腹腔内转移。

声像图表现:盆腔内见囊实性肿物回声,囊壁不规则,厚度不均匀,囊内可见乳头状中强回声团向腔内突出(图 23-7-5)。乳头突破囊壁侵及盆腔组织时,可见盆腔内复杂的囊实性肿块回声,可伴发腹水。

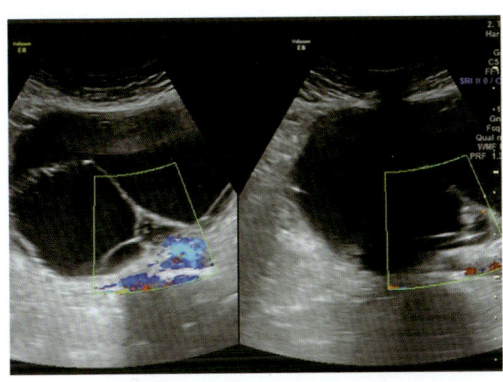
图 23-7-4　浆液性囊腺瘤

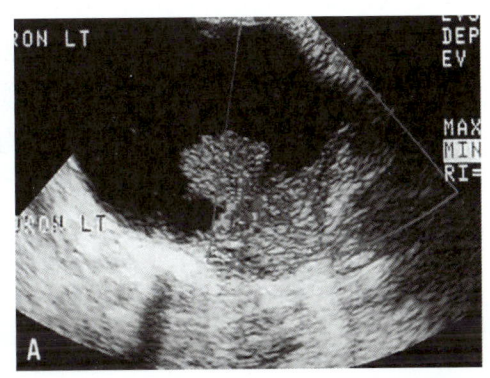
图 23-7-5　浆液性囊腺癌

3. **黏液性囊腺瘤**　发病率约占卵巢良性肿瘤的20%，多发生于中年妇女，一般为单侧，呈多房性，肿瘤体积较大。肿物表面光滑，切面为大小不等的囊腔，内为半透明黏稠液体。少数患者囊肿可破裂，引起腹膜广泛种植，形成腹腔黏液瘤病。病理虽为良性，但预后不佳。

声像图表现：盆腔内可见囊性肿瘤回声，体积大，边界清，表面光滑，壁均匀稍厚，其内为液性暗区并伴有密集或散在光点，及纤细的分隔光带呈多房性，后壁回声增强（图23-7-6）。巨大囊肿可占据整个腹腔，腹膜黏液瘤患者可伴发腹水征。

4. **黏液性囊腺癌**　常由黏液性囊腺瘤癌变而来，切面囊实相间，囊壁分隔上可见乳头或实质性结节。

声像图表现：肿物壁厚不规则，内部回声杂乱，可为液性暗区伴杂乱厚薄不均的分隔光带回声，光带与光带交界处有结节样或乳头样中强回声，也可见大块实性回声（图23-7-7）。可伴发腹水。

盆腔内囊性肿瘤体积较大时，需与腹水、结核性包裹性积液相鉴别。

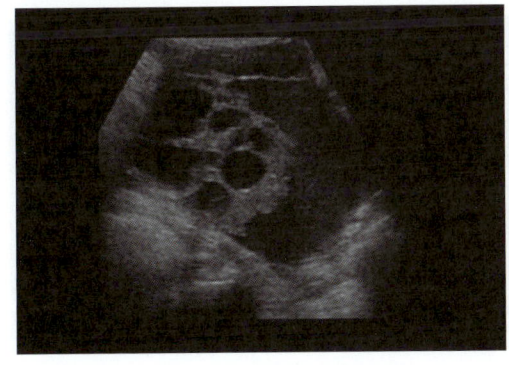
图 23-7-6　黏液性囊腺瘤

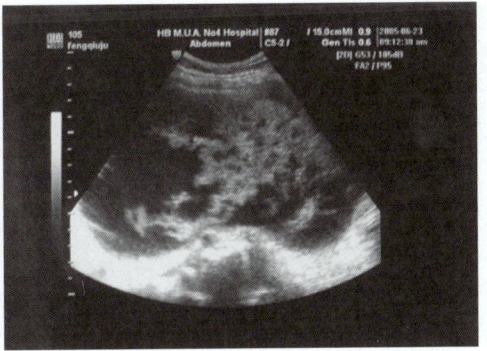
图 23-7-7　黏液性囊腺癌

5. 卵巢畸胎瘤 可发生于任何年龄,生殖年龄多见,双侧占12%。肿瘤含人体外胚、中胚和内胚层三种组织,以外胚层组织多见,包括皮肤、皮脂腺、汗腺、毛发、牙齿、骨骼及神经组织;有的可见中胚层组织,如软骨、脂肪组织等。良性畸胎瘤又称"皮样囊肿"。由于内含组织不同,因而声像图表现亦多种多样。可有如下特征:

(1)脂液分层征:肿物内可见液平面,上方为脂类物质均匀密集的光点回声,下方为液性暗区(图23-7-8)。

(2)面团征:肿物暗区内可见脂质聚集成边界清晰、形态规则的中强回声团,可附着在囊壁上或位于囊腔内(图23-7-9)。

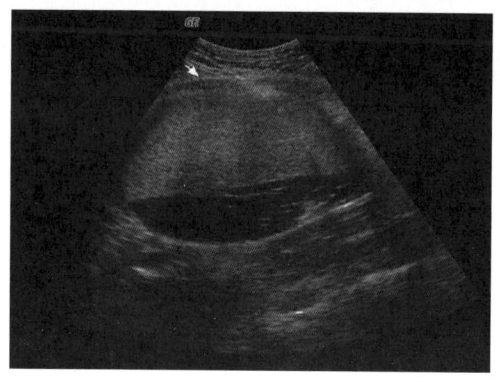 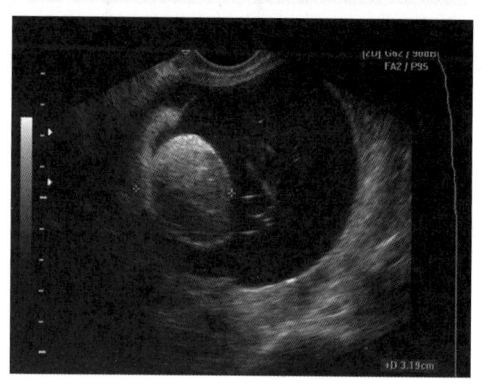

图23-7-8 畸胎瘤(脂液分层征)　　图23-7-9 畸胎瘤(面团征)

(3)瀑布征(垂柳征):肿物液性暗区内可见毛发与脂类紧密结合物的回声团,前方回声增强,后方回声渐次衰减,呈瀑布状(图23-7-10)。

(4)星花征:肿物内可见脂质颗粒呈散在回声光点浮于液性暗区内,推压肿物光点随之移动(图23-7-11)。

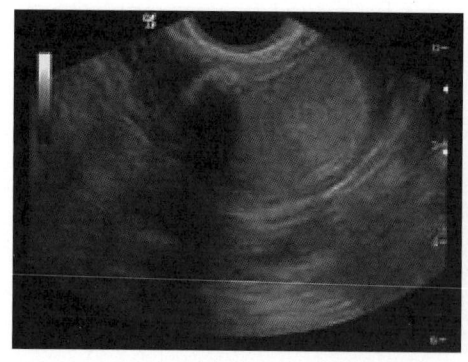 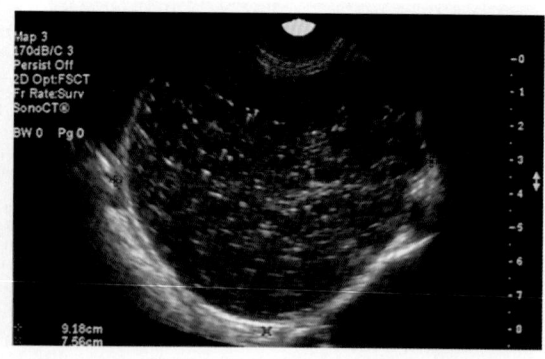

图23-7-10 畸胎瘤(瀑布征)　　图23-7-11 畸胎瘤(星花征)

(5)杂乱结构征:此征较难鉴别,尤其遇有周围肠管气体影响,肿物界限不清楚时。肿物内含有多种组织,声像图表现较复杂,可为液性暗区伴强光点、光团、光斑、短线状回声,部分可伴有声影,如肿物完全为脂类物质所充填则呈实质样回声(图23-7-12)。

(6)类囊肿型:壁薄而光滑、单房,内为液性暗区(图23-7-13)。

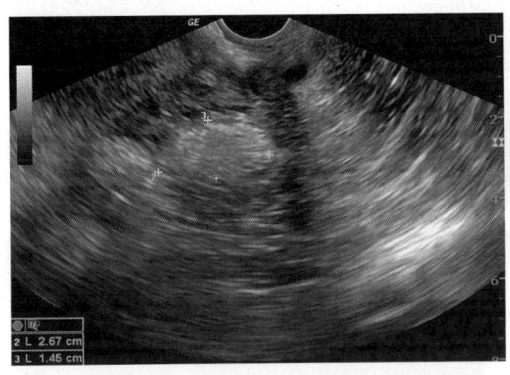 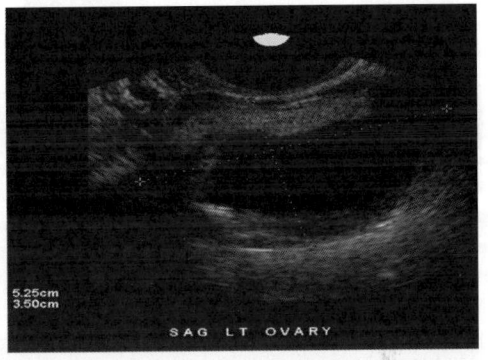

图23-7-12 畸胎瘤(杂乱型)　　　　图23-7-13 畸胎瘤(囊性)

6.卵巢实质性肿瘤　卵巢实质性肿瘤较少见,但组织来源广泛,肿瘤种类繁多,超声检查很难确定肿瘤类型,因而不能盲目作出病理性诊断。可根据良恶性肿瘤的回声特点进行提示性诊断。彩色多普勒超声对卵巢肿瘤的良恶性诊断有重要的参考价值。一般良性肿瘤内血流信号相对较少,恶性肿瘤内血流较为丰富,而且可以检测到动脉血流频谱(图23-7-14)。

(1)良性肿瘤:有代表性的为卵巢纤维瘤,多见于绝经期妇女。肿瘤表面光滑、质硬。如合并有胸腹水(称麦格综合征),一旦肿瘤切除,胸腹水自行消退。

声像图表现:于盆腔内可见实性肿瘤回声,形态规则、表面光滑,内部呈均质的粗颗粒状略强回声,或可见钙斑的强回声伴声影(图23-7-15),当合并有胸、腹水时,于胸、腹腔内可见液性暗区回声。

(2)恶性肿瘤:多来源于生殖细胞,如畸胎瘤、无性细胞瘤和内胚窦瘤等。临床特征:病程短、肿瘤生长迅速,较早向周围转移,伴发腹水。

声像图表现:盆腔内见外形不规则的肿瘤回声,与周围组织粘连,边界可不清楚,内部为杂乱的实性回声,间有出血坏死的不规则暗区(图23-7-16,图23-7-17),多数患者伴有不同程度的腹水。彩色多普勒超声于肿瘤内可以检测到较丰富的血流信号。

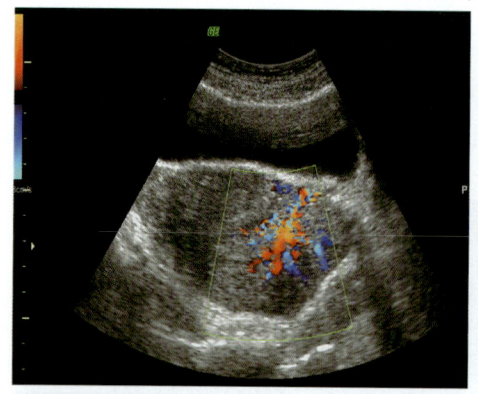
图23-7-14 卵巢实性占位病变

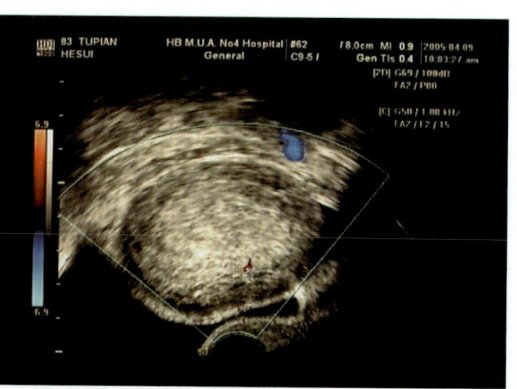
图23-7-15 卵巢纤维瘤(边界清楚)

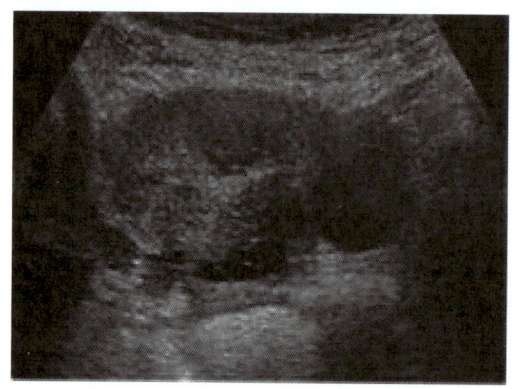
图23-7-16 卵巢癌囊实性回声团

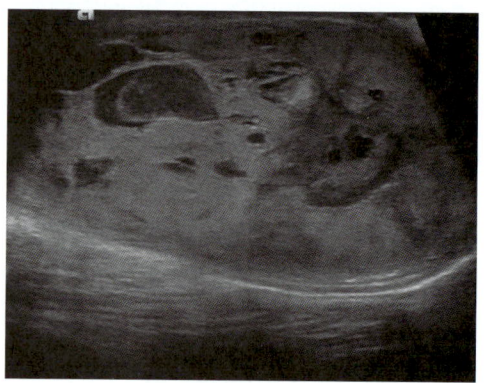
图23-7-17 卵巢恶性肿瘤(内胚窦瘤)

7. 卵巢转移瘤(库肯勃瘤) 主要来自胃肠道恶性肿瘤的转移,其次为来自乳腺癌的转移。绝大多数为双侧性实质肿瘤,表面光滑,切面呈胶质样,可有出血及坏死。

声像图表现:于盆腔内见实性肿瘤回声,大小约10 cm,边界清晰,形态不规则,内部回声不均,有内出血坏死时,可伴有不规则液性暗区。常伴发腹水(图23-7-18)。

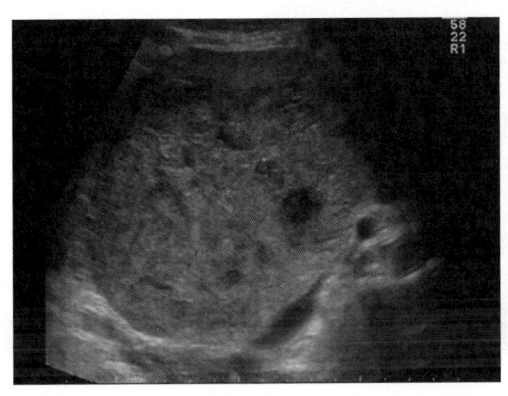

图 23-7-18 库肯勃瘤（来自胃肠道的黏液腺癌）

第八节 盆腔炎性肿块

盆腔炎性包块为妇科常见病,临床分为急、慢性两种。急性炎症包括:输卵管炎、输卵管卵巢炎,又称附件炎;慢性炎症包括:慢性附件炎及输卵管积液。

一、病理基础及临床表现

急性炎症时,输卵管充血、肿胀、炎性渗出物增多,与周围组织粘连,重者上皮可发生退行性变或成片脱落。炎性粘连可导致输卵管腔及伞端闭塞而形成输卵管积脓。炎症也可蔓延到卵巢实质,形成卵巢脓肿,脓肿多位于子宫后方及子宫阔韧带后叶,常与肠管发生粘连。炎症波及卵巢及周围组织,造成相互粘连,形成炎性肿块。

慢性炎症时,多为双侧,炎症粘连亦可造成输卵管伞端部分或完全闭锁。浆液性渗出形成输卵管积水,形如腊肠或曲颈瓶状,壁薄。

急性期临床可有不同程度的发热、腹痛;慢性输卵管炎的患者可有不孕。

二、声像图表现

1. 输卵管积液　少量积液时,于子宫两侧可见到长条状或腊肠样的液性暗区回声,边界清楚。积液多时包块呈曲颈瓶状或椭圆形的液性暗区,壁薄,其内也可伴有光带回声(图23-8-1)。

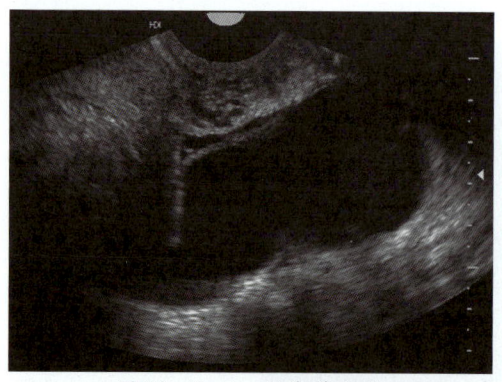

图 23-8-1 输卵管积液

2. 输卵管积脓　附件区可见如曲颈瓶状或椭圆形包块回声,壁较厚、粗糙,液性暗区内可见稀疏或密集中强回声光点(图 23-8-2)。

3. 盆腔积脓　多位于子宫直肠窝,可见边缘不规则、壁厚薄不均匀的包块回声,内为无回声或为低回声区伴浓密的点状回声(图 23-8-3)。

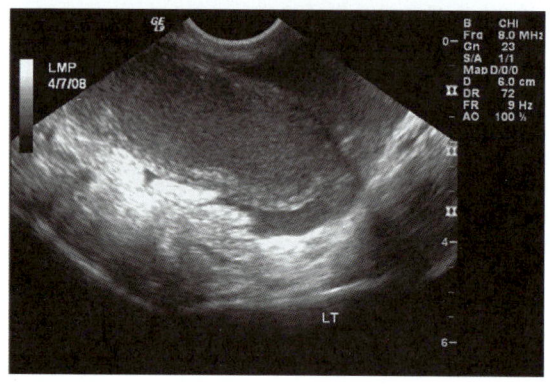

图 23-8-2　输卵管积脓

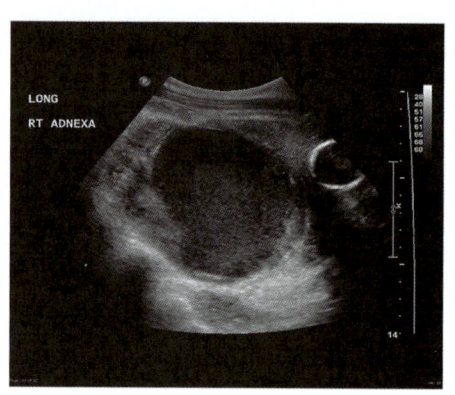

图 23-8-3　盆腔积脓

第九节　宫内节育器

一、节育器种类(图 23-9-1)

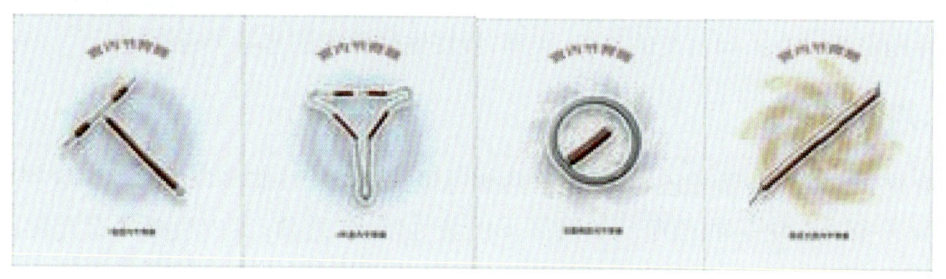

T铜宫内节育器　　V铜宫内节育器　　金塑铜宫内节育器　　固定式铜宫内节

图 23-9-1

二、声像图表现

位置正常的节育器声像图表现为节育器强回声位于宫腔中心,其周围内膜显示为低回声晕圈(图23-9-2)。

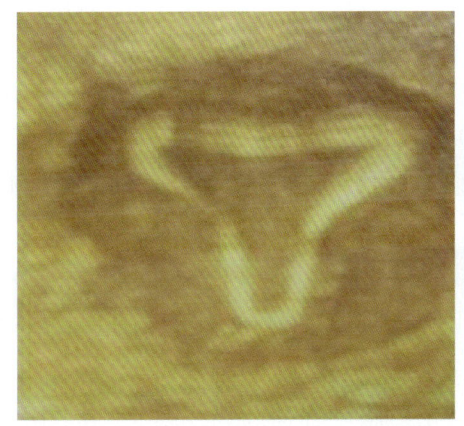

图23-9-2 正常节育器三维图像

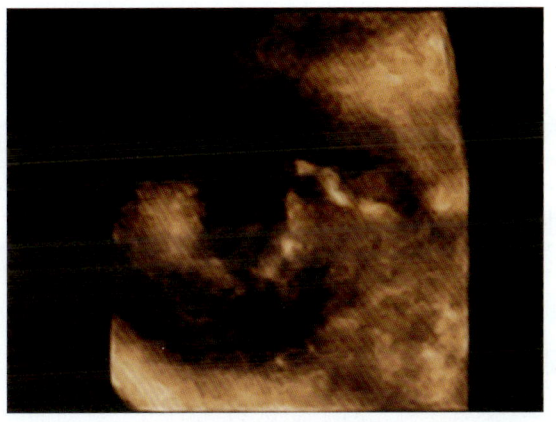

图23-9-3 节育器下移至宫颈内口(三维图像)

三、节育器异位

宫内节育器不在子宫内正常位置时称节育器异位,包括下移、嵌顿、旋转及外移。

1. 下移　节育器不在宫腔而向下移位,下缘到宫颈内口或内口以下(图23-9-3)。

2. 嵌顿　节育器偏离宫腔中心,嵌入肌层或接近浆膜层(图23-9-4)。

3. 外移　节育器穿透子宫肌壁、浆膜层造成穿孔而致节育器外移。超声扫查显示宫腔内无节育器回声,在宫旁、子宫直肠窝或腹腔内见节育器强回声。

4. 旋转　多见于爱母型节育器,患者常伴有月经量增多或经期延长症状。

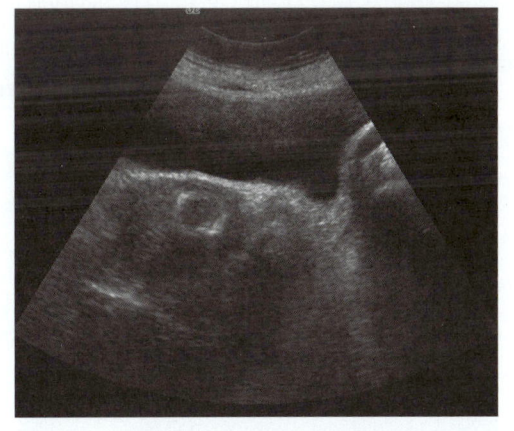

图23-9-4 节育器嵌顿

第十节　剖宫产术后子宫及腹壁病变

一、腹壁瘢痕处的子宫内膜异位症

1. **病理基础及临床表现**　近年来，剖宫产率逐年上升，剖宫产术后腹壁瘢痕处的子宫内膜异位症发病率也逐渐上升。这可能与患者子宫内膜细胞本身的生物行为有关，此种患者内膜细胞的生物活性、种植能力和血管形成能力可能更强。

典型临床表现为患者有剖宫产史；切口部位可触及肿物，该肿物随月经期到来可伴有周期性疼痛。

2. **声像图表现**　腹壁瘢痕处皮下脂肪、筋膜或肌层内可见形态不规整的肿块回声，边界不清，无被膜，内部回声不均质，内部常可见不规则液性暗区，透声欠佳。CDFI：肿块内部可见星点状血流信号（图23-10-1）。

3. **鉴别诊断**　对于症状表现不典型者则需要与切口脓肿、血肿、缝线肉芽组织、切口硬结、腹壁肿瘤等相鉴别。

二、子宫剖宫产瘢痕憩室

1. **病理基础及临床表现**　患者剖宫产后，子宫切口愈合不良导致瘢痕处局部薄弱，内膜及肌层呈疝状向外凸出形成憩室。也有的未形成囊状凸出，可见局限性扩张。子宫剖宫产瘢痕憩室临床表现为患者有剖宫产史，月经时间延长或经期后3~5天仍有陈旧性血性分泌物。

2. **声像图表现**　子宫大小正常，子宫体部肌层回声均匀，前壁下段剖宫产瘢痕处可见局部肌层变薄，该处形成一憩室样回声，可见局限液性暗区，部分暗区内透声欠佳（图23-10-2）。

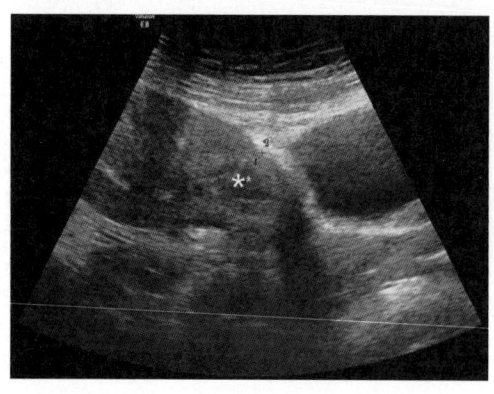

图23-10-1　腹壁瘢痕处子宫内膜异位

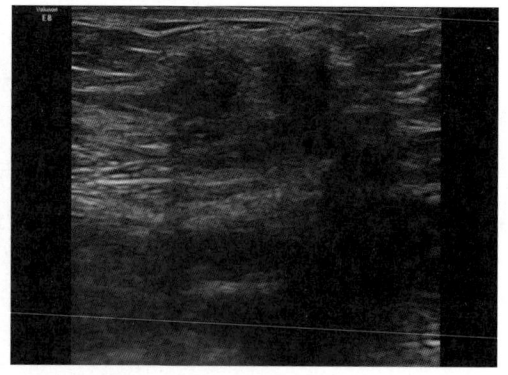

图23-10-2　子宫剖宫产瘢痕憩室

第十一节　妇科超声检查操作手法

1. 充分充盈膀胱,尤其是对后位子宫更是如此。
2. 大多数女性子宫纵轴在盆腔的位置不是在正中线,超声扫查时应调整探头角度,以便能测量出子宫的最大长径。
3. 对有些浆膜下肌瘤不易和子宫旁附件肿物相鉴别,应做经阴道超声加以鉴别。
4. 有些中老年女性有卵巢囊肿,且时日已久,蒂相当长,有时可达同侧中腹部甚至到达对侧腹部或上腹部,因此对于中老年女性的附件区域扫查应扩大到双侧中上腹部,以防漏诊。

第十二节　易误诊的病例

一、卵巢囊肿误诊为腹腔囊肿

患者女性,67 岁,主因中下腹部间断疼痛 3 年近日突然加重来诊,无发热,白细胞无升高,血、尿常规无异常。

超声检查:可见左侧中腹部一个无回声区,大小约 10.5 cm ×9.0 cm ×8.9 cm,边界清楚,形态规整,其周边及内部未见明显血流信号(图 23 -12 -1)。

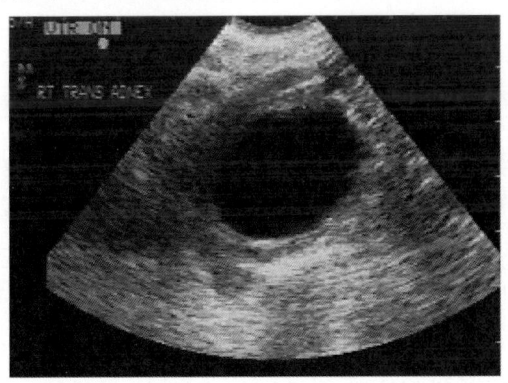

图 23 -12 -1　患者左侧中腹部声像图

超声提示:左侧中腹部囊性肿物,肠系膜或大网膜囊肿不除外。

患者急诊手术,病理结果:左侧卵巢浆液性囊腺瘤。

误诊分析:患者年龄较大,疼痛数年,超声发现左侧中腹部有囊性肿物,手术病理证实为卵巢囊性肿物,考虑此肿物生长时间较长,蒂较长,仰卧位时此肿物可移动到左侧中下腹部,甚至右侧腹部、上腹部等位置。因此,对于中老年妇女发现肿物时要扩大扫查部位,甚至要扫查到上腹部,以免漏诊。作诊断时不只要考虑到肿物所在部位处的病变,还要考虑到附件的病变。

二、子宫腺肌瘤误诊为子宫肌瘤

患者,女性,45岁,月经过多,经期延长,阴道少量出血,腹痛。经腹超声检查:子宫增大,饱满,外形规则,肌层回声不均匀,内可见散在粗大光点伴斑点状低回声区,范围约4.3 cm×3.2 cm×4.2 cm,边界尚清,形态规整(图23-12-2、图23-12-3)。

CDFI:其内及周边可见血流信号。子宫前后壁不对称性增厚,宫腔线后移。

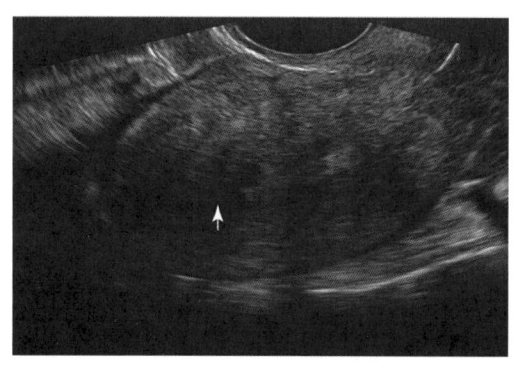 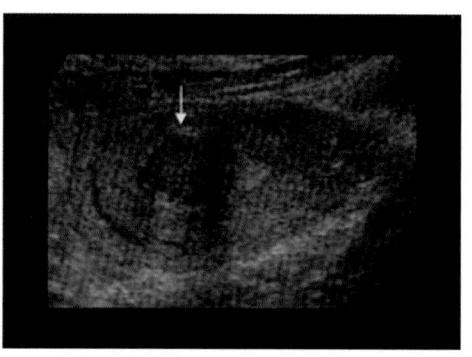

图23-12-2 腺肌症伴肌瘤(箭头)　　图23-12-3 子宫肌瘤(箭头)

超声提示:子宫肌层低回声区,子宫肌瘤可考虑。

3个月后行阴道超声检查,超声提示:子宫肌层低回声区,子宫腺肌瘤可考虑。

误诊分析:子宫肌瘤与子宫腺肌瘤的声像图鉴别主要有　①瘤体的包膜回声:子宫肌瘤可见假性包膜,边界规整、清晰;腺肌瘤无包膜,瘤体与周围宫体组织界限不清。②部位、数目和大小:子宫肌瘤可发生于宫体的各个部位,数目、大小不一,腺肌瘤多发生于宫体后壁,以单发为主,平均大小在4 cm左右。③内部回声:肌瘤以低回声、等回声较为多见,多呈旋涡样改变,易发生变性坏死性低回声暗区或钙化强回声;腺肌瘤多以弱强回声多见,回声特征以粗颗粒状、网格状为主,后方常伴放射状细条状浅淡声影。④彩色血流:肌瘤瘤体周边血供多于内部,且内部多为静脉血流,周边RI也高于瘤体内部,瘤体内部RI≥0.50,而我们认为周边多普勒频谱,舒张期延长时间约为收缩期时间的2倍,在子宫肌瘤频谱特点上具有一定特异性;腺肌瘤瘤体周边血供不丰富,瘤体内部血供较为丰富,多呈星闪烁状,RI≥0.70。⑤子宫周边回声:肌瘤因部位及数目不同,常致宫体表面形态不规则或凸凹不平,腺肌瘤多数不突出于子宫表面,致宫体呈球形增大。⑥子宫内膜的偏移:当肌瘤生长于子宫内膜附近时可使宫内膜局部弯曲或挤压性偏移,腺肌瘤因范围广泛,又多发生于宫体后壁,宫内膜线前移现象多见。⑦其他:腺肌瘤常合并有盆腔其他部位的子宫内膜异位症表现,以痛经、月经量增多,卵巢巧克力囊肿最为多见,子宫肌瘤多无固定症状的临床表现。

第十三节　妇科超声报告范例

一、子宫多发肌瘤

超声表现:子宫前位,大小约 7.8 cm×7.5 cm×5.6 cm,形态失常,肌层回声不均,可见多个低回声结节,较大者约 3.1 cm×2.8 cm×2.6 cm,位于右侧壁,CDFI:结节周边可见血流信号环绕(图 23-13-1)。

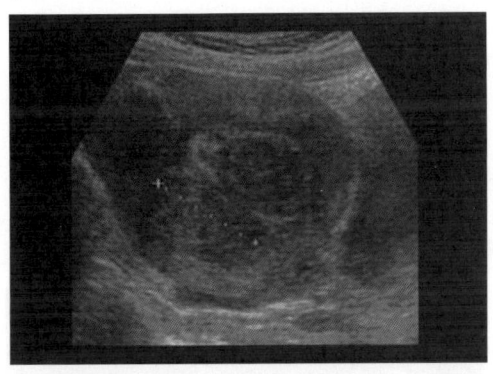

图 23-13-1　子宫多发肌瘤

超声提示:子宫多发肌瘤。

二、腺肌症及巧克力囊肿

超声表现:子宫前位,形态饱满,增大,大小约 8.0 cm×7.5 cm×6.3 cm,肌层回声增粗、增强不均,点线状回声增多间杂细小暗区,后壁增厚明显,内膜厚约 0.8 cm,后移,CDFI:肌层内见点条状血流信号,散在分布。左侧附件区可见一囊性回声结节,大小约 5.5 cm×4.7 cm×3.9 cm,壁厚欠光滑,边界清,形态尚规则,内透声差,可见细密点状回声,CDFI:未见血流信号。右侧附件区未见异常(图 23-13-2、图 23-13-3)。

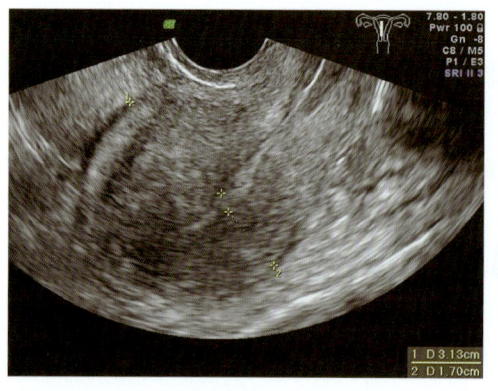 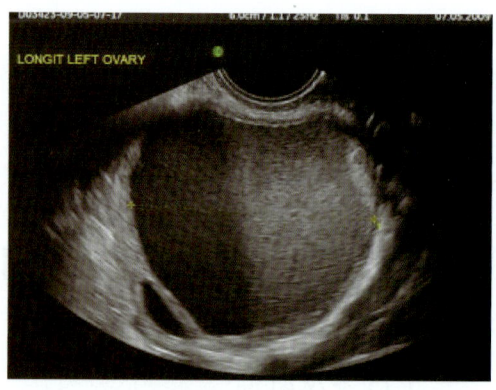

图 23-13-2　　　　　　　　　　　　图 23-13-3

超声提示：①子宫不均质增大，考虑腺肌症；②左附件区囊肿：符合子宫内膜异位囊肿超声表现（巧克力囊肿）。

三、宫腔息肉样病变

超声表现：子宫后位，大小约 5.6 cm×5.4 cm×3.8 cm，肌层回声均匀，内膜厚约 0.3 cm，宫腔内可见一略强回声团，边界清，形态尚规整，1.7 cm×0.9 cm×0.4 cm，CDFI：可见蒂部少量血流信号与前壁肌层相连通，RI：0.54（图 23-13-4）。

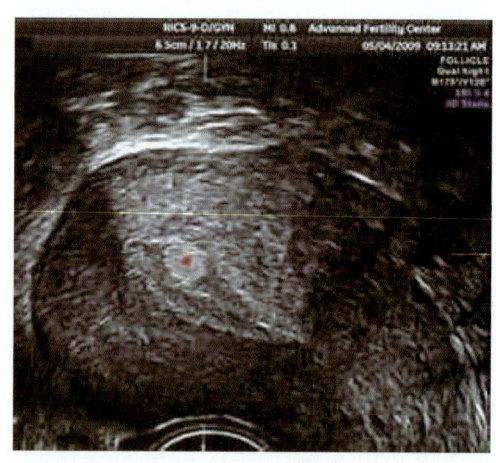

图 23-13-4　宫腔息肉样病变

超声提示：宫腔内略强回声团，符合息肉样病变超声表现。

四、畸胎瘤

超声表现:子宫前位,大小约6.9 cm×5.6 cm×4.6 cm,肌层回声均匀,内膜厚约0.6 cm。右侧附件区可见混合性回声团,大小约8.1 cm×7.9 cm×6.5 cm,边界清,形态尚规则,内可见点状、线状强回声、无回声区及强回声团后伴声影(图23-13-5)。

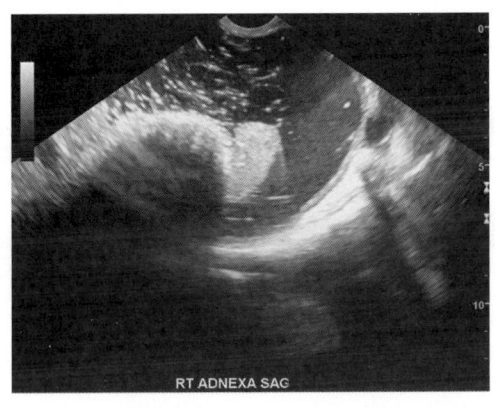

图23-13-5 畸胎瘤

CDFI:周边可见少量血流信号,其内未见明显血流信号。左侧附件区未见异常。盆腔未见明显游离液。

超声提示:右附件区囊实性回声团,考虑畸胎瘤。

五、腹壁瘢痕子宫内膜异位

超声表现:患者腹壁剖宫产瘢痕处、距体表0.24 cm肌层内可见低回声包块,大小约3.3 cm×3.2 cm×2.1 cm,边界欠清,形态不规整,无明显被膜,内部回声不均质,可见散在细小液性暗区,透声欠佳(图23-13-6)。

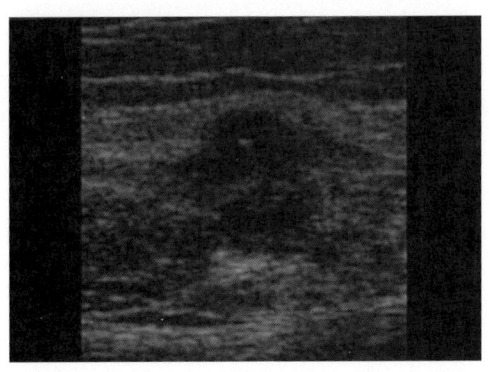

图23-13-6 腹壁瘢痕子宫内膜异位

CDFI：包块内部可见散在星点状血流信号。

超声提示：腹壁低回声包块，符合腹壁瘢痕子宫内膜异位超声表现。

（郝冬梅　张金会）

第二十四章 产前超声

随着影像技术的不断进步,提高出生人口质量、减少出生缺陷成为超声产前检查的重要任务。超声可以应用于整个孕期的多个方面,早期发现胎儿畸形或缺陷,可以减少家庭以至国家的沉重负担;超声因其安全性及应用广泛性为临床普遍依赖,从而帮助产科医生制定适当的治疗处置方案,降低围产期及新生儿死亡率,以达到优生的目的。

第一节 正常妊娠声像图

检查前准备:①孕10周前需适度充盈膀胱;②中晚期妊娠无需特殊准备,遇有无痛性阴道出血,可疑前置胎盘时需适当充盈膀胱。

一、妊娠生理

(一) 受精和植入过程

对于28天一个月经周期的妇女来说,生长卵泡一般经过12~14天发育成熟,此时卵泡直径在18~21 mm,并向卵巢表面隆起。

卵子从卵巢排出后进入输卵管,多数在输卵管壶腹部与精子相遇,受精后,受精卵借助输卵管的蠕动向宫腔内移动,约在受精后第4天进入宫腔,第6~7天着床(也称植入,图24-1-1)。

(二) 胚胎形成

1. 中枢神经系统 胚胎6~7周形成原始脑,7~8周(妊娠9~10周)形成大脑半球,在孕13周时完成。

2. 心脏 孕5~6周时,原始心管开始搏动,孕9~10周形成心脏雏形。

3. 腹壁 孕8周时形成,但在脐孔处形成生理性中肠疝,至孕12周消失。

4. 肾脏 孕12周时,肾脏就具有了泌尿功能。

5. 四肢 孕6周末出现上下肢芽;孕7周末分出上臂、前臂、手和大腿、小腿、脚;孕10周末上肢完全形成,孕11周末下肢完全形成。

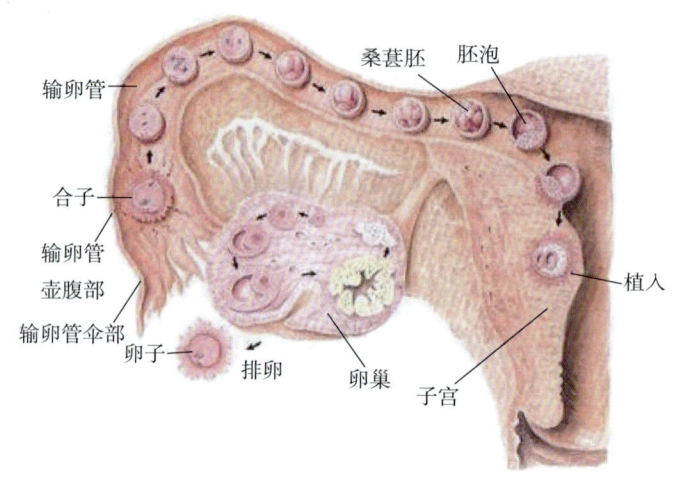

图 24-1-1 受精和植入过程示意图

二、早期妊娠的超声诊断

(一)检查目的

1. 了解是否妊娠、是否为正常妊娠并推算孕龄。

2. 早孕期发现双胎及多胎妊娠。

3. 鉴别单绒毛膜囊双胎或双绒毛膜囊双胎。

4. 观察双胎或多胎妊娠的转归。

5. 诊断异位妊娠及葡萄胎。

6. 早期发现某些胎儿异常。

7. 观察卵巢情况。

(二)常用观察指标

1. **妊娠囊** 声像图表现:

(1)子宫增大,与孕周成正比。

(2)经阴道超声最早于孕4周2天在子宫腔内可见妊娠囊(gestational sac,GS)回声,直径1~2mm,呈一回声减低结构,呈双环征(图24-1-2)。

2. **卵黄囊** 阴道超声最早于孕5~6周时在妊娠囊内可见卵黄囊(yolk sac)回声,呈环状强回声,内为无回声,平均直径5mm(>10mm提示预后不良)。卵黄囊是宫内妊娠的标志,于孕10~12周消失。

3. **胎芽(fetal pole)与原始心管** 孕6~7周,妊娠囊更加清晰,于妊娠囊内可见胎芽呈小团状中强回声,妊娠囊直径>25mm时(相当于孕8周)未见胎芽,提示预后不良。

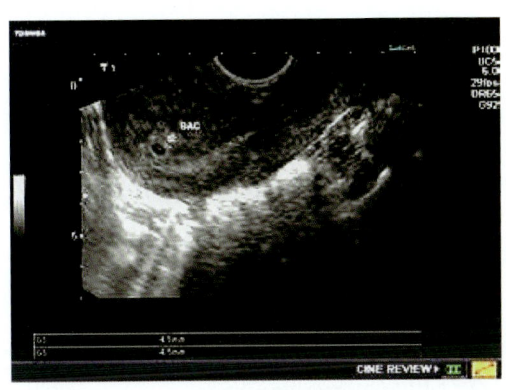

图 24-1-2 经阴道超声显示的早孕妊娠囊（箭头）

胎芽长 2~3 mm 时,胎芽内可见原始心管搏动,CDFI:为闪烁状的血流信号回声。经阴道超声最早在孕 6 周 2 天时可观察到,经腹壁超声于孕 7 周 5 天可见,可确定为宫内活胎。孕 9 周仍无胎心搏动,则属异常。

4. 羊膜囊(amniotic sac) 是妊娠囊的一个结构,胎儿位于其中,其外侧为绒毛膜腔,至 14 周,羊膜绒毛膜融合。孕 9~10 周,孕囊几乎占满宫腔,可见胎体轮廓。目前,孕 10 周是超声显像的一个转折点,从此,"胚胎"将改称为"胎儿"(图 24-1-3、图 24-1-4)。

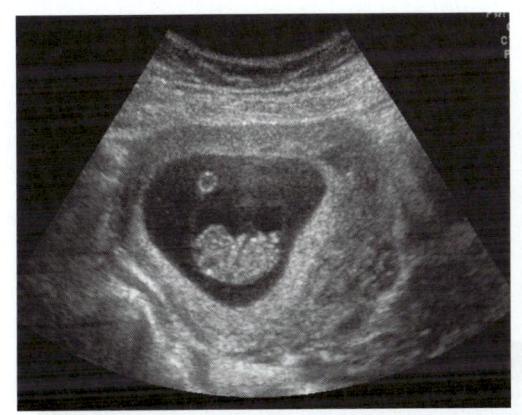

图 24-1-3 早孕妊娠囊、卵黄囊、胎芽

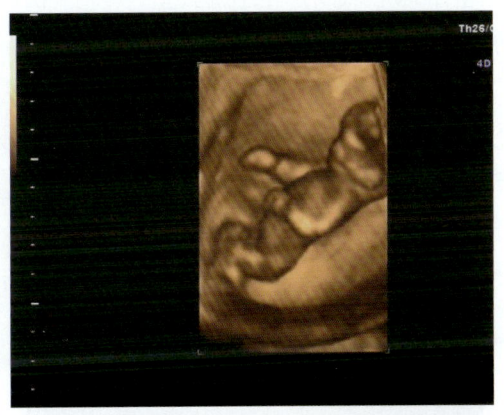

图 24-1-4 早孕三维

5. 胎盘 孕 11 周,胎盘(placenta)轮廓清晰,呈均匀的回声较强的新月形结构;胎儿躯干及脊柱可明显地显示,并可见肢体活动。

孕 12 周,超声即可显示成型的胎儿,颅骨强回声环显示清晰,头部可辨认丘脑、侧脑室、脉络丛,腹部可检查到肾脏和膀胱,可分辨四肢长骨。

三、中晚期妊娠的超声诊断

(一)超声检查的主要内容

1. 胎方位。

2. 测量胎儿各参数,如:双顶径(BPD)、股骨长度(FL)、头围(HC)、腹围(AC)等。由上述各参数计算孕龄。

3. 观察胎儿各器官发育,检出胎儿畸形。

4. 观察胎动情况。

5. 观察羊水分布及羊水量测定,胎盘附着有无异常,并观察成熟度。

(二)胎儿各器官发育

1. **胎头** 孕12周以后,胎儿颅骨逐渐钙化完全,超声检查能观察到清楚的颅骨光环回声,可测量双顶径、估计胎龄直至足月。颅骨厚度一般不超过3 mm,脑组织为弱低回声,中央可见大脑镰呈中强回声光带称脑中线;还可见位于脑中线两侧呈"八"字形的侧脑室中强回声、呈半球形低回声的丘脑、呈"等号"状的第三脑室、颅内大血管结构及胎儿颜面部各结构。

孕16周后,脑组织为弱低回声,中央可见大脑镰呈中强回声光带称脑中线,两侧可见丘脑呈均匀中低回声,侧脑室后角内充满液体,脉络丛呈强回声,回声均匀的小脑半球回声(图24-1-5)。

2. **颜面部** 孕14周后,声像图开始显示面部结构,如前额、眼眶、眼睑、鼻梁、鼻孔、上唇、下唇、腭、下巴、耳朵等。孕16周后这些结构可以显示得更加清晰(图24-1-6)。

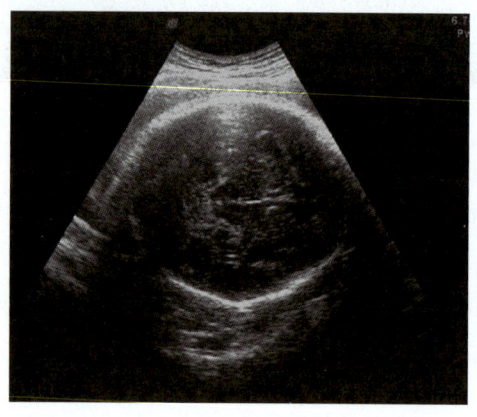

图24-1-5 胎头丘脑切面(测量切面)

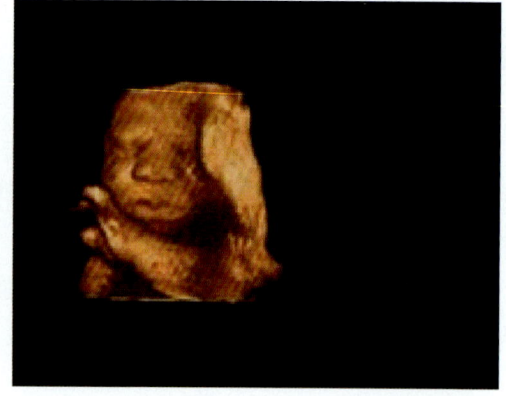

图24-1-6 胎儿颜面部(三维图像)

3. **颈部** 颈项透明层(nuchal translucency,NT)是指胎儿颈后部皮下组织内液体积聚的厚度,反映在声像图上即为胎儿颈后皮下组织内的无回声层(图24-1-7)。

测定NT的厚度有着十分重要的临床意义,NT厚度增加,胎儿异常的可能性也增加。由于胎儿淋巴系统约在孕14周时发育完全,因此,测量NT的孕周严格限制在孕$11\sim13^{+6}$周;测量从皮肤层内缘至筋膜层外缘的厚度。NT厚度随CRL(头臀长)增加而增长,在CRL在45~84 mm其正常值不超过3 mm。发现NT增厚时可进一步进行三尖瓣或静脉瓣导管等频谱测量。

4. **脊柱** 一般于孕12周以后即可清晰辨认脊柱、脊椎及背侧皮肤。旁矢状切面:脊柱呈正常生理弧度,声像图见双排平行骨化中心,呈双排串珠样强回声,分别为椎体及椎板回声,排列整齐,连续性好,一个椎体对应一个椎弓,至骶尾椎处合拢。中央条状低回声为椎管,椎管中央的低回声为脊髓。脊柱横切面可见三个骨化中心形成一个闭合的等腰三角形,下方较粗大者为椎体。冠状切面:可观察两排椎弓对称情况。脊柱后方伴随较强声影,肋骨呈篱笆墙样。

5. **胎儿胸部** 胎儿心脏位于胸腔内偏前偏左,心尖指向左侧、靠近胸壁。心脏两侧为肺,肺脏未充气,呈实性中等回声,心脏位于中间易于显示。心脏面积占胸腔面积的1/3~1/2。孕16周后能分辨出心房、心室、心瓣膜、房室间隔、卵圆孔瓣、大血管根部等结构。一般选择孕18~22周进行心脏超声检查(图24-1-8)。

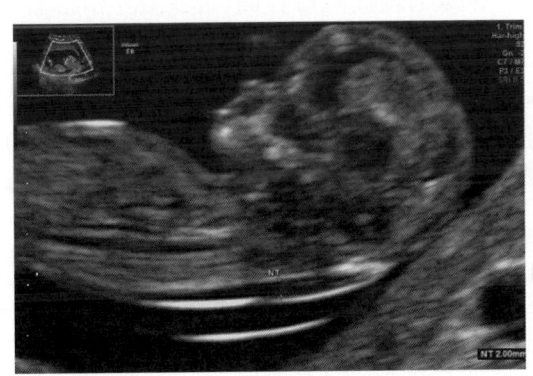

图24-1-7 胎儿颈项透明层测量

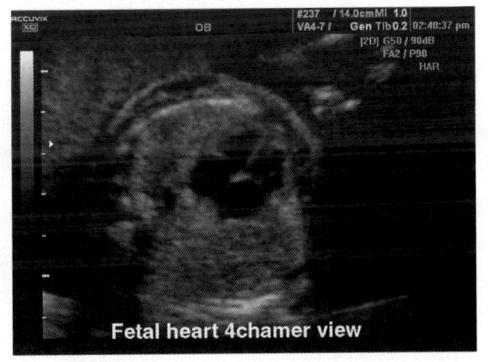

图24-1-8 胎儿心脏四腔心切面

6. **胎儿腹部**

(1)消化器官:孕12周以后可观察到胃泡回声,呈长圆形无回声区,胃泡大小取决于吞咽的羊水量。胃泡下方可见到小肠回声,比肝脏回声略强,内含较小暗区,有时呈小蜂窝状,仔细观察可见到肠蠕动。妊娠晚期可见结肠回声,形如腊肠,其内一般为低回声。孕16周前,腹腔内最易观察到的是肝脏,肝脏是胎儿腹腔内最大的实质性脏器,呈均匀中等回声,可见到脐静脉、肝静脉、门静脉等血管回声。孕20周后可鉴别小肠和结肠回声,结肠呈连续管状结构,位于小肠外周。

(2)泌尿器官:孕16周时可见肾脏轮廓;位置较低,孕20周以后肾脏轮廓及结构逐渐清晰。纵切面胎肾如蚕豆状,位于腰椎两侧,横切面为一椭圆形结构,肾被膜回声较强,肾实质回声低弱,位于中央的集合系统回声较强,在膀胱过度充盈时,集合系统可有轻度分离,内为无回声区,为正常现象。孕11~14周时,胎儿即有排尿功能,孕15周后可清晰显示膀胱,于胎儿下腹部可观察到膀胱呈一圆形无回声区,边界清楚,动态观察可见到膀胱排空与再充盈。若探测不到膀胱且伴有羊水过少,则应除外肾畸形。

7. **胎儿四肢** 胎儿四肢骨均为强回声,后方伴有声影,孕12周可清晰显示。超声检查时应依次观察上肢及下肢骨骼,以除外各种肢体畸形,如缺肢、成骨不全等。测量股骨长度可作为推断胎龄的一个重要参数。四肢长骨包括双上肢肱骨、尺桡骨、双下肢股骨、胫腓骨。

(三)胎儿附属物

1. **胎盘** 胎盘(placenta)可分胎儿面(绒毛膜板)、母体面(基底层)和胎盘实质三部分。孕10~12周,胎盘轮廓逐渐清晰,呈均匀回声较强的新月形结构;中孕期胎盘中等回声,与宫壁回声接近;晚孕期胎盘内可伴散在点状强回声(表24-1-1)。胎盘内可见不规则的无回声区,为血窦回声。孕20周胎盘平均厚度<3 cm,孕晚期胎盘厚度<5 cm(图24-1-9)。

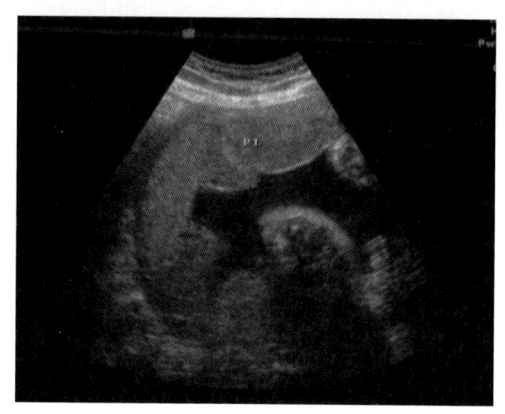

图24-1-9 正常胎盘

表24-1-1 胎盘分级

胎盘	0级	Ⅰ级	Ⅱ级	Ⅲ级
绒毛板	光滑	轻度起伏与凹陷	出现切迹,深入胎盘实质但未达基底层	切迹达基底层
实质回声	均匀一致强回声	均匀一致中等回声	均匀伴散在点状强回声	内见大量强回声光环,围绕一个个胎盘小叶
成熟度	未成熟	开始趋向成熟	已接近或基本成熟	胎盘已成熟,并开始老化
出现孕周	20周前	20~36周	33~40周	37周后

根据胎盘的声像图变化可判断胎盘的成熟度,间接了解胎肺成熟情况,远比生化检验判断肺成熟要简便而快捷(图 24-1-10)。

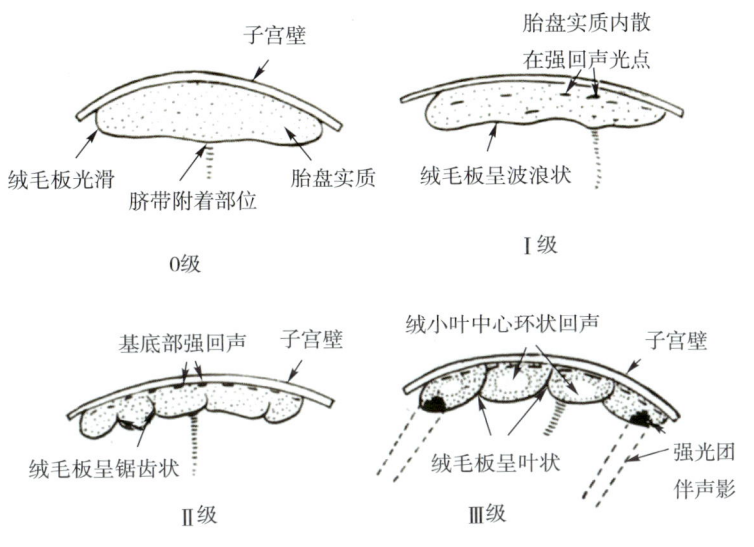

图 24-1-10 胎盘的成熟度

2. 脐带　脐带(umbilical cord)漂浮于羊水中,一端连于胎儿腹壁脐孔,一端与胎盘相连。其内有两条动脉一条静脉,以及血管周围的华通胶。脐带呈螺旋状,动脉管径小于静脉,脐带的包膜、脐血管壁回声较强。足月胎儿脐带长度约 55 cm,直径 1~2 cm。声像图显示:脐带漂浮于羊水中,切面见不规则的条状、圆形结构,内呈无回声,彩色多普勒可显示脐动脉呈闪烁样血流信号,脐静脉呈一致性血流信号。脉冲多普勒可检测脐动脉血流频谱,计算阻力指数(RI)及 S/D 比值,评价胎儿宫内状态(图 24-1-11、图 24-1-12)。

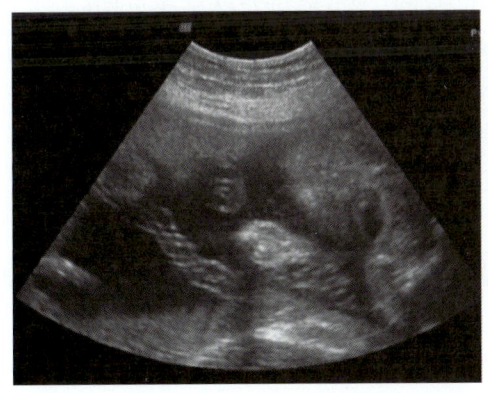

图 24-1-11　正常脐带

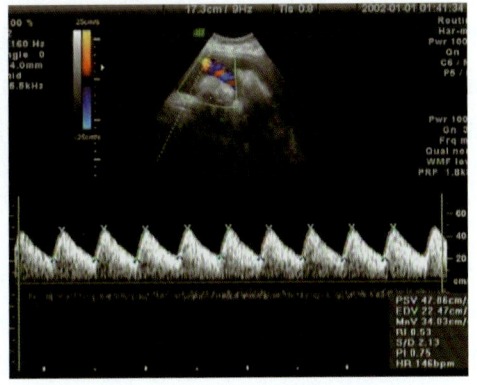

图 24-1-12　正常脐带血流频谱

3. 羊水 来源：妊娠早期，主要由羊膜上皮细胞分泌产生，妊娠 20 周后，胎儿的尿液是羊水(amniotic fluid)的主要来源。吸收：胎盘和脐带表面的羊膜上皮吸收；胎儿体表吸收；胎儿吞咽羊水。

妊娠 11 周后，羊膜腔内充满羊水，呈无回声液性暗区，足月时羊水内可见少量点状浮动回声，为胎体脱落的皮脂、上皮细胞的回声。

妊娠 10 周时羊水量为 30 ml，20 周时约为 350 ml，孕 24～30 周，羊水相对较多，为 1000～1500 ml，孕 30 周后呈下降趋势，孕 40 周时为 500～1000 ml，孕 42 周后羊水可迅速减少。

正常足月羊水量如 <500 ml 为过少，>2000 ml 为过多。适量的羊水对胎儿有保护作用，羊水过多或过少均为异常。

超声判断羊水多少主要有两种方法：

①测量最大羊水深度：找出一最大羊水池暗区，纵切垂直测量其深度。

正常值：3～7.9 cm；<3 cm 为羊水少，>8 cm 为羊水多。

②测量四个象限的羊水深度之和，即羊水指数(amniotic fluid index, AFI)：从腹中线和脐部交点划十字，将腹部分为四个象限，分别进行垂直测量，然后记录。

正常值：8～25 cm；<8 cm 为羊水少，<5 cm 为羊水过少；>25 cm 为羊水多。

第二节 超声推断孕龄的方法

临床判断孕龄的方法很多，大体有以下三种方法。

1. **胎龄** 由受精日起至胎儿娩出的时间，约为 38 周。多用于胚胎学。
2. **妊娠龄** 从妊娠前 14 天至胎儿娩出的时间，约为 40 周。多用于临床。
3. **月经龄** 从末次月经第一天至胎儿娩出的时间，不考虑排卵或妊娠日期。

目前，世界上绝大多数医院采用妊娠龄估测孕龄的方法，如配合超声测量将更加可靠，特别是对月经史不详者。经研究超声测量胎儿生长发育各参数与孕龄有很好的相关性，故可应用超声测量估计胎儿的发育状况和推测胎龄，现将方法简介如下。

一、妊娠囊(GS)的测量

一般孕 5 周后，超声可明确显示妊娠囊，最初为圆形，7～8 周变为卵圆形。胎囊的纵径和横径发育迅速，前后径发育缓慢，因此胎囊的纵横径比前后径与孕龄的关系更密切。但是胎囊的形态易受膀胱充盈度的影响，充盈过度的膀胱使胎囊变为细长形，因此测量其平均直径较为准确。

根据胎囊预测孕龄：

1. 公式计算法(Hellman)

$$孕周 = [妊娠囊平均内径(cm) + 2.543]/0.72$$

正常增长率约为 1.2 mm/d。

简单估测:孕囊平均直径(mm) + 30 = 孕天

2. 查表法　有些学者认为妊娠囊径线测量存在一定的误差范围。例如用妊娠囊的最大径预测孕龄,其误差达 ±7 天之多,因而有些学者宁可放弃妊娠囊测量。在孕 8 周以内,主要根据胚胎发育解剖学特征的出现为指标进行孕龄估测。

二、头臀长(CRL)的测量

胎芽头臀长是指从胚胎的头部测量至臀部(图 24 -2 -1),不包括卵黄囊。一般于孕 8 周后可采用 CRL 估测孕周,在 8~14 周测量最为准确(表 24 -2 -1)。寻找胎儿坐高的最长径,测量 3 次,取其平均值。

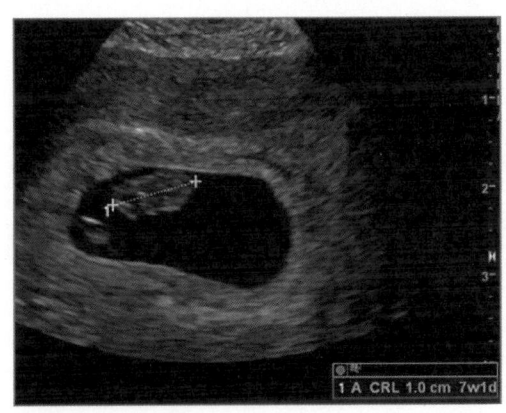

图 24 -2 -1　头臀长的测量

1. 根据胎儿坐高计算孕龄的简易公式

孕周 = 胎儿坐高 + 6.5

简单估测:胎芽长度(mm) + 40 = 孕天

2. 查表法 见表24-2-1。

表24-2-1 头臀长与妊娠龄的关系

CRL (mm)	妊娠龄 (周)	CRL (mm)	妊娠龄 (周)	CRL (mm)	妊娠龄 (周)	CRL (mm)	妊娠龄 (周)
		31	10.0	61	12.6	91	15.0
		32	10.1	62	12.6	92	15.1
3	5.9	33	10.2	63	12.7	93	15.2
4	6.1	34	10.3	64	12.8	94	15.3
5	6.2	35	10.4	65	12.8	95	15.3
6	6.4	36	10.5	66	12.9	96	15.4
7	6.6	37	10.6	67	13.0	97	15.5
8	6.7	38	10.7	68	13.1	98	15.6
9	6.9	39	10.8	69	13.1	99	15.7
10	7.1	40	10.9	70	13.2	100	15.9
11	7.2	41	11.0	71	13.3	101	16.0
12	7.4	42	11.1	72	13.4	102	16.1
13	7.5	43	11.2	73	13.4	103	16.2
14	7.7	44	11.2	74	13.4	104	16.3
15	7.9	45	11.3	75	13.6	105	16.4
16	8.0	46	11.4	76	13.7	106	16.5
17	8.1	47	11.5	77	13.7	107	16.6
18	8.3	48	11.6	78	13.8	108	16.7
19	8.4	49	11.7	79	13.9	109	16.8
20	8.6	50	11.7	80	14.0	110	16.9
21	8.7	51	11.8	81	14.1	111	17.0
22	8.9	52	11.9	82	14.2	112	17.1
23	9.0	53	12.0	83	14.2	113	17.2
24	9.1	54	12.0	84	14.3	114	17.3
25	9.2	55	12.1	85	14.4	115	17.4
26	9.4	56	12.2	86	14.5	116	17.5
27	9.5	57	12.3	87	14.6	117	17.6
28	9.6	58	12.3	88	14.7	118	17.7
29	9.7	59	12.4	89	14.8	119	17.8
30	9.9	60	12.5	90	14.9	120	17.9

三、胎头测量

孕12周以后,颅骨光环逐渐清晰,可进行胎头测量,其测量内容很多,如双顶径(BPD)、头围(HC)、枕额径(OFD)、胎头面积(HA)等,常用的为BPD及HC。超声测量胎儿双顶径已成为产前检查的一项常规。测量时理想的胎方位为枕横位,此胎位可获得测量双顶径的标准平面。

1. 双顶径(biaparietal diameter,BPD)

(1)测量平面:测量标准切面为丘脑水平切面,声像图应符合以下两点:

①颅骨光环呈椭圆形,中央为断续的脑中线回声,两侧颅骨到中线距离基本相等,两者相差不能 >1 mm。

②丘脑位于胎头中央,大脑镰居中,前方见透明隔及侧脑室前角,后方见侧脑室后角。

(2)测量方法:获得BPD标准平面后,测量近侧颅骨外缘至远侧颅骨内缘间的距离(图24-2-2)。双顶径与孕周的关系见表24-2-2。

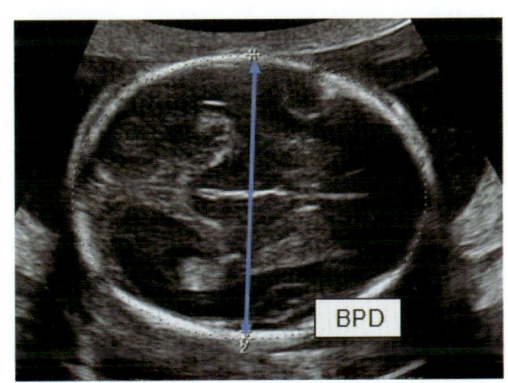

图24-2-2 双顶径的测量方法

2. 头围(head circumfrence,HC)

(1)测量平面:头围测量的标准平面也是丘脑平面。它比双顶径更能准确反映胎头的增长情况。计算公式:头围(HC) = (A + B)/2 × π。

(2)测量方法:获得BPD标准切面后直接描记出胎儿头围的长度。另外,也可测量颅骨光环的前后径(A)和最大横径(B),测量应从外缘到外缘(图24-2-3A、24-2-3B)。

表 24-2-2 双顶径与孕周的关系正常值

双顶径 (mm)	孕龄(周)			双顶径 (mm)	孕龄(周)		
	10th％tile	50th％tile	90th％tile		10th％tile	50th％tile	90th％tile
20	12.0	12.0	12.0	60	22.3	23.8	25.5
21	12.0	12.0	12.0	61	22.6	24.2	25.8
22	12.2	12.7	13.2	62	23.1	24.6	26.1
23	12.4	13.0	13.6	63	23.4	24.9	26.4
24	12.6	13.2	13.8	64	23.8	25.3	26.8
25	12.9	13.5	14.1	65	24.1	25.6	27.1
26	13.1	13.7	14.3	66	24.5	26.0	27.5
27	13.4	14.0	14.6	67	25.0	26.4	27.8
28	13.6	14.3	15.0	68	25.3	26.7	28.1
29	13.9	14.5	15.2	69	25.8	27.1	28.4
30	14.1	14.8	15.5	70	26.3	27.5	28.7
31	14.3	15.1	15.9	71	26.7	27.9	29.1
32	14.5	15.3	16.1	72	27.2	28.3	29.4
33	14.7	15.6	16.5	73	27.6	28.7	29.8
34	15.0	15.9	16.8	74	28.1	29.1	30.1
35	15.2	16.2	17.2	75	28.5	29.5	30.5
36	15.4	16.4	17.4	76	29.0	30.0	31.0
37	15.6	16.7	17.8	77	29.2	30.3	31.4
38	15.9	17.0	18.1	78	29.6	30.8	32.0
39	16.1	17.3	18.5	79	29.9	31.1	32.5
40	16.4	17.6	18.8	80	30.2	31.6	33.0
41	16.5	17.9	19.3	81	30.7	32.1	33.5
42	16.6	18.1	19.8	82	31.2	32.6	34.0
43	16.8	18.4	20.2	83	31.5	33.0	34.5
44	16.9	18.8	20.7	84	31.9	33.4	35.1
45	17.0	19.1	21.2	85	32.3	34.0	35.7
46	17.4	19.4	21.4	86	32.8	34.3	36.2
47	17.8	19.7	21.6	87	33.4	35.0	36.6
48	18.2	20.0	21.8	88	33.9	35.4	37.1
49	18.6	20.3	22.0	89	34.6	36.1	37.6
50	19.0	20.6	22.2	90	35.1	36.6	38.1
51	19.3	20.9	22.5	91	35.9	37.2	38.5
52	19.5	21.2	22.9	92	36.7	37.8	38.9
53	19.8	21.5	23.2	93	37.3	38.8	39.3
54	20.1	21.9	23.7	94	37.9	39.0	40.1
55	20.4	22.2	24.0	95	38.5	39.7	40.9
56	20.7	22.5	24.3	96	39.1	40.6	41.5
57	21.1	22.8	24.5	97	39.9	41.0	42.1
58	21.5	23.2	24.9	98	40.5	41.8	43.1
59	21.9	23.5	25.1				

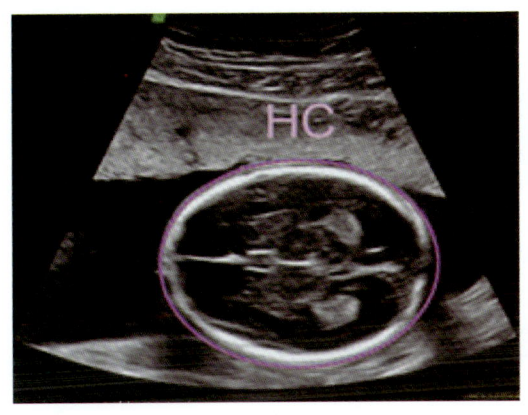

图 24-2-3A　头围测量方法一

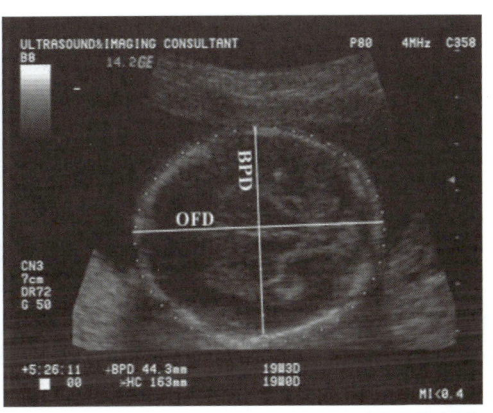

图 24-2-3B　头围测量方法二

四、腹围的测量

腹围(abdominal circumfrence,AC)是晚孕期评价胎儿生长发育、估计体重、观察有无宫内发育迟缓的最佳指标。计算公式：腹围 =（A + B）/2 × π。

1. 测量腹围的标准切面　胎体横切，左侧显示胃泡，前方中央见肝脏门静脉左右支汇合处，背部为脊柱横切面。

2. 测量胎儿腹围的方法　获得标准平面后，直接描记出胎儿腹围的长度，测量时应包括皮肤及皮下脂肪厚度。另外，也可测胎腹前后径(A)及横径(B)，均沿外缘测量(图 24-2-4A、24-2-4B)。

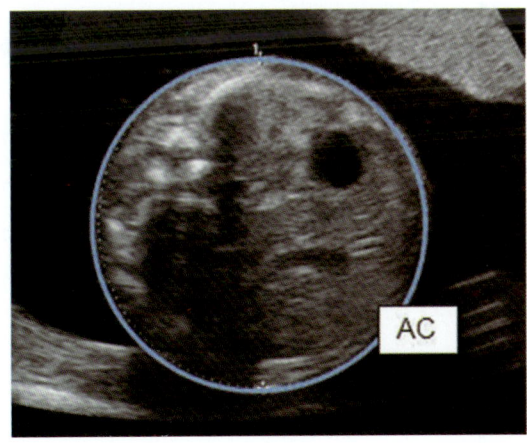

图 24-2-4A　腹围测量方法一

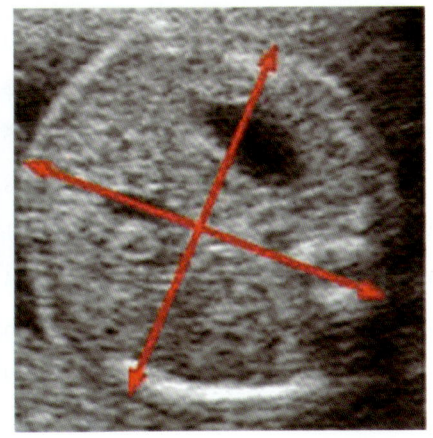

图 24-2-4B　腹围测量方法二

五、股骨长度的测量

孕15周后可测量股骨长度(femur length, FL),对估计胎儿孕龄及发现短肢畸形具有实用价值,股骨长度的测量还可估计胎儿死亡时间。因而测量股骨已列为产前常规检查内容。

测量方法:纵切股骨,测量整个股骨干长度,注意测量不包括股骨头和骨骺(图24-2-5)。

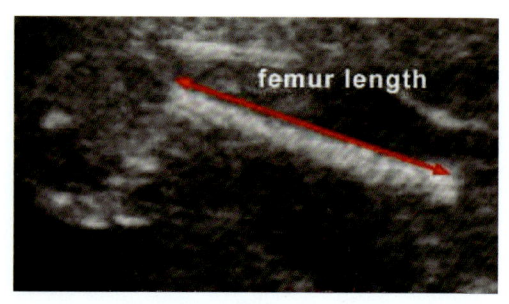

图24-2-5 股骨测量

股骨与胎儿发育之间的关系见表24-2-3。

表24-2-3 股骨的正常值(mm)

孕周	百分位数			孕周	百分位数		
	5	50	95		5	50	95
12	4	8	13	27	45	49	54
13	6	11	16	28	47	52	56
14	9	14	18	29	50	54	59
15	12	17	21	30	52	56	61
16	15	20	24	31	54	59	63
17	18	23	27	32	56	61	65
18	21	25	30	33	58	63	67
19	24	28	33	34	60	65	69
20	26	31	36	35	62	67	71
21	29	34	38	36	64	68	73
22	32	36	41	37	65	70	74
23	35	39	44	38	677	71	76
24	37	42	46	39	68	73	77
25	40	44	49	40	70	74	79
26	42	48	51				

第三节 流 产

临床可分为先兆流产、难免流产、不全流产和完全流产四个阶段,此外还有稽留流产。

一、先兆流产

停经后少量阴道出血,伴有轻微腹痛,但仍有早孕反应,子宫大小与孕周相符,宫口未开。尿妊娠试验阳性。此期可保胎治疗。

声像图表现:孕囊边界清晰,光滑规则;囊内可见胎芽及胎心搏动;宫壁与胎囊之间可见云雾状暗区(图 24-3-1)。

二、难免流产

阴道出血量增多,腹痛加剧,宫口已开,流产不可避免。

声像图表现:妊娠囊变形,下移至宫腔下段或宫颈,胚胎死亡,形态可辨,宫腔可见液性暗区(图 24-3-2)。

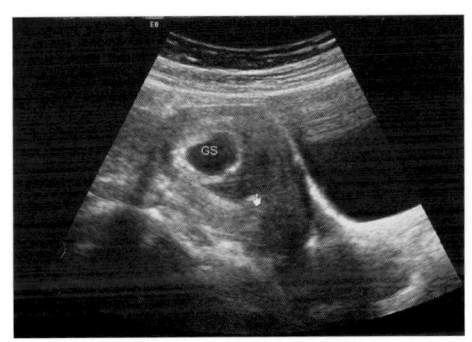

图 24-3-1 先兆流产

妊娠囊外(子宫腔内)可见积液

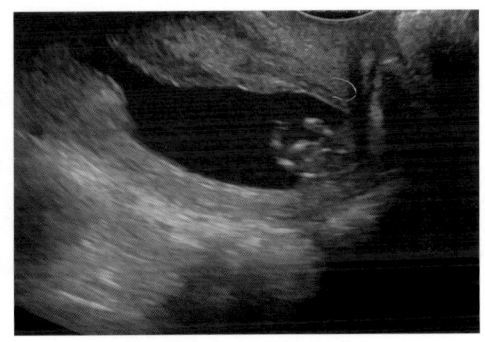

图 24-3-2 难免流产

妊娠囊变形下移,胚胎死亡变形

三、稽留流产

胚胎或胎儿已死亡滞留宫腔内(>2 个月)未排出,少量阴道出血,宫颈口关闭。

声像图表现:妊娠囊变形、不规则,囊内无正常胚胎,部分胎盘呈大小不等的蜂窝状液性暗区(图 24-3-3)。

四、不全流产

妊娠囊已排出,宫腔仍残留部分组织或血块,表现为下腹痛,阴道不规则出血,多少不一,出血多的可发生休克。

声像图表现:宫腔内不规则团状、斑状强回声,常伴少量液性暗区(图24-3-4)。

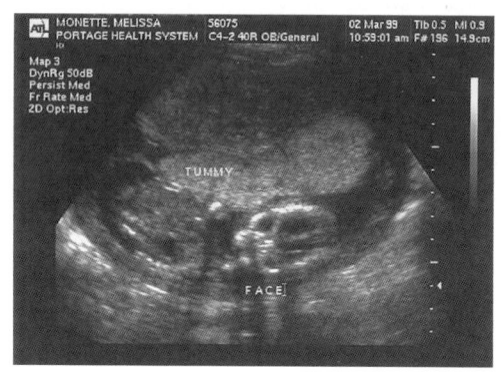

图24-3-3 稽留流产
妊娠囊变形,胎儿死亡变形,未排出

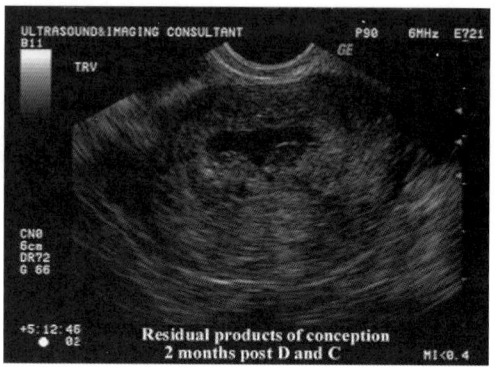

图24-3-4 不全流产
宫腔内可见少许实性回声

五、完全流产

妊娠囊及组织物已完全排出,阴道出血减少,宫颈口闭合,子宫恢复正常大小。
声像图表现:子宫大小接近正常,宫腔内膜呈线状。

六、胚胎停止发育(胎停育)

停经后可有不规则阴道出血,子宫小于闭经月份,听不到胎心,因妊娠囊的绒毛膜仍保持完整,尿妊娠试验可以阳性。

声像图表现:子宫小于孕周,子宫腔内可有一较大孕囊,未见胚胎及其附属物回声,或妊娠囊变形,不规则(图24-3-5),孕囊内可见胎儿或胎芽,未见胎心,胎儿<孕周。

七、胎死宫内

声像图表现:胎心、胎动消失、颅骨变形、颅缝重叠,有时可见头皮分离,双顶径测值小于孕周,胎儿全身水肿,皮肤呈双线回声,内脏失去活力,结构紊乱不清,羊水混浊(图24-3-6)。

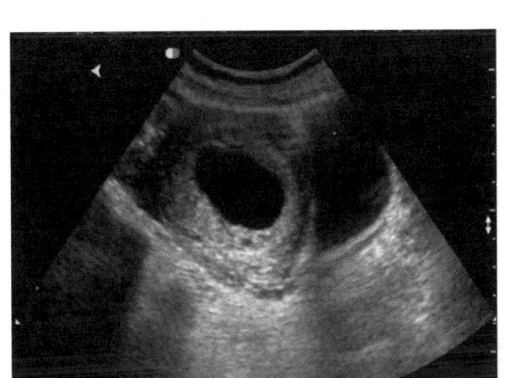

图24-3-5 胚胎停育

胎囊内未见胚胎及卵黄囊回声

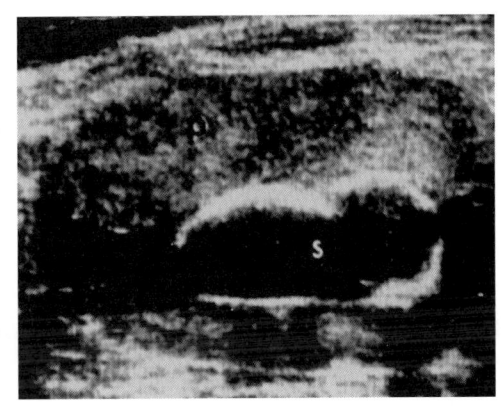

图24-3-6 胎死宫内

胎头变为扁圆形(S)

第四节 异位妊娠

受精卵着床于子宫腔以外者称异位妊娠。

一、病理

90%以上的宫外孕发生于输卵管。输卵管妊娠后,由于缺乏完整的蜕膜,孕卵植入后,绒毛借蛋白分解酶的作用,直接植入管壁并破坏肌层微血管引起出血,在妊娠达到一定阶段后,可导致以下结果。

1. **输卵管妊娠流产** 多发生在输卵管壶腹部妊娠,发育中的胚囊向管腔膨出,突破包膜或与管壁分离,最后胚囊借输卵管逆蠕动由伞端排入腹腔,形成完全流产,出血量较少。如孕卵与输卵管管壁部分分离,仍有部分绒毛残存,形成不全流产,滋养层的细胞可继续侵蚀输卵管组织引起反复出血,可形成输卵管周围血肿。

2. **输卵管妊娠破裂** 多发生在输卵管峡部。孕6周左右,由于管腔狭窄,孕卵绒毛侵蚀管壁肌层及浆膜,造成输卵管破裂,孕卵由裂口排出,如大量出血,可引起休克。

3. **继发腹腔妊娠** 输卵管妊娠破裂或流产后,胎儿多数迅速死亡,偶有胎盘组织仍在原来部位附着,或排入腹腔重新种植,胚胎继续生长发育,形成继发性腹腔妊娠。

4. **陈旧性宫外孕** 当输卵管妊娠流产或破裂,孕卵死亡,积血及液体不能完全吸收,逐渐机化变硬与周围组织粘连,临床上称陈旧性宫外孕。

二、临床表现

有短暂的停经史,患者突感下腹一侧撕裂样或阵发性剧痛,腹痛程度依内出血多少而不定。如血液流至腹腔可引起全腹疼痛,血液积聚直肠窝可引起肛门坠胀及排便感;阴道可有不规则出血,若内出血较多时可发生晕厥或休克。

三、声像图表现

1. 子宫正常或稍大,宫腔回声增多,但无孕囊。
2. 附件区可见包块回声。

(1)输卵管妊娠未破裂,于一侧附件区见到一较小包块,壁较厚,其内为圆形液性暗区,如在暗区内观察到胎芽、胎心,宫外孕即可成立(图24-4-1,图24-4-2)。

(2)输卵管妊娠流产或破裂:盆腔内见到包块回声,其大小视出血量多少及凝血块大小而不同。边缘模糊不清,形态不规则,内部回声杂乱,多为低、强混杂回声,包块内较难观察到妊娠囊(图24-4-3)。

(3)内出血较少时,于子宫直肠窝、两侧髂窝观测到液性暗区,出血量较多时,可在腹腔内观测到大片液性暗区回声。

(4)继发腹腔妊娠,可在腹腔内观察到胎儿及附属物回声(图24-4-4)。

(5)陈旧性宫外孕包块,一般边界尚清楚,包块形态不规则,周边毛糙无包膜回声,其内部呈不均质性实质性回声(图24-4-5)。

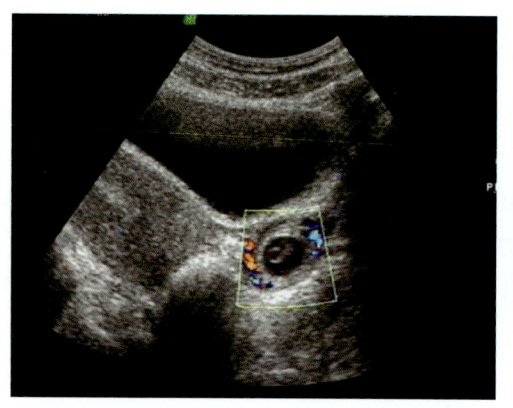

图24-4-1 输卵管妊娠(左侧)

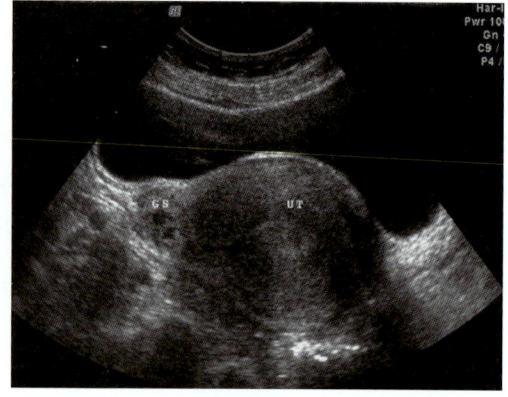

图24-4-2 输卵管间质部妊娠(右侧)

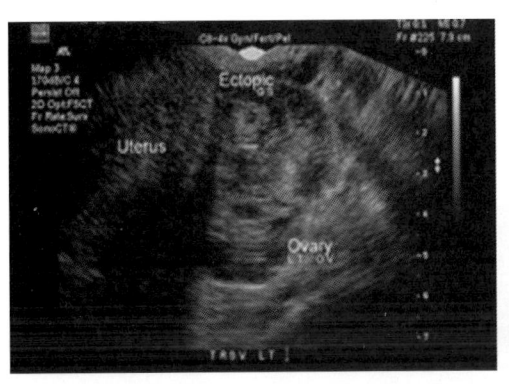

图 24-4-3 输卵管妊娠破裂

附件区形成回声杂乱包块（Uterus：子宫；Ectopic GS：异位妊娠囊；Ovary：卵巢）

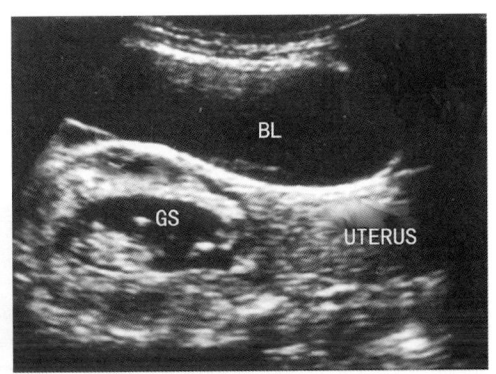

图 24-4-4 右侧腹腔早期妊娠

GS：妊娠囊；BL：膀胱；UTERUS：子宫

四、鉴别诊断

1. **附件炎性包块** 附件炎包块无停经史及阴道出血，可有发热及白细胞升高，子宫大小正常，经抗感染治疗好转。

2. **黄体囊肿破裂与卵巢囊肿扭转** 宫外孕具有典型的妊娠囊特征时容易明确诊断。破裂出血型宫外孕呈不均匀包块，且有急腹症表现，应与黄体囊肿破裂、卵巢囊肿扭转等相鉴别。黄体囊肿破裂一般发生在月经周期的后半段，表现为一侧卵巢增大，结构模糊，出血时患者有腹痛和内出血

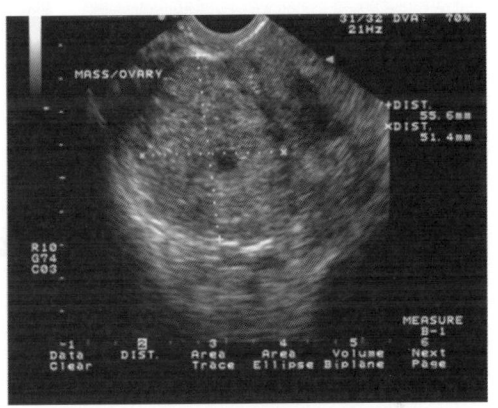

图 24-4-5 右附件区包块（陈旧性宫外孕）

症状，附件区可出现不均匀中低回声包块伴子宫直肠窝积液，临床症状及声像图表现与异位妊娠相似，但是包块位于卵巢内，有助于鉴别。宫外孕时多有停经史，临床上可以检测 HCG，尿 HCG 呈阳性，血 HCG 升高。包块多位于子宫和卵巢之间。卵巢囊肿扭转的声像图表现取决于扭转发生的时间、扭转的程度，急性扭转常表现为突然一侧剧烈下腹痛，附件区无回声，混合回声，壁厚，内部出血，盆腔积液。

五、剖宫产术后子宫瘢痕处妊娠

剖宫产术后子宫瘢痕处妊娠是一种特殊类型的异位妊娠，胚胎着床于剖宫产子宫的瘢痕处，此处无正常肌层和内膜，绒毛直接侵蚀局部血管，局部血流异常丰富，如不警惕，行宫

腔操作时极易造成子宫大出血,危及生命。超声可见子宫呈两端小、中间大的纺锤形,中间膨大部分为子宫峡部,内可见胚囊或杂乱回声结构,周围肌层菲薄。彩超表现为局部肌层血流信号异常丰富,可记录到高速低阻力的血流频谱,胚胎存活时可见胎心搏动的闪烁血流信号(图 24-4-6、图 24-4-7)。

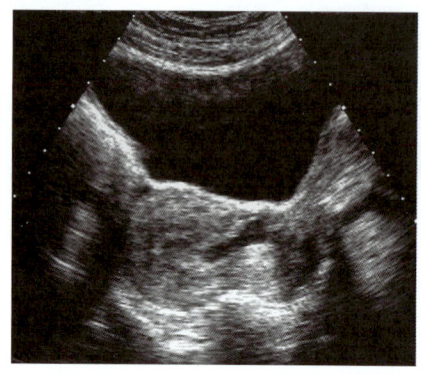

图 24-4-6 子宫瘢痕处妊娠

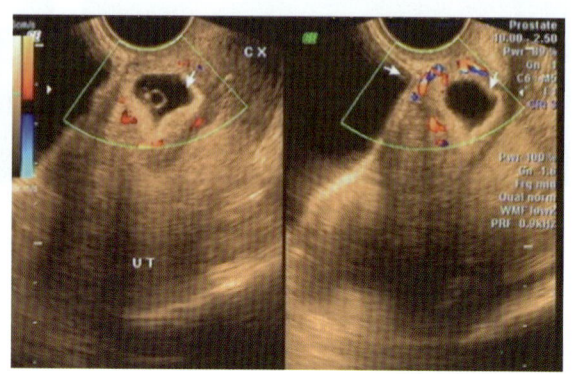

图 24-4-7 子宫瘢痕处妊娠
可见着床血流信号位于瘢痕处

第五节 滋养细胞疾病

滋养细胞疾病分两种,一种为良性滋养细胞疾病,包括葡萄胎及部分性葡萄胎,另一种为恶性滋养细胞肿瘤,包括侵蚀性葡萄胎与绒癌。

一、良性滋养细胞疾病

由于滋养层细胞增生和绒毛间质水肿绒毛呈水泡样变。如胎盘的绒毛全部受累,可使宫腔内充满大小不等的水泡,如病变累及胎盘某一部分,并有胎儿存在,称部分性葡萄胎。临床表现为孕早、中期不规则阴道出血,子宫大于妊娠月份,听不到胎心,触不到胎动。

声像图表现

1. 子宫增大迅速,与孕周不相符。
2. 宫腔内充满点片状强回声,与密集小暗区相间,呈"蜂窝状"改变(图 24-5-1)。
3. 有时宫腔内可出现一个或多个边缘不规则暗区,为内出血所致。
4. 宫腔内见不到胎儿及正常胎盘、羊水。
5. 如系部分性葡萄胎,可见胎盘回声不规则不均匀,如葡萄胎样改变,宫内无胎儿,或有胎儿。一般胎儿已死亡或多伴有畸形或发育迟缓,可有部分羊水暗区。

6. 常伴发两侧卵巢黄素囊肿,呈大小不等、边缘清楚的多房性暗区。

二、侵蚀性葡萄胎

病变侵入肌层或发生其他部位的转移。

(一) 声像图表现

1. 水泡状胎块排出后,子宫复旧不佳,肌层较厚,回声不均,仍可见不规则小暗区回声。

2. 肌层局部受侵:可见肌层某一部位不规则的点片状回声与大小不等暗区相间,呈海绵状,边界不清。部分患者局部肌层可见多个血窦样不规则暗区。

3. 宫旁包块:瘤细胞穿过肌壁侵犯宫旁,形成包块,边缘多不规则,界限不清,其内回声与葡萄胎图像相似,或杂乱不均,周围血管较丰富(图24-5-2)。

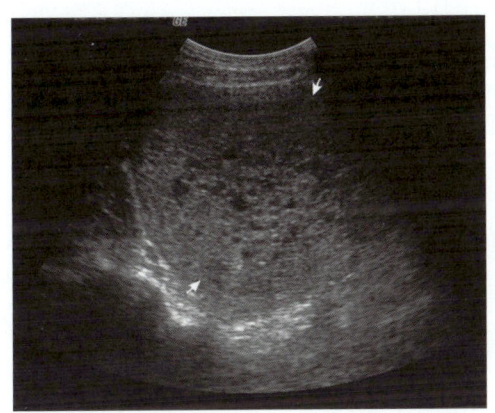

图24-5-1 葡萄胎

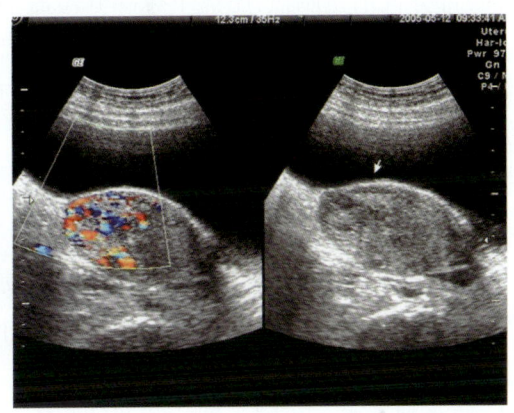

图24-5-2 侵蚀性葡萄胎

(二) 鉴别诊断

1. 胎盘残留 胎盘残留局限在宫腔,呈实性光团,多不规则,但边界清楚。

2. 子宫体腺癌 宫体腺癌侵犯肌层,并有出血时,应结合病史、体征及HCG等进行鉴别诊断。

3. 子宫腺肌症 患者有痛经史,但无停经史,子宫增大,肌层也有小暗区,但暗区较小,呈点状,肌层回声不杂乱,宫腔回声正常。

第六节 胎儿附属物异常

一、胎盘异常

(一) 前置胎盘
胎盘附着于子宫下段,边缘接近子宫内口或覆盖于内口,称为前置胎盘。

1. 分类

(1) 低置胎盘:胎盘下缘接近子宫内口(<4 cm),但未达内口边缘。

(2) 边缘性前置胎盘:胎盘下缘附着在子宫内口边缘,未覆盖子宫内口。

(3) 部分性前置胎盘:胎盘下缘部分覆盖子宫内口。

(4) 中央性前置胎盘:子宫内口完全被胎盘组织所覆盖。

2. 临床表现　妊娠晚期无痛性阴道出血,可为间歇性、多次性,血量可多可少。中央性前置胎盘约在28周开始阴道出血,量多。

3. 检查前注意事项

(1) 孕妇需适当充盈膀胱,以膀胱暗区为声窗,观察胎盘下缘与子宫内口之间的关系。

(2) 后壁胎盘时可轻轻上推胎儿先露部,使羊水聚集于子宫下段,形成一三角形的羊水暗区,以此为声窗,观察位于子宫后壁的胎盘下缘与宫颈口之间的关系。如胎盘附着在前壁,患者有活动性出血,则不应进行此种操作。

4. 声像图表现　不同类型的前置胎盘声像图表现亦不同。

(1) 低置胎盘:胎盘组织回声位于子宫体下部,边缘距宫颈内口间距离<4 cm(图24-6-1)。

(2) 边缘性、部分性前置胎盘:胎盘组织位于子宫体下部,边缘或一小部分覆盖于子宫颈内口上(图24-6-2)。

(3) 完全性前置胎盘:胎盘组织大部分或全部覆盖于子宫颈内口上(图24-6-3)。

(二) 胎盘早期剥离

1. 病理基础及临床表现　孕28周至胎儿娩出前,胎盘部分或全部与子宫壁分离,称胎盘早期剥离。血管病变、重度妊高征、慢性高血压或外伤所致底蜕膜出血形成血肿,是造成胎盘早期剥离的主要原因(图24-6-4)。

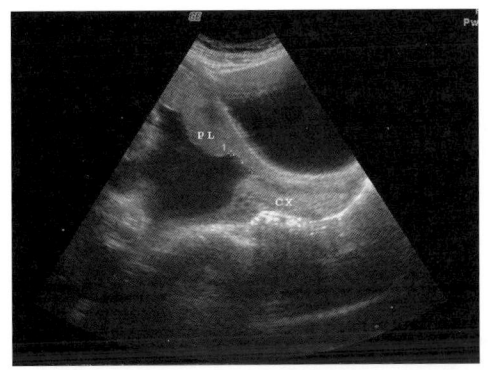

图 24-6-1 低置胎盘

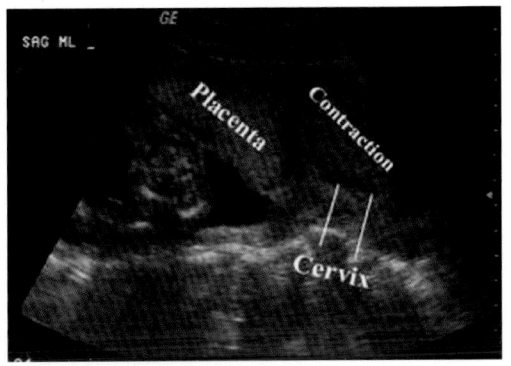

图 24-6-2 部分性前置胎盘

Placenta：胎盘；Cervix：宫颈

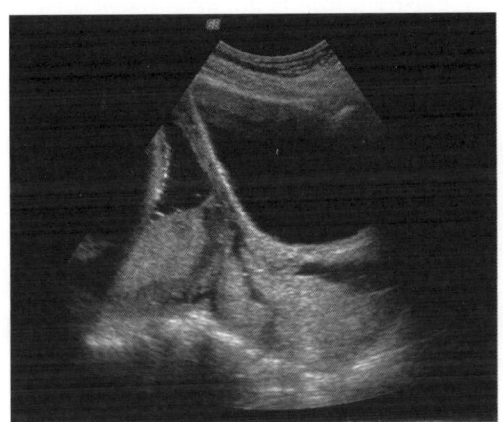

图 24-6-3 完全性前置胎盘

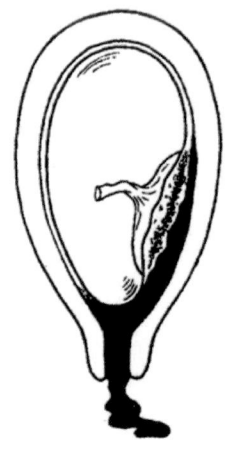
显性剥离

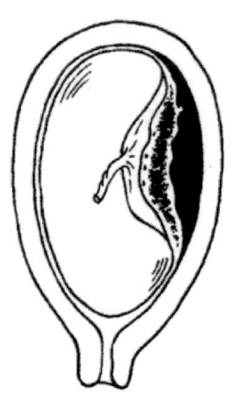
隐性剥离

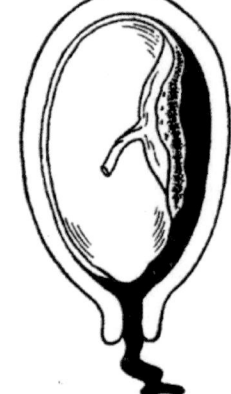
混合性剥离

图 24-6-4 胎盘早剥示意图

临床表现为腹痛、阴道出血,如血液积聚于胎盘后方,可形成胎盘后血肿;无阴道出血者,则为隐性出血。剥离面较大时可有剧烈腹痛、休克等。子宫触诊硬如板状,压痛明显,子宫大于妊娠月份。随着病情发展,宫底逐渐升高,子宫处于高张状态,胎位不清,胎儿多已死亡,胎心消失。

2. 声像图表现

(1)胎盘增厚。

(2)绒毛膜板向羊膜腔突出。

(3)胎盘与宫壁间可见液性暗区,或呈杂乱的中强回声与液性暗区相间,即胎盘后血肿(图24-6-5);如胎盘大部或全部剥离,胎盘正常回声及轮廓不清,羊水暗区内可见较大不规则包块。

(4)如血液破入羊膜腔,羊水内可见漂浮光点回声及凝血块的中等回声。

(5)重者胎儿死亡,胎心消失。

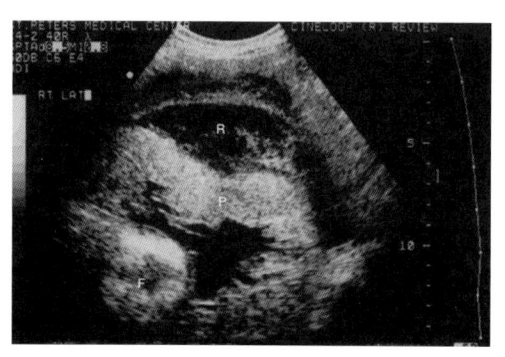

图24-6-5 胎盘早剥

R:早剥;P:胎盘

3. 鉴别诊断

(1)胎盘后静脉丛:胎盘位于后壁时,胎盘与宫壁间可见长条样暗区,边界清楚,为胎盘迂曲扩张的静脉丛及血窦,与胎盘早剥血肿不难鉴别。

(2)胎盘内的大血窦:边缘清楚的液性暗区,透声好,位于胎盘组织内,其内可有血液流动的现象,不难鉴别。

(三)其他胎盘异常

1. 胎盘植入 正常胎盘绒毛侵蚀并植入子宫内膜,但不植入子宫肌层。

2. 副胎盘 与正常胎盘分离的一个小胎盘,两者靠胎膜相连,内有血管相通。

3. 胎盘血管瘤和胎盘囊肿 见图24-6-6和图24-6-7。

二、脐带异常

1. 单脐动脉 单脐动脉时脐带血管仅有两条,一条为脐动脉,一条为脐静脉,横切面显示一大一小两个圆形暗区,纵切面显示两条管状暗区相互缠绕,彩超有助于诊断(图24-6-8)。

2. 脐带水肿、囊肿和肿瘤 如血肿、血管肌瘤、畸胎瘤、血管瘤等,声像图见沿脐带分布的囊性或实性回声团块,有的其内可见血流信号。

3. 脐带扭转和打结 彩色多普勒显示得较直观(图24-6-9)。

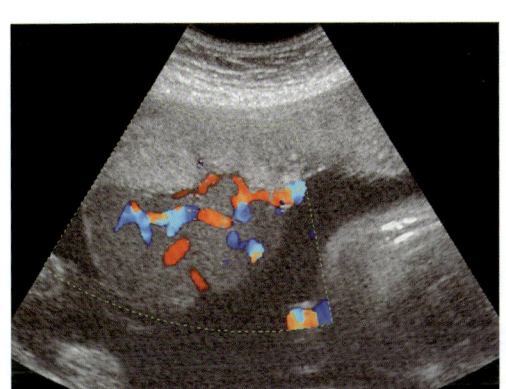

图 24-6-6 胎盘血管瘤

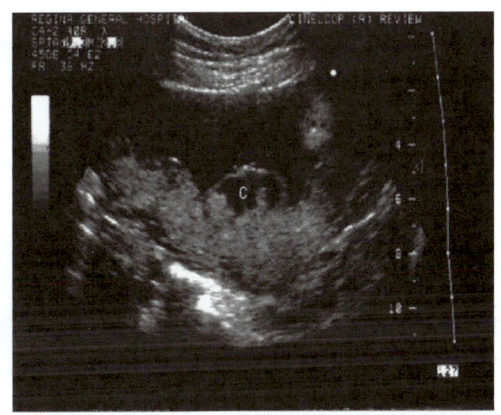

图 24-6-7 胎盘囊肿
C:囊肿

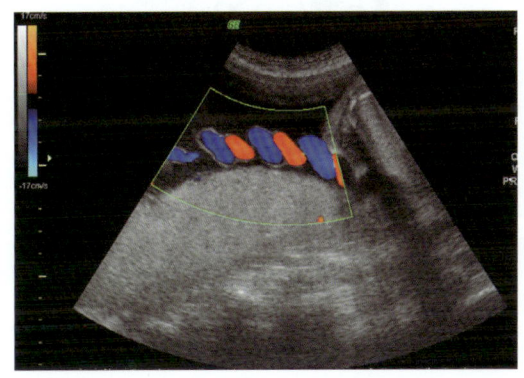

图 24-6-8 单脐动脉

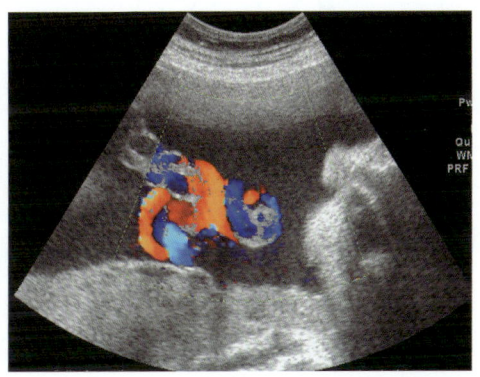

图 24-6-9 脐带扭转

三、羊水异常

1. **羊水过多** 单一最大羊水暗区垂直深度测定(AFV)超过 8 cm 或者羊水指数(AFI)大于 20 cm 为羊水过多。

2. **羊水过少** 单一最大羊水暗区垂直深度测定(AFV) <3 cm 为羊水过少, <1 cm 为严重羊水过少,羊水指数(AFI) <8 cm 为诊断羊水过少的临界值, <5 cm 为羊水过少的绝对值。

第七节 先天性胎儿异常

一、神经系统的畸形

(一) 露脑畸形及无脑儿

1. **病理基础** 神经管头端未发育或未闭合即形成此种病变,是中枢神经系统缺陷中最多见的一种畸形(图24-7-1)。露脑畸形是指颅盖骨全部缺失,具有完整的脑组织,但脑发育异常;无脑儿是指颅骨及大脑半球均缺失。目前认为露脑畸形是无脑儿的早期阶段,暴露在羊水中的脑组织在化学因素和胎动机械因素的破坏下,最后仅剩下面部和颅骨,而成为无脑儿。

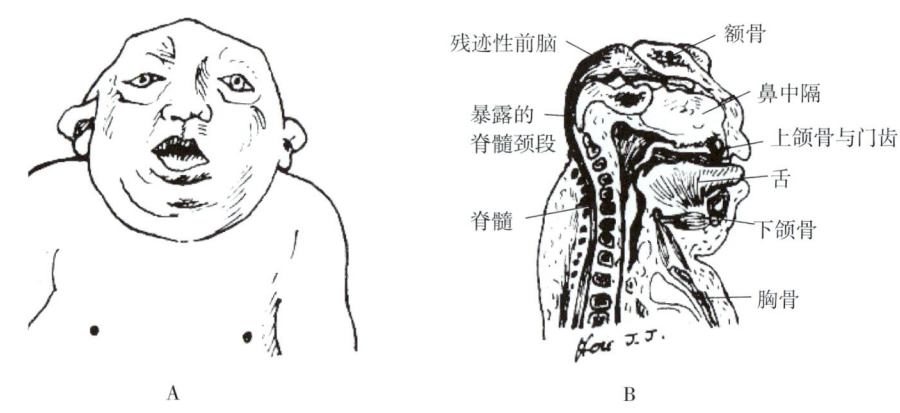

图24-7-1 无脑儿示意图

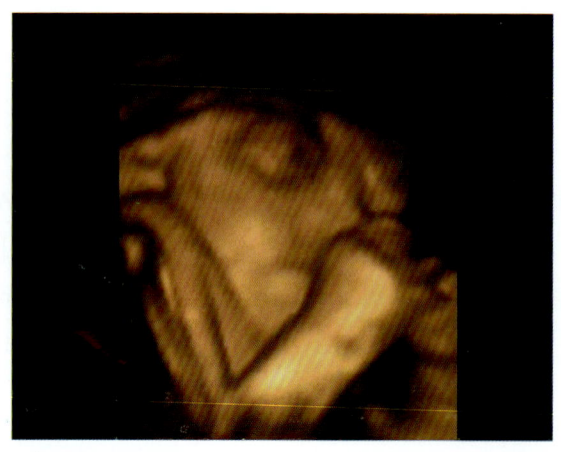

图24-7-2 无脑儿三维图像

2. **声像图表现**

(1) 扫查不到颅骨光环,于胎儿头端可扫查到一轮廓不规则的回声团,并见完整脑组织或少量脑组织暴露于羊水中,胎儿颜面部失去正常形态,眼球突出似青蛙状(图24-7-2、图24-7-3)。

(2) 颈椎缺少,胎儿呈缩颈仰脸状。

(3) 如合并脊柱裂,纵切面声像图显示脊柱双排串珠样强回声结构失常呈"∧"形或中断,横切面呈"∨"

形改变,于此部位可见皮肤回声中断。合并有脑脊膜膨出时可见一囊性回声向外膨出,边缘清楚,内为液性暗区(图 24-7-4 至图 24-7-6)。

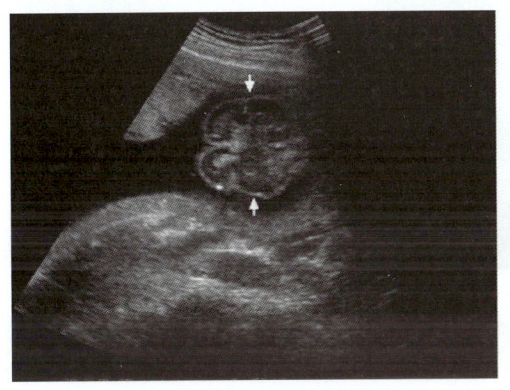

图 24-7-3 露脑畸形

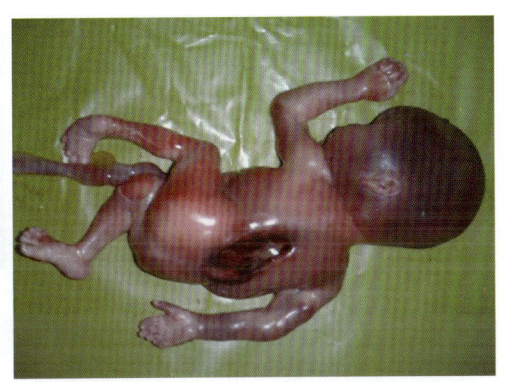

图 24-7-4 脊柱裂实例

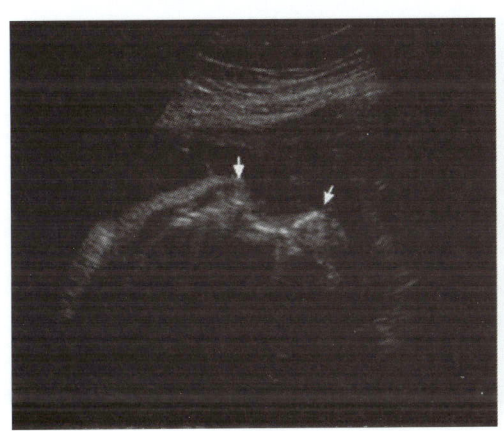

图 24-7-5 脊柱裂(横切面)

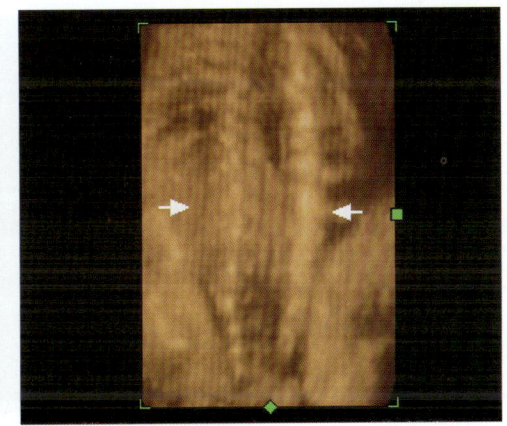

图 24-7-6 脊柱裂三维图像

(4)羊水过多,羊水深度多 >10 cm,胎儿常沉卧于子宫后壁。

3. **鉴别诊断** 正常颅骨钙化从 11 周开始,11~14 周时颅骨钙化主要在额骨和顶骨两侧,早孕时由于颅骨尚未完全骨化,诊断需谨慎。

(二)脑积水

1. **病理基础** 脑脊液循环障碍(如中脑导水管狭窄)、脉络丛产生脑脊液过多或蛛网膜绒毛吸收障碍,均可引起脑室系统积水、扩张。

2. **声像图表现**

(1)双顶径测值增大与孕周不符。

(2)脑室扩大,侧脑室外侧缘距脑中线的宽度＞同侧颅骨外缘到脑中线宽度的1/3,其内为液性暗区(图24-7-7)。

(3)脑中线偏移,加压振动,可见脑中线浮动。

(4)重度积水可见颅骨缝分离,颅骨光环回声中断。

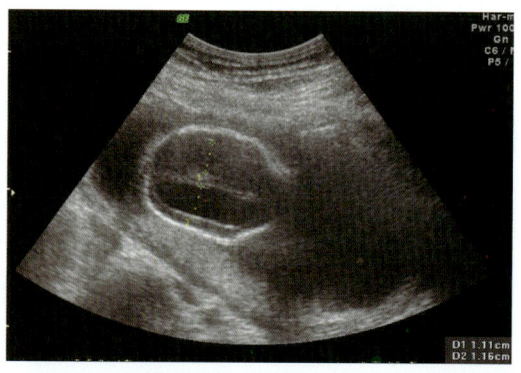

图24-7-7 脑积水

二、颜面畸形

唇裂:面部冠状切面可见唇部连续中断,有的可见鼻形态异常(图24-7-8、图24-7-9)。

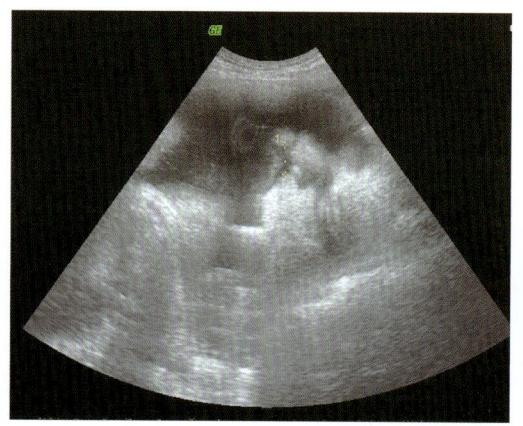

图24-7-8 唇裂

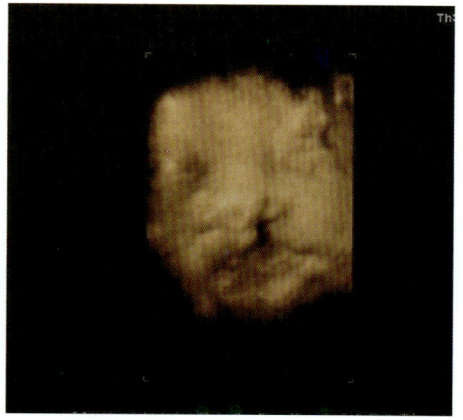

图24-7-9 唇裂三维图像

最佳检查孕周为22～28周。

此外还可见喙鼻、单鼻孔、独眼、眼距过窄或过宽等畸形。

三、消化道畸形

1. 食管闭锁 反复观察胎儿腹部无胃泡液性暗区,常合并羊水过多。

2. 幽门及十二指肠闭锁 幽门闭锁时,上腹部可见一较大胃形液性暗区。十二指肠闭锁,可见"双泡征"、除一个大的液性暗区外,还可见一长圆形液性暗区,转动探头,两液性暗区相通(图24-7-10)。

3. 鉴别诊断　注意正常情况下,对胎儿腹部斜切时,可在同一切面显示胃与膀胱的图像,胆总管囊肿时也可出现类似"双泡征",应注意两个无回声是否相通,如不相通则非十二指肠梗阻所致。也应注意与结肠袋及腹部其他囊性包块相鉴别。

四、泌尿系统畸形

(一)声像图表现

1. 肾缺如

(1)孕20周后于腰椎两侧仍观察不到肾脏回声。

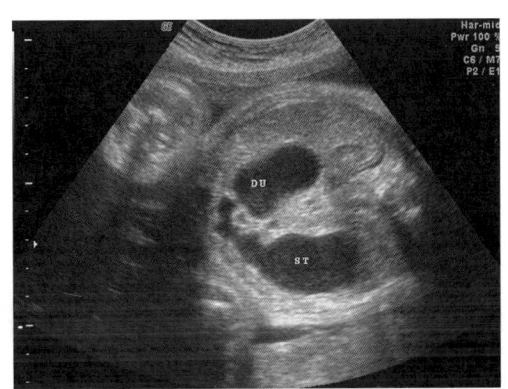

图24-7-10　十二指肠梗阻双泡征

(2)见不到膀胱暗区。

(3)伴有羊水过少,胎儿宫内发育迟缓,胎儿各脏器回声模糊。

2. 胎儿多囊泡肾　肾脏增大,形态不规则,失去正常皮、髓质结构,其内可见大小不等液性暗区,呈蜂窝状(图24-7-11)。

3. 胎儿肾积水　多发生在孕晚期,胎肾增大,集合系统分离 >1 cm,可伴随输尿管扩张。有学者报道,胎儿肾功能尚不完善,可有一过性肾积水,但一般不超过0.6 cm(图24-7-12)。

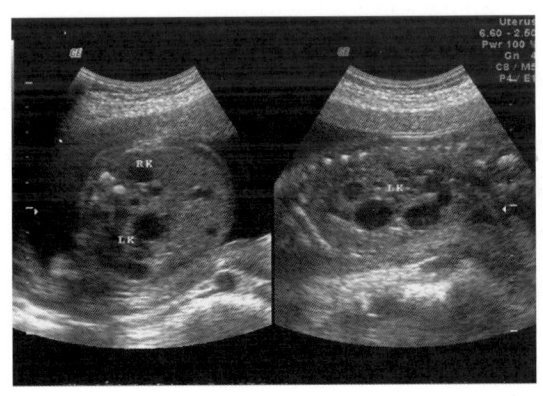

图24-7-11　多囊泡肾

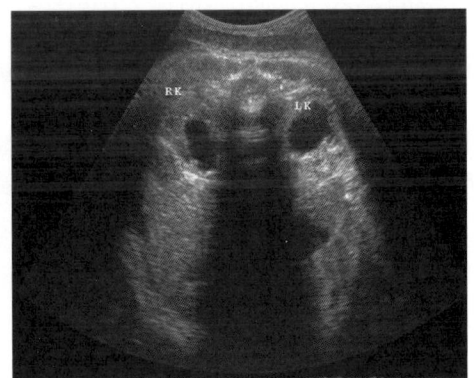

图24-7-12　双肾积水

(二)鉴别诊断

对于超声发现的肾盂增宽的胎儿应于产前及产后密切进行超声随访观察,并对确实存在病理性梗阻的患儿进行手术治疗。

五、骨骼系统异常

1. **成骨发育不全声像图** 四肢骨短粗、弯曲,多易骨折,也可见脊柱成角侧弯,肋骨、颅骨凹陷等(图 24-7-13、图 24-7-14)。

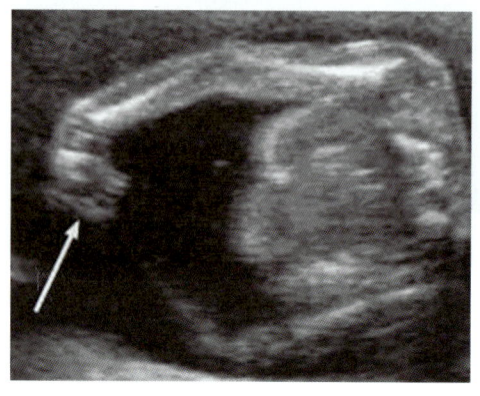

图 24-7-13 成骨发育不全声像图

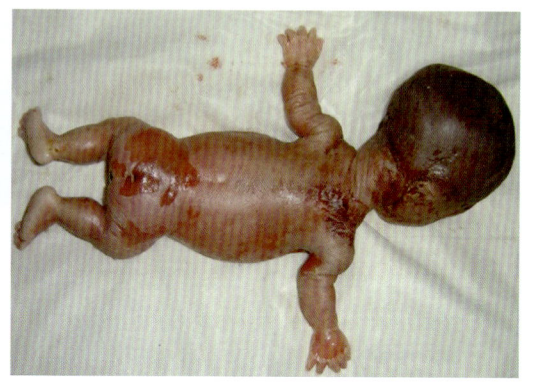

图 24-7-14 成骨发育不全实例

2. **软骨发育不全声像图**
(1)肢体短小弯曲,以长骨显著。
(2)胸腔狭窄,腹部膨隆。
(3)脊柱短小。
(4)胎儿头颅大而圆,前额突出(图 24-7-15、图 24-7-16)。

六、腹部发育异常

1. **腹裂** 也称内脏外翻。声像图表现为:脐带入口右侧腹壁皮肤及皮下组织回声连续中断,部分腹腔脏器外翻至腹腔,胎儿腹围缩小(图 24-7-17、图 24-7-18)。

2. **脐膨出** 也称为先天性腹壁发育不全。声像图表现为:前腹壁皮肤强回声中断,并可见向外膨出的包块,内可有肠管或腹腔脏器回声,并与腹腔内脏器相连,包块表面有线状强回声覆盖,脐带与包块相连,脐带多位于顶端,也可偏于一侧(图 24-7-19)。

鉴别诊断:注意与脐带本身囊肿、腹壁包块及腹裂畸形鉴别。腹裂主要通过以下两个方面:①有无包膜:脐膨出有完整的包膜,内容物为肠管、腹水、肝脏等腹腔脏器,腹裂无包膜。②脐带入口:脐膨出的脐带入口多位于疝囊顶部,腹裂中 90% 脐带入口位于外翻脏器左侧。

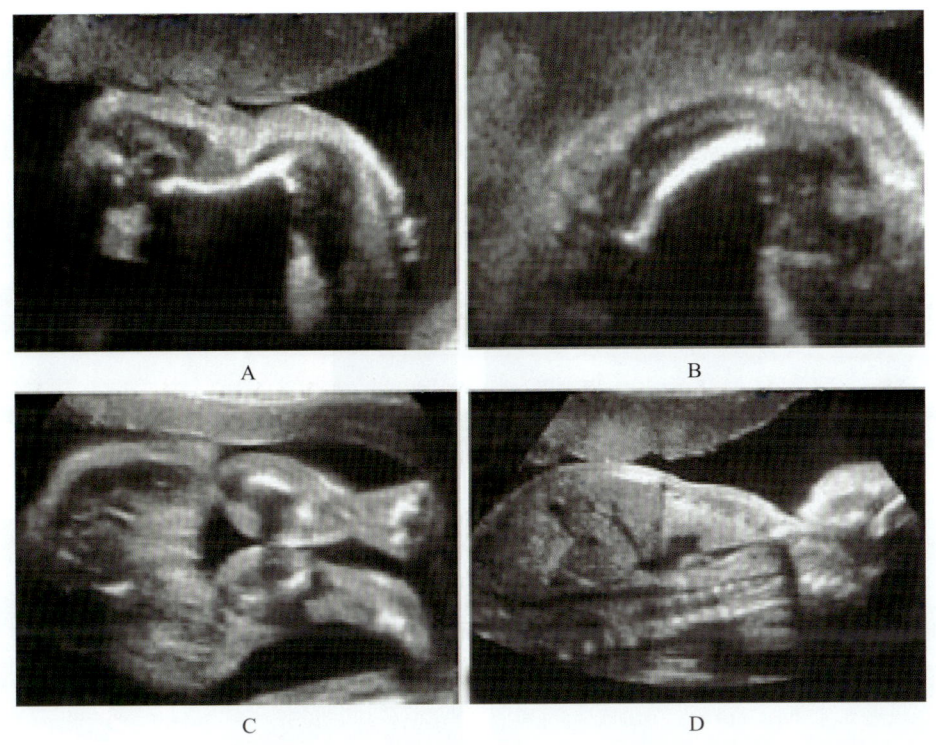

图 24-7-15 软骨发育不全声像图

3. 脐尿管尿囊囊肿 也称膀胱尿囊囊肿,是指脐尿管未关闭,膀胱与尿囊囊肿相通的状态。

胚胎12周时,尿囊退化,远端变成一细管伸入脐带,称脐尿管。以后脐尿管闭锁,形成脐正中韧带。如果脐尿管未闭锁,膀胱便与脐带内的尿囊远端相通,尿液可经脐尿管进入脐带内的尿囊中。

声像图表现:脐带根部显示一囊性肿物,囊肿与膀胱之间相通,呈"哑铃状",囊肿形态有动态变化(图24-7-20)。

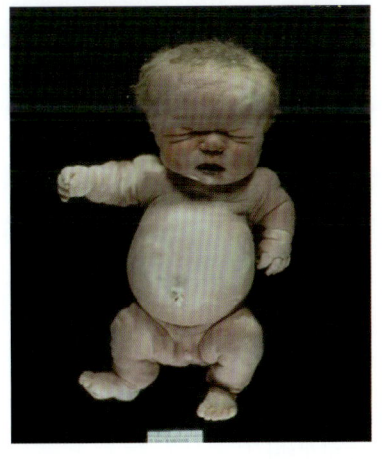

图 24-7-16 软骨发育不全实例

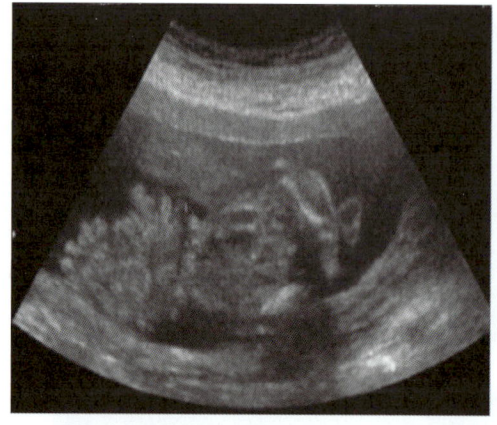

图 24-7-17　腹裂

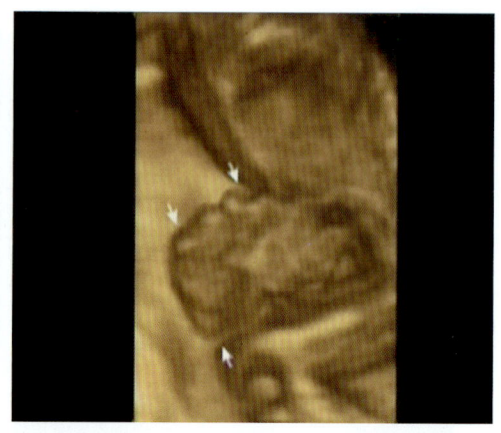

图 24-7-18　腹裂三维声像图

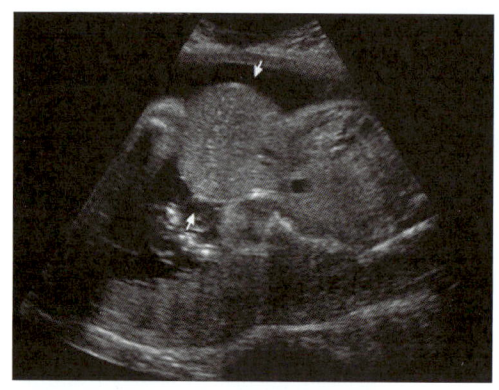

图 24-7-19　脐膨出

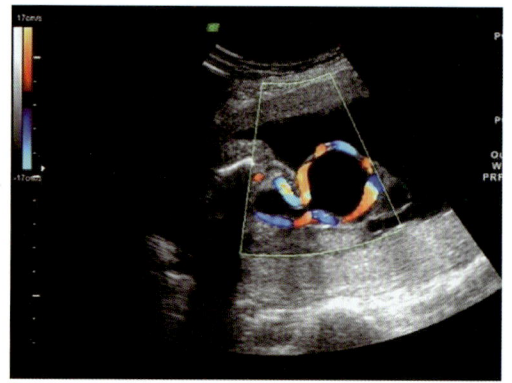

图 24-7-20　脐尿管尿囊囊肿

七、其他

(一) 浆膜腔积液

胎儿胸腔、腹腔、心包腔出现液性暗区，可伴发胎儿皮肤水肿，呈双边(图 24-7-21)。

(二) 淋巴水囊瘤

由于胎儿淋巴系发育异常，淋巴回流障碍，导致颈部、上肢等局部水肿，也常出现全身水肿。常见的淋巴系统缺陷有水囊状淋巴管瘤，又称淋巴水囊瘤，常位于头颈的背侧，表现为壁厚囊肿，其内部有颈部结缔组织构成的粗隔(图 24-7-22)。

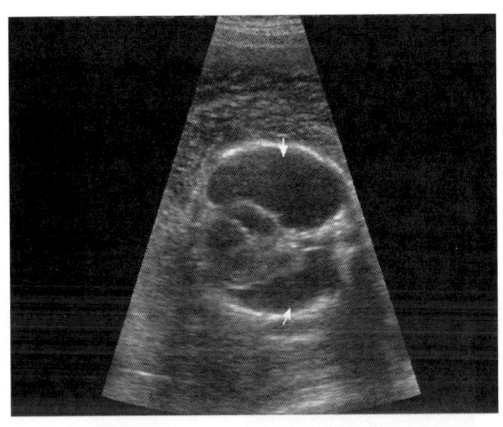
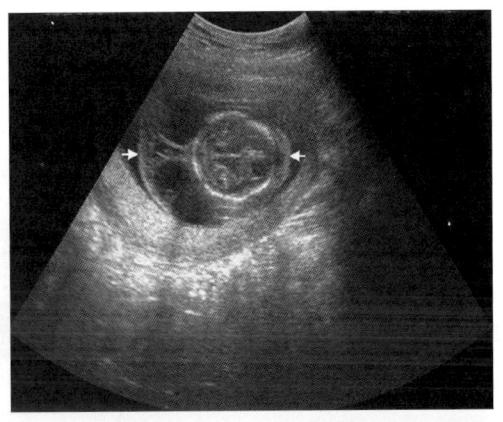

图 24-7-21　胎儿双侧胸腔积液　　　　　　图 24-7-22　颈背部淋巴水囊瘤

(三) 双胎输血综合征

双胎输血综合征 (TTTS) 是常见于单绒毛膜囊双羊膜囊双胎并发症之一,两个胎儿的胎盘血管之间出现单向或不平衡的血液交通,导致供血胎儿贫血和受血胎儿多血等一系列病理变化和临床症状 (图 23-7-23、图 24-7-24)。早于 26 孕周发现的病例若不经治疗,围产期死亡率可达 90%。

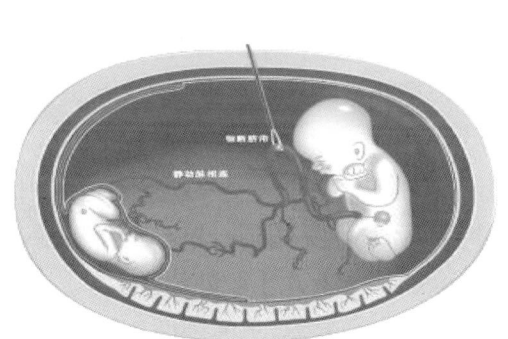
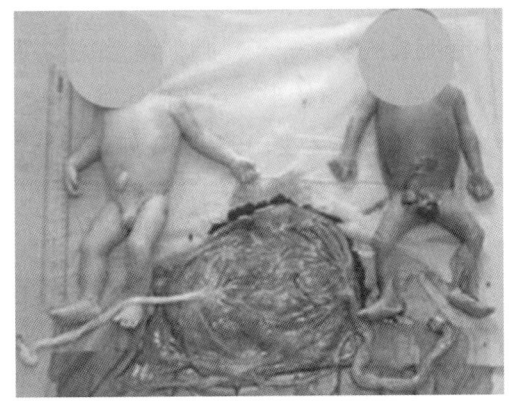

图 24-7-23　双胎输血综合征　　　　图 24-7-24　双胎输血综合征胎儿引产后可见胎儿大小差异,受血儿脐带明显较输血儿细

声像图表现:
1. 两个胎儿性别相同,共用一个胎盘,双胎间分隔较薄。
2. 受血儿羊水过多,而供血儿羊水过少,常见于其贴附于宫壁上 (图 24-7-25)。

3. 两个胎儿的各自生长参数明显不同,羊水少的胎儿明显小于羊水多的胎儿。受血儿可出现膀胱增大、心衰、胸腹水、水肿等征象,严重者可出现双胎之一或双胎死亡(图24-7-26)。

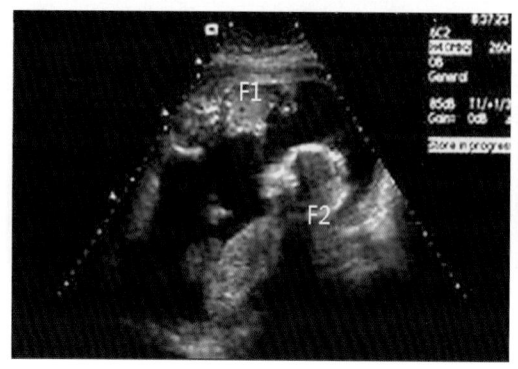

图24-7-25 双胎输血综合征
F1. 输血儿;F2. 受血儿

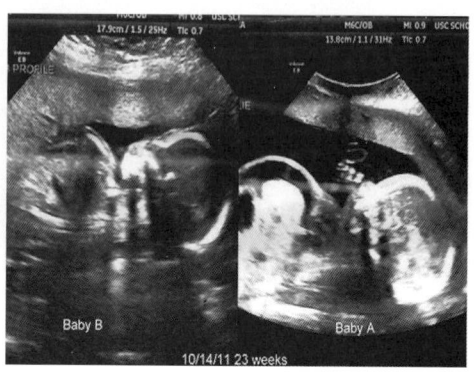

图24-7-26 双胎输血综合征
右侧的受血儿胸腹水

第八节 常见胎儿心脏结构异常

对于明显的复杂先天性心脏病,如法洛四联症、心内膜垫缺损、单心室、单心房、大动脉转位等,超声可以直接观察到结构异常,作出早期诊断;而一些小的结构异常(如房室间隔缺损等),或出生后才表现出的异常(如动脉导管未闭),超声很难直接观察到结构异常。

一、单心房

指房间隔几乎完全缺失,左右心房形成一共同心房,属罕见畸形。单心房可单独存在,但常合并其他心内畸形,如二尖瓣裂、单心室、永存动脉干、永存左上腔静脉等。

胎儿超声心动图表现:胸骨旁四腔心及心尖四腔心切面显示,房间隔回声消失,由房间隔、室间隔、二尖瓣、三尖瓣形成的"十"字交叉变为"T"字形回声。当发现单心房后,应详细检查心内结构,排除合并其他心内畸形(图24-8-1)。

二、单心室

指心房只与一个主要心室腔相连接的畸形,其房室瓣连接方式可以是双侧房室瓣、共同房室瓣或一侧房室瓣缺如。

胎儿超声心动图表现

1. 心尖四腔断面可明确诊断。①仅见一个大的心室腔,接受两个心房的供血,在正常的室间隔位置探及不到室间隔回声。②可检出小残腔的存在与否。A 型单心室其大的主腔即为左心室和一个小的残腔,即残余的右室腔,两腔之间借球室孔相通。③判断房室瓣数目,是两组房室瓣或是一组房室瓣,以及有无共同房室瓣的形成(图 24-8-2)。

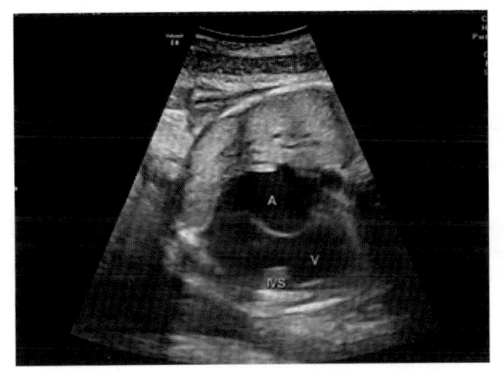 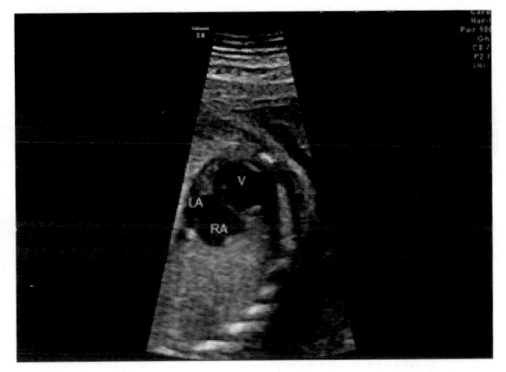

图 24-8-1 单心房合并较大室缺　　图 24-8-2 左右心房可见,仅见单心室

2. 动脉短轴切面可判断单心室是否合并大动脉转位。根据两大动脉各自特征准确区分主动脉、肺动脉,测量管腔宽度有无狭窄及部位,动脉瓣启闭状态。

3. 左室长轴及五腔心断面可显示两条大动脉关系及与心室连接的关系。通常主动脉与肺动脉均起自大心室腔(属左心室型),肺动脉内径变窄。

三、法洛四联症

主要由圆锥肌间隔前移致右心室流出道狭窄而产生的室间隔缺损、肺动脉狭窄、主动脉骑跨和右心室肥厚 4 个系列畸形组成。

胎儿超声心动图表现

1. **四腔心切面**　偏后位的四腔心切面常常因为不能显示膜周室间隔缺损,且两侧心腔大小无明显差异而漏诊法洛四联症。再者胎儿期无明显的右心室肥厚,也是漏诊的原因之一。

2. **五腔心切面**　是诊断本病的良好切面,可显示增宽的主动脉,大的室间隔缺损(通常为膜周流出道型,很少有流出道肌部室缺,最少见干下型),主动脉骑跨于室间隔缺损之上。肺动脉闭锁时容易混为共同动脉干畸形(图 24-8-3)。

3. **大动脉短轴切面及右心室流出道切面**　测量肺动脉与主动脉内瓣环径比值,肺动脉永远小于主动脉,肺动脉瓣狭窄时可见瓣膜增厚回声,瓣叶运动受限,有时开放呈圆顶征。彩色血流多普勒探及瓣上增速血流信号,瓣下常有反流信号。肺动脉闭锁时根本探不到肺

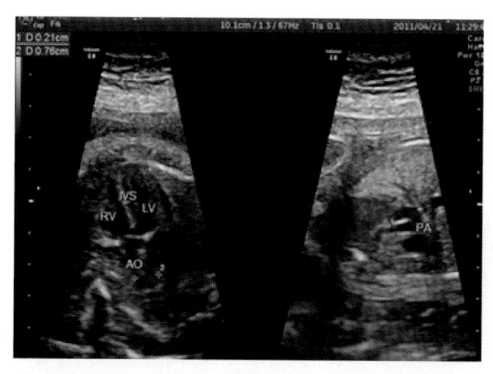

图 24-8-3 法洛四联症(TOF)
主动脉骑跨,肺动脉狭窄

动脉瓣,或仅探及发育不良、无启闭功能的膜样强回声,远端的肺动脉主干及分支极其细小或呈条索样,彩色血流显示瓣上无血流通过。

4. 三血管切面 三血管征排列及内径比值异常,主动脉增宽略居右前,肺动脉狭窄略居左后,肺动脉主干可发育细小,分支内径一般正常。孕中期的肺动脉分支狭窄常常预示严重的法洛四联症。肺动脉狭窄严重者或闭锁时常只看到粗大的主动脉及上腔静脉。

5. 主动脉弓切面和导管弓切面 主动脉弓通常发育好,无狭窄。右位主动脉弓可见脊柱右前方降主动脉横断面。法洛四联症患者的动脉导管通常小或难以辨认,右位弓时可见动脉导管发自左锁骨下动脉或左无名动脉。动脉导管的血流依肺动脉狭窄程度不同,左向右、右向左、双向分流均可发生。仔细检查可发现的降主动脉侧支血流常提示肺动脉闭锁。

四、右心室双出口

指两大动脉完全发自解剖右心室或大动脉绝大部分(>50%)发自解剖右心室。

胎儿超声心动图表现

1. 心尖四腔心切面 两侧心腔可无明显差异或右心轻度增大,合并肺动脉或主动脉狭窄时右心扩大可以更明显。卵圆孔血流仍为右向左且分流量增多,流速加快。偏流出道的室缺有时在四腔心切面难以发现。如为房室间隔型缺损可探及房室水平的双向分流。二尖瓣、三尖瓣瓣口均可见少量反流信号,有肺动脉或主动脉狭窄时反流明显且速度增快。

2. 心室流出道切面 室缺位于主动脉下时,左心室流出道可见主动脉骑跨室间隔缺损,右心室流出道显示肺动脉及大部主动脉连接右心室;室缺位于肺动脉下时,可见肺动脉骑跨室缺,主动脉完全发自右心室。多普勒显示心室水平双向分流。右心室流出道冠状切面可见两大动脉发自右心室并被流出间隔分开。主动脉及肺动脉瓣下的梗阻常可在此探及回声及血流异常加速(图24-8-4)。

3. 三血管切面 显示主动脉、肺两条大动脉常呈并行排列。

完全型房室间隔缺损畸形:Ⅰ孔房间隔缺损,左右房室瓣完全融合而成一个不分左右的大瓣口,可见前(上)、后(下)"桥瓣",共5叶。

五、完全型房室间隔缺损

左、右心房水平交通,左、右心室水平交通(膜部室间隔缺损),左心室右心房间血流交通。连接共同瓣口的比例多少直接影响接收心室的大小。

胎儿超声心动图表现

1. 四腔心切面 仍是诊断本病的首要切面。二维及彩色多普勒可清晰显示房间隔原发孔缺损,室间隔交通(微小缺损不易辨认),双侧房室瓣附着室间隔同

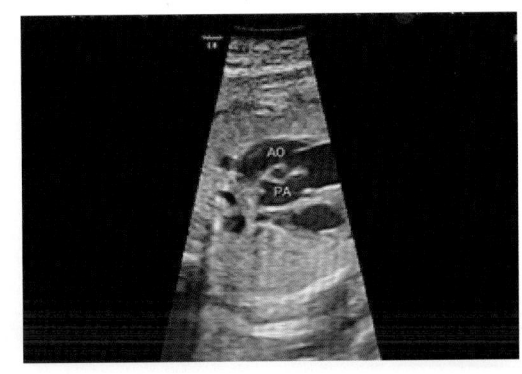

图 24-8-4 右心室双出口

一水平并失去正常形态形成共瓣,合并中到重度的关闭不全(往往左侧为著,图 24-8-5)。

2. 心室短轴切面 可以清晰显示舒张期两房室口间瓣膜无分隔,开放呈一共同椭圆形大瓣口,可见前后共瓣。彩色多普勒显示收缩期瓣口不同方向混杂的反流信号。

3. 其他合并畸形 因畸形的不同,于相应切面发现血流动力学改变。

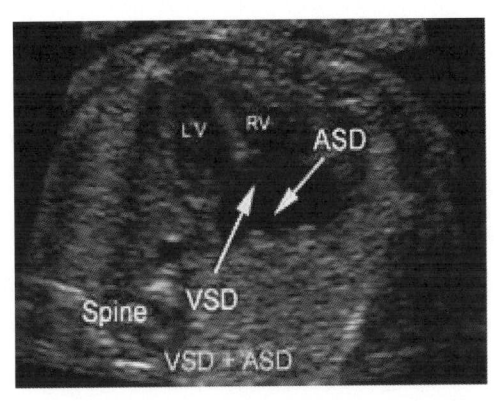

图 24-8-5 完全型房室间隔缺损(十字交叉消失)

VSD:室缺;ASD:原发孔房缺

六、室间隔缺损

是指心室间隔上存在孔洞。室间隔缺损致血流自左心向右心分流,从而引起左心容量负荷增加、肺血增多等临床一系列病理生理改变。它是最常见的先天性心脏病,占先心病的20%~25%。可单独存在,亦常为复杂心脏畸形的组成部分。室缺可以分成流入道、膜周、小梁肌部室缺及流出道室缺(干下室缺,占5%),其中流入道、膜周部(占75%)及肌部(10%~15%)的多数室缺在胎儿期容易辨认(过小的室缺除外),但也常见到混合型。胎儿期左、右心压力差不明显,室缺分流不如生后显著,速度亦不快,很少见到因容量负荷增加所致一侧心腔明显增大,所以也常易漏诊。

室间隔缺损的术后治疗效果满意。手术成功者远期生存与正常人无明显差异,因而单纯室缺的发现不是终止妊娠的指征。

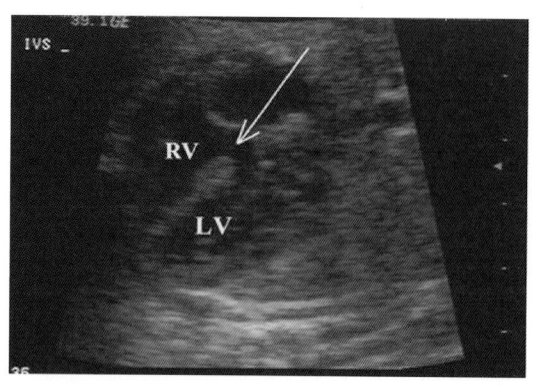

图 24-8-6 胎儿室间隔缺损

胎儿超声心动图表现:一般肌部多为小型缺损,膜部多为大型缺损。在四腔心切面及左室长轴切面,可显示较大(>5 mm)的室间隔肌部缺损,表现为室间隔连续中断,断端游离端回声较强(图 24-8-6),近心尖部肌部缺损易漏诊,需仔细探查。近流入道的膜部室缺,在心尖四腔心平面或心底四腔心平面上易于显示,表现为膜部室间隔连续中断,游离端呈现为一强回声反光点。对于近流出道的膜部缺损,需在左室流出道切面观察,可见室间隔膜部连续性中断。由于两侧心室的压力相当,彩色多普勒少见室-室分流。小的肌部及膜部缺损(3~5 mm)由于缺损本身就小,加之分流很小,很难被发现。3 mm 以下小型室间隔缺损不合并其他畸形时,由于不会引起血流动力学的改变,所以诊断更为困难。

第九节 三维超声成像技术与方法

三维超声成像是采用不同于传统二维超声成像扫查技术的一种新的成像方法。三维超声是将连续不同平面的二维图像进行计算机处理,得到一个重建的有立体感的图形。

自 20 世纪 50 年代末以来,已经有人探讨发展三维超声成像技术,到 20 世纪 90 年代初,由于计算机技术及图像处理技术的进步,三维超声成像时间短,成像过程大为简化,正式进入临床实用阶段。

一、三维超声成像图像获取方法

1. **散聚焦镜法** 也称厚层三维图像,此方法可以对胎儿进行实时观察。
2. **计算机辅助成像** 是目前首选的三维成像方法,成像处理过程包括:获取三维扫查数据,建立三维容积数据库,应用三维数据进行三维图像重建(图 24-9-1、图 24-9-2)。

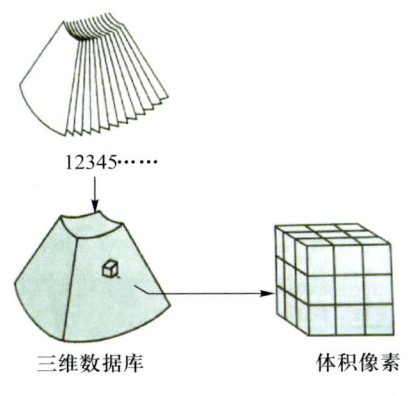

图 24-9-1 获取三维数据

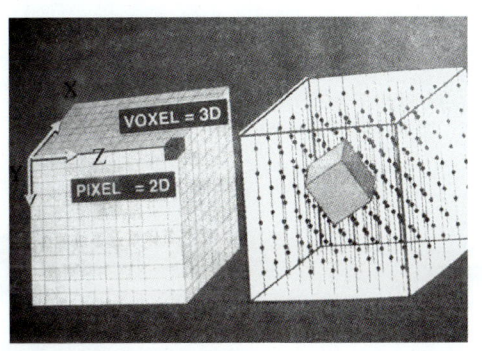

图 24-9-2 建立三维数据库

3. 实时超声束跟踪技术 是三维超声最新技术,其过程类似于三维计算机,但可以立即成像。在三维过程中实时显示出三维图像,可以提供连续的宫内胎儿实时三维图像。

二、三维成像的方式

1. 表面成像 该成像方式适用于心脏、膀胱和胆囊等含液的空腔脏器以及胎儿等被液体环绕的结构,重建的三维图像清晰直观,立体感强(图 24-9-3)。

2. 透明成像 此方法按其算法不同又分为以下几个模式:

(1)最小回声模式:适合观察血管、扩张的胆管等无回声或低回声病灶。

(2)最大回声模式:仅接受声束方向最大的信息,适合观察实质性脏器内强回声结构,譬如肝内强回声的肝癌或血管瘤等病变,胎儿的骨性结构,子宫内的高回声的子宫内膜、宫内节育器(图 24-9-4)。

(3)X 线模式:其成像效果类似 X 线平片效果。

(4)混合模式:以上的模式可以互相混合应用,可以观察病变组织和周围结构的毗邻关系。

(5)多平面成像模式:也称作超声 CT 或三维超声断面显示法。可对感兴趣的区域进行逐层、多角度的观察。

最新三维技术的优点:能够获得任意平面的图像并标明其在空间的方向和位置;具有精确的体积计算功能,尤其对不规则器官或病灶体积的测量更为精确;能够对感兴趣的结构重建三维立体图像使结果更加立体、直观。

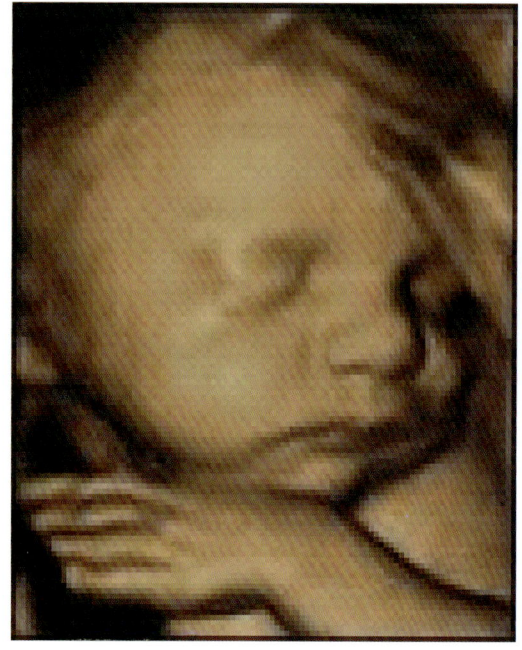 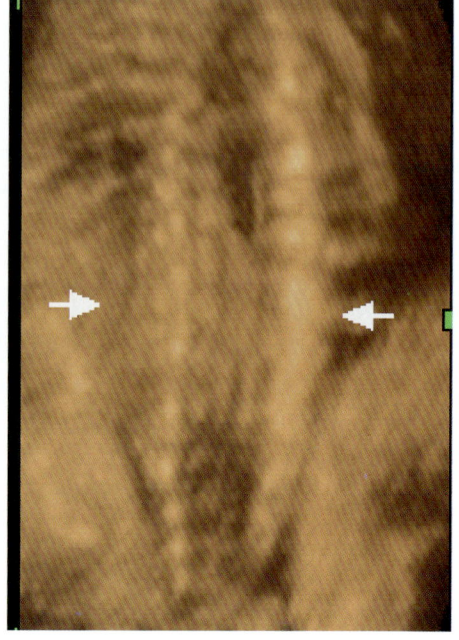

图 24-9-3　表面成像　　　　　　　图 24-9-4　透明成像

第十节　产科超声检查操作手法

1. 早孕时应充分充盈膀胱,对于<40天的早孕检查,妊娠囊不易显示,可使用彩超仪的局部放大功能(ZOOM)使宫腔放大,以便显示胎囊;如果仍然显示不清,可改经阴道超声检查。
2. 测量颈项透明层时(孕10~13+周)让胎儿位于仰面正矢状位。
3. 中孕时四肢多可以显示,应尽量探查,以便早发现早处理。
4. 晚孕者如颜面受阻挡看不清时,嘱孕妇左侧卧位或右侧卧位,待颜面显示清楚。
5. 晚孕测量羊水指数时,探头发射方向应与地平面垂直。

第十一节 易误诊的病例介绍

<u>右侧单角子宫并残角子宫妊娠误诊为间质部妊娠。</u>

病史介绍：孕妇，女，25岁，因停经8周，要求终止妊娠就诊。

超声检查：子宫前位，宫腔内未见明显妊娠囊回声，子宫右侧相当于间质部可见一4.0 cm×3.8 cm的包块，其内可见妊娠囊回声，妊娠囊内可见卵黄囊及胚胎，胚胎头臀长约2.0 cm，可见胎心搏动。双侧卵巢可探及。

超声提示：异位妊娠（右侧间质部异位妊娠不除外）。

当天行手术治疗，术后诊断为单角子宫，右侧残角子宫妊娠。

误诊分析：单角子宫，右侧残角子宫为少见畸形，子宫残角为先天发育畸形，由于一侧副中肾管发育不全所致。残角子宫往往不与另一侧发育较好的子宫腔沟通，但有纤维束与之相连。子宫残角妊娠是指受精卵着床于子宫残角内生长发育。子宫残角妊娠受精方式可能有两种情况：一是精子经对侧输卵管外游至患侧输卵管内与卵子结合而进入残角；二是受精卵经对侧输卵管外游到患侧输卵管而进入残角着床。残角子宫壁发育不良，不能承受胎儿生长发育，常于妊娠中期时发生残角自然破裂，引起严重内出血，症状与输卵管间质部妊娠相似。偶有妊娠达足月者，分娩期亦可出现宫缩，但因不可能经阴道分娩，胎儿往往在临产后死亡。B型超声显像可协助诊断，确诊后应及早手术，切除残角子宫。若为活胎，应先行剖宫产，然后切除残角子宫。

超声显示可见左侧或右侧子宫角处显示不清，其旁边可见团块状回声，其内可见内膜样回声，也可见不到内膜样回声。残角妊娠后可见一侧子宫相当于宫角旁有囊实性包块，其内可见妊娠囊、卵黄囊及胎芽回声，但一般这种囊实性回声团块较间质部妊娠的大，且囊实性回声团的壁较厚（图24-11-1、图24-11-2），发生破裂的时间较晚。详细了解怀孕前患者的病史对鉴别诊断也非常有帮助。

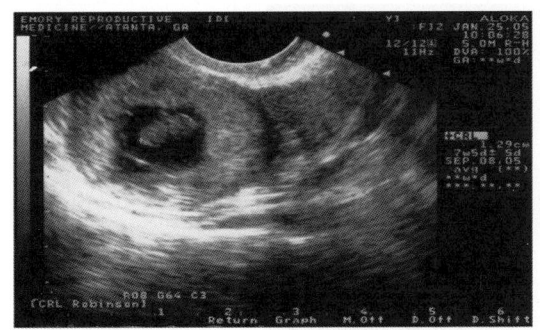

图24-11-1 右侧残角子宫妊娠

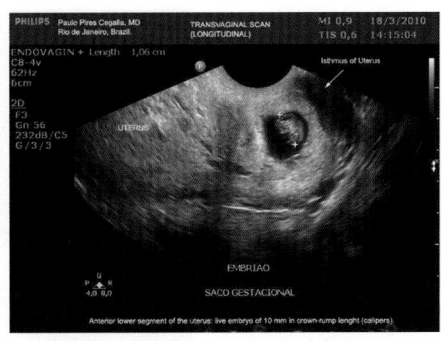

图24-11-2 左侧间质部妊娠

第十二节　产科超声报告范例

一、早孕

超声表现：子宫前位，增大，肌层回声均匀，宫腔内可见大小约 2.0 cm×1.4 cm×1.1 cm 妊娠囊回声，内可见胎芽长约 0.41 cm，可见心管搏动，卵黄囊直径约 0.4 cm。双侧附件区未见明显异常（图 24-12-1）。

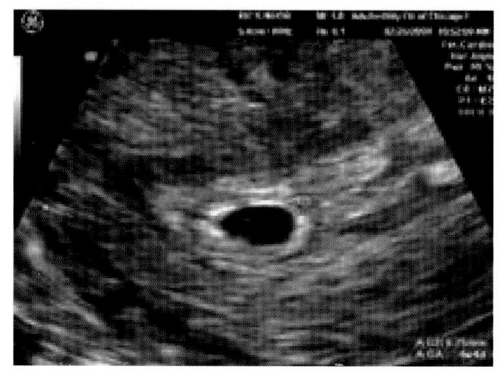

图 24-12-1　早孕声像图

超声提示：宫内早孕相当于孕 6^+ 周。

报告时间：2016-01-09 14:23:05　　　报告医师：刘××　尚××　审核医师：刘××

二、早孕 NT 增厚

超声表现：子宫前位，增大，宫腔内可见胎儿，头臀长约 5.6 cm，胎心率 160 次/分。胎盘前壁，羊水深约 3.0 cm，NT 3.2 cm（图 24-12-2）。

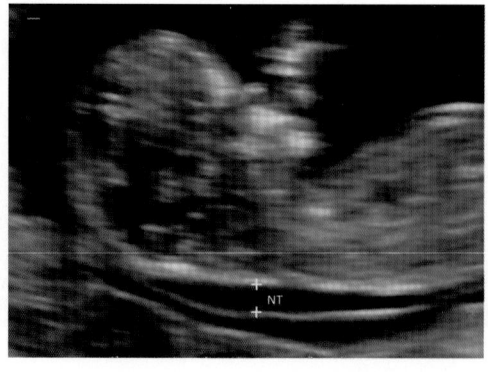

图 24-12-2　早孕 NT 增厚

超声提示:1. 宫内早中孕
　　　　2. 胎儿 NT 增厚　　　建议胎儿染色体检查

报告时间:2016-01-09 14:23:05　　报告医师:刘××　　尚××　　审核医师:刘××

三、宫外孕

超声表现:子宫前位,大小约 7.0 cm×6.2 cm×4.9 cm,肌层回声均匀,内膜厚约 1.0 cm,宫腔内未见妊娠囊回声。左侧附件区可见不均质回声团,大小约 2.5 cm×2.0 cm×1.6 cm,边界清,呈面包圈征,中间无回声内可见偏强回声(图 24-12-3)。

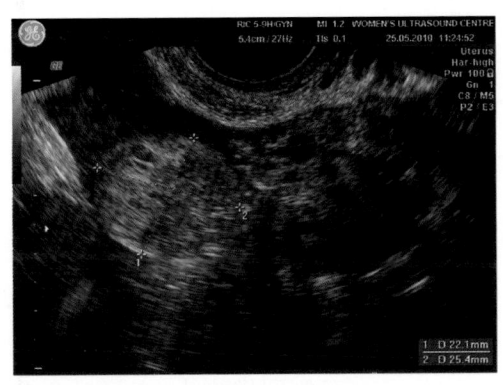

图 24-12-3　宫外孕

CDFI:周边可见少量血流信号。右附件区未见明显异常。盆腔可见游离液,深约 3.6 cm,可见细密点状回声。

超声提示:1. 左附件区混合型包块:宫外孕可能性大,结合 HCG 检查
　　　　2. 盆腔积液

报告时间:2016-01-09 14:23:05　　报告医师:刘××　　尚××　　审核医师:刘××

四、子宫瘢痕妊娠

超声表现:子宫前位,大小约 6.8 cm×5.8 cm×4.8 cm,子宫前壁下段瘢痕位置形态饱满,肌层厚度约 0.2 cm,可探及大小约 3.5 cm×2.8 cm×2.0 cm 妊娠囊回声,内可见卵黄囊直径约 0.3 cm,未见明显胎芽。CDFI:可见丰富血流信号位于瘢痕处,RI:0.34~0.41。双侧附件区未见明显异常(图 12-24-4)。

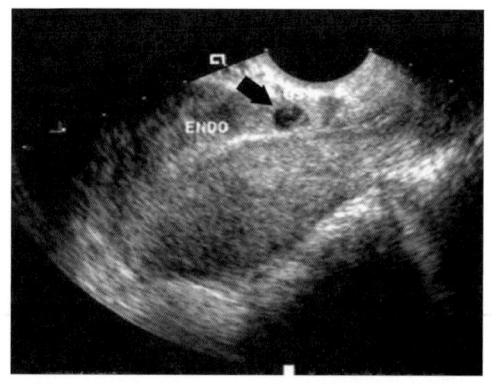

图 24-12-4 子宫瘢痕妊娠

超声提示:子宫瘢痕妊娠可考虑。

报告时间:2016-01-09 14:23:05　报告医师:刘××　尚××　审核医师:刘××

五、葡萄胎

超声表现:子宫前位,大小约7.9 cm×7.6 cm×6.6 cm,肌层回声均匀,宫腔内可见大小约6.0 cm×5.7 cm×4.8 cm混合回声团,内呈大小不等的无回声,形态尚规则,与子宫肌层分界清,CDFI:未见明显的血流信号。双侧卵巢增大,内可见多个大小不等的无回声,边界清,形态规则,内透声好(图24-12-5)。

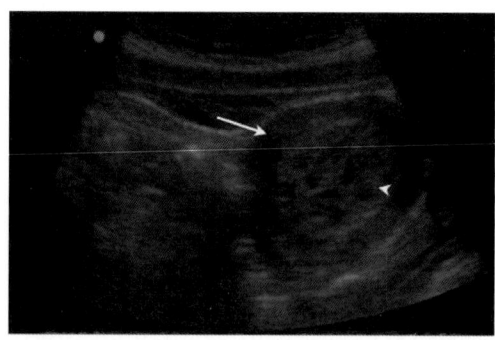

图 24-12-5 葡萄胎

超声提示:1.宫腔内混合回声团,结合临床考虑葡萄胎
　　　　　2.双侧卵巢内黄素化囊肿

报告时间:2016-01-09 14:23:05　报告医师:刘××　尚××　审核医师:刘××

六、脑积水

超声表现:宫内胎儿,头位,BPD:8.6 cm,HC:31.3 cm,AC:31.1 cm,FL:6.8 cm,胎盘厚壁,Ⅱ级,羊水指数:10.6 cm,最深3.5 cm,胎心(+),胎动(+),胎心率155 次/分。脐动脉 S/D:3.0,RI:0.62(图24-12-6)。

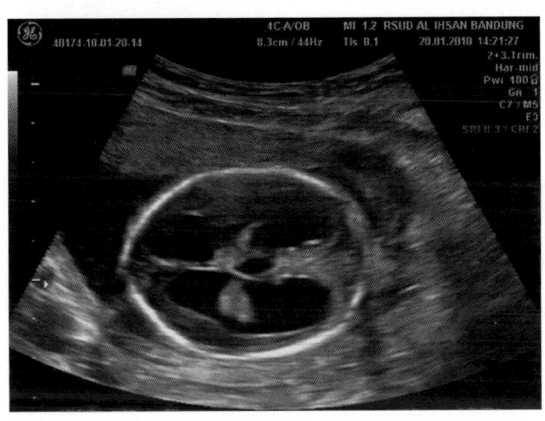

图24-12-6 脑积水

胎儿左侧脑室宽约2.4 cm,右侧脑室宽约2.5 cm(图24-12-6)。

超声提示:1.宫内单活胎,相当于孕35周
    2.脑积水

报告时间:2016-01-09 14:23:05 报告医师:刘×× 尚××   审核医师:刘××

七、十二指肠梗阻

超声表现:宫内胎儿,BPD:5.6 cm,HC:21.0 cm,AC:18.5 cm,FL:4.6 cm,胎盘前壁,Ⅰ级,心率145次/分。上腹部可见"双泡征",胃泡大小约3.0 cm×2.2 cm,扩张肠管大小约2.6 cm×2.0 cm,动态观察可见"双泡"大小变化。下腹部探查未见明显肠管内容物回声。超声提示:宫内孕单活胎,相当于孕21$^+$周(图24-12-7)。

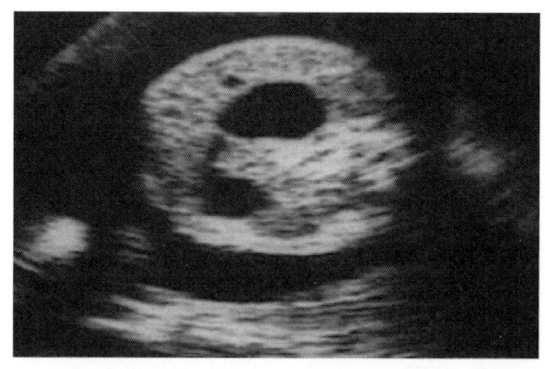

图24-12-7 十二指肠梗阻

超声提示:胎儿上腹部异常回声,十二指肠梗阻不除外。

报告时间:2016-01-09 14:23:05　　报告医师:刘××　　尚××　　审核医师:刘××

（孙　静　张金会）

第二十五章 血管疾病

第一节 解剖概要

一、动脉

体循环动脉系统由左心室发出，在行程中不断分支，最后连于毛细血管。通常将动脉分为大、中、小三级。动脉由于承受较大的压力，管壁较厚，管腔断面呈圆形。动脉壁由内膜、中膜和外膜构成(图25-1-1)。内膜的表面由单层扁平上皮(内皮)构成光滑的腔面，外膜为结缔组织。大动脉的中膜富含弹力纤维，当心脏收缩射血时，大动脉管壁扩张，当心室舒张时，管壁弹性回缩，继续推动血液；中、小动脉的中膜平滑肌较发达。

1. **主动脉** 是大循环中的动脉主干，全程可分为三段，即升主动脉、主动脉弓和降主动脉。降主动脉又分为胸主动脉和腹主动脉。

升主动脉(ascending aorta)：起自左心室，在起始部发出左、右冠状动脉营养心脏壁。

主动脉弓(aortic arch)：是升主动脉的直接延续，呈弓形向左后方弯曲。在主动脉弓的凸侧，自右向左发出头臂干、左侧颈总动脉和左侧锁骨下动脉。

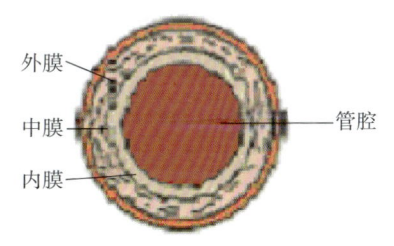

图25-1-1 动脉壁构成

胸主动脉(thoracic aorta)：是主动脉弓的直接延续，沿脊柱前方下降，穿过膈肌主动脉裂孔移行为腹主动脉。

腹主动脉(abdominal aorta)：是胸主动脉的延续，沿脊柱左前方下降，至第4腰椎平面分为左、右髂总动脉而终。

2. **颈部动脉**(图25-1-2)

颈总动脉(common carotid artery)：左侧直接发自主动脉弓，右侧起于头臂干。起始后沿气管和食管的外侧上升，至甲状软骨上缘水平分为颈内动脉和颈外动脉两支。

颈内动脉(internal carotid)：经颅底的颈动脉管入颅，分布于脑和视器。

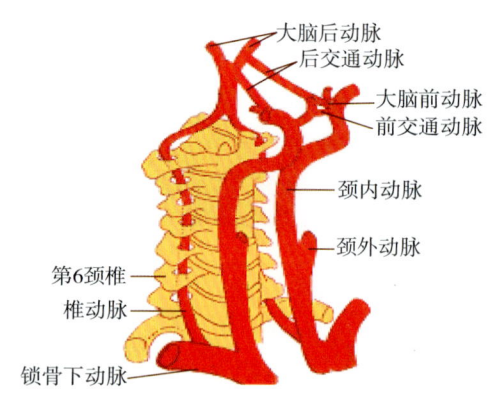

图 25-1-2 颈部动脉解剖

颈外动脉(external carotid)：上行至下颌颈处分为颞浅动脉和上颌动脉两个终支。沿途的主要分支有甲状腺上动脉、舌动脉和面动脉等。

颈动脉窦(carotid sinus)：是颈总动脉分叉至颈内动脉起始处的膨大部分，壁内有特殊的感觉神经末梢(压力感受器)。

3. 上肢动脉

锁骨下动脉(subclavian artery)：上肢动脉的主干是锁骨下动脉。左锁骨下动脉直接起于主动脉弓，右锁骨下动脉起于头臂干，起始后经胸廓上口进入颈根部，越过第一肋，续于腋动脉。锁骨下动脉主要分支有：①椎动脉：向上至第 5 或第 6 颈椎横突孔水平进入横突孔，至第 2 颈椎横突孔后由枕骨大孔进入颅内。②甲状颈干：分布于甲状腺等。③胸廓内动脉（内乳动脉）：分布于胸腹腔前壁，两个终支为肌膈动脉和腹壁上动脉。

腋动脉(axillary artery)：为锁骨下动脉的延续，穿行于腋窝，至背阔肌下缘，移行于肱动脉、腋动脉的分支，分布于腋窝周围结构。

肱动脉(brachial artery)：是腋动脉的直接延续，沿肱二头肌内侧沟下行，至肘关节前面，分为桡动脉和尺动脉。

桡动脉(radial artery)和尺动脉(ulnar artery)：分别沿前臂的桡侧和尺侧下降，至手掌。两动脉的末端和分支在手掌吻合，形成双层的动脉弓即掌浅弓的掌深弓。

4. 腹主动脉　腹部的动脉主要发自腹主动脉，也有壁支和脏支两类。

脏支供养腹腔脏器和生殖腺，由于腹腔消化器官和脾是不成对器官而泌尿生殖器官是成对器官，所以血管的分支与此相适应可分为成对脏支和不成对脏支。成对的有肾上腺中动脉、肾动脉和生殖腺动脉(男性的睾丸动脉或女性的卵巢动脉)，不成对的分支有腹腔干、肠系膜上动脉和肠系膜下动脉。

壁支分布于腹后壁和膈肌。包括膈下动脉、4 对腰动脉和骶正中动脉。膈下动脉还发出肾上腺上动脉。

肾动脉(renal artery)：在平第 2 腰椎高度发自腹主动脉，横行向外，左肾动脉起始部偏左后壁，右肾动脉起始部偏右前壁，在肾静脉后方经肾门入肾，在进入肾窦前分为前、后两干。右肾动脉从下腔静脉、胰头和十二指肠降部的后方横过；左肾动脉则经胰体、脾静脉和肠系膜下静脉的后方。肾动脉在入肾前发出肾上腺下动脉。有时一侧可有两条或两条以上的肾动脉，不经肾门直接入肾的上极或下极，叫做副肾动脉。

睾丸动脉(sticular artery)、卵巢动脉(ovarian artery)：在第 2 腰椎高度起自腹主动脉前壁，细而长，沿腰大肌前面行向外下，依次跨过输尿管，髂外动、静脉的前方及睾丸动脉至腹股沟管腹环处和输精管伴行入腹股沟管，参加精索的构成，并迂曲下行至睾丸后缘上端处，分支至睾丸和附睾。卵巢动脉在小骨盆上缘进入卵巢悬韧带内，继续下行于子宫阔韧带内，分支至卵巢、输卵管和输尿管。

腹腔干(coeliac trunk)：是腹主动脉发出于膈肌稍下方，约平第 12 胸椎处起于腹主动脉的前壁。长 2～3 cm，发出胃左动脉、肝总动脉和脾动脉等三支。

肝总动脉(common hepatic artery)：较短，自腹腔干发出后，在腹膜后沿胰头上缘行向右前方，至十二指肠上部分为肝固有动脉和胃十二指肠动脉。

肝固有动脉(proper hepatic artery)：从肝总动脉发出后，在小网膜游离缘(肝十二指肠韧带)内走行，位于胆总管和肝管的左侧，门静脉的左前方，上升至肝门附管分为肝右动脉和肝左动脉。此外，在靠近起始部发出胃右动脉。

脾动脉(spleen artery)：是腹腔干最大的分支，发出后在腹膜后方沿胰腺上缘迂曲左行，经脾肾韧带抵达脾门，分为 2～3 支入脾。沿途分出下列分支：胰支、胃短动脉和胃网膜左动脉等。

肠系膜上动脉(superior mesenteric artery)：约在第 1 腰椎高度起自腹主动脉前壁，在脾静脉和胰头的后方下行，跨过胰腺钩突的前方，主干呈向左侧稍凸的弓状，在胰腺下缘和十二指肠水平部之间进入小肠系膜根。

髂总动脉(common iliac artery)：是腹主动脉的终支，在平第 4 腰椎下缘起始，沿腰大肌内侧向外下方斜行，至骶髂关节处分为髂内动脉、髂外动脉。

髂外动脉(External iliac artery)：分支供养腹前壁下部。主干沿腰大肌内侧缘下行，经腹股沟韧带中点深面至股部，移行为股动脉。

髂内动脉(internal iliac artery)：自髂总动脉分出，在骨盆后外侧壁下行，分为前、后两干，后干为壁支，而前干除发出壁支外还发出脏支。

5. 下肢动脉

股动脉(femoral artery)：由髂外动脉延续而来，在腹股沟韧带中点的深面入股三角。在股三角内，股动脉先位于股静脉的外侧，逐渐从外侧跨到股静脉的前方，下行入收肌管，再穿收肌腱裂孔至腘窝，易名腘动脉。股动脉在腹股沟中点处位置表浅，可摸到搏动，是临床上急救压迫止血和进行穿刺的部位。

股深动脉(deep femoral artery)：是股动脉最粗大的分支，在腹股沟韧带下方 3～5 cm 处发自股动脉的后外侧壁。先在股动脉的外侧，以后行于股动脉和股静脉的深面，至长收肌后方继续下行，终于大腿的下 1/3。

腘动脉(popliteal artery)：在收肌腱裂孔处由股动脉易名构成。腘动脉进入腘窝后斜行向下,位置深,紧贴于股骨腘平面、膝关节囊和腘肌的后方,至腘肌下缘分为胫前动脉和胫后动脉。

胫后动脉(posterior tibial artery):为腘动脉的直接延续。在腘肌下缘分出后,向下行于小腿屈肌浅、深两层之间,经内踝后方,通过屈肌支持带深面转入足底,分为足底内侧动脉和足底外侧动脉两个终支。另外在起始部位还发出腓动脉,斜向外下分布于胫腓骨和附近肌肉。

胫前动脉(anterior tibial artery):腘动脉的终支之一,在平对胫骨粗隆处发自腘动脉,随即穿小腿骨间膜至小腿前面,沿骨间膜前面下降,与腓深神经伴行。在足背延续为足背动脉。

足背动脉(dorsal artery of foot):经拇长伸肌腱与趾长伸肌腱之间前行,至第一跖骨间隙的近侧端分为足底深动脉和第一趾背动脉两终支。

二、静脉

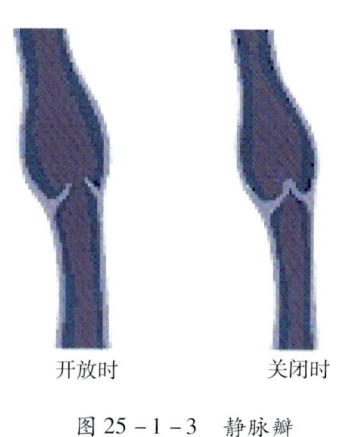

图 25-1-3 静脉瓣

静脉是引导血液回心的血管,小静脉起于毛细血管网,逐级汇合成中静脉、大静脉,最后注入心房。静脉因所承受压力小,故管壁薄,平滑肌和弹力纤维均较少,弹性和收缩性均较弱,管腔在断面上呈扁椭圆形。

静脉解剖特点:①解剖上有浅、深静脉。②静脉的吻合丰富。③有静脉瓣。静脉瓣是由血管内膜内皮反折重叠形成的半月形小袋(图25-1-3),以保障血液的向心回流。静脉瓣多成对,数目的多少与静脉血受重力影响的大小有关。④管壁薄、管腔较同级动脉大、血流慢。⑤形成结构静脉:硬脑膜窦、板障静脉、骨松质等。

体循环的静脉可分为:上腔静脉系、下腔静脉系、心静脉系。

1. 上腔静脉系

上腔静脉(superior vena cava):由左、右头臂静脉在右侧第一胸肋关节后合成,垂直下行,汇入右心房。在其汇入前有奇静脉注入上腔静脉。接纳头颈、上肢和胸部的静脉血。

头臂静脉(venae brachiocephalicae):左右各一,分别由颈内静脉和锁骨下静脉在胸锁关节后方汇合而成,汇合处所形成的夹角称为静脉角。

颈内静脉(internal jugular vein):颈部的深静脉,起自颅底的颈静脉孔,在颈内动脉和颈总动脉的外侧下行。它除接受颅内的血流外,还受纳从咽、舌、喉、甲状腺和头面部来的静脉。

颈外静脉(external jugular vein):起始于下颌角处,越过胸锁乳突肌表面下降,注入锁骨下静脉。

上肢的静脉:上肢的深静脉均与同名动脉伴行,共有两条。上肢的浅静脉有:头静脉起自手背静脉网桡侧,沿前臂和臂外侧上行,汇入腋静脉。贵要静脉起自手背静脉网尺侧,沿前臂尺侧上行,在臂内侧中点与肱静脉汇合,或伴随肱静脉向上注入腋静脉。肘正中静脉在肘部前面连于头静脉和贵要静脉之间。

2. 下腔静脉系

下腔静脉(inferior caval vein):是人体最大的静脉,接受膈以下各体部的静脉血,由左、右髂总静脉在第4腰椎下缘处汇合而成,沿腹主动脉右侧上行,穿过膈的腔静脉孔,注入右心房。

腹部的静脉有壁支与脏支之分。壁支与同名动脉伴行,注入下腔静脉,包括膈下静脉、腰静脉、腰升静脉。脏支与动脉相同,也可分为成对脏支和不成对脏支。成对脏支与动脉同名,大部分直接注入下腔静脉。包括:睾丸静脉或卵巢静脉、肾静脉、肾上腺静脉、肝静脉(肝右静脉、肝中静脉、肝左静脉)。

下肢的深静脉:与同名动脉伴行,最后由股静脉续于髂外静脉。

大隐静脉(great saphenous vein):为人体最长的浅静脉,起自足背静脉弓的内侧端,经内踝前方,沿小腿内侧、膝部内后方及大腿内侧上行,在耻骨结节下外方约3 cm处,穿隐静脉裂孔(卵圆窝)注入股静脉。

小隐静脉(small saphenous vein):起于足背静脉弓的外侧端,伴腓肠神经走行,行经外踝后方,再沿小腿中线上行,与腓肠内侧皮神经伴行,至腘窝于腓肠肌内、外侧头之间穿腘筋膜,注入腘静脉。股后部浅静脉汇入小隐静脉上段,此外,行程中有许多交通支与深静脉、大隐静脉交通。

3. 肝门静脉(hepatic portal vein) 由起自肠、脾、胰、胃的肠系膜上静脉,肠系膜下静脉和脾静脉等,汇合形成一条静脉。门静脉经肝门入肝,在肝内反复分支,最终与肝动脉的分支共同汇入肝窦状隙,肝窦状隙汇成肝内小静脉,最后形成三支肝静脉注入下腔静脉。肝门静脉的属支:肠系膜上静脉、肠系膜下静脉、脾静脉、胃左静脉、胃右静脉、胆囊静脉、附脐静脉。

第二节 检查方法

颈部血管及四肢血管应用线阵探头,频率7~13 MHz,腹部血管应用凸阵探头,频率3~5 MHz。腹部血管检查应空腹10~12小时,颈部及四肢血管检查无需特殊准备。

血管超声检查应熟悉血管的解剖位置及其体表投影,了解血管各段及其分支或属支的名称。一般采用由近心段向远心段连续扫查,纵切与横切结合。动脉主要观察管腔内径,内膜是否光滑,动脉的内中膜是否增厚,有无斑块,管腔是否狭窄或闭塞。静脉主要观察有无血栓及静脉瓣功能情况。

第三节　颈部血管疾病

一、颈部血管检查方法

1. **颈动脉**　探测时,患者仰卧,枕部加垫,头略后仰,充分暴露颈部。检查颈动脉时,先从锁骨上窝探查颈总动脉起始段,然后沿血管走行向上连续观察,至颈内动脉和颈外动脉的颅外段。沿血管长轴观察后,再把探头旋转90°,横切观察颈动脉,这样可全面观察血管各壁,尤其可观察到侧壁的小斑块。

2. **椎动脉**　检查椎动脉时,体位同前,探头置于颈根部,胸锁乳突肌内侧,先显示颈总动脉,然后将探头稍向外侧动,即可显示椎动脉颈段及起始段,沿其长轴上行观察横突间各段情况。注意椎动脉的变异,常见的变异有进入横突孔位置异常内径变异等,正常人多进入第六颈椎横突孔,个别人进入第五、第四或第三横突孔。双侧椎动脉的内径常相差很大,左侧内径多大于右侧,有时相差2～3倍。

3. **颈内静脉**　颈内静脉位于颈动脉外侧,检查方法同颈动脉。主要观察管腔内径,内膜是否光滑,内径有无扩张或受压变细,有无血栓形成等。

4. **颈外静脉**　起始于下颌角处,越过胸锁乳突肌表面下降,注入锁骨下静脉。颈外静脉属于浅静脉,病变较少,一般不做常规检查。

二、正常颈动脉及椎动脉超声表现

颈部动脉的主要观察内容包括管腔内径,内膜是否光滑,动脉的内中膜是否增厚,有无斑块或血栓形成,管腔是否狭窄或闭塞等。正常颈动脉内膜、中膜和外膜三层结构清晰,内膜纤细光滑,呈略强回声,中膜呈低回声,外膜呈明亮的强回声,内中膜厚度(即内膜＋中膜的厚度)＜0.9 mm,分叉部位＜1.2 mm。管腔内无斑块回声,管腔无局限性狭窄及扩张。颈总动脉内径＞颈内动脉内径＞颈外动脉内径。

正常颈动脉频谱呈三峰或二峰形,收缩期有两个峰,第一峰(V1)＞第二峰(V2),舒张早期形成第三峰(图25-3-1),呈三峰递减型或二峰递减型(V2可显示不明显)。收缩期

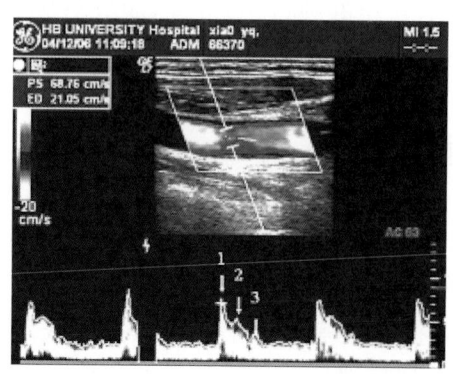

图25-3-1　颈总动脉血流频谱

峰速颈总动脉＞颈外动脉＞颈内动脉,舒张末流速颈内动脉＞颈总动脉＞颈外动脉。颈内动脉呈低速低阻血流频谱,颈外动脉呈高速高阻血流频谱,颈总动脉阻力介于两者之间。

表 25 - 3 - 1　颈内、颈外动脉超声鉴别

	颈内动脉	颈外动脉
起始段	位于内侧	位于外侧
内径	较粗	较细
颈部分支	无	有
血流阻力	较低	较高
血流峰速	较低	较高

正常椎动脉管壁回声同颈动脉,横突孔内节段无法显示。椎动脉变异较多,双侧内径常常不同,一侧可明显较对侧变细,甚至可一侧缺如。椎动脉血流频谱形态与颈内动脉相似,呈低阻低速血流频谱,老年人颅内动脉发生硬化阻力常增高。

颈内静脉位于颈动脉外侧,横断面呈椭圆形,壁薄光滑,三层结构区分不清。管腔内为无回声,有时可见静脉瓣回声。探头加压管腔可闭合。正常颈内静脉血流频谱呈三峰型,心脏收缩期及舒张中晚期血液流向心脏,形成两个负向波,舒张晚期右房收缩,血流反向形成正向的第三波。

三、颈部动脉疾病

(一)颈动脉硬化闭塞症

1. **病理基础**　闭塞性动脉硬化(arteriosclerosis obliterans)是动脉粥样硬化病变累及周围动脉并引起慢性闭塞的一种疾病,涉及的因素很多,但目前已有充分资料说明,脂质代谢的紊乱、血流动力的改变、内皮功能障碍以及凝血和纤溶系统的紊乱是其重要因素。某些血管区域血流的应力、张力和压力的变化在本病发生中起重要作用,由于在血管分支或分叉的对角处所产生的湍流和剪切力的改变可导致内膜细胞损伤和增殖,故内中膜增厚或斑块常出现于动脉起始部、分叉处或弯曲处。由于动脉粥样斑块及其内部出血或斑块破裂,导致继发性血栓形成而逐渐产生管腔狭窄或闭塞(图 25 - 3 - 2),导致颅内或患肢缺血等临床表现。动脉硬化轻者常无症状,狭窄明显者可出现短暂性脑缺血发作,栓子脱落可引起脑栓塞。

根据斑块的声学特点,通常可以将斑块分为低回声、等回声和强回声斑块,或是均匀性和不均匀性。不均质回声斑块内回声和构成成分混杂,斑块纤维帽可能发生蜕变,易引起血小板凝集,血栓形成,有造成栓塞的潜在危险。有学者认为,整个斑块为无回声或者斑块大

部分为无回声出现临床症状的危险性高,整个斑块呈均匀的强回声或者斑块大部分为强回声出现临床症状的危险性低。

2. **声像图特点** 早期表现为动脉内膜不光滑,表面粗糙;进一步发展出现内中膜增厚,内中膜分界不清,并可表现为局限性隆起。颈动脉中段内中膜厚度≥1.0 mm 或分叉处内中膜厚度≥1.2 mm 可诊断为内中膜增厚,内中膜厚度>1.3 mm 或局部内中膜厚度较周围厚 1 倍以上可诊断为斑块。

粥样斑块和血栓为低回声,纤维斑块为中等回声,钙化斑块为强回声且伴声影(图 25-3-3)。斑块溃疡部分脱落后,表面出现缺损。

斑块继发性血栓形成可逐渐产生管腔狭窄或闭塞,狭窄部位多位于颈内动脉起始段,轻度狭窄不会引起血流动力学改变,中重度狭窄时才有血流动力学改变。狭窄程度的计算方法有内径计算法和面积计算法两种。

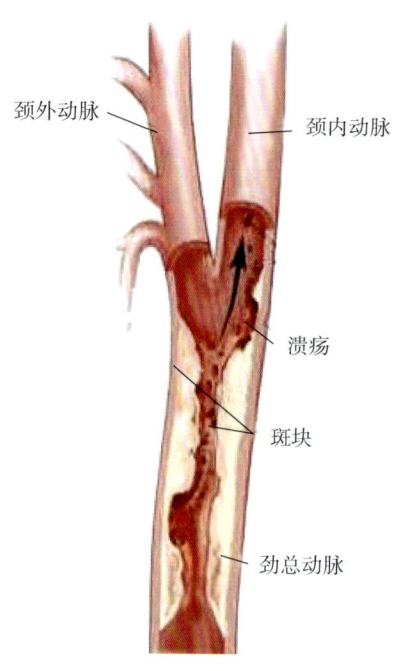

图 25-3-2 颈动脉斑块示意图

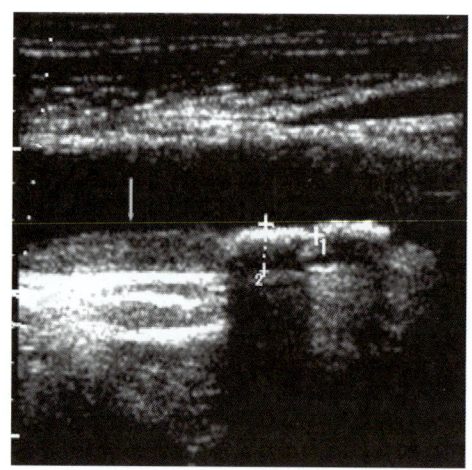 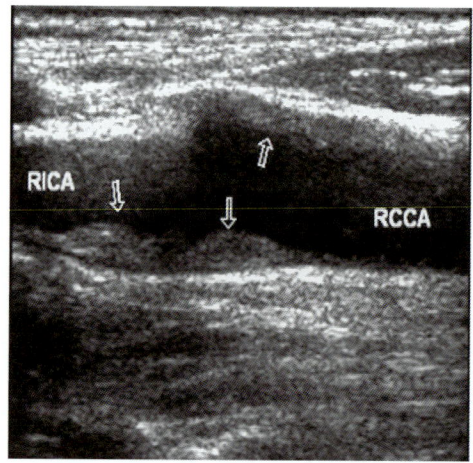

图 25-3-3 颈动脉斑块声像图

面积狭窄率计算法:面积狭窄率(% Sten A) = (A - a)/A × 100%。A 为正常管腔面积;a 为残余腔面积。

内径狭窄率计算法:内径狭窄率(% Sten D) = (D - d)/D × 100%。D 为正常管腔内径;

d 为残余腔内径。

多普勒检查:有几个重点检查区域:狭窄前区域,狭窄处区域,狭窄后区域及其远段。在诊断动脉狭窄程度上还要依据血流速度:轻度狭窄者局部血流紊乱,出现湍流,远端血流状态正常;中重度狭窄者局部血流速度增快,血流明亮;但极重度狭窄者血流速度反而减低,重度动脉狭窄即后段湍流会同时产生正向和反向的多普勒信号,表现为双向频谱。颈内动脉狭窄程度判断标准见表 25 -3 -2。

表 25 -3 -2 颈动脉狭窄诊断标准

	无意义狭窄	轻度	中度	重度	极重度	闭塞
狭窄率	<40%	40%~60%	60%~70%	70%~90%	>90%	99%~100%
峰速(cm/s)	<120	>120	>120	>230	可变	
狭窄部位与颈总动脉血流速度比值	<1.5	<1.8	>1.8	>3.7	可变	
狭窄远端血流频谱	正常	正常	正常	流速减低	难以显示	无血流

3. 鉴别诊断　颈动脉硬化闭塞症应与多发大动脉炎鉴别。多发性大动脉炎是累及主动脉及其主要分支的慢性、非特异性闭塞性炎症,多见于青年女性。病理变化主要是慢性、进行性、闭塞性炎症。常累及动脉全层,内膜和外膜显著增厚,中层弹力纤维变性和纤维化,管腔有不同程度的狭窄,常合并有血栓形成。病变主要累及主动脉及其大、中分支,分支开口处常最严重。超声表现为局限性或弥漫性管壁增厚,管腔明显变细,受累节段较长,搏动减弱,常累及多条动脉,颈部血管以颈总动脉明显,颈动脉分叉以上多不累及。

(二)颈动脉扭曲

1. 病理基础及临床表现　颈动脉可因发育异常或动脉粥样硬化等原因而发生扭曲,颈动脉弯曲成"C"或"S"形,常见于颈总动脉、颈内动脉和椎动脉起始段。临床表现为波动性包块,可伴有头晕、头痛或伴有体位性加重现象(在安静或直立时症状不明显,在平卧、憋气时,颈部局部膨出显著)。该病以中老年妇女多见。

2. 声像图特点　颈动脉弯曲成"C"或"S"形,少数呈盘旋状(图 25 -3 -4),常合

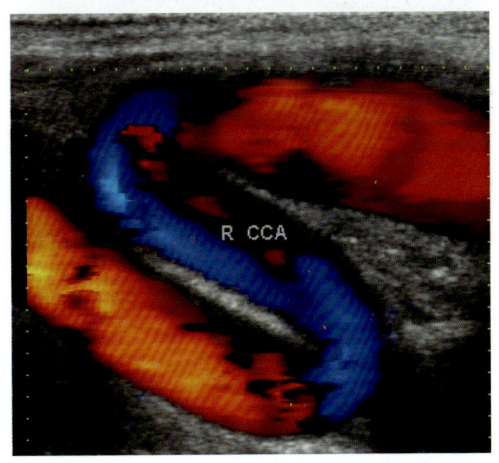

图 25 -3 -4　右颈总动脉走行弯曲

并动脉硬化和斑块形成。

(三) 锁骨下动脉盗血综合征

1. **病理基础及临床表现** 锁骨下动脉盗血综合征(subclavian steal syndrome)多由锁骨下动脉起始段严重狭窄或闭塞所致。椎动脉由锁骨下动脉的近端发出,当锁骨下动脉起始部严重狭窄或闭塞后,患侧上肢缺血,同侧及部分对侧动脉血液可通过椎动脉逆流入锁骨下动脉远端供应患侧上肢。由于椎动脉逆流,虹吸作用致Willis环压力下降,产生椎动脉供血不足症状,表现为:眩晕、视物模糊、复视、共济失调、晕厥等脑干、枕叶和小脑症状。临床以左侧为多见。常见病因有动脉硬化、多发大动脉炎。少数为先天性,如主动脉缩窄、主动脉弓离断等。

2. **声像图特点** 浅表探头一般难以显示左侧椎动脉起始段,检查时可选用心脏探头或接触面较小的术中探头等。

锁骨下动脉起始段严重狭窄者,锁骨下动脉起始段内透声差,可见实性回声,血流信号变细,色彩明亮,呈五彩样,脉冲多普勒显示血流速度明显增快;锁骨下动脉起始段闭塞时,内透声差,可见实性回声,血流信号消失。锁骨下动脉远段内血流信号暗淡,速度减低,血流频谱形态异常。

椎动脉血流改变主要为反流,即血流由颅内流向锁骨下动脉方向。有学者根据锁骨下动脉的病变程度将椎动脉血流改变分为四级:0级为无反流;Ⅰ级为收缩期最大血流速度减低;Ⅱ级为双向血流;Ⅲ级为完全反流(图25-3-5)。0~Ⅱ级表明锁骨下动脉或无名动脉无严重狭窄,Ⅲ级提示有重度狭窄或闭塞。

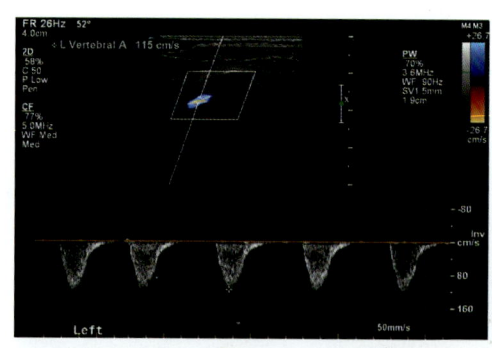

图25-3-5 锁骨下动脉盗血综合征

四、颈部静脉疾病

(一) 颈静脉血栓

1. **病理基础及临床表现** 颈静脉血栓(thrombus of jugular vein)是由长期颈静脉压迫、炎症、术后、静脉吸毒、静脉插管以及安装心脏起搏器等引起。临床表现:无阻塞者多无症状,管腔阻塞后出现头面部肿胀,累及无名静脉时上肢同时出现肿胀。

2. **声像图特点** 颈内静脉增宽,内可见不规则形较低回声实性团块(图25-3-6),可累及无名静脉和锁骨下静脉,彩色多普勒可见血流变细,在实性回声团内出现缝隙状血流信号,完全阻塞管腔时血流信号消失。

(二) 颈静脉扩张症

1. **病理基础及临床表现** 颈静脉扩张症(distention of jugular vein)为颈静脉管壁内弹

力纤维降低或弹力纤维断裂所致。表现为颈内静脉扩张,壁变薄,部分病例可出现血栓或破裂出血。可为单侧或双侧。多发生于颈内静脉,也可发生于颈外静脉。临床表现:患者在哭闹、大声呼叫、咳嗽或屏气时颈部出现隆起,平静后消失。检查见颈部皮肤色泽正常。

2. 声像图特点　颈静脉内径增粗,壁薄光滑,腔内为清晰的无回声区(图25-3-7),探头加压管腔闭塞。合并血栓时,内可见实性回声。屏气时静脉横截面积较平静呼吸时增加1倍以上者可诊为本病。

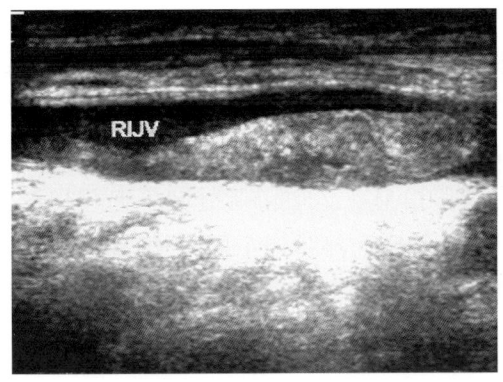

图25-3-6　颈内静脉内条状血栓

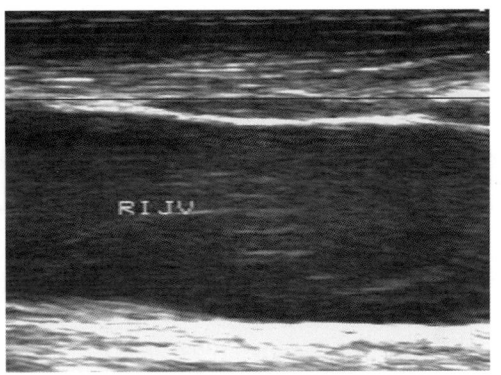

图25-3-7　颈内静脉扩张症

第四节　四肢血管疾病

一、检查方法

1. 上肢血管检查　取仰卧位,上肢外展,从锁骨上窝开始,检查锁骨下动脉起始段,在锁骨外侧段下方检查锁骨下动脉远段,至腋窝延续为腋动脉,沿血管走行追踪观察,在上臂前内侧观察肱动脉,至肘窝分为尺动脉和桡动脉,分别于前臂内侧和外侧观察。上肢深静脉与同名动脉伴行,检查方法同动脉。

2. 下肢血管检查　取仰卧位,下肢略外展,在腹股沟部位观察股总动脉及股深浅动脉,观察股总静脉时可在大腿根部前内侧先找到大隐静脉,向上追踪可找到股总静脉,观察静脉时,探头加压要轻。向下追踪可观察到股总静脉分为股深浅静脉,其分叉低于股动脉分叉。向下追踪股浅动脉和股浅静脉至膝关节内上方。然后俯卧位观察腘静脉和腘动脉,观察时小腿要抬高一些,可把检查侧脚放在对侧脚上,腘静脉位于腘动脉浅层,在腘窝部位可观察小隐静脉的上段。向下追踪可观察胫后动脉和胫后静脉。观测胫前动脉和足背动脉也可取坐位,在小腿前外侧观察胫前动脉上段,向下追踪至足背前上方观察足背动脉,在内踝下方可观察到胫后动脉的下段。

检查下肢静脉时配合探头加压、瓦氏试验、小腿挤压试验等观察静脉有无病变。

二、正常超声表现

正常四肢动脉内膜、中膜和外膜三层结构清晰,内膜纤细光滑,呈略强回声,中膜呈低回声,外膜呈明亮的强回声。正常四肢动脉频谱为高阻性血流,呈三相波,第一波为陡直的收缩期尖峰,第二波为舒张早期形成反向波,第三波为舒张期中期又转为正向的波,为动脉壁弹性回缩产生的前向血流(图25-4-1)。

四肢深静脉与同名动脉伴行,小腿部位深静脉多为两支,少数人股浅静脉也为两支,一般一支较粗,另一支较细。正常四肢静脉张力较低,探头加压管腔可闭合,壁薄光滑,三层结构区分不清,内可见静脉瓣回声,下肢血管更明显。瓦氏试验各静脉瓣均无无反流。浅静脉位于皮下脂肪层,从大隐静脉汇入股总静脉处或小隐静脉汇入腘静脉处向下追踪扫查可显示大、小隐静脉,正常人管径较细,瓦氏试验无反流。静脉血流频谱主要受呼吸的影响,远心部位不随心脏跳动出现搏动,近心部位受到心脏搏动的影响,随心动周期出现相应的搏动。

三、四肢动脉疾病

(一)动脉硬化性闭塞症

1. **病理基础及临床情况** 动脉硬化闭塞症(low extremity arteriosclerosis disease)是动脉粥样硬化病变累及周围动脉并引起慢性闭塞的一种疾病,涉及的因素很多,糖尿病、高血压、高血脂、肥胖、内皮功能障碍以及凝血和纤溶系统的紊乱是其重要因素。某些血管区域血流的应力、张力和压力的变化在本病发生中起重要作用,由于在血管分支或分叉的对角处所产生的湍流和剪切力的改变可导致内膜细胞损伤和增殖,故常出现于动脉分叉处、弯曲处及大分支起始段。一般好发于髂动脉、股动脉等下肢动脉近段的大、中型动脉,糖尿病引起的硬化多位于小腿以下的胫前动脉、足背动脉和胫后动脉。大的动脉粥样斑块或继发性血栓形成可导致管腔狭窄或闭塞,导致患肢缺血等临床表现。在四肢血管中下肢受累多于上肢,立位时下半身血压较高可能是的其中的原因。

临床表现:常有高血压、高血脂和糖尿病史,本病轻者常无症状,患肢发生缺血时出现发冷、麻木、疼痛、间隙性跛行,脉搏减弱以至消失,严重者足趾发生溃疡坏死。

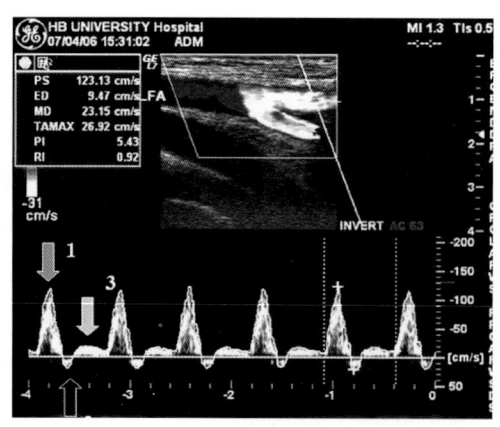

图25-4-1 四肢动脉正常频谱

2. **声像图特点** 早期表现为动脉内

膜不光滑,表面粗糙,内中膜增厚,两者分界不清。管腔内出现斑块回声(图25-4-2),股总动脉斑块多位于分叉前后壁,常较大,可为强回声或低回声,其余部位的斑块常为小颗粒状。

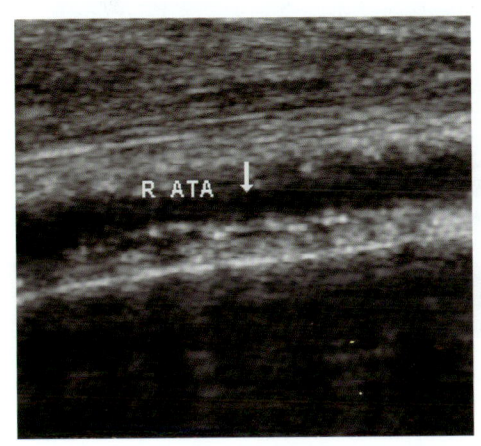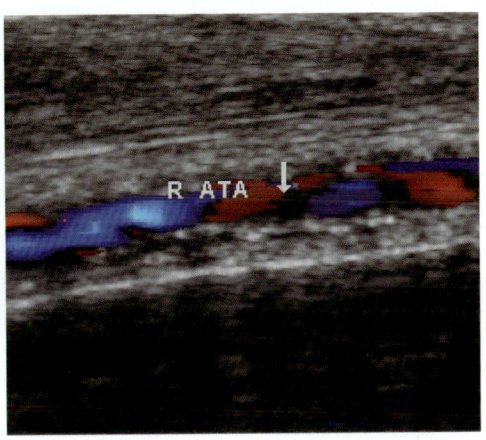

图25-4-2　右胫前动脉硬化管腔变细

左图示管壁增厚并斑块形成,右图示血流信号变细

股浅动脉起始段常出现血栓,管腔出现局部狭窄或闭塞,狭窄部位局部血流增快,闭塞后局部血流消失,闭塞远段血管由侧支循环供血,血流频谱形态异常,流速减低,阻力指数减低,舒张早期负向血流消失。

糖尿病患者的病变多位于小腿以下的胫前动脉、足背动脉和胫后动脉,尤以胫前动脉和足背动脉明显,表现为管腔壁增厚,管腔变细或闭塞,彩色多普勒可见血流信号变细、断续或消失,胫后动脉管腔多变细不明显。

(二)血栓闭塞性脉管炎

1. 病理基础及临床表现　血栓闭塞性脉管炎(thromboangitis obliterans)是一种原因不明,以侵犯四肢血管为主的非化脓性的动、静脉炎性疾病。多见于青壮年男性,大多数有吸烟史,半数有游走性表浅静脉炎和雷诺征,有的两者同时存在。病变波及上下肢的中、小动脉及其伴行静脉,呈周期性、阶段性发展。早期有间歇性跛行,中晚期有静息痛,以趾(指)的坏疽为主症,特别是足趾,更严重者需截肢。

2. 声像图特点　病变多在股动脉、腘动脉及其远端动脉,动脉呈节段性管壁增厚,管腔狭窄或闭塞(图25-4-3),闭塞段之间的动脉和近心端动脉多属正常,动脉闭塞的近远端多有侧支循环建立。与动脉相伴行的静脉内膜不光滑,管壁增厚。

彩色多普勒可见狭窄段血流变细,闭塞段血流信号消失,闭塞段之间的血管的血流频谱形态异常,流速减低,阻力指数减低,舒张早期负向血流消失,甚至呈静脉样血流信号(图25-4-4)。

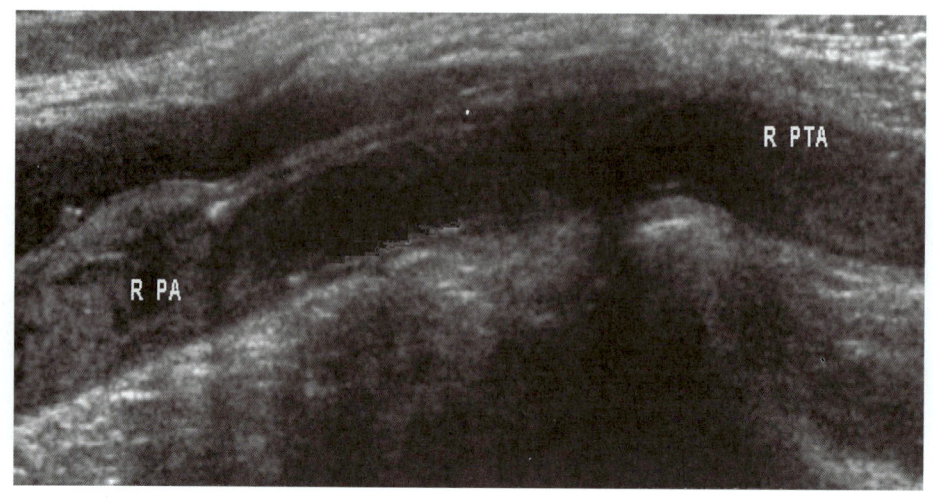

图 25-4-3　脉管炎狭窄动脉节段性闭塞

(三) 急性动脉栓塞

1. **病理基础及临床表现**　动脉栓塞(arterial embolism)的栓子可以为血栓、动脉硬化斑块脱落、细菌性纤维素凝聚物、空气等,以血栓最为多见。下肢动脉较上肢动脉常见,股总动脉发病最多,其次为腘动脉;上肢的发病顺序为肱动脉、腋动脉和锁骨下动脉;腹腔血管常发生在肠系膜上动脉。临床表现随阻塞的平面和严重程度不同而不一样,也与侧支循环建立的状况有关。急性肢体动脉栓塞表现为远端无脉、疼痛、苍白、冰凉、麻痹以及感觉异常,进一步发展也可出现坏疽。

2. **声像图特点**　栓塞部位管腔内可见实性回声,即栓子(图 25-4-5),血流信号消失或收缩期有少量血流通过,栓塞部位远段管腔张力减低,管径变细。有侧支循环时内可见较弱的血流信号,无侧支循环建立者内无血流信号。

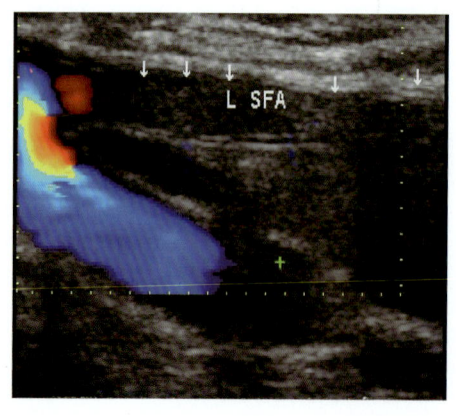

图 25-4-4　股浅动脉栓塞

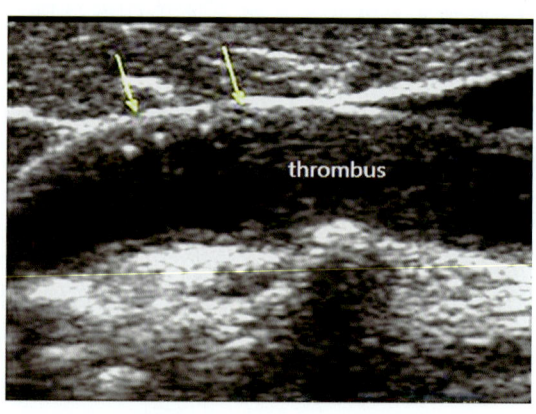

图 25-4-5　颈动脉栓子(thrombus)

3. 鉴别诊断　急性动脉栓塞和动脉硬化血栓形成的鉴别见表 25-4-1。

表 25-4-1　急性动脉栓塞和动脉硬化血栓形成的鉴别

	动脉栓塞	动脉硬化闭塞症
发病情况	急骤	缓慢
慢性缺血症状	无	有
声像图	栓塞部位出现血栓回声,其他部位多无狭窄或斑块,未完全阻塞管腔者,彩色血流多在周边部位	动脉壁增厚,有斑块或血栓,血栓的范围常较大,有些部位管腔狭窄,残腔血流在管腔中间

四、四肢静脉疾病

(一) 下肢静脉血栓

1. 病理基础及临床表现　下肢静脉血栓(venous thrombus of lower limb)常见原因有产后、术后长期卧床、肢体挤压伤等。由于静脉回流障碍,临床表现为受阻以下段肢体肿胀、疼痛、发绀等。血栓可脱落造成肺栓塞。下肢静脉血栓以左侧多见,主要是由于右髂动脉交叉在左侧髂总静脉之上,引起左下肢静脉血流缓慢所致。

2. 声像图特点　病变的深静脉管腔内有实质性回声,部分或全部占据血管腔(图 25-4-6);急性期血栓为低回声,慢性期为较强回声;探头加压时,管腔不能被压瘪(注意:新鲜血栓不能用力压静脉管腔,尤其是血栓的上缘,以免脱落致肺栓塞)。完全栓塞时,病变处无彩色血流信号,远心端血流流向浅静脉。部分栓塞时,于血栓边缘或中间有条带状或点状彩色血流显示。

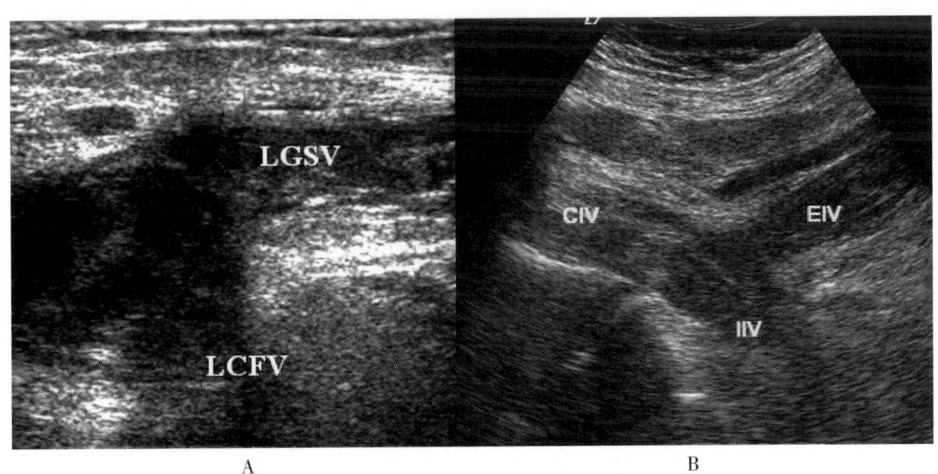

图 25-4-6　下肢静脉血栓

A. 股总静脉和大隐静脉血栓;B. 血栓上端达髂总静脉;LCFV:左髂总静脉

血栓治疗后可部分或全部再通,表现为管壁增厚、不规则,彩色多普勒血流变细、偏心(图 25-4-7);完全再通者无明显异常改变或管壁局部增厚不光滑,血流信号无明显变细,继发静脉瓣功能不全时瓦氏试验可见反流。

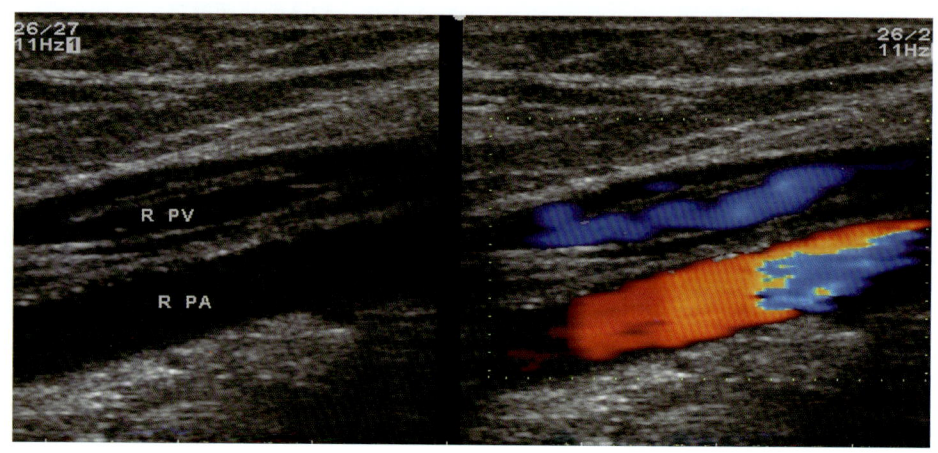

图 25-4-7 腘静脉血栓部分再通

超声应描述血栓发生的范围、是否再通等,下肢深静脉血栓常起始于髂总静脉、髂外静脉、股总静脉或腘静脉,下端常达胫后静脉的中下段。大隐静脉、小隐静脉、深浅静脉的交通支及小腿肌间静脉也可发生血栓。

(二)下肢静脉曲张

1. 病理基础及临床表现　下肢静脉曲张(varix of lower limb)可发生在大隐静脉或小隐静脉。原发性静脉曲张发生的主要原因是先天性静脉壁或瓣膜的薄弱,长期站立工作时,静脉压增加,静脉扩张致静脉瓣关闭不全,血液发生倒流,倒流又逐渐破坏远端的静脉瓣,产生整条静脉血管的曲张。临床表现为表浅静脉迂曲、扩张(图 25-4-8),患者有轻度肿胀感和酸痛乏力等不适,皮肤及皮下组织正常,病程长、病情严重时,则皮肤浮肿,站立、行走时有小腿疼痛和肿胀感,外踝皮肤有明显的色素沉着,甚或形成溃疡。继发性静脉曲张,多因为静脉血栓破坏静脉所致,病情比原发重。

2. 声像图特点　大隐静脉曲张出现在小腿内侧,小隐静脉曲张出现在小腿后方偏外侧,超声显示静脉管腔增宽,走行迂曲,无血栓形成时,内为无回声,彩色血流充盈良好。在大隐静脉或小隐静脉上段近汇入深静脉处观察瓦氏动作有无反流,反流时间大于1秒(图 25-4-9,图 25-4-10);合并血栓形成时,静脉腔内可见实性回声,有时血栓在局部扩张的静脉腔内呈球状,称静脉血栓瘤,彩色多普勒可见血流偏心、变细,或完全消失。

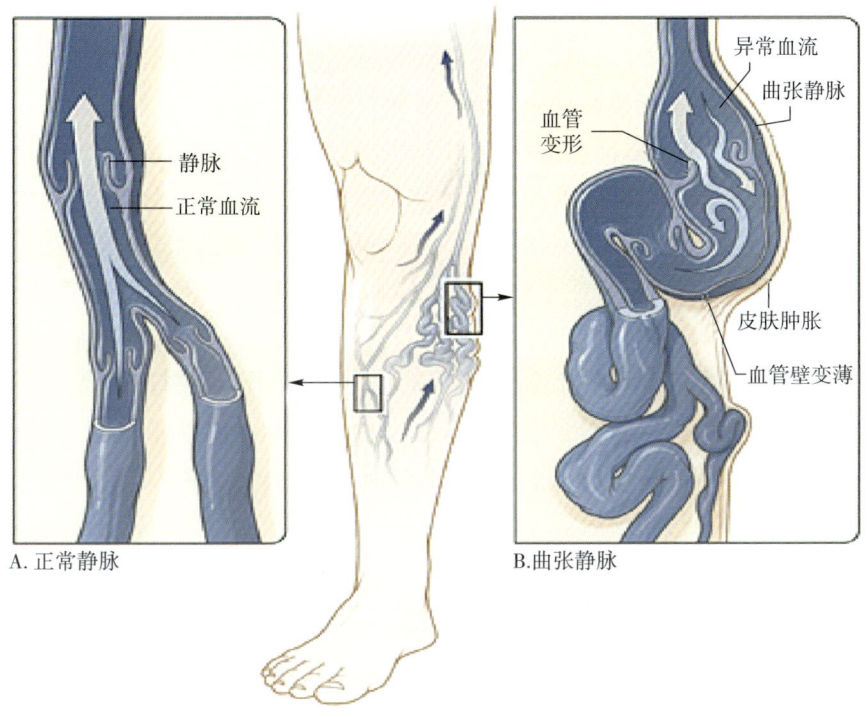

图 25-4-8 大隐静脉曲张

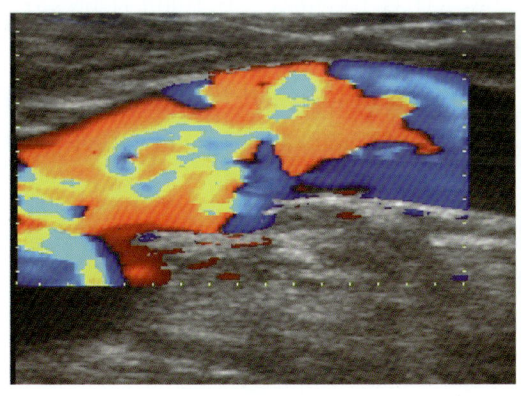

图 25-4-9 大隐静脉扩张,瓦氏动作时出现反流

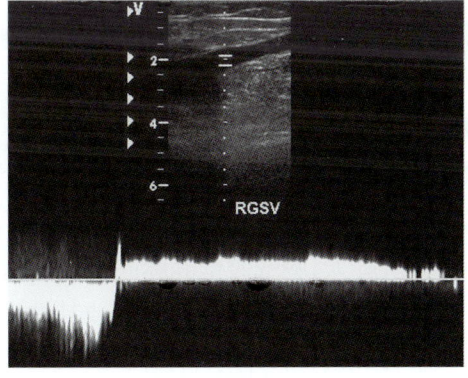

图 25-4-10 大隐静脉反流频谱图

(三)下肢深静脉瓣功能不全

1. **病理基础及临床表现** 下肢深静脉瓣功能不全(deep venous valve insufficiency of

lower limb）可由先天发育缺陷或受到损坏所致。正常情况下，下肢静脉回流是依靠心脏搏动而产生的舒缩力量，在深筋膜内包围深静脉的肌肉产生的泵的作用，以及呼吸运动时胸腔内负压吸引三方面的协同作用。静脉瓣膜在血液回流中起单向限制作用。若有瓣膜缺陷，则单向限制作用就会丧失，而引起血液倒流，对下一级静脉瓣膜产生额外冲击，久之就会导致下级静脉瓣膜的逐级破坏。而长期站立、重体力劳动、妊娠、慢性咳嗽、长期便秘等可使静脉内压力增高，加剧了血液对瓣膜的冲击力和静脉壁的压力，是导致静脉瓣关闭不全的重要外因。静脉反流导致静脉压升高，液体外渗，下肢肿胀和浅静脉曲张，最终产生淤积性皮炎，色素沉着和慢性硬结型蜂窝织炎或形成溃疡。静脉血栓形成再通后可发生继发性静脉瓣功能不全。

2. **声像图特点**　原发性深静脉瓣功能不全者，管壁光滑，不增厚，内无异常回声，彩色血流充盈好，有时可看到关闭不佳的静脉瓣；继发性深静脉瓣功能不全者，管壁增厚，不光滑，腔内有血栓回声，有时可见受损的不完整的静脉瓣。瓦氏动作下肢静脉发生反流，反流时间大于1秒，严重者呈持续反流。

第五节　腹部血管疾病

一、布-加综合征

1. **病理基础及临床表现**　布-加综合征（Budd-Chiari syndrome）是由各种原因所致肝静脉和其开口以上段下腔静脉阻塞性病变引起的常伴有下腔静脉高压和肝后门脉高压的一系列症候群。其病理改变包括：①先天性血管畸形，包括下腔静脉膜性狭窄或闭塞、下腔静脉阶段性狭窄或闭塞、肝静脉一支或多支狭窄或闭塞；②肝静脉和其开口以上段下腔静脉血栓形成；③肝静脉和其开口以上段下腔静脉瘤栓形成；④肝静脉和其开口以上段下腔静脉受外源性压迫致狭窄或闭塞。

临床症状有门静脉高压和/或下腔静脉高压的症状与体征：乏力，腹胀，食欲减退，腹部疼痛，黄疸，肝大，胸或腹壁静脉曲张，腹水，下肢水肿或色素沉着，上消化道出血（呕血或黑便），脾大，消瘦等。多无慢性肝炎或其他致肝损害病史。

2. **声像图特点**　有学者按阻塞情况把布-加综合征分为三型：单纯肝内静脉阻塞型或闭塞型（Ⅰ型）；膈段高位下腔静脉阻塞或闭塞型（Ⅱ型）；混合型（Ⅲ型）。

下腔静脉内可见其管腔内隔膜或团块或其他异常回声（图25-5-1），远段下腔静脉扩张，不完全阻塞时彩色多普勒超声可见狭窄局部出现血流束细、流速高、不受呼吸影响的五彩血流。若下腔静脉完全阻塞，则下腔静脉管腔内局部无血流信号，远段下腔静脉重度扩张。

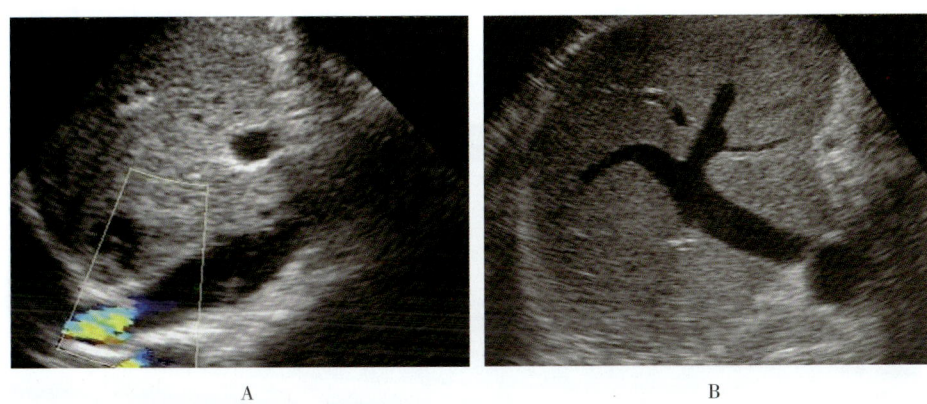

图 25 – 5 – 1 布 – 加综合征
A. 肝静脉下腔静脉入口处狭窄;B. 下腔静脉上端膜状狭窄

病变在肝静脉时,二维超声可见狭窄或闭塞肝静脉远端肝静脉扩张,桥静脉形成,及两支肝静脉之间的交通支开放,狭窄或闭塞的肝静脉内的血流可通过桥静脉流入另一支肝静脉。当 3 支肝静脉闭塞时,肝静脉血流经尾状叶静脉、肝右后静脉或其他交通支入下腔静脉。

超声其他表现:肝尾状叶肿大、脾肿大、腹腔静脉扩张、腹腔大量积液等,若为血栓或瘤栓导致的布 – 加综合征,还可发现肝癌、肾癌等其他病变。

3. 鉴别诊断 布 – 加综合征主要与肝硬化鉴别,两者临床表现及超声表现均有相似之处。鉴别要点,一是结合临床,排除慢性肝炎等致肝硬化的一些病因;二是观察肝脏被膜、实质回声、尾状叶大小等情况,重点观察下腔静脉及肝静脉情况。

二、门静脉海绵样变

1. 病理基础及临床表现 门静脉海绵样病变(cavernous transformation of portal vein)是由于门静脉系统先天性发育异常或继发于肝内外相关疾病导致门静脉及其分支慢性阻塞,入肝血流受阻,血液淤滞及血流量的增加而造成门静脉压力增高,为减轻门脉高压形成门静脉周围侧支循环重建、再通,是机体为保证肝脏血流灌注量和肝功能正常的一种代偿性病变。

门脉海绵样变性分为原发性和继发性两大类,原发性门脉海绵样变性的原因是非肝病因素所致,主要是由于门脉系统肝内外分支结构先天性发育异常或婴儿出生后脐静脉闭锁过程延伸,使门脉管腔狭窄甚至闭锁消失,部分则是脐肠系膜和肝静脉之间的静脉丛异常增生。继发性门静脉海绵样变性则是正常门静脉系统因为各种致病因素导致门脉血流受阻,血流淤滞及血流量增加而致门脉高压,侧支循环建立,门脉再通。

2. 声像图特点 其诊断要点是:二维超声显示门静脉正常结构消失,其周围或管腔内有蜂窝状或迂曲的管状结构(图25-5-2)。脉冲多普勒可在异常的管状结构内引出门静脉样连续状低速血流频谱。

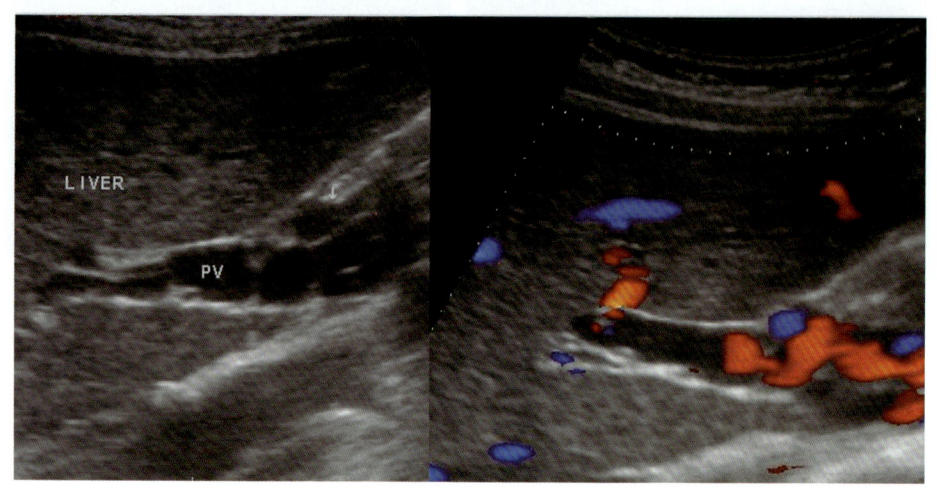

图25-5-2 门脉海绵样变

有学者根据形态学及超声表现将门脉海绵样变分为三型:肝外型,阻塞部位位于肝外,侧支血管仅位于门脉主干周围;肝内型,阻塞部位位于肝内,侧支血管位于肝内门脉小分支周围;肝内肝外型,阻塞部位既位于肝内,又位于肝外,门脉主干及左右支周围均可见到侧支血管。

三、肾动脉狭窄

1. **病理基础及临床表现** 肾动脉狭窄(renal arterial stenosis)常见原因有动脉粥样硬化、多发大动脉炎,少数为先天性肾动脉狭窄。≥60%的狭窄有临床意义。肾动脉狭窄患者临床主要表现为高血压。

2. **声像图特点** 只有较瘦者可直接观察到肾动脉管腔,临床主要用频谱多普勒结合彩色多普勒进行诊断。

肾动脉狭窄超声诊断标准:肾动脉狭窄处血流加快,最高流速 $V_p \geq 180$ cm/s(图25-5-3),肾动脉与主动脉最高流速比≥3.5。彩色多普勒超声诊断肾动脉狭窄,在肯定其实际应用价值的同时,仍需看到它的局限性。其原因是:检测肾动脉主干常有困难,对于肥胖和多气患者甚至不可能;另有14%~24%的患者有副肾动脉,而声像图通常难以检测。此外,肾动脉狭窄超声检查对操作者技术要求也较高。因此,肾血管造影依然是诊断的金标准。

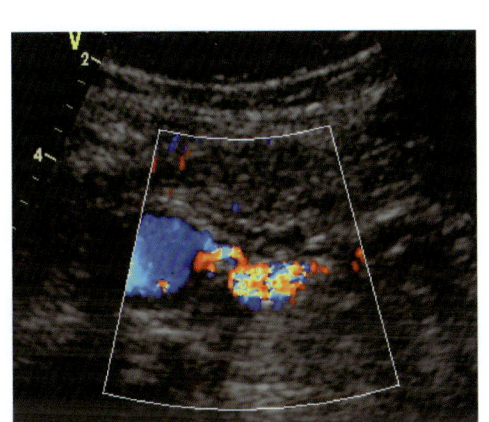 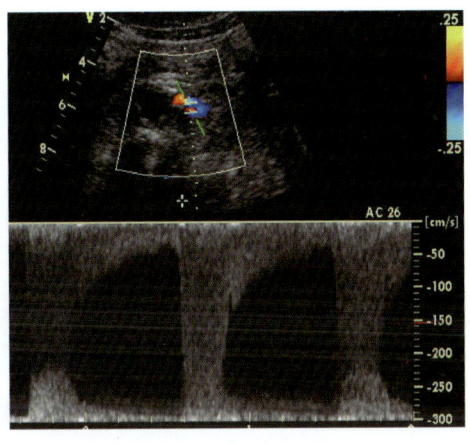

图 25-5-3　左肾动脉狭窄

A. 彩色多普勒显示局部血流变细；B. 局部血流频谱呈高速湍流

四、胡桃夹综合征

1. 病理基础及临床表现　胡桃夹综合征（nutcrackers syndrome）亦称左肾静脉压迫综合征，是儿童非肾性血尿常见的原因之一。左肾静脉穿经腹主动脉与肠系膜上动脉所形成的夹角、跨越腹主动脉前方注入下腔静脉。正常时，腹主动脉与肠系膜上动脉所形成的夹角为 45°～60°，被肠系膜脂肪、淋巴结及腹膜等所填充，使左肾静脉不致受压；但青春期身高迅速增长、椎体过度伸展、体型急剧变化等情况下，此夹角变小，左肾静脉受压致肾静脉淤血（图 25-5-4），发生血尿，表现还包括蛋白尿和男性精索静脉曲张等。

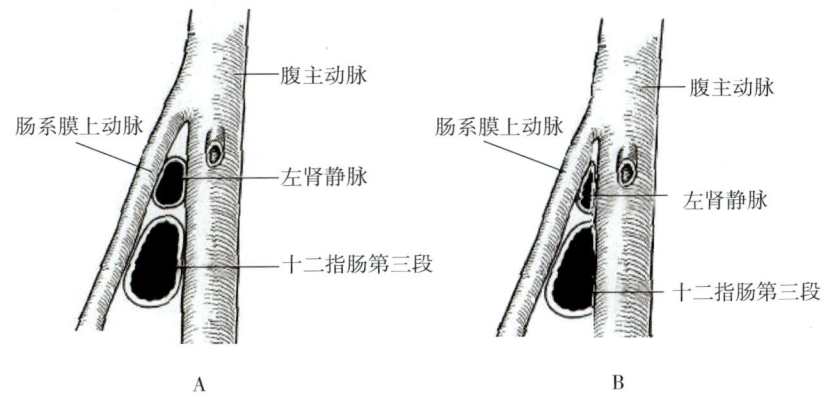

图 25-5-4　胡桃夹综合征

A. 正常；B. 左肾静脉受压

2. 声像图特点 临床上往往借助于超声来诊断,其诊断标准为:仰卧位腹主动脉与肠系膜上动脉夹角处左侧内径比腹主动脉与肠系膜上动脉夹角处内径宽2倍以上(图25-5-5);脊柱前凸位15~20分钟后,两部位内径比到4倍以上即可诊断。亦可采用综合指标,即除有以上表现外,再加上脊柱前凸位15~20分钟后,左肾静脉扩张部血流速度≤9 cm/s,肠系膜上动脉与腹主动脉夹角在9°以内为参考条件。

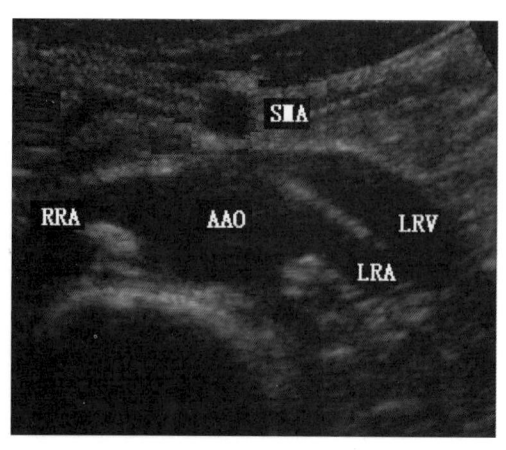

图25-5-5 胡桃夹综合征

五、下腔静脉血栓

1. 病理基础及临床表现 下腔静脉血栓(inferior vena cava thrombosis)多是起于两侧髂股静脉血栓,先从一侧髂股静脉血栓开始,向近侧下腔静脉延伸或至对侧髂股静脉,少数血栓局限于下腔静脉,下腔静脉血栓常合并肾静脉血栓。若血栓位于肝静脉开口的上方,则为Budd-Chiari综合征。临床表现为下腹壁和下肢水肿,栓子脱落可造成肺栓塞。

2. 声像图特点 下腔静脉内径增宽,内有实质性回声,部分或全部占据血管腔(图25-5-6)。完全栓塞时,病变处无彩色血流信号,部分栓塞时,于血栓边缘或中间有条带状或点状彩色血流显示,血流束明显变细或为散在血流信号。向下追踪观察可见髂股静脉血栓。血栓局限于下腔静脉时,双下肢静脉内径增宽,张力增加,血流缓慢。

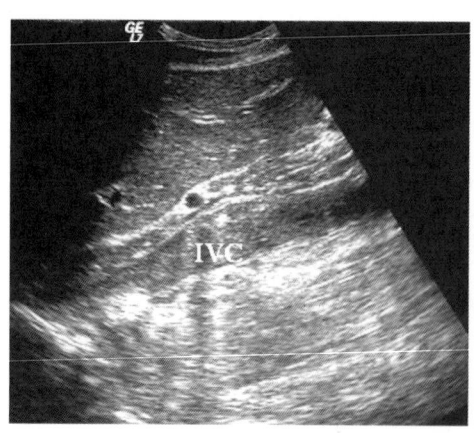 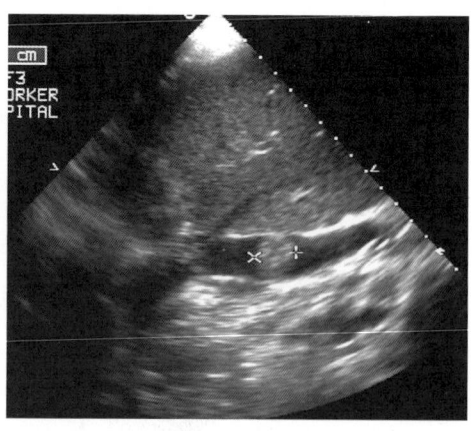

图25-5-6 下腔静脉血栓

下腔静脉血栓需与下腔静脉瘤栓进行鉴别,下腔静脉瘤栓多合并肝癌或肾癌,发现肝肾原发灶,有助于栓子性质的判定。

第六节 其他血管疾病

一、多发性大动脉炎

1. 病理基础及临床表现　多发性大动脉炎(multiple arteritis)又称为高安病(Takayasu arteritis)、无脉病,多发于青少年女性,男女之比是1:8,发病年龄多为20~30岁。本病特点是主动脉及其主要分支的多发性、非化脓性炎症性疾病,病变常累及数处血管,使受累血管发生狭窄或闭塞,少数可引起扩张或动脉瘤形成。可能与自身免疫性疾病、遗传因素及其他因素有关,其病理改变主要是受累动脉的炎症性改变,从动脉外膜开始,向内扩展,使动脉壁各层均有中度的淋巴细胞和浆细胞浸润和结缔组织增生,并可伴有弹力纤维和平滑肌断裂,内层的纤维化和外层的纤维组织增生造成动脉腔阻塞或狭窄,引起血栓形成而闭塞。

根据病变累及的动脉不同而可有不同的临床类型:Ⅰ型(头臂干型)、Ⅱ型(胸腹主动脉型)、Ⅲ型(肾动脉型)和Ⅳ型(混合型)。但以头和臂部的动脉受累最为常见,常可导致上肢的无脉症,其次是累及降主动脉、腹主动脉所致的下肢无脉症和肾动脉受累引起的肾动脉狭窄性高血压,也可见肺动脉和冠状动脉受累。早期症状主要有发热、肌痛、乏力和食欲减退。血管病变以大血管为主,狭窄部位可听到血管杂音。缺血症状表现为:无脉、头晕、心慌、视力模糊,眼前黑矇,并可出现高血压、肾衰竭等。

2. 声像图特点　动脉管壁全层增厚,管壁僵硬,厚薄不一,回声增强,内膜不规则增生(图25-6-1),管腔内常可见血栓形成,管腔狭窄或闭塞,病变范围广泛,呈节段性分布。

多普勒:狭窄部位血流变细,明亮,完全狭窄者无血流信号。

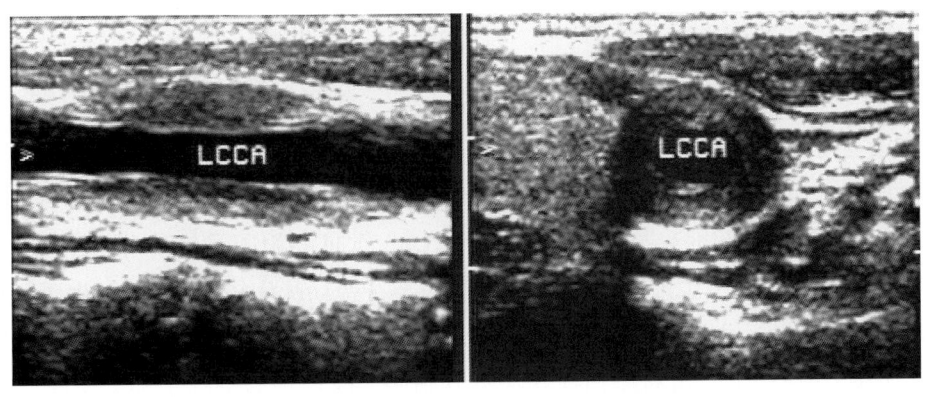

图25-6-1　多发大动脉炎累及颈总动脉

3. 鉴别诊断　多发大动脉炎主要需与动脉硬化症相鉴别(表25-6-1)。

表 25-6-1　多发大动脉炎与动脉硬化闭塞症鉴别

	动脉硬化闭塞症	多发大动脉炎
发病年龄	40岁以上多见	30岁以下多见
临床病史	常有高血压、高血脂、糖尿病	无
超声表现	管壁局限性斑块、狭窄或阻塞，血管走行迂曲，同时有低回声斑块和钙化斑块	管壁全层增厚，管腔狭窄广泛，多累及多处血管，管腔内无钙化斑块

二、动脉瘤

(一) 病理基础及临床表现

动脉瘤(aneurysm)常发生在主动脉、颈动脉及四肢的大中动脉，包括真性动脉瘤、假性动脉瘤和夹层动脉瘤三种类型(图25-6-2)。

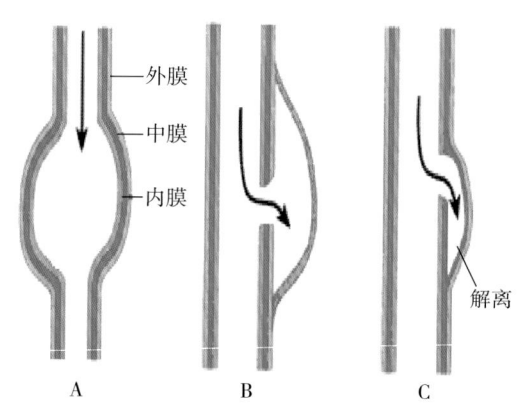

图 25-6-2　动脉瘤分型示意图
A. 真性动脉瘤；B. 假性动脉瘤；C. 夹层动脉瘤

1. **真性主动脉瘤**(true aneurysm)　是由于先天或后天因素所致的血管壁薄弱，发生局限性管腔扩张(当扩张处最大直径超过正常段主动脉直径1.5倍以上)，其形态有梭形或纺锤形、囊状、舟状等，瘤壁包括完整的动脉三层结构。常见的原因是动脉粥样硬化、创伤、感染(如梅毒、霉菌感染)、医源性和先天性管壁薄弱等。颈动脉瘤较少见，可发生于颈总动脉、颈内动脉和颈外动脉。主动脉瘤发生在腹主动脉者较发生在胸主动脉多。临床主要表现为一搏动性包块，包块较大时可有压迫症状。动脉瘤破裂时出现破裂症状和大出血症状。

2. **假性主动脉瘤**(pseudoaneurysm) 是动脉壁出现小的裂口,血液溢至血管外被主动脉管壁外层结缔组织和邻近组织或器官所包裹而形成的瘤样肿块。假性动脉瘤实质上是血肿机化,形成一纤维组织外层,瘤体外壁无真正的动脉壁结构。此病好发于四肢动脉,多因外伤、肿瘤等原因损伤动脉壁所致。近年来由于介入和血管手术的开展,医源性假性动脉瘤的发病率增加。一般在动脉壁损伤后数月至数年内形成。

3. **夹层动脉瘤**(dissecting aneurysm) 由于主动脉内膜破裂,血液流入血管壁内,引起夹层血肿,并在一定范围内扩展形成的病变。也有学者认为是中膜的滋养血管首先发生破裂,形成壁内血肿,血肿增大后造成内膜撕裂形成。动脉壁内形成的腔为假性动脉瘤的假腔,原来的动脉腔为真腔,二者借内膜撕裂口相互交通。假性动脉瘤多发生在主动脉,颈部动脉和四肢大中动脉也可发病。遗传性或获得性中膜薄弱和高血压是主要的发病因素。遗传性疾病如马凡综合征、Ehler-Parolos 综合征、唐纳综合征等常伴有主动脉夹层动脉瘤。

DeBakey 将主动脉夹层动脉瘤分为三型:Ⅰ型:内膜破口位于升主动脉近端,夹层累及升主动脉、主动脉弓、降主动脉、腹主动脉及其分支,亦可累及冠状动脉和主动脉瓣;Ⅱ型:内膜破口位于升主动脉近端,夹层局限于升主动脉,亦可累及冠状动脉和主动脉瓣;Ⅲ型:内膜破口位于左锁骨下动脉开口部位远端的主动脉,夹层向下扩展至胸主动脉和腹主动脉,甚至髂动脉,亦可向上扩展至主动脉弓和升主动脉,称逆行性夹层(图 25-6-3)。临床表现:在急性期出现突发的难以忍受的剧烈胸背痛,并可进行性加重,心动图无明显心肌缺血改变;动脉瘤破裂后可出现休克甚至死亡。

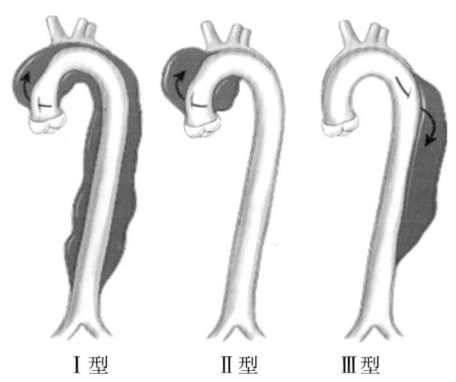

Ⅰ型　Ⅱ型　Ⅲ型

图 25-6-3　DeBakey 主动脉夹层动脉瘤分型示意图

马凡综合征(Marfan syndrome):是一种常染色体显性遗传性疾病,累及全身结缔组织,导致骨骼畸形、眼病和心血管病变。骨骼改变:长骨细长,患者呈高、瘦型,双眼距过宽或过窄,下颌长、腭弓高;手指细长如蜘蛛指(趾)。眼改变主要为晶状体异位;心血管病变主要是升主动脉根部中层囊性坏死,弹性纤维明显减少、变性和断裂,平滑肌破坏和胶原纤维增生,在主动脉高压的冲击下,扩张发生真性动脉瘤,内膜撕裂后形成夹层动脉瘤。

(二)声像图特点

1. 真性动脉瘤　超声表现为血管壁局限性扩张或膨大,小者呈梭形,大者如囊状或球形,管腔内膜粗糙,血流紊乱(图25-6-4);血栓形成时,内有实性回声。

2. 夹层动脉瘤　血管分隔成真、假两个腔,真腔与假腔之间为内膜,表现为管腔内的细线状回声,收缩期内膜摆向假腔方向(图25-6-5),仔细寻找可找到内膜缺口。彩色多普勒可见真、假腔内均有血流信号,并在破口处相通。假腔一般比真腔大,真腔内血流正常或轻度紊乱,假腔可探及血栓回声。超声应详细描述夹层动脉瘤累及的范围。

3. 假性动脉瘤　瘤体呈囊状凸出于动脉轮廓之外,瘤壁较厚,不规则,瘤腔通过窦道与动脉腔相通(图25-6-6)。彩色多普勒可见收缩期血流进入瘤腔,舒张期返回动脉腔。瘤体内血栓形成后瘤体可消失,表现为动脉周围的低回声包块。

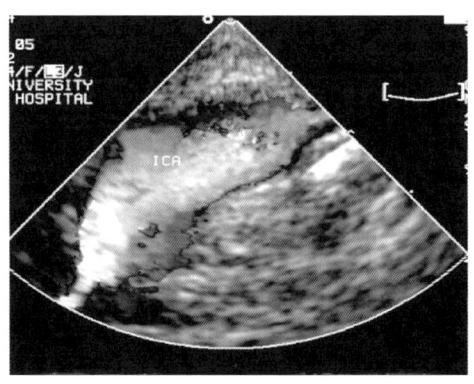

图25-6-4　真性动脉瘤

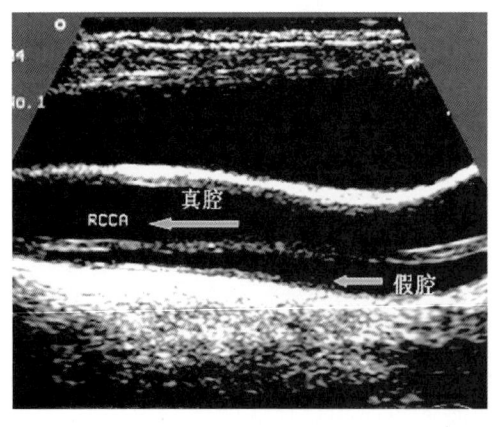

图25-6-5　夹层动脉瘤

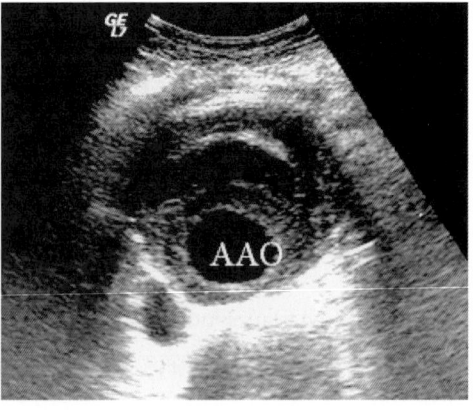

图25-6-6　假性动脉瘤

三、动静脉瘘

(一) 病理基础及临床表现

动静脉瘘(arteriovenous fistula)是由于先天性或后天性如外伤、医源性血管损伤、细菌性感染等引起。先天性动静脉瘘常累及无数细小动、静脉分支血管,呈瘤样多发动静脉交通。后天性动静脉瘘常见于中等大小的动、静脉,瘘口一般为单发性,少数为多发性,其形态有洞口样、管状、囊瘤样等形态。可发生在身体的任何部位,但以四肢为常见,其次为颈总动脉和锁骨下动静脉,椎动静脉、肾动静脉、子宫动静脉等处也可发病。临床表现随动静脉瘘发生的部位、大小和存在的时间长短而不同,主要有静脉压升高,静脉瓣功能不全,肢体肿胀,动脉缺血等。

(二) 声像图特点

伴行的动静脉之间有异常瘘口(图25-6-7),囊状瘘口内可有血栓形成,瘘口近端静脉扩大。彩色多普勒可见收缩期血流由动脉通过瘘口进入静脉。频谱多普勒显示全心动周期连续性血流频谱曲线。

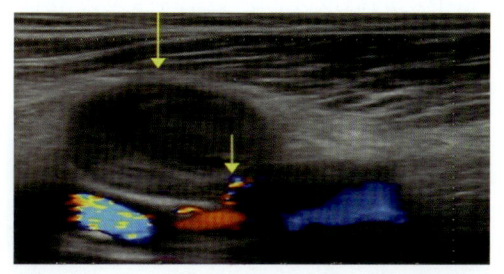

图25-6-7 动静脉瘘(短箭头示瘘口)

(三) 鉴别诊断

肢体远端动静脉瘘应与小的动脉瘤鉴别,两者均表现为动脉血流射入一扩张的囊腔,鉴别的要点是观察其近端的静脉血流频谱形态,若静脉频谱出现随心动周期的搏动,则可断定病变为动静脉瘘,否则为动脉瘤。

四、血管瘤

(一) 病理基础及临床表现

血管瘤(hemangioma)是胚胎期血管内皮细胞和周围组织发育异常造成一种具有肿瘤和血管畸形双重表现的先天性疾病。血管瘤可以发生在全身各个部位,多见于头和面部,其次是四肢骨骼、肌肉,内脏血管瘤相对少见。分三型:毛细血管型血管瘤(capillary hemangioma)、海绵状血管瘤(cavernous hemangioma)、蔓状血管瘤(racemose hemangioma)。临床上以海绵状血管瘤多见。多为单发,也可以多发,女性多见。

1. **毛细血管型血管瘤** 是由大量错杂交织的扩张的毛细血管构成,呈鲜红色或者紫红色,与皮肤表面平,境界清楚,但无包膜。其外形不规则,大小不一。以手指压迫肿瘤表面颜色褪去,解除压迫后,血流立即充满肿瘤,恢复原有大小及色泽。多见于颜面部皮肤。

2. **海绵状血管瘤** 是由衬有内皮细胞的无数血窦所组成。似海绵状结构,因其质地较软而得名。血窦大小和形态不一,窦内充满静脉血,彼此交通可形成血栓,继而钙化为静脉石。此型血管瘤好发于颊、颈、眼睑、唇或口底。位置深浅不一,患部皮肤正常或者呈暗蓝色。边界不清楚,可以有明显压缩性。一般无自觉症状,增大可以压迫周围组织。

3. 蔓状血管瘤 是一种迂回弯曲、极不规则而有搏动的血管瘤,主要是由血管腔显著扩张的动脉与静脉直接吻合而成。多见于头部和肢端。

(二)声像图特点

1. 毛细血管型血管瘤 肿块边界清楚,形态规整或不规整,内部呈强回声,较均匀一致(图25-6-8),一般不易显示出血流信号。

2. 海绵状血管瘤 肿块可呈圆形、椭圆形及不规则形,与正常组织无明显分界,无确切包膜。肿块有压缩性,在检查中探头逐渐加压,可见瘤体明显缩小。肿块内部可见大小不等、分布不均的低或无回声区,内可见分隔状或网格状结构(图25-6-9),有时可见到血栓回声或静脉石,静脉石表现为强回声斑,后伴声影。

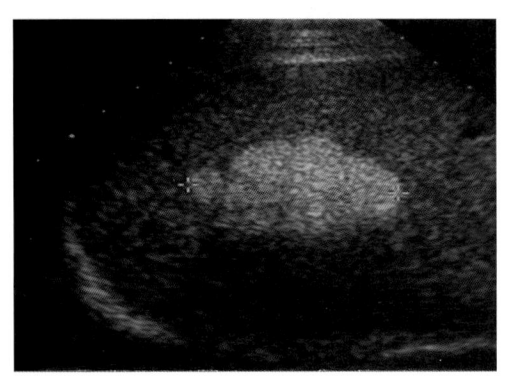 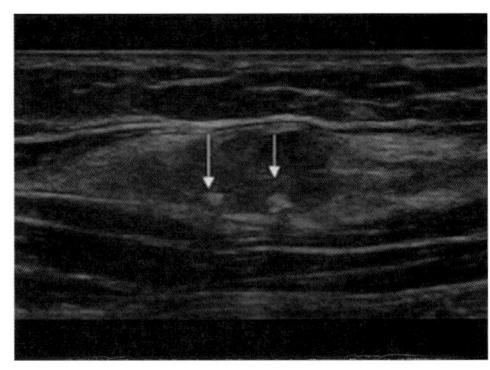

图25-6-8 肝毛细血管型血管瘤　　图25-6-9 皮下海绵样血管瘤伴静脉石(箭头)

彩色多普勒可见不规则的暗红和深蓝色点片状彩色血流,如果流速特别慢可无彩色血流显示。在检查时探头逐渐加压,可见瘤体缩小,血流消失,减压后瘤体变大,可见血流信号。频谱多普勒图像:因为流速极低且方向不定,肿块内不易测及缓慢流动的静脉血流频谱。

3. 蔓状血管瘤 二维超声图像表现同海绵状血管瘤。有时可见血管明显扩张,呈纵横交错的管道结构,粗细不一。体位试验阴性。不需加压即可见管腔内充满红蓝色血流,血流丰富,有时可见五彩镶嵌的彩色血流显示,彩色多普勒血流显像对蔓状血管瘤的诊断具有极为重要的价值。频谱多普勒图像:动静脉血流频谱都有,以高速低阻的动脉血流频谱为主(图25-6-10)。

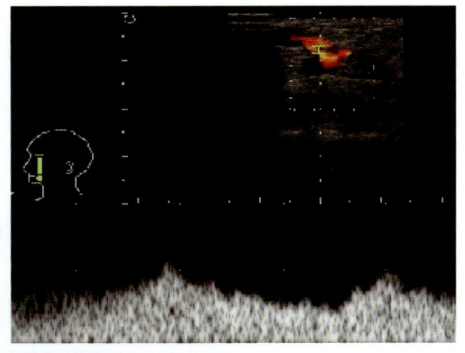

图 25-6-10 左面部蔓状血管瘤

第七节 血管疾病检查技巧

1. **颈动脉的检查** 有的患者(短颈或肥胖)使用凸阵探头有助于探头与皮肤接触。对于受骨骼影响的颈总动脉起始段的探查,使用相对较大频率(如 2.5 MHz)的扇形探头,并使声束方向指向足侧。

2. **上肢静脉的检查** 检查锁骨下静脉一般用 5 MHz 的凸阵或扇扫探头,有时用 3.5 MHz 的探头观察其起始部,上肢的其他静脉较浅,使用 7.5 MHz,偶用 10 MHz 的高频探头。上肢静脉位置表浅,探查时轻触皮肤为宜,否则,压力过大会影响静脉显示。

3. **下肢静脉的检查** 不同部位的下肢静脉可以采取不同的体位来探查。探查髂静脉可以仰卧位,探查股静脉时,患者仰卧位,被探查的下肢大腿外展外旋,膝关节弯曲,身体微侧向探查侧。探查腘静脉、胫后静脉时,患者取俯卧位,可在探查侧踝部垫一小枕,使膝关节轻度屈曲,使腘静脉处于膨胀状态。观察上述静脉瓣反流时,应嘱患者站立位。

4. **下肢动脉的检查** 如果临床上怀疑髂动脉疾病或者发现股动脉呈狭窄频谱改变,则完全有必要一并检查髂动脉。检查髂动脉前应禁食 8~12 小时,以减少肠气的干扰。如果动脉前壁的钙化斑块引起声衰,可造成后方管腔内无血流信号及频谱,要解决这个问题,首先要改变扫查角度或扫查部位以避开斑块的影响,其次还可以根据钙化斑块上下端血流的多普勒频谱间接推断钙化斑块处是否存在狭窄。

5. **血流参数** 检测血流束与多普勒取样线之间的夹角应 <60°,取样容积应置于管腔之间。颈动脉分叉处局限性膨大导致的涡流,应避开膨大处测量。

第八节　周围血管疾病超声报告范例

一、下肢深静脉血栓

超声表现：左侧股总静脉、股深静脉、股浅静脉、腘静脉、胫后静脉上段增宽，内可见实性低回声，CDFI：血流信号消失（图25-8-1）。

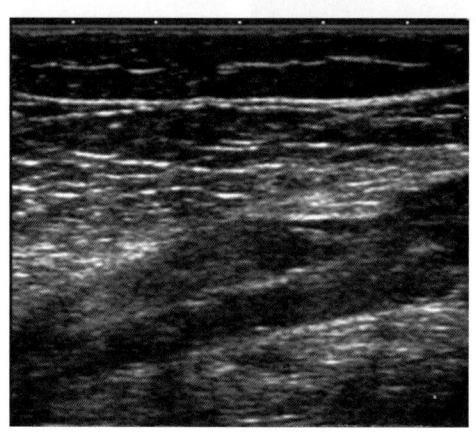

图25-8-1　下肢深静脉血栓

超声提示：左下肢深静脉血栓形成。

二、颈动脉硬化、颈内动脉起始部狭窄

超声表现：双侧颈动脉内膜不光滑，内中膜增厚，左侧最厚约0.16 cm，右侧最厚约0.14 cm。双侧颈动脉均可见多个低回声及强回声斑块，左侧颈动脉斑块最大者约1.3 cm×0.5 cm，位于左颈内动脉起始段，局部可见狭窄，面积狭窄率约75%，局部血流增快，峰速约168 cm/s。右侧颈动脉斑块最大者约0.78 cm×0.69 cm，右侧颈动脉未见明显狭窄，血流频谱正常（图25-8-2）。

超声提示：双侧颈动脉硬化斑块形成
　　　　　左侧颈内动脉起始段狭窄

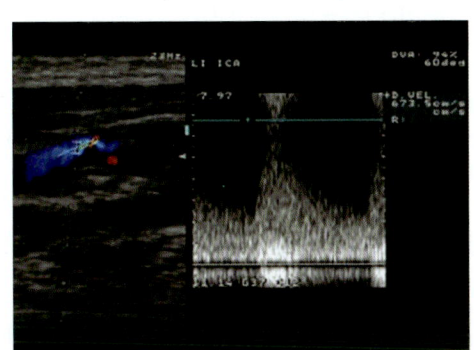

图 25-8-2　颈动脉硬化

三、大动脉炎

超声表现:腹主动脉管壁弥漫性增厚,壁上无明显钙化斑,最厚处约 0.4 cm,管腔内血流束明显变细,最窄处残留管腔内径约 0.38 cm,峰速约 260 cm/s,反相波消失(图 25-8-3)。

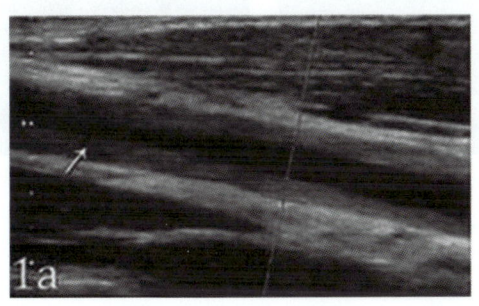

图 25-8-3　大动脉炎

超声提示:腹主动脉壁弥漫增厚伴管腔狭窄,考虑大动脉炎所致。

第九节　易误诊的病例

大动脉炎误诊为动脉硬化伴斑块。

简要病史:患者女性,40 岁,耳鸣,视物模糊,浑身无力,高血压、头晕,腹部不适就诊。超声检查腹主动脉。

超声表现:腹主动脉近心端内径约 2.2 cm,内中膜不规则弥漫增厚、毛糙,较厚处约 0.35 cm,脐水平腹主动脉后壁可见中强回声,范围约 3.5 cm×10.28 cm,后无明显声影,

CDFI:血流尚通畅,频谱形态正常(图 25-9-1)。

超声提示:腹主动脉硬化伴斑块。

患者实验室检查后临床诊断大动脉炎。

误诊分析:大动脉炎是主要累及主动脉及其分支的慢性非特异性炎症,导致管腔节段性狭窄以致闭塞,以女性多见。腹主动脉硬化轻者可无明显症状,病变较严重者可引起腹主动脉及其分支动脉狭窄而出现相应的临床表现。

腹主动脉硬化声像图表现

1. 病变区动脉内膜增厚、毛糙,内壁可见大小不等的强回声、低回声和混合回声斑块。

2. 如果动脉明显狭窄,则狭窄处血流束变细,流速增高,反相波消失。若血栓形成伴管腔闭塞,则血流信号消失(图 25-9-2)。

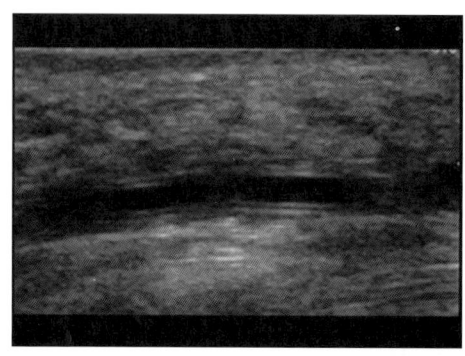

图 25-9-1 大动脉炎

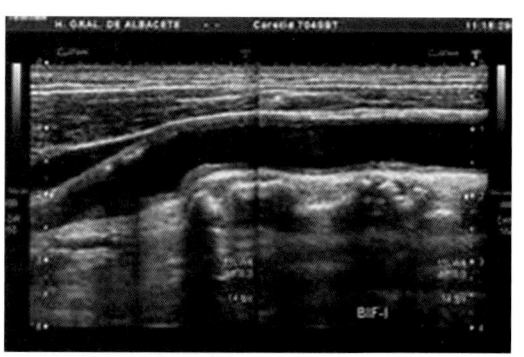

图 25-9-2 动脉粥样硬化

大动脉炎声像图表现

1. 本病受累动脉主要是狭窄或闭塞为主,偶尔可见并发动脉扩张及动脉瘤。

2. 受累管壁正常结构消失,不规则增厚,呈低回声或中强回声,管腔内可以继发血栓。动脉狭窄可弥漫性或局限性。在多节段动脉发病时,正常动脉和病变动脉可交替出现。

3. 彩色多普勒成像及脉冲多普勒频谱显示受累动脉狭窄或闭塞。

综上所述:腹主动脉硬化与大动脉炎鉴别:根据两者发病年龄、受累动脉部位特点和声像图的表现不同,进行鉴别。

(孙　静　赵金惠)

第二十六章　介入性超声

介入性超声是超声医学的重要组成部分,它是指在超声影像的监视下,将探头、穿刺针或引流管等置于体内的特定部位或病灶内,进行扫查、穿刺活检、置管引流、造影、注药治疗、消融等操作技术,以达到诊断和治疗的目的。介入性超声方法简单,患者痛苦少,可以避免某些外科手术而又能达到类似外科手术的效果,因而发展迅速。现将临床上常用的有关介入性超声知识介绍如下。

第一节　超声引导穿刺的技术原则

一、影响超声引导穿刺精确的因素

(一) 分辨力和超声束厚度(部分容积)效应

目前超声仪有较高的图像分辨力,理论上纵向分辨力为1/2波长,在实时扫查中受多种因素影响,探头实际的分辨力一般是波长的3~4倍。例如3.5 MHz探头,波长约为0.44 mm,实际的分辨力为1.3~1.7 mm,因此在穿刺中可能有误差。另外,超声图像是一定厚度层内信息叠加后的图像,因此在超声引导穿刺中当针尖垂直于画面方向接近于病灶目标而又在声束厚度范围内时,声像图则呈现针尖位于病灶内的假象,这种现象称为声束厚度效应(部分容积效应,图26-1-1)。实验研究表明:如要求超声引导穿刺命中率达90%以上,则穿刺目标的厚度至少应>6 mm。实时三维超声的应用可提高穿刺的准确性。

(二) 超声探头扫描的盲区

在探头接触面下方至扫描平面之间1~2 mm的无回声反射扫描盲区,应避免骨性结构或管道位于盲区而影响穿刺。

(三) 导向器或引导针配置不当

每种仪器的配套穿刺装置与穿刺引导线以及穿刺针的准确性略有差异,术前应进行水槽实验了解,并在术中予以适当纠正。

(四) 呼吸造成的移动

肺、纵隔、腹部脏器均可随呼吸有不同程度范围的移动,故操作者应在术前训练患者屏

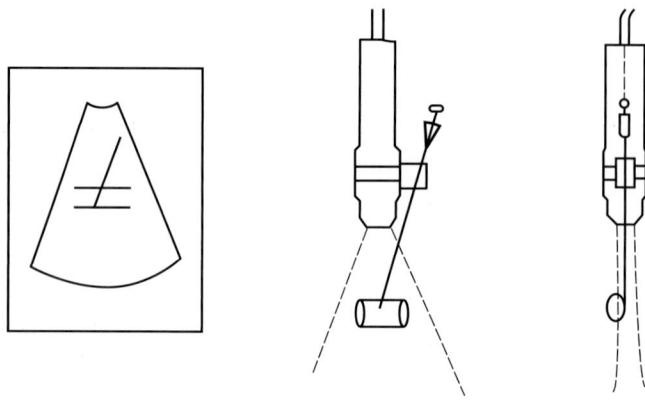

图 26-1-1 部分容积效应

住呼吸。

(五)穿刺造成的移动

当穿刺针接触到靶器官时,该器官会向对侧移位,特别是质地较硬、包膜圆滑、活动度大的目标会出现避让效应,尤其在某些位置不太固定的脏器,其偏移更为明显。锋利的穿刺细针和熟练的操作技术可以减少这一影响。

(六)针尖形状的非对称性

受力非对称的斜面型针尖在穿刺过程中,由于阻力作用会产生向背侧偏移的分力而使穿刺针偏离目标。采取边旋转边进针的方法,可减少这种影响。受力对称的针尖如圆锥形针尖不会发生这种偏移。

(七)组织的阻力过大

使用细长穿刺针时,当穿刺路径上有皮肤、筋膜以及纤维结缔组织、硬化的管道等阻力较大的组织时,穿刺针会弯曲变形偏离方向。可先用粗的引导针辅助穿刺皮肤和腹壁,再将细活检针通过引导针进针。

二、穿刺途径的选择

选择适当的穿刺途径能够缩短穿刺距离,提高穿刺准确性,降低并发症。

腹部肿块因其来源和大小不同,位置差异很大。虽然自腹前壁作穿刺为常规入路,但肿块位置较深时,应在侧卧位和俯卧位多方向扫查,以选择自体表至病灶的最短途径进行穿刺,可提高成功率。

上腹部穿刺应注意避免损伤肺组织。实时超声下能准确地显示肺底及其在呼吸时的上下移动,但难以显示胸膜腔的下缘及胸膜窦。肺底至胸膜腔下缘距离个体差异较大,在深吸气时,其距离为20~30 mm(图26-1-2)。对于上腹部近膈面的脓肿,宜在肺底强回声带以下30 mm处沿肋缘上进针,以避免损伤及污染胸膜腔。

胆囊穿刺可能会引起胆汁外漏,引发腹膜炎,故一般情况禁忌胆囊穿刺。若因病情需要必须做胆囊穿刺时,宜选择经过肝脏胆囊床的入路,以减少胆汁外漏发生。

消化道穿刺是否损伤胃肠道或污染腹腔多有疑虑。腹部穿刺与消化道的关系一般可分为三类情况:①穿刺的脏器紧邻腹壁,注意深度一般不易误伤消化道。②胃肠道本身的肿瘤或病变,用细针穿刺病变组织做活检,一般不会引起局部感染或腹膜炎,是相对安全的。③腹膜后病变,如胰腺病变穿刺,难免要穿过胃肠,若无胃肠梗阻、淤血及肿胀状态,在空腹下穿刺仍然是安全的;对肾、肾上腺或腹膜后血肿等穿刺,原则上应采用侧卧位经侧腹壁或后腹壁进针,避免穿刺针进入腹膜腔损伤消化道。

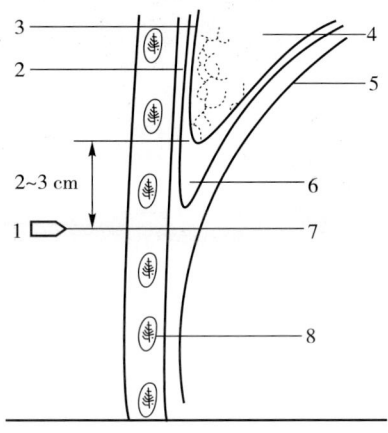

图26-1-2 上腹部肋间穿刺示意图
1.穿刺针;2.壁层胸膜;3.脏层胸膜;4.肺;5.膈肌;6.胸膜腔;7.肝脏;8.肋骨

三、穿刺针具的选择

(一) 自动穿刺枪

特制的自动穿刺枪上具有弹簧装置,操作时打开穿刺枪盖,把配套穿刺针安放在穿刺枪上,盖好穿刺枪盖,拉紧弹簧,上好保险,再进行穿刺。当穿刺针进入目标组织后,按动扳机,利用弹簧的弹性快速推动针芯与套针切割组织,完成组织活检的操作。现在广泛应用的是一次性自动组织切割针(Tru-Cut 组织活检针),原理与巴德自动穿刺枪相似,但枪体与穿刺针合为一体,操作更简捷方便(图26-1-3、图26-1-4)。

(二) 穿刺针

常用穿刺针种类与规格有如下几种(表26-1-1)。

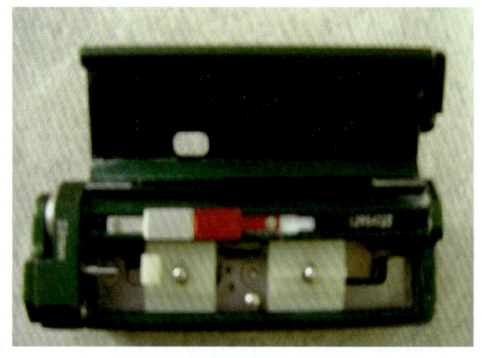 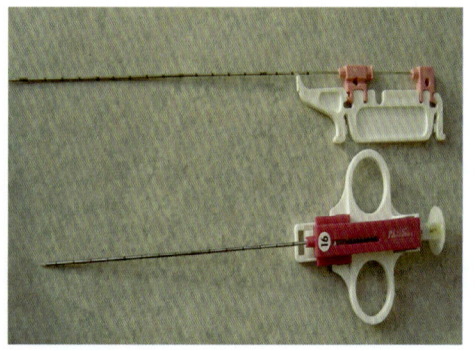

图 26-1-3　巴德自动穿刺枪　　　　图 26-1-4　自动组织切割针

表 26-1-1　常用穿刺针种类与规格

国际表示法(G)	23	22	21	20	18	16	14
国内表示法(号)	6	7	8	9	12	16	20
实际外径(mm)	0.6	0.7	0.8	0.9	1.2	1.6	2.0

可根据不同的需要,选择不同种类的穿刺针。

1. 细针　指外径 <1 mm 的穿刺针,常用的型号为 20～23G(外径 0.6～0.9 mm),其优点是损伤小、安全、并发症少等。

2. 粗针　指外径≥1 mm 的穿刺针,常用的型号为 14～19G。主要采用 Tru-Cut 针进行组织活检。其优点为取材成功率高,缺点为并发症的发生率相对高于细针。

3. 引流管　为高分子材料制成的直形或猪尾形的导管。配置有穿刺针和与之匹配的金属导丝。主要应用于经皮肝内胆管留置导管胆汁引流。

4. 导管针　在普通穿刺针外套上与其外径相匹配的软管。常用于胆管和各种体腔积液的穿刺置管引流。常用的是 16 号静脉留置针。

四、穿刺时注意事项

穿刺时患者屏气不动,避免呼吸造成的影响。当针尖显示不清时不宜穿刺,同时穿刺中应注意避开坏死区及血管。

五、硬化剂的选择及肿瘤局部病灶的介入治疗

选用 95% 的乙醇和 50% 高渗葡萄糖治疗囊性病变,95% 的乙醇、微波、射频和激光凝固

治疗肝癌,放射粒子植入治疗前列腺癌等。

六、介入超声安全性及并发症的处理

在实时介入超声操作中,若能严格选择适应证和禁忌证,熟练掌握各种穿刺技术,则并发症发生率较低,穿刺较为安全。常见的并发症,如肾穿刺后的血尿,肝囊肿酒精(乙醇)硬化治疗后的发热、疼痛等,一般不需要特殊治疗,给予对症处理即可。

第二节 超声引导穿刺细胞学检查和活组织检查

一、超声引导细针穿刺细胞学检查

(一)适应证和禁忌证

1. **适应证** 凡超声可以显示的人体各部位的病灶或器官,除有禁忌证外均可进行介入超声的诊治。

临床各种影像检查疑有占位性病变能经超声显像证实者,原则上皆可施行。

2. **禁忌证** ①有严重凝血功能障碍、出血倾向者;②有严重的心力衰竭、肾衰竭、肝衰竭及大量腹水者;③怀疑动脉瘤、嗜铬细胞瘤和位于肝脏表面的肝海绵状血管瘤患者;④胰腺炎发作期;⑤缺乏安全的穿刺途径;⑥不能配合操作的患者。

(二)仪器和术前准备

1. **超声诊断仪和穿刺探头** 现代超声诊断仪一般均可配备专用穿刺探头,或带有穿刺引导线软件,在普通探头上配以穿刺引导架,以准确引导穿刺针刺中靶目标。

专用穿刺探头多为线阵式探头,在探头中央带有针槽缺口,针槽缺口处无晶片,在扫查图像中局部形成条状暗带作为引导线,操作时以此暗带对准靶目标,穿刺针经针槽缺口沿暗带刺入靶目标。由于穿刺针是在暗带中进针,无法实时观察针所在的部位,现在已基本不用。另有线阵式探头在侧方有针槽缺口,晶片完整,操作时可见穿刺针,但因无固定装置,受操作技术影响,穿刺针到达靶目标的准确性也较差(图26-2-1)。目前较多用的是普通探头配上穿刺针引导架(普通探头包括扇扫探头、凸阵探头或线阵探头),此引导架与仪器的引导线相匹配,角度可调,操作时穿刺针在引导架的支持下,沿仪器的引导线进针直达靶目标(图26-2-2)。由于进针方向与超声束方向有一定角度,因此可在图像上直接显示进针的情况。有经验的医师也可在普通探头引导下,进行介入性超声诊断和治疗。

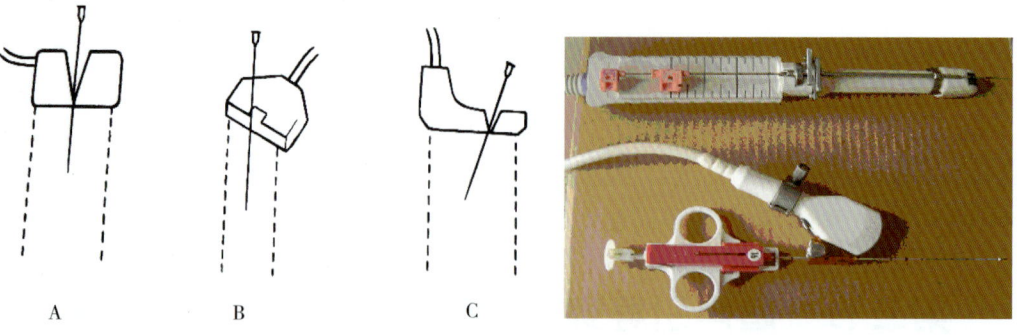

图 26-2-1　专用穿刺探头　　　　图 26-2-2　普通穿刺探头及穿刺架

2. 穿刺针具　超声引导穿刺细胞学检查原则上采用细针,如选用 20～23G,长 150 mm、180 mm 或 200 mm 的带针芯细针。引导针可选用 18G,长 70 mm 针。该针只穿刺腹壁不进腹腔,主要作用是保证细针不偏移方向,并且可以减少沿针道污染。

3. 术前准备

(1) 术前常规检查血常规、血小板和凝血时间,如有显著异常,应给予纠正。

(2) 普鲁卡因皮试。

(3) 术前常规用抗感染、止血药 3 天,如经直肠介入尚需清洁洗肠。

(4) 禁食 8～12 小时。

(5) 术前详细了解患者病情,明确穿刺目的,向患者和家属做必要的解释工作,以取得他们的充分合作,并签订介入手术知情同意书。

(三) 操作方法

以腹部穿刺为例。①一般取仰卧位,或根据穿刺部位取侧卧位或俯卧位;②先用普通探头扫查识别病变部位,确定穿刺点;③穿刺区域常规消毒,铺无菌巾,换上无菌的穿刺探头,再次确定穿刺目标和皮肤进针点,测量皮肤至穿刺取样点的距离;④局麻后,当屏幕上目标最清晰时,固定探头角度;⑤把引导针沿探头引导槽刺入腹壁但不进入腹腔;⑥然后将穿刺针从引导针内刺入,同时在荧光屏上监视穿刺针前进,直至进入病灶或肿块内的预定穿刺点;⑦拔出针芯,接 10 ml 注射器抽吸,在保持负压状态下,针尖在病灶内小幅度前后移动 3～4 次,解除负压后迅速拔针;⑧迅速将抽吸物推置于玻片上,立即用 1:1 的乙醇乙醚或 95% 乙醇固定,涂片染色后在显微镜下观察。为了降低取样的假阴性率,应对病灶的不同部位穿刺取样 3～4 次(图 26-2-3)。

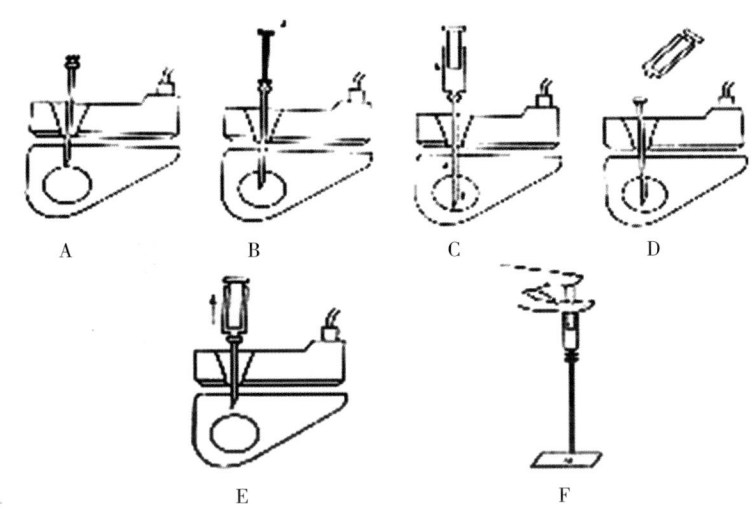

图 26-2-3 超声引导下经皮细针穿刺操作

A. 穿刺针到达病灶;B. 针芯进入病灶活检区;C. 接注射器负压状态;D. 去掉负压;E. 拔针;F. 涂片固定

(四) 注意事项和并发症

1. 注意事项

(1) 穿刺时嘱患者屏气不动,特别应注意避免咳嗽和急剧的呼吸动作。

(2) 当针尖显示不清时,可适当调整探头角度。此外,根据测量的深度进针,针进入肿块后有阻力和韧性感时即可抽吸。

(3) 对肝脏肿块穿刺宜先通过一段正常肝组织(至少 5 mm);对胰腺和肾脏肿块穿刺应直接进入肿块,减少对周围组织的损伤。

(4) 发现肿块中心坏死严重时应在其周边取样。

2. 并发症 早期的穿刺活检因常使用粗针,故严重并发症的发生率较高。超声引导下的细针穿刺是一种并发症很少的安全活检方法。

二、超声引导穿刺组织学活检

(一) 适应证和禁忌证

1. 适应证 原则上凡超声显像发现的病变须明确组织病理诊断者皆为适应证。以下情况尤为适用:①疑早期肿瘤或细胞学检测未能确诊者;②CT 或超声显示肿块较大、侵犯较广,已无法切除者;③手术未活检或活检失败者;④怀疑转移性肿瘤须确诊者;⑤良性病变须获得病理诊断者。

2. 禁忌证 同细胞学检查。

(二)检查仪器

1. 超声诊断仪和穿刺探头　同细胞学检查。

2. 半自动组织活检(切割)针　半自动组织切割针为套管针,也有细针和粗针之分,在近针芯的尖端有一长 2 cm 的缺槽,套针的尖端则为锋利的切割缘。操作时先将针芯嵌入欲取活检的组织内,然后弹簧装置推动套针切割组织(图 26 - 2 - 4,Tru - Cut 组织活检针)。

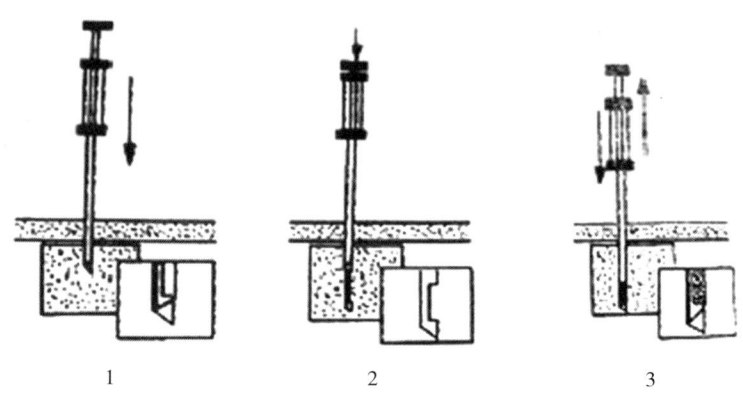

图 26 - 2 - 4　组织活检(切割)操作

1. 将组织切割针插入组织前缘;2. 固定针鞘将针芯插入组织深部;3. 固定针芯将针鞘迅插速推向组织深部、切割组织,完成后迅速拔出切割针

自动活检装置(automatic biopsy device,ABD)是利用内置弹簧的机械弹射作用,能在一次击发后自动完成组织活检切割过程,效率高,质量好,目前广泛应用于乳腺、甲状腺、胸腹部各器官多种病变活检,成功率高达 93.6% ~ 100%。

(三)操作方法

以肝脏肿块活检为例。患者一般取仰卧位,先用普通探头扫查,了解病变位置,确定穿刺部位。若病变靠近外侧,则需适当垫高患侧,以便垂直或接近垂直进针。

穿刺区域常规消毒,周围铺盖无菌巾,换上无菌穿刺探头,再次确定目标并选择恰当的进针点及穿刺途径。局麻后,稍侧动探头,当病变最清晰并且穿刺引导线正好通过活检部位时立即固定探头,先将引导针经探头引导器穿刺腹壁,腹膜前停针,嘱患者屏气不动,迅速将活检细针经引导针刺入肝脏,在肿块的边缘停针,迅速将针推入肿块内 20~30 mm,按动扳机,迅速拔针,把针置于滤纸片上,边后退边推出组织芯,使其在滤纸片上呈直线状,避免卷曲碎裂。肉眼仔细观察大致可以判断所取组织是否满意。标本以高出纸平面细肉条样为佳。把标本连同滤纸片放入固定液瓶中,立即送病理科。

术毕,用无菌纱布按压穿刺点片刻,胶布固定,沙袋加压,并以多头带将下胸部扎紧,嘱患者静卧 8~12 小时,并注意观察脉搏、血压和腹部情况。

(四)注意事项

1. 细针组织活检的应用主要是针对实性病变或肿瘤,以液性成分为主的病灶仍以细针抽吸的效果为佳。

2. 较大肿块的不同回声区或多发性肿块,取样要有足够的代表性,尤其要注意对实性低回声区取样、严重坏死区细切割针取样效果较差。

3. 可疑非均质性脂肪肝,不仅要对局限性低回声取样,也要对外周强回声区取样,否则取材部位为正常肝组织,仍得不到病理诊断。

4. 某些良性病变和软组织肉瘤的诊断,细针组织活检所取的材料仍嫌过少,应改用粗针活检。

第三节 腹部脓肿的穿刺抽吸和置管引流

腹部脓肿是一种常见的严重疾病,超声引导下的经皮穿刺和置管引流是一种简便、安全、有效的诊断治疗方法。

一、适应证和禁忌证

1. 适应证 主要适用于膈下、盆腔脏器内和腹膜后脓肿的超声治疗。
2. 禁忌证 同细胞学检查。

二、检查仪器

(一)超声诊断仪和穿刺探头

同细胞学检查。

(二)穿刺针具

1. 细针 22~20G,长15~20 cm,做脓肿抽吸诊断、注射对比剂或药物用。
2. 粗针 18~14G,用于穿刺抽脓或置管。
3. 导丝 直径0.9 mm或1.2 mm,前端柔软带侧孔,呈直形或猪尾形的导管。
4. 导管 8~12F,长15~30 cm,前端带侧孔的直形或猪尾形导管。
5. 导管针 外径0.9 mm、1.2 mm或1.4 mm,长10~20 cm(图26-3-1)。

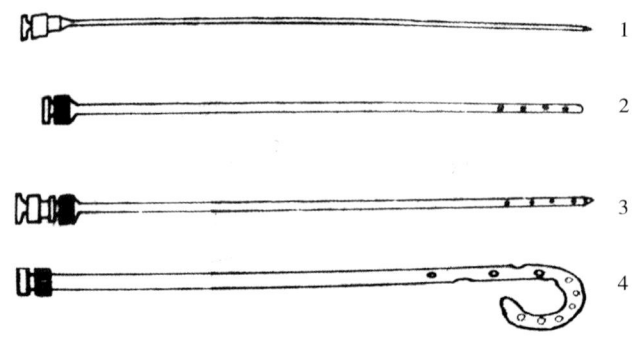

图 26-3-1 导管针的结构
1. 穿刺针；2. 直形导管；3. 导管套在穿刺针上；4. 猪尾形导管

三、操作方法

经超声检查确定脓肿的位置和液腔的大小后，即可施行超声引导穿刺。具体操作同前。需要注意的是，脓液因黏稠度和均匀程度不同，可能不容易吸出，抽吸困难时可改用粗针穿刺。抽出脓液应送检做细菌培养和药敏实验协助诊断和治疗。当脓肿不太大或为阿米巴脓肿时，可在超声引导穿刺下尽可能地抽出脓液，再注入无菌生理盐水冲洗抽净，最后注入抗生素或抗阿米巴药物。当脓肿较大或抽吸后未能治愈者可做超声引导穿刺置管引流。其方法有以下两种。

1. **套管法** 将导管仔细地套在穿刺粗针上，消毒皮肤，用穿刺探头确定穿刺点，局麻后，用刀尖切小口，再将套管针经引导槽穿刺脓肿。确定针尖进入脓腔后，拔出针芯，等脓液流出后继续推进导管，同时缓缓退出穿刺针，导管前端则自行弯曲于脓腔内，露出皮肤段用缝针固定，尾末端连接于引流瓶(图 26-3-2)。此方法简便有效，已成为常规引流方法。

2. **导丝法** 皮肤消毒同前。用 14 号穿刺针沿探头引导方向刺入脓腔，拔出针芯后脓液流出。若无脓液，需调整方向和深度后用注射器抽吸，但不宜抽脓过多，以免脓腔缩小后针尖脱出。将导丝从穿刺针腔插入脓腔后拔出穿刺针，沿导丝插入扩张管扩张通道后置入引流管，再退出导丝，脓液经导管引流，证实置管成功。

四、注意事项

1. 对膈下脓肿做穿刺要注意避免损伤膈肌和肺，以防引起脓胸或气胸。

2. 虽然可以经胃肠道对深部脓肿做细针穿刺，但对脓肿置管引流则不允许贯穿任何空腔或实质性的非感染器官。穿刺时应选择最直接、最短的途径。

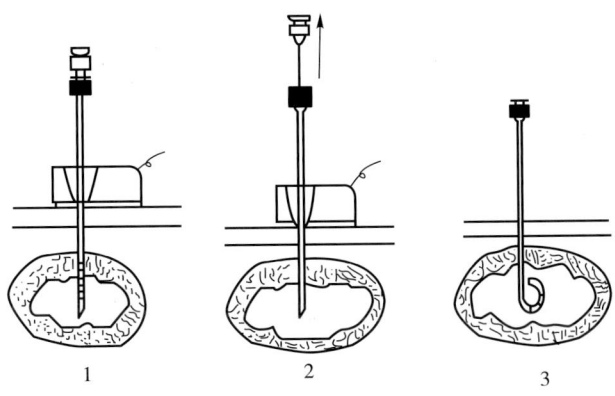

图 26-3-2 导管针置管步骤

1. 导管针插入靶区;2. 拔出穿刺针;3. 拔出穿刺针后猪尾形导管留在靶区,猪尾形导管末端卷曲,以防脱出

3. 对腹膜后脓肿不能从前腹壁插管,只能从腹部侧方或腰背部插管,以免污染腹膜腔。

4. 在某些脓肿经抽脓、注入抗生素治疗后仍不能治愈时,可再次在超声引导下穿刺,抽尽脓液,无菌生理盐水冲洗抽净,最后注入无水乙醇,用量为原容量的1/4或1/3,保留5分钟后抽尽,往往可获治愈。

5. 如果脓肿由多个脓腔构成,必须相应插入多根导管,使得每个脓腔都充分引流。

6. 留管期间应每天用生理盐水冲洗脓腔2~3次,保持导管通畅,以便脓液、坏死组织碎屑顺利流出。

第四节 经皮经肝穿刺胆囊造影及置管引流

一、经皮经肝穿刺胆囊造影

经皮肝穿刺胆囊造影术(percutaneous transhepatic cholangiography,PTC)是胆道系统的一种直接造影方法。应用现代用影像法引导穿刺,把对肝内胆道的盲目性或半盲目性穿刺,发展到在实时超声显像下对扩张胆道的选择性穿刺,大大地提高了PTC的成功率。

(一)适应证和禁忌证

1. 适应证

(1)阻塞性黄疸:目的是明确病因,了解阻塞部位和病变范围。

(2)胆管结石:尤其对肝内胆管结石,了解结石的数量、分布以及胆管有无狭窄或扩张。

(3)胆道畸形:如先天性胆管囊状扩张或胆管狭窄。

(4)胆道手术后,仍有胆管梗阻症状者。

(5)疑有胆系疾病,X线造影失败或逆行胆道造影不能明确诊断者。

2.禁忌证 ①对碘对比剂过敏;②凝血机制严重障碍,有出血倾向;③大量腹水或肝肾衰竭。

肝内胆道扩张<4 mm或不扩张者,超声引导穿刺的成功率很低,故作为相对禁忌证。这些患者以X线导向下做PTC为宜。

(二)检查仪器

1.超声诊断仪和穿刺探头 同细胞学检查。

2.穿刺针具和术前准备

(1)穿刺针:多选用20~23G的细针,以22G针最常用。引导针采用18G粗针。

(2)术前准备:患者准备,如做碘过敏实验,查凝血时间及血小板计数,穿刺当日晨禁食、禁水等;物品准备,包括穿刺包的准备和消毒,穿刺探头及电缆的消毒,对比剂的准备等。

(三)操作方法

原则上宜选择扩张显著、靠近腹壁的肝胆管支穿刺做PTC。为使胆道系统全部显影,以左外下肢为宜。仰卧时该支胆管位置最高,X线造影剂比重较胆汁大,依重力自然充盈右肝胆管支及整个胆管系统。若梗阻位置较高,左右肝管不相通或肝内多发结石者,则需要另外选择,力求左右各级肝胆管支造影满意。

患者常规取仰卧位。用普通探头扫查,选择穿刺的胆管支,确定皮肤进针点。常规消毒铺巾,换上消毒的穿刺探头,安装导向器。皮肤涂消毒耦合剂,用穿刺探头再次确定胆管穿刺点。左手持探头,调整位置和角度,使荧光屏上的穿刺引导线正好通过选定的胆管穿刺点。局麻后,用18G引导针自导向器插入腹壁至腹膜前停针。再将22G穿刺针经引导针穿刺,荧光屏上可见针尖强回声点沿着引导线推进,触及胆管前壁时可见向下的压迹,稍加压即有突破感,此时可见针尖位于胆管内。拔出针芯有胆汁溢出或注射器抽吸见胆汁流出即证明穿刺成功。

抽出的胆汁,一部分送细菌培养,一部分做细胞学检查。抽出一定量之后换注射器缓缓注入稀释为20%~30%的对比剂,避免混入气泡。造影剂的量视胆管扩张程度而定;为了避免感染,造影剂内可加入抗生素。在X线下观察胆管系统及病变情况,显影满意后摄片拔针。

术后卧床12小时并禁食,观察血压、脉搏、体温及腹部情况,静脉滴注抗生素以及维生素K等药物。留置引流管者,应固定好,并保证引流通畅。

(四)注意事项和并发症

1.尽量用细针而不用粗针穿刺是重要的原则,以减少并发症。

2.为预防感染,PTC术前、术中和术后合理应用抗生素十分重要。

3. 对梗阻较严重且合并感染的病例,原则上首先进行胆管穿刺置管引流,再进行造影检查,以减少胆汁漏和败血症的发生,同时又能获得较清晰的图像。

二、经皮经肝穿刺胆管置管引流

既往经皮经肝穿刺胆管引流依靠X线引导完成,超声引导使该技术变得更加简便、安全、实用。

(一)适应证和禁忌证

凡胆管梗阻不能手术或不宜立即手术者,均为适合做经皮经肝穿刺胆道置管引流术(PTCD)。PTCD常作为一种抢救措施或晚期肿瘤的姑息性治疗方法,故绝对禁忌证很少。严重出血倾向、肝内多发转移癌及大量腹水者作为相对禁忌证。

(二)检查仪器

1. 超声诊断仪和穿刺探头　详见第一节。

2. 穿刺针具和术前准备

(1)针具:①穿刺针:17G或18G,长200 mm,针尖呈斜面,带针芯;②导丝:前端呈J形弯曲,直径0.9 mm,长800 mm;③扩张管:特氟隆制6~8F,长200 mm;④引流管:聚乙烯制7~8F,前端带侧孔呈猪尾状。

(2)术前准备:需做PTCD的患者多有梗阻性黄疸,凝血酶原时间延长。术前给维生素K可改善凝血酶原时间。常规超声检查明确梗阻部位、胆管扩张程度和病变情况,制定穿刺方案。为预防感染可给予抗生素。禁食6小时,术前半小时给予镇静剂和镇痛剂。

(三)操作方法

选择胆管扩张显著并有一定长度的胆管穿刺,便于可靠地置管。该支胆管应与肝门有一定距离,穿刺途径中无肋骨障碍,避免损伤胸腔。

患者取仰卧位,常规消毒铺巾,换上灭菌穿刺探头,再次复核欲穿刺的胆管支及皮肤进针点。局麻后,用小尖刀在皮肤进针点戳深达肌层的小口,将穿刺针放入探头孔内,调整探头,使穿刺引导线通过欲穿刺的穿刺点。让患者在平静呼吸状态下屏住呼吸,迅速将针刺入肝内胆管,拔出针芯往往流出胆汁。将针尖斜面转向肝门。在助手协助下将导丝经穿刺针插入,抵达梗阻部位后,右手固定导丝,左手拔出穿刺针,再将扩张管沿导丝推进扩张通道,最后将引流管自导丝插入胆管内(图26-4-1)。置管后,若引流管的位置不满意或引流不畅,应注入对比剂,在X线透视下观察引流管与胆道的位置关系,必要时再插入导丝调整。

术后卧床休息24小时,每2小时观察引流胆汁中的血液量,检查有无腹膜刺激征,记录胆汁引流量。引流量突然减少或外引流量低于100 ml/24 h时,说明有堵塞,应进行造影了解导管通畅情况。

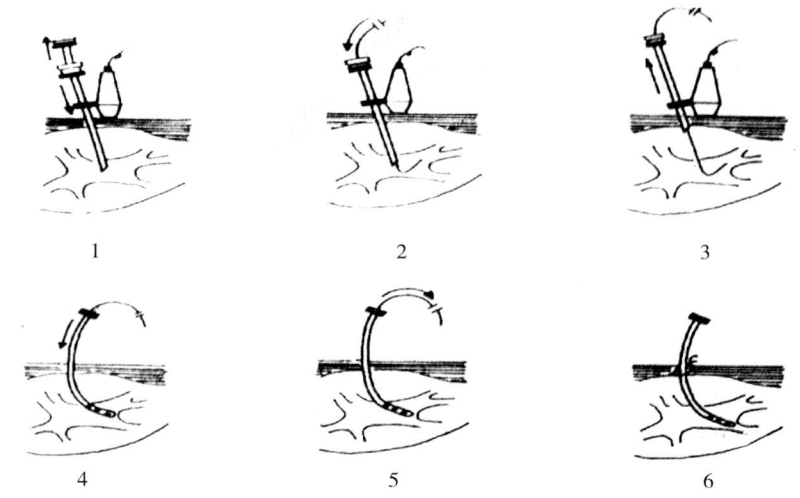

图 26-4-1　经皮经肝穿刺胆管置管

1.将穿刺针插入靶区,并拔出穿刺针芯;2.将导丝沿穿刺针腔插入靶区适当深度;3.拔出穿刺针,导管留在靶区;4.沿导丝插入引流管至靶区适当深度;5.拔出导丝将引流管保留在靶区;6.将引流管固定于皮肤

(四)注意事项和并发症

必须强调 PTCD 是胆管的一种有创性引流减压措施,进一步治疗方案以及预后取决于胆管梗阻的性质和基础病变的进展情况。其主要并发症有胆汁漏、胆汁性腹膜炎、胆管出血等。

第五节　肝癌的介入性治疗

一、基本原则

超声引导下肝癌介入性治疗是一种局部原位灭活的方法,已成为临床非手术治疗领域中值得重视的新技术。目前介入性超声治疗肝癌日趋成熟,但是在临床实际应用时尚须重视以下原则。

1.选择适应证　施行介入治疗的核心原则是患者能够获得明确的疗效。因此,术前认真选择病例十分必要。肝癌的早中期病例,如肿块直径 <50 mm(尤其 <30 mm)、无肝门静脉广泛侵犯,只要位置得当,在超声引导下一般均能完成局部肿块灭活治疗。相反,肿块较大(尤其 >70 mm 者),或多发,甚至弥漫浸润时,肿瘤的范围边界不明确,则难以实施满意的局部肿瘤灭活治疗。如合并严重肝硬化、大量腹水、肝门静脉高度曲张的晚期病例,一般忌做介入性穿刺。

2. **病理确诊** 超声显像对肝脏小占位病变（<50 mm）的良恶性鉴别诊断价值有限，尤其<20 mm 的实质性结节很少有鉴别特征。因此，在介入性治疗前经皮穿刺活检获得组织学确诊是必要的。无病理确诊的病例，经治疗又重新要求穿刺活检时，其取标本多发生严重坏死，明确诊断将十分困难。

3. **疗效判断** 对于原发性肝细胞癌疗效的判断，疗效好的病例肿块临床指标的改变往往是平行的，即肿块明显缩小，其内回声增高，血流消失，AFP 明确下降或降至正常水平以下，组织学活检标本显示完全性坏死。达到满意疗效的病例应及时停止介入性治疗，并行超声随访，关于远期疗效尚应随访统计。

4. **综合治疗** 肝癌肿块较大时，其广泛的浸润性和复发性是介入性治疗所面临的棘手问题。首先，应根据肿块大小、位置、血流状态选择一种最有效的介入方法，力求彻底杀灭肿瘤细胞。治疗过程中，可以综合交替使用不同方法以达到最佳疗效。动脉血供丰富的肿瘤可以先做或加做动脉栓塞治疗，肝门静脉出现癌栓的可选择性地穿刺门静脉给抗癌药，同时治疗过程中的超声随访检查也十分重要。新生结节一般较小，呈低回声，常于原肿块周边区出现，只要不是多发弥散，仅 1~3 个结节者，再做作介入治疗仍有希望获得较好疗效。

肝癌由于其生长方式和分化程度差异很大，并且肿瘤的大小和位置不同，使得介入性治疗要达到在原位灭活相当困难。如肿瘤的位置适合介入治疗者介入性治疗的作用就能够充分发挥。相反，如若靠近肝门、胆囊以及大血管等结构，则必须十分慎重，以防损伤后发生严重并发症。因此，了解各种介入性治疗方法的优缺点，根据病情选择适当的方法和剂量是十分重要的。

二、乙醇注射治疗

目前，经皮穿刺注射酒精（乙醇）治疗（percutaneous alcohol injection treatment, PEIT）小肝癌已广泛应用于临床。

（一）适应证和禁忌证

1. **适应证** 主要适应证是小肝癌（直径≤3 cm），尤其适用于因严重肝硬化，心、肝、肺、肾功能不全，或因病灶多发而不能手术切除的患者，对直径 >3 cm 的肝癌，如具有完整的包膜可作为相对适应证。

2. **禁忌证** 晚期的巨大肝癌或肝癌复发者；弥漫浸润型肝癌或合并门静脉、肝静脉癌栓及远处转移者；严重出血倾向患者；肝功能失代偿伴黄疸及大量腹水者。

（二）检查仪器

1. **器具** 高分辨力实时超声诊断仪，配备穿刺引导器。穿刺针常规使用 20~23G 的细针，多用22G针，针长有 150~200 mm 的不同规格供选用。治疗用乙醇可选用 99.5% 以上浓度的医用分析醇。

2. 术前准备　治疗前应向患者解释治疗的操作过程,解除其紧张心理,并能主动配合操作。其他术前准备包括肿瘤活检、肝肾功能、凝血功能、AFP 的监测以及对肝肿瘤做超声、CT 及 MRI 检查等。

(三)治疗方法和疗程

1. 操作方法　患者多取仰卧位,垫高患侧,力求使病灶区位于最高点。消毒、铺巾、局麻后,在超声引导下,先将 18G 引导针刺入腹壁,接着将细针通过引导针直接刺入肿块深部,然后将针尖推至肿块中心和浅表,分别在这三点缓慢注入适量的无水乙醇。此时整个结节回声弥漫增强,当手感觉稍有压力即可停止推注,拔出穿刺针。有的学者倾向于用特制三孔针(在近尖端水平有三个小侧孔)穿刺肿瘤的周边区甚至包膜下,注入乙醇使周边区完全饱和,认为能获得最佳效果。考虑到实际注射的范围要包括结节外 5 mm,故乙醇的注射量大致估计公式为:

$$V = 4\pi(r+0.5)^3/3$$

V 为体积量;π 为圆周率;r 为肿瘤半径。

2. 疗程　每周可注射 2～3 次,每 4～6 次为一个疗程。并根据肿瘤灭活情况、肝功能及全身状况控制疗程。

(四)并发症及注意事项

腹痛是最常见的并发症,尤其是肿块紧贴肝包膜或 Glisson 鞘时,乙醇开始注入时的刺激会造成剧烈疼痛感。此外在拔针时,乙醇可沿着针道溢入腹腔也会造成剧烈疼痛。给局麻药、平衡压力、缓慢推注等方法可缓解疼痛。另外,推注乙醇后,患者有时会出现醉酒感,2～3 天之后患者会发热,多在 39℃ 以下,一般无须特殊处理。

三、微波凝固治疗

超声引导下经皮微波凝固治疗(percutaneous microwave coagulation therapy,PMCT)肝癌,首先利用超声仪器判断肝癌肿瘤的位置,精确地引导探针穿刺到病变部位,再植入微波辐射器,微波产生的热场一次性凝固灭活肝癌组织。这种疗法操作简单,不受患者自身因素的限制。目前,采用微波介入性治疗法,一根微波辐射针即可将直径 5 cm 的肿瘤凝固坏死,如果使用两根微波辐射针叠加,则可将直径 6 cm 的肿瘤一次凝固坏死。

(一)适应证和禁忌证

1. 适应证　一般可用于肿瘤直径 ≤60 mm 的单发结节,或多发结节 ≤3 个时,并且肿瘤的位置合适。Child 分级一般要求为 A 级或 B 级,C 级则须特别慎重考虑。

2. 禁忌证　无绝对禁忌证。有门静脉癌栓或远处转移等晚期病例须慎用;有严重出血倾向,或肿瘤靠近胃肠道、胆囊、大血管、胆管者应慎用。

(二) 检查仪器和术前准备

1. 检查仪器

(1) 微波仪:超声引导微波凝固治疗仪,微波频率 2450 MHz,输出功率 20~80 W 连续可调,并配有可调换经防粘处理的辐射天线,外径 1.4 mm。

(2) 特制 14G 引导针,表面有隔热防粘层。

(3) 18~20G 热敏电阻测温针。

2. 术前准备

(1) 治疗前患者需检查肝功能,糖尿病患者应测血糖,如有异常则宜将这些指标调至较正常时再进行治疗。

(2) 治疗当日患者禁食 8 小时,治疗前须建立静脉通道。一般均在局麻下进行,可加用镇静剂和止痛剂。

(3) 微波凝固治疗的患者必须住院治疗后进行。

(三) 治疗方法和疗程

超声定位后,常规消毒铺巾,局麻后尖刀切皮,在超声引导下用 14G 引导针穿刺预定的肝肿瘤部位,导入微波针并使前端至少裸露 3.0 mm。将微波仪设定输出功率为 60 W,作用时间为 300 秒,然后启动开关,到达时间则自动关闭。

对直径 <3 cm 的结节,辐射天线直接植入其中心,一次凝固,3 日后再重复一次即完成治疗。对 >3 cm 的肿瘤,则采用分区覆盖的方法,仍要求一次治疗能凝固整个肿瘤。同时注意保护好肝门、胆囊、大血管和胆管等重要结构,并且对正常肝组织损伤越少越好。每隔 3 天或 1 周再重复一次,即完成治疗。

(四) 并发症及注意事项

超声引导下经皮微波治疗肝癌具有热效率高、操作相对简单、安全、凝固性坏死范围稳定、疗效好等特点。与经皮乙醇治疗相比,该治疗具有对肝功损害轻、疗效稳定可靠、严重并发症少等特点,可望成为肝癌非手术治疗的重要手段。

微波治疗的注意事项:①微波引导针为 14G 粗针穿刺,穿刺中应避开肝脏大血管并防止拔针后出血;②直径 >3 cm 的肝肿瘤应采用多点、多方位穿刺,力求使凝固性坏死区覆盖大于肿块外缘 5 mm;③单纯微波治疗疗效欠佳者,应结合采用经导管动脉栓塞术或无水乙醇注射等综合疗法。

第六节 肝肾囊肿的超声引导穿刺介入治疗

无水乙醇注射治疗肝肾囊肿是行之有效的方法,最近应用平阳霉素注射也达到了同样的效果。

(一)适应证和禁忌证

1. 适应证 主要适应证是肝脏及肾脏纯囊肿(直径≥5 cm),尤其适用于因年老体弱,心、肝、肺、肾功能不全,或因病灶多发而不能手术切除的患者。

2. 禁忌证 严重出血倾向患者;肝肾功能失代偿伴黄疸及大量腹水者。

(二)检查仪器

1. 器具 高分辨力实时超声诊断仪,配备穿刺引导器。穿刺针常规使用20~23G的细针,多用22G针,针长有150~200 mm的不同规格供选用。治疗用乙醇可选用99.5%以上浓度的医用分析醇或注射用平阳霉素。

2. 术前准备 治疗前应向患者解释治疗的操作过程,解除其紧张心理,并能主动配合操作。其他术前准备包括血尿常规检验,肝肾功能、凝血功能以及对肝肾做超声、CT及MRI检查等。

(三)治疗方法和疗程

1. 操作方法 患者多取仰卧位或侧卧位,垫高患侧,力求使病灶区位于最高点。消毒、铺巾、局麻后,在超声引导下,先将18G引导针刺入腹壁,接着将细针通过引导针直接刺入囊肿中间部位,先抽吸囊液,尽量吸净,然后缓慢注入适量的无水乙醇(囊液量的1/4),等待5~10分钟,然后吸出,注入平阳霉素8 mg,大囊肿(直径≥10 cm)可注入16 mg;也可应用5 ml无水乙醇保留在囊肿内,拔针前注入5 ml利多卡因可防止疼痛,然后拔针,消毒针眼,盖敷料固定,结束治疗。

2. 疗程 大囊肿(直径≥10 cm)有时一次不能完全治愈,可在半年后再次治疗。

(四)并发症及注意事项

局部不适、疼痛是最常见的并发症,尤其是囊肿紧贴肝包膜、胆囊壁或Glisson鞘时,乙醇开始注入时的刺激会造成疼痛感。此外,在拔针时,乙醇可沿着针道溢入腹腔也会造成剧烈疼痛。给局麻药、平衡压力、缓慢推注等方法可缓解疼痛。另外,推注乙醇后,患者有时会出现醉酒感,2~3天之后患者会发热,多在39℃以下,一般无须特殊处理。

第七节 术中超声

术中超声(intra operative ultrasonography,IOUS)目前已广泛应用于各类外科手术,其优点在于探头可以在器官表面进行检查,可弥补常规经体表超声检查的不足,对指导手术帮助较大。

一、常用探头及消毒方法

术中超声常用探头有I形、T形线阵探头,频率5 MHz以上。探头消毒多采用甲醛或环氧乙烷熏蒸。专用术中塑料套封则更便捷。探头的穿刺附件可采用熏蒸或甲醛浸泡灭菌。

二、临床应用

1. 腹腔脏器(如肝脏、胰腺、肾脏等器官)肿瘤的术中超声检查。可以更清晰地观察到肿瘤的浸润范围,明确病灶与器官内血管关系,检查出术前漏诊的小病灶,以及在术中引导穿刺活检。

2. 对胆总管下段、肝内胆管、肾小结石进行准确定位并对判断术后有无残余结石有较大价值。

3. 在神经外科手术中,利用扇形探头接触面小、显示面大的特点,可以通过较小的骨窗清晰地显示颅内结构及肿瘤的部位和性质。

第八节 腔内超声

腔内超声(endoluninal sonography,ELSG)是将特殊的腔内超声探头放置于体腔内,利用高频探头来清晰显示浅表器官内的结构特点,弥补常规超声对这些器官和部位的显示不足。常用的有以下几种。

1. 内镜超声(endoscopic ultrasonography,EUS) 在内镜的尖端安置微小超声探头,对胃、十二指肠、胰腺进行扫查,既能通过内镜直接观察黏膜病变,又能利用高频探头对胰腺、胃壁和十二指肠壁黏膜以下各层进行超声显影,能早期发现微小胃癌及胰腺小病灶,对肿瘤局部淋巴结肿大的判断更准确。

2. 直肠超声(transrectal sonography,TRUS) 将探头放置在直肠内,对前列腺、直肠肿瘤、盆腔肿瘤的显示更为清晰。

3. 阴道超声(transvaginal sonography,TVSG)及子宫内超声 阴道超声可以更好地显示子宫肌层、内膜及卵巢病变。超声引导行子宫附件肿瘤和盆腔肿块、积液(脓)的穿刺及治疗更安全、准确。穿刺取卵行人工授精辅助生育。亦可经阴道超声引导穿刺进行活组织检查、人工取卵授精、肿瘤内注药化疗。子宫内超声检查是把特殊的宫腔探头经阴道、宫颈放入子宫腔内进行检查,可以清晰显示宫腔内膜、肌层、浆膜及邻近器官的病变。

第九节 血管内超声

血管内超声是将微探头置于心导管或导引钢丝顶端,在血管内进行成像的方法。分为血管内超声显像(intra vascular ultrasound,IVUS)和血管内多普勒血流速度描记(Doppler flowire,DFW)两类。IVUS可准确显示血管的解剖结构、置入支架的位置和形态,评价新生内膜的增殖。DFW能记录血管内的血流速度,反映血管的功能,以多个方位整体显示完整的冠状动脉段,可详细观察粥样硬化斑块的几何形态和介入治疗效果。目前超声仪器设备已经发展到可提供ECG门控自动定量三维IVUS重建,从而减低三维重建的分析时间和边缘检测的主观性。

第十节　介入超声报告范例

一、超声引导腹腔脓肿穿刺置管引流术

超声描述:右侧膈下可探及液性暗区,范围12.8 cm×10.6 cm×8.9 cm,边界尚清,其内可见漂浮的光点回声,超声引导穿刺置管引流后液性暗区明显缩小,固定导管后安返病房。

超声提示:超声引导腹腔脓肿穿刺置管引流术。

二、颅脑术中探查

超声描述:开颅后探头放于脑表面探查:于大脑右半球可探及椭圆形略强回声团,边界尚清,大小约4.5 cm×3.6 cm,CDFI:其内可见较丰富血流信号。肿瘤切除术后探查:上述略强回声团基本消失。

超声提示:颅脑术中探查。

(栗建辉　赵　真　牛宗宝)